U0762996

南京中醫藥大學圖書館藏未刊中醫稿抄本精粹

針灸、喉科、眼科卷

總主編／李文林　張　雲
主編／胡謙鋒　姚惠萍
主審／曾　莉

上海科學技術出版社

圖書在版編目（CIP）數據

南京中醫藥大學圖書館藏未刊中醫稿抄本精粹. 針灸、喉科、眼科卷 / 李文林，張雲總主編；胡謙鋒，姚惠萍主編. -- 上海 : 上海科學技術出版社，2025. 4.
ISBN 978-7-5478-7061-7

Ⅰ. R2-52

中國國家版本館 CIP 數據核字第 2025GB5730 號

本書由國家古籍整理出版專項經費資助出版

南京中醫藥大學圖書館藏未刊中醫稿抄本精粹·
針灸、喉科、眼科卷

主編　胡謙鋒　姚惠萍

上海世紀出版（集團）有限公司
上 海 科 學 技 術 出 版 社　出版、發行
（上海市閔行區號景路 159 弄 A 座 9F－10F）
郵政編碼 201101　www. sstp. cn
山東韵杰文化科技有限公司印刷
開本　八八九×一一九四　十六開　印張　六十點七五
字數　八九〇千字
二〇二五年四月第一版　二〇二五年四月第一次印刷
ISBN 978－7－5478－7061－7/R·3215
定價：六八〇元

内容提要

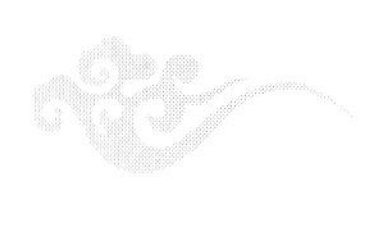

本册爲《南京中醫藥大學圖書館藏未刊中醫稿抄本精粹·針灸、喉科、眼科卷》，包含《針灸要旨》《針灸集要》《喉科秘傳三十六症》《尤氏喉科》《新選吳山果居徐寅生青囊眼科》《青囊遺集眼科闡奥》六個分册。《針灸要旨》涵蓋經絡、腧穴、刺灸法及病證治療等針灸各方面内容，圖文并茂，内容豐富。《針灸集要》介紹了不同部位的經絡、腧穴，并分門别類詳細介紹了不同病證的針灸治療法。《喉科秘傳三十六症》詳細記録了喉科三十六種病症的診治方法，并配以圖片供讀者區分。《尤氏喉科》討論了三十多種咽喉病的治法，包括内治法、外治法，其中所載吹藥和煎方爲尤氏家傳秘方。《新選吳山果居徐寅生青囊眼科》介紹了眼科七十二病症的病因、病機以及理法方藥，眼科五輪八廓理論的應用，眼與五臟的關係，眼熱症、冷症的病因、治法等。《青囊遺集眼科闡奥》從五臟角度論述了眼疾的病因、病機以及治法，詳細羅列了治療眼疾的組方藥味及用法形式。

叢書編委會

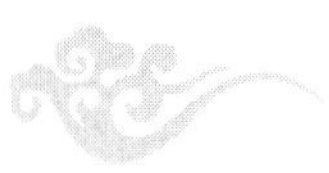

本書編委會

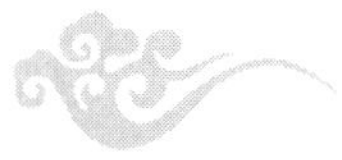

主編　胡謙鋒　姚惠萍

編委（按姓氏筆畫排序）

周衛　胡謙鋒　姚惠萍

高雨　張永寧

叢書前言

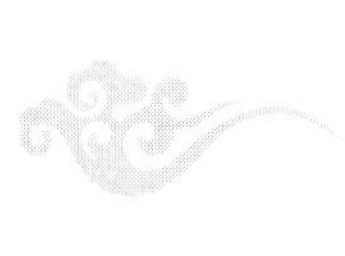

中醫藥抄本是中國傳統文化中頗有價值的遺産，蘊含着歷代醫家諸多精闢的學術理論與豐富的臨證經驗，是中醫藥古籍整理研究的一個重要方面。尤其是其中的臨床各科與醫案部分，每每具有獨到的理論啓迪與臨床見解，有助於拓展治療的思路，豐富治療的方法，具有深入整理研究的價值。對中醫抄本進行整理研究，不僅具有保存中醫古籍精華、弘揚中醫學術、促進臨床發展的作用，而且具有搶救祖國傳統文化遺産的特殊意義。

南京中醫藥大學圖書館創建於一九五四年，歷經江蘇省中醫進修學校圖書室、江蘇新醫學院圖書館分館、南京中醫學院圖書館、南京中醫藥大學敬文圖書館等不同發展階段，是全國中醫院校中首批唯一被中華人民共和國國務院及文化部命名的「全國古籍重點保護單位」，也是江蘇省政府命名的「江蘇省古籍重點保護單位」。圖書館收藏有古籍四千六百部，四万一千册；善本古籍四百六十部，三千五百册。其中中醫藥古籍四千一百部，中醫藥古籍品種約占全國現存中醫藥古籍品種的百分之四十，其中三十三部古籍分别入選國家、江蘇省珍貴古籍名録。

圖書館也珍藏有不少抄本古籍，雖比不上中國中醫科學院圖書館與上海中醫藥大學圖書館的館藏古籍，但是也蔚爲大觀。其中如《傷寒直指》爲漢張機述，晋王叔和撰，金成無己注，清强健補，爲清乾隆二十四年己卯（一七五九）强健抄本。該書版本價值、藝術價值與學術價值并存。强健，原名行健，字順之，號易窗。史載其人「精繪，工篆隸，尤擅長醫學」。該書爲作者原稿本，僅見方志記載，未曾刊行。該書書寫精良，字體端秀，序末和書末均印有多枚陰陽文鈐記：「易西道人」「致和書屋」「易西書。」全書收録諸家《傷寒論》

解析及作者本人研究心得，是研究《傷寒論》一部彙纂性專著，對《傷寒論》研究具有重要的參考價值。該書由吉文輝、王大妹先生點校後被收入上海科學技術出版社出版的「中醫古籍抄本精選」叢書中。

圖書館還藏有中醫學史上著名的醫案專著《續名醫類案》。該書爲清乾隆三十九年（一七七四）魏之琇稿本。該書爲集古代醫案大成之作，博取歷代醫書及史傳、地方志、文集中所載醫家治案，補江瓘《名醫類案》之不足。全書三十六卷按疾病分爲三百四十五門，選擇醫案五千八百多則。每舉一病，常刊數家案例，以不同角度鑒别病症，以便示人以法。該書爲作者手稿本，以稿紙謄寫，每册首頁均有作者陰陽文鈐印。該稿本尚未分卷，書内有作者眉批增删及改動。

此外，上海中醫藥大學圖書館曾與南京中醫藥大學圖書館深度合作，選取兩館有價值的珍稀抄本共五十三種，對其進行精點精校，由段逸山與吉文輝先生總主編，組編了「中醫珍稀抄本精選」。抄本年代以清代爲主，在内容上注重選擇臨床各科和臨床醫案類，突出該套叢書的實用性、學術性和可讀性。不少抄本在理論與實踐上都有獨特的見解和經驗。該套叢書由上海科學技術出版社於二〇〇四年出版，獲得了不錯的讀者反響。該套叢書於二〇一九年再版，目前也已售罄。

二〇二二年四月，中共中央辦公廳　國務院辦公廳印發《關於推進新時代古籍工作的意見》指出：「促進古籍有效利用。統籌好古籍文物屬性與文獻屬性的關係，各級各類古籍存藏機構在加强古籍保護的基礎上，提升利用效率。」爲了響應國家的號召，延續我館前輩所做的工作，將我館收藏的古籍不再束之高閣，使更多的學者來研究與利用我館的古籍，推動中醫藥學術的進一步發展，我們與上海科學技術出版社再次合作，共同策劃了這套「南京中醫藥大學圖書館藏未刊中醫稿抄本精粹」叢書。本套叢書將南京中醫藥大學圖書館藏未刊抄本進行分類影印、撰寫提要、編制目録。入選標準如下：一是一九一一年以前抄録的，古代未見或少見刻本，現代未曾影印或點校出版的稿抄本古籍；二是具有較高的學術價值與實用價值，在理論與實踐上有獨特的見解和經驗；三是内容完整、版式清楚、謄抄書法雋美的善本。初步選定稿抄本二十九種，除《女科真傳要旨》是明抄本外，其餘均爲清抄本。按照内容分爲傷寒、診法卷，傷科、外科、藥物卷，針灸、喉科、眼科卷，兒科卷，婦科、醫案、醫方卷，共五卷。

本套叢書有如下特色。

一是反映了江蘇地方醫學流派的學術思想與臨證經驗。如《女科真傳要旨》爲宋代名醫薛將仕撰，目前僅存抄本。此書著者乃昆山鄭氏女科第一世祖。鄭氏女科代代相傳，迄今已經經歷了二十九代，近八百年，是全國較爲罕見的世醫。源遠流長，學術繽紛，名揚華夏。據薛將仕《女科真傳要旨》自序所考，該書成書於南宋末年。該抄本爲明抄本，字體頗有明代吴門書派的韵味。薛將仕著有《坤元是保》《女科萬金方》及《女科真傳要旨》。其中《坤元是保》《女科萬金方》均已出版。

《醫學要覽》是江蘇武進名醫法徵麟的著作抄本，爲清康乾年間所抄。此書抄寫工整，字體娟秀精美。又如《瘍科補苴》由清代沙石安輯，成書於清光緒三年（一八七七），曾經付梓。是本抄録者不詳，部分章節有墨筆句讀，偶見雙行夾注或行間小字批注，抄寫極爲工整，品相甚佳。書册前鈐有「沙載陽」篆字朱方。沙石安爲沙載陽之先曾伯祖。此書爲沙氏後人所捐贈。沙家先世爲武進縣孟河鎮（今屬江蘇省常州市新北區）人，自祖父沙九成徙居丹徒大港鎮（今屬江蘇省鎮江市鎮江新區大港街道）。以醫術聞世。祖孫六代行醫，世有「大港沙派」之謂。書玉得家傳，益精醫術，擅内、外、咽喉各科，尤以治温病見長，聲震大江南北。

又如《尤氏喉科》。該書作者尤存隱，江蘇無錫人，生卒年不詳，清代喉科醫學專家。其醫事活動，大約在清康乾（一六六二—一七九五）年間。尤存隱世代爲醫，尤以喉科遠近聞名。其祖父尤仲仁，字依之，爲明代醫家，尤以喉科聞名遐邇。明嘉靖至清康乾年間，尤氏醫名揚於無錫、蘇州等地，患者皆聞而往之。尤氏喉科臨證經驗豐富，醫術益精，并將其經驗彙集成書，代代相傳，其書内容，不斷得到充實。至尤存隱時，其書漸趨完善，其又結合平生臨證經驗，整理完稿。此書傳至無錫沈金鰲、常熟陳石泉等人之手，使尤氏秘方流傳四方，以至於傳抄者衆多。

二是對醫學史料的研究具有較高的參考價值。本套叢書拓展了中國醫學史内史的研究範疇。如《尤氏喉科》書中鈐印二枚，書皮處鈐印爲「恩湛一字允若」，卷首處鈐印爲「允若顧恩湛」。是書曾爲民國醫家顧允若所收藏。顧允若，名恩湛，民國時期江蘇吴縣（今屬江蘇蘇州）之名醫，編有《顧氏醫徑讀本》。顧允若幼承家學，十六歲開業行醫。顧允若爲七子山顧（蘇州）醫學世家的傳人。顧允若一九二五年遷至蘇州富郎中巷，亦以「七子山顧」懸牌、題廬。《尤氏喉科》被名醫收藏，説明該書頗具診療特色，才會被名醫珍視。

又如《痘疹折衷》，該書作者爲明代秦昌遇，江蘇華亭（今屬上海松江）人。首爲夏東步康熙八年（一六六九）序文，次爲凡例，無目録。卷首題「雲間夏之升（東步）訂，天都陳維坤（子厚）閲」。全書朱墨圈點句讀。夏東步爲上海松江人，陳維坤爲康熙年間安徽歙縣人，曾重訂《傷寒五法》。説明當時各地醫家之間有密切的交流。該書在康熙年間，已從上海傳抄入安徽一帶。

又如《合藥總簿》，抄録者疑爲清代著名吴縣醫家楊淵。書中驗方出處，記録詳盡，如「王蔭蘭授」「陳莘田處抄來」「何書田」「陳莘田先生日用諸方」「竹棠夫人傳於公館」「章泰宇傳」等。陳莘田爲清道咸間吴縣（今屬江蘇蘇州）人氏，世居長洲（今屬江蘇蘇州）楓橋，通内外科，以瘍科名世，名重一時，著有《陳莘田外科方案》。何書田（一七七四—一八三七），清代江蘇青浦（今屬上海青浦）人。其先祖從宋代開始，累世業醫。何氏先習儒，工詩文，後繼承祖業懸壺濟世，家學淵源，技益精進，爲當時江蘇名醫之冠。由此書可以管窺當時作者與上海、蘇州當地名醫有諸多交流與學術探討。該書也從側面反映了當時醫家的診療經驗、思路與用藥。

三是本套叢書收録了不少傷寒時疫（包括兒科痘疹、痧疹等傳染病在内）抄本，對現今流行病及疫病診治具有重要的參考價值。如《傷寒傳變大略》以舌苔爲主綫，簡述不同舌苔特徵所代表的傷寒傳變情況，并列方藥。該書列有白苔、白厚苔、舌尖紅苔淡黄、苔白滑尖淡紅、邊白中黄根灰、邊黄中白等共計二十五種舌苔情況。强調據舌論證，對舌診辨析，頗多闡發。又如《疫病證治大略》分列宜汗大略、宜吐大略、宜下大略、宜清大略、宜温補大略五篇，就如何用汗、吐、下、清、温五法對治疫病的不同症狀，以及注意事項進行了一一論述。分門别類，一目了然。遣方用藥之間，頗見作者臨床功力。

自古以來，呼吸道傳染性疾病在兒童中高發。本套叢書中還收録有不少兒科痘疹的著作，如《救偏瑣言》《痘疹折衷》《痘科正宗驗方》《痘疹簡易良書》《曹氏痘疹準則》等，對診療兒科疾病有重要的參考價值。

四是本套叢書幾乎每本書除了醫論外，均附有驗方。如《合藥總簿》，既有名家經典方藥，也有未見文獻記載的私家秘方心得。該書摘録的内容，以驗方爲主，如《瘍科心得集》便要用方、《廣筆記》方、《醫方擇要》方、葉案既效方、重抄沈氏秘傳方等。從書籍的批注可以看出，作者是一名經驗豐富的臨床醫生，并時常將摘録驗方用於實踐。作者在摘録原文之際，留下大量批注，多爲方解，及對此方療效的評價。

又如《世醫湯竹林傳女科方》抄録了婦人之症一百有十治法及七十二方。《癰疽禁方録》中記録了治療外科癰疽病證的各種秘驗方劑的適應證與組成、用法，根據用藥劑型又分爲薄藥方、貼藥方、丹藥方、丸藥方、散藥方、治喉痹方六部分。

中醫藥古籍抄本研究具有重要的學術價值，許多未經刊刻的稿本和某些僅通過抄本形式流傳的文獻，正是藉抄本這種特殊的文獻形式得以保存和流傳。本套叢書的出版，旨在將沉埋多年的中醫藥瑰寶呈現給廣大讀者，以引起人們對中醫古籍抄本的重視，并展開更爲深入的研究。本套叢書可供中醫藥專業工作者、中醫藥院校師生、古代文獻與傳統文化工作者及其愛好者閲讀研究，也可供各地圖書館與相關專業圖書館作爲收藏。

編者謹識

二〇二四年十二月

叢書凡例

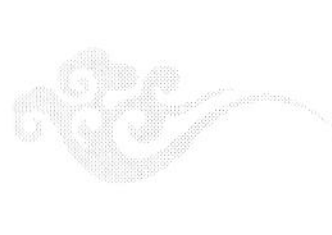

一、本叢書遴選南京中醫藥大學圖書館館藏珍稀未刊抄本二十九種。入選標準如下：一是一九一一年以前抄録的，古代未見或少見刻本，現代未曾影印或點校出版的稿抄本古籍；二是具有較高的學術價值與實用價值，在理論與實踐上有獨特的見解和經驗；三是内容完整、版式清楚、謄抄書法雋美的善本。

二、提要。置於正文之前。介紹書稿版本信息、作者與全書内容，注重闡述其在理論與臨床上的特點。

三、本叢書所收諸書之名，一般以扉頁或卷首名稱爲準。若書名過長，且原有簡稱，則以簡稱爲本次影印的正書名。爲方便當代讀者所需，各子目原書前無論有無目録，今均據其正文重新編製目録。

（一）凡正文與原書目録不同處，原則上以正文爲準，但遇訛、脱、衍、倒之文，或漫漶處，則據原書目録改正，不另出注。

（二）凡古今字、通假字、異體字，徑改爲規範繁體字，不另出注。

（三）凡原書有文無題者，如有必要，則擬一名冠於其前，外加括弧以區别之。

（四）目録中各卷次之前的書名一律省略，徑標以卷次。

四、原書錯簡、脱葉，均在目録中予以注明，錯簡者予以訂正。原書存在的文字缺損訛誤，本次影印爲保存古籍原貌，一律不加修正，版面僅作去污修髒等無關文字内容的處理。

叢書總目

傷寒、診法卷

傷科、外科、藥物卷

針灸、喉科、眼科卷

針灸要旨

針灸集要

喉科秘傳三十六症

尤氏喉科

新選吴山果居徐寅生青囊眼科

青囊遺集眼科闡奥

兒科卷

救偏瑣言

痘疹折衷

痘科正宗驗方

痘疹簡易良書

曹氏痘疹準則

惲西園痧麻痘三科定論

全嬰心法

婦科、醫案、醫方卷

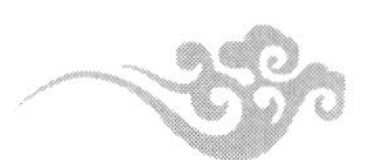

針灸、喉科、眼科卷

目録

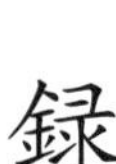

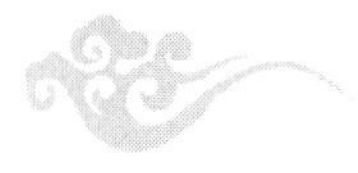

針灸要旨

撰人不詳

提要

《針灸要旨》，作者及成書年代不詳，抄本。南京中醫藥大學圖書館藏，開本高二十三厘米，闊十三點七厘米。全書無序跋，未著目録，分四册，朱墨句讀批注。《中國中醫古籍總目》收録明人高武所著《針灸要旨》二卷，與是書爲同名異書。

是書首録臉、頭反面、頭正面等局部針灸經絡腧穴圖十二幅；後依次爲治虚損五勞七傷要穴、十二經脉絡、任督二經脉絡、十四經取穴首尾、禁針穴歌、禁灸穴歌等以及周身經穴（共十四經，著録順序未按照經脉流注順序）、經穴圖（按十四經經脉流注順序著録）、經穴法治症（病證覆蓋内、兒、婦、外）、奇經八穴治注、子午八法等。

是書内容涵蓋了經絡、腧穴、刺灸法及病證治療等針灸各方面，多取自楊繼洲《針灸大成》、吴謙《醫宗金鑒·刺灸心法要訣》、鄭梅澗《重樓玉鑰》等，且有所補充，補充内容皆列入「增入」項。（姚惠萍撰）

目録

卷二……八四

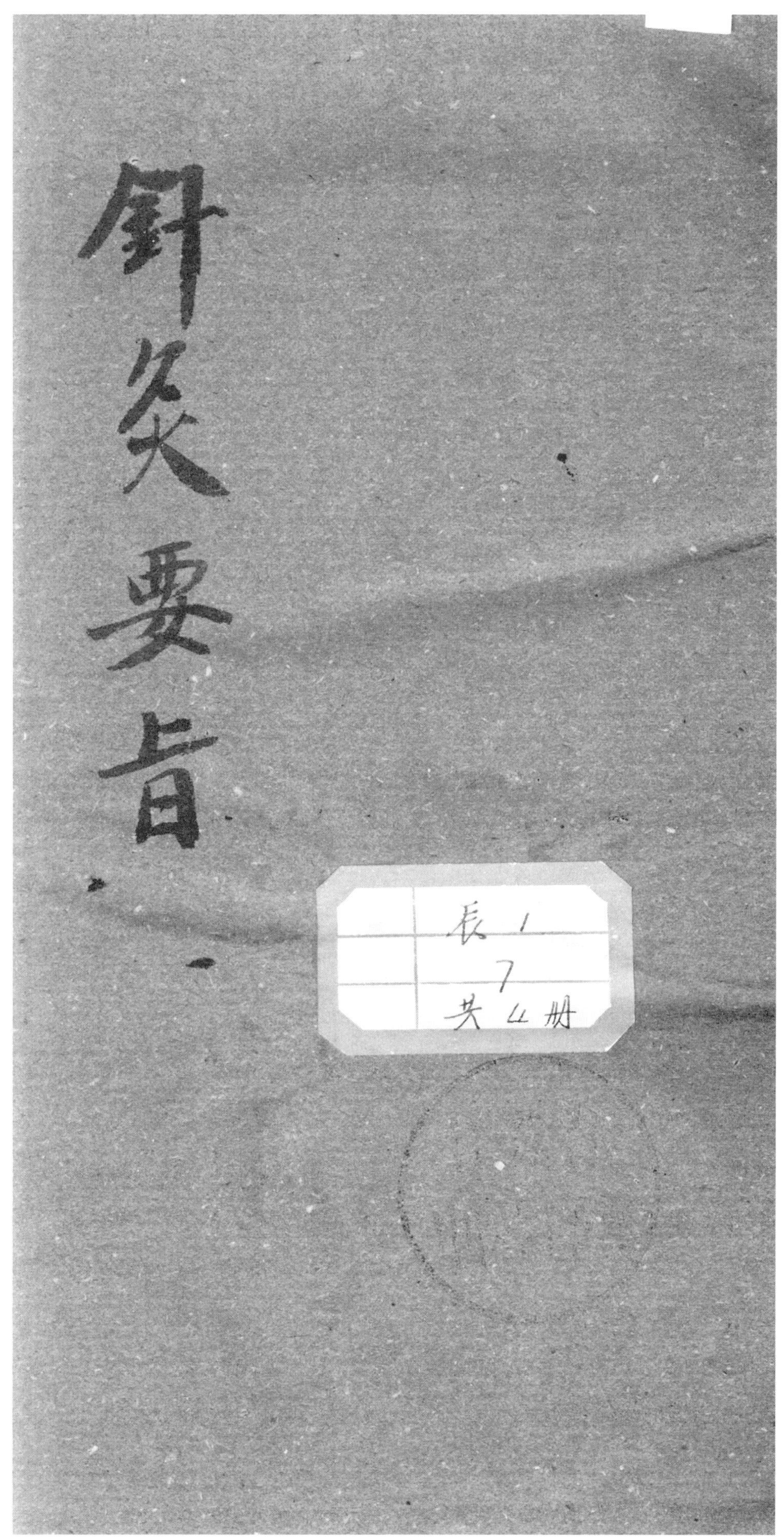
針灸要旨
長 1
7
共 4 册

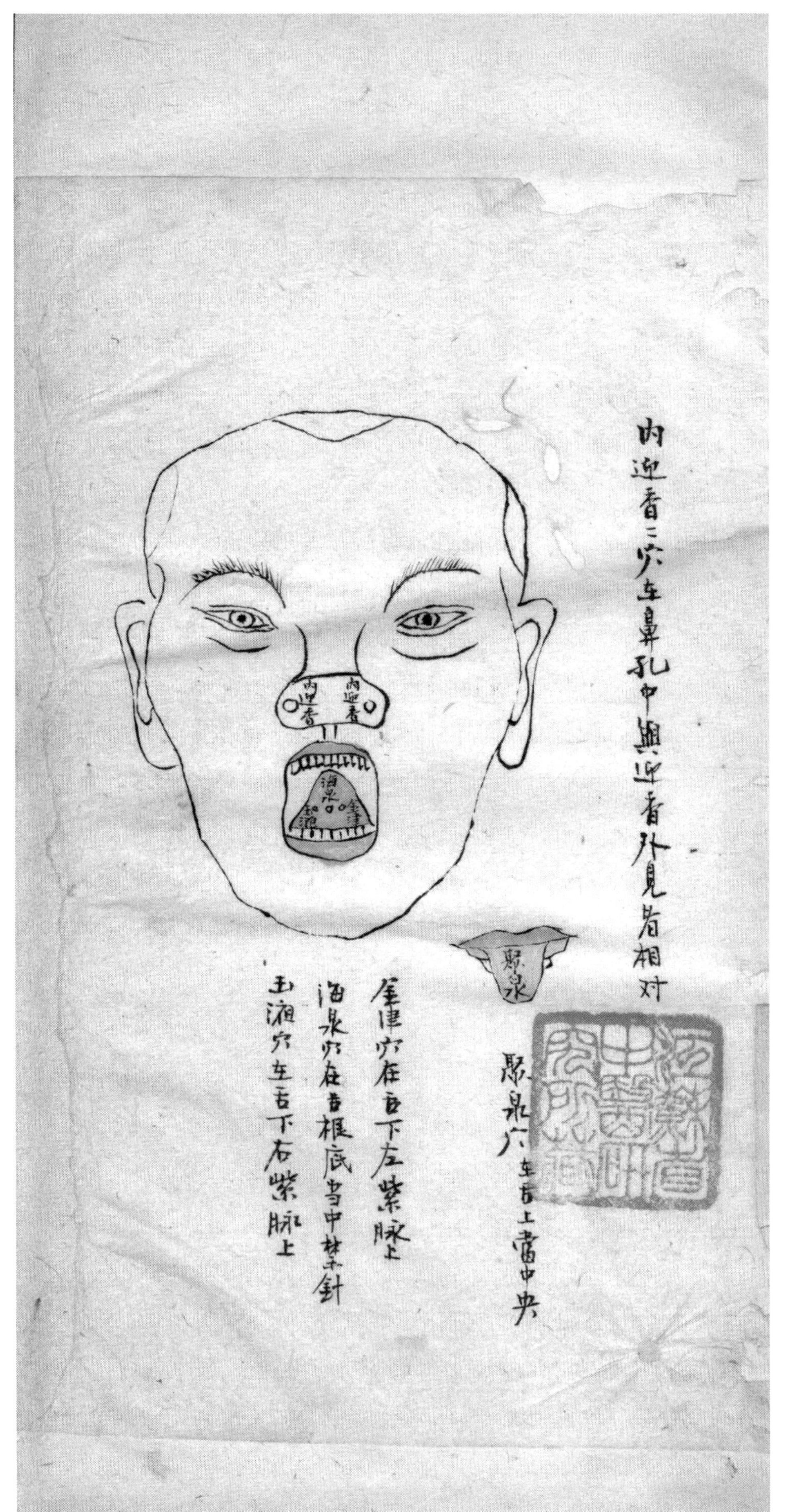
内迎香二穴在鼻孔中與迎香外見者相对
内迎香
内迎香
海泉
金津
聚泉
聚泉穴在舌上當中央
金津穴在舌下左紫脉上
海泉穴在舌根底當中禁針
玉液穴在舌下右紫脉上

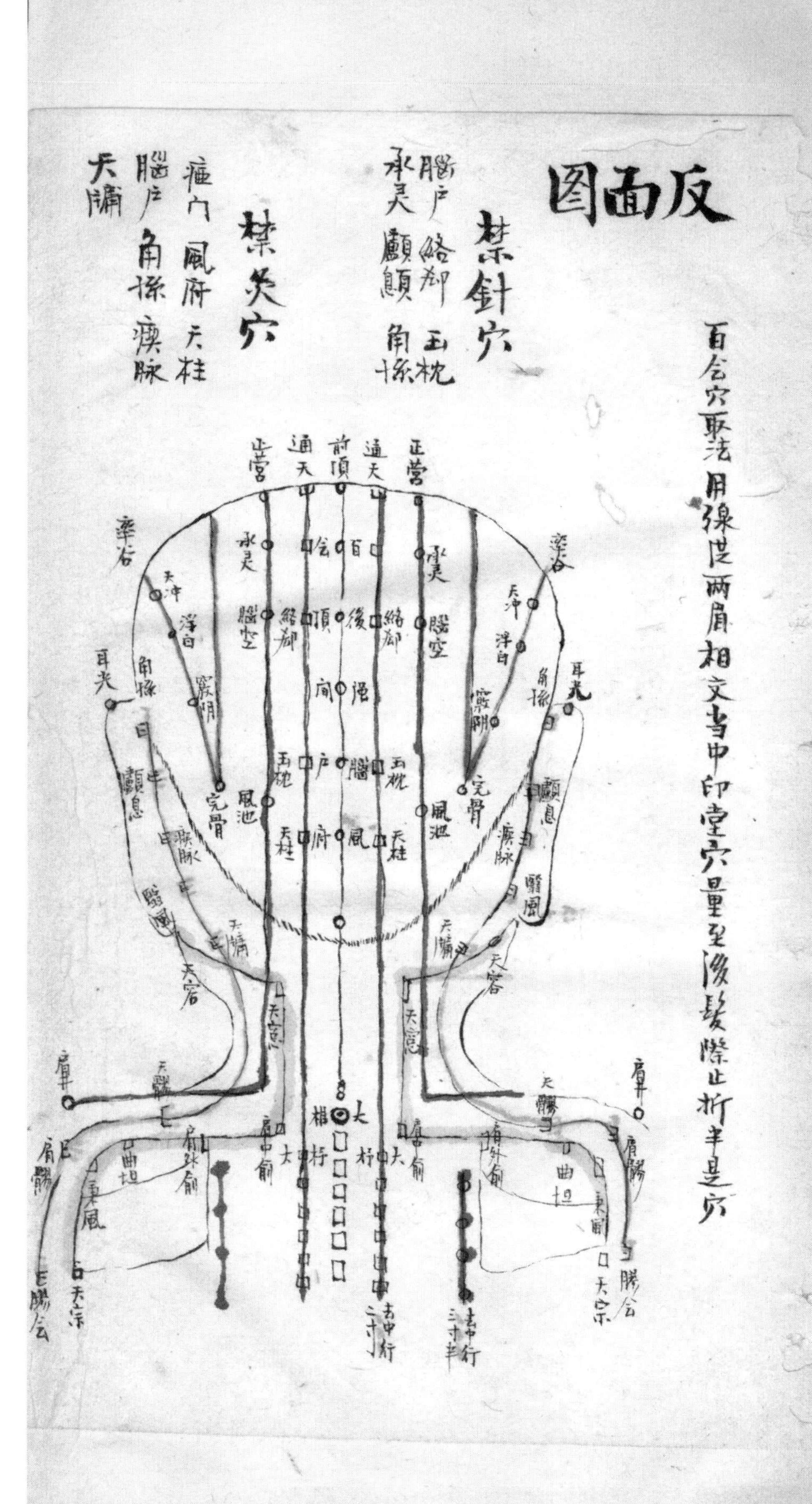

反面図
禁針穴
腦户 絡郄 玉枕
承灵 顱顖 角孫
禁灸穴
瘂门 風府 天柱
腦户 角孫 瘈脉
天牖
百会穴取法用線比两肩相交当中印堂穴量至後髮際止折半是穴

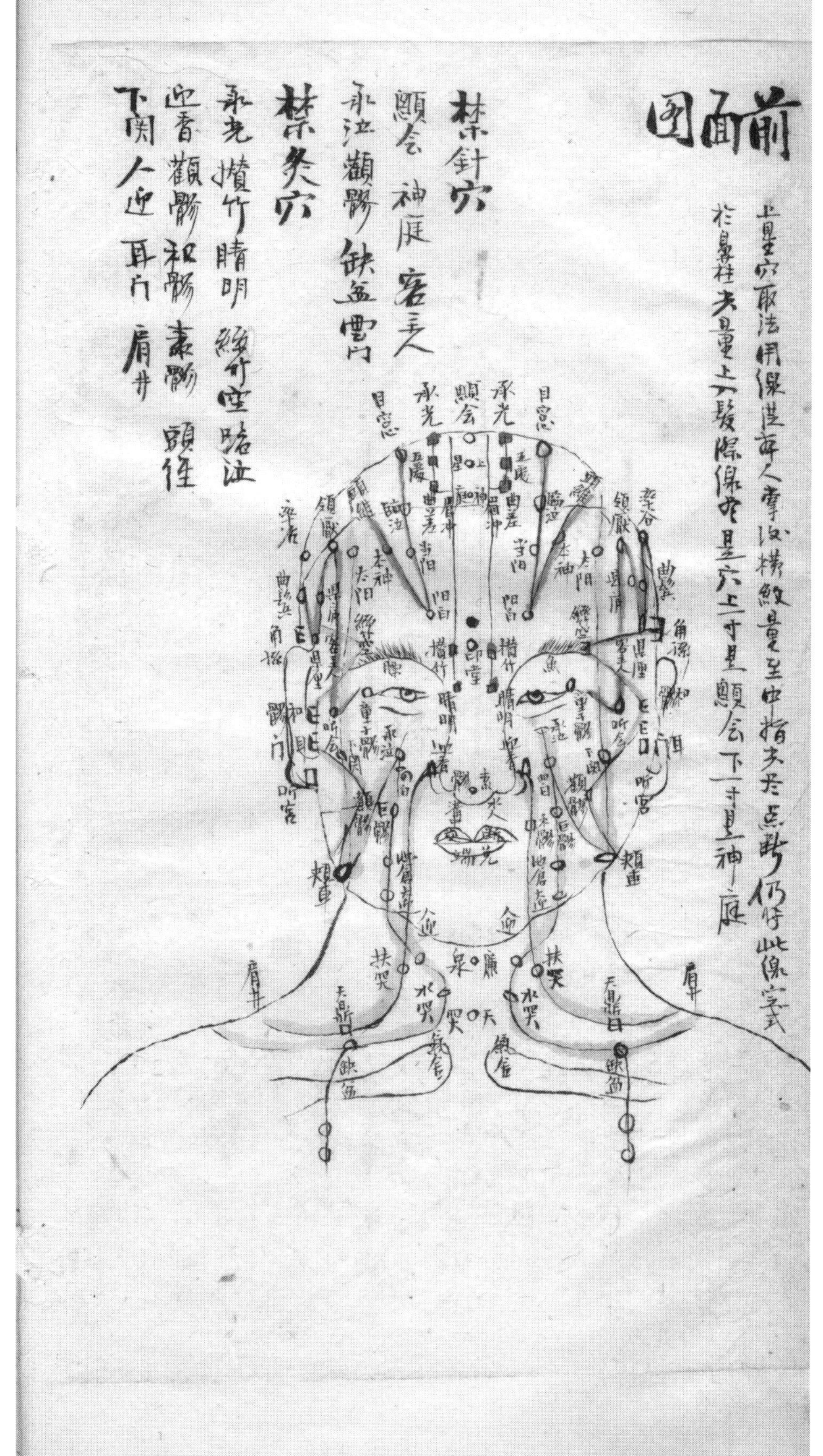

前面圖

上星穴取法用線從本人掌後横紋量至中指末尖点斷仍將此線寔式

於鼻柱尖量上入髮際線尽是穴上一寸是顖会下一寸是神庭

禁針穴

顖会　神庭　客主人

承泣　顴髎　缺盆　雲門

禁灸穴

承光　攢竹　睛明　絲竹空　臨泣

迎香　顴髎　禾髎　素髎　頭維

下關　人迎　耳門　肩井

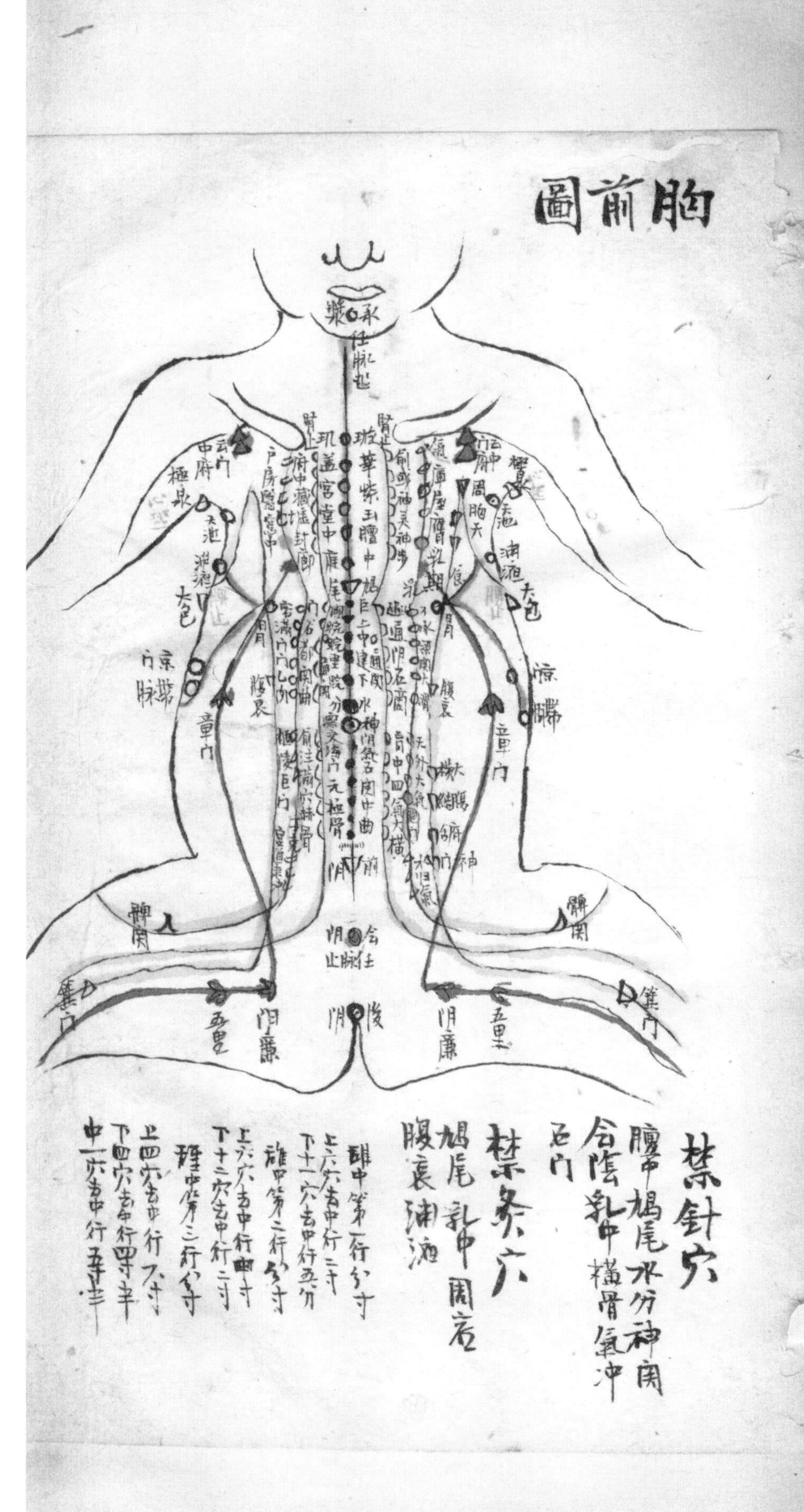
胸前圖
禁針穴
膻中 鳩尾 水分 神闕
会陰 乳中 橫骨 氣沖
石門
禁灸穴
鳩尾 乳中 周榮
腹哀 淵液
胸中第一行分寸
上六穴去中行二寸
下十一穴去中行五分
胸中第二行分寸
上六穴去中行四寸
下十二穴去中行二寸
胸中第三行分寸
上四穴去中行六寸
下四穴去中行四寸半
中一穴去中行五寸半

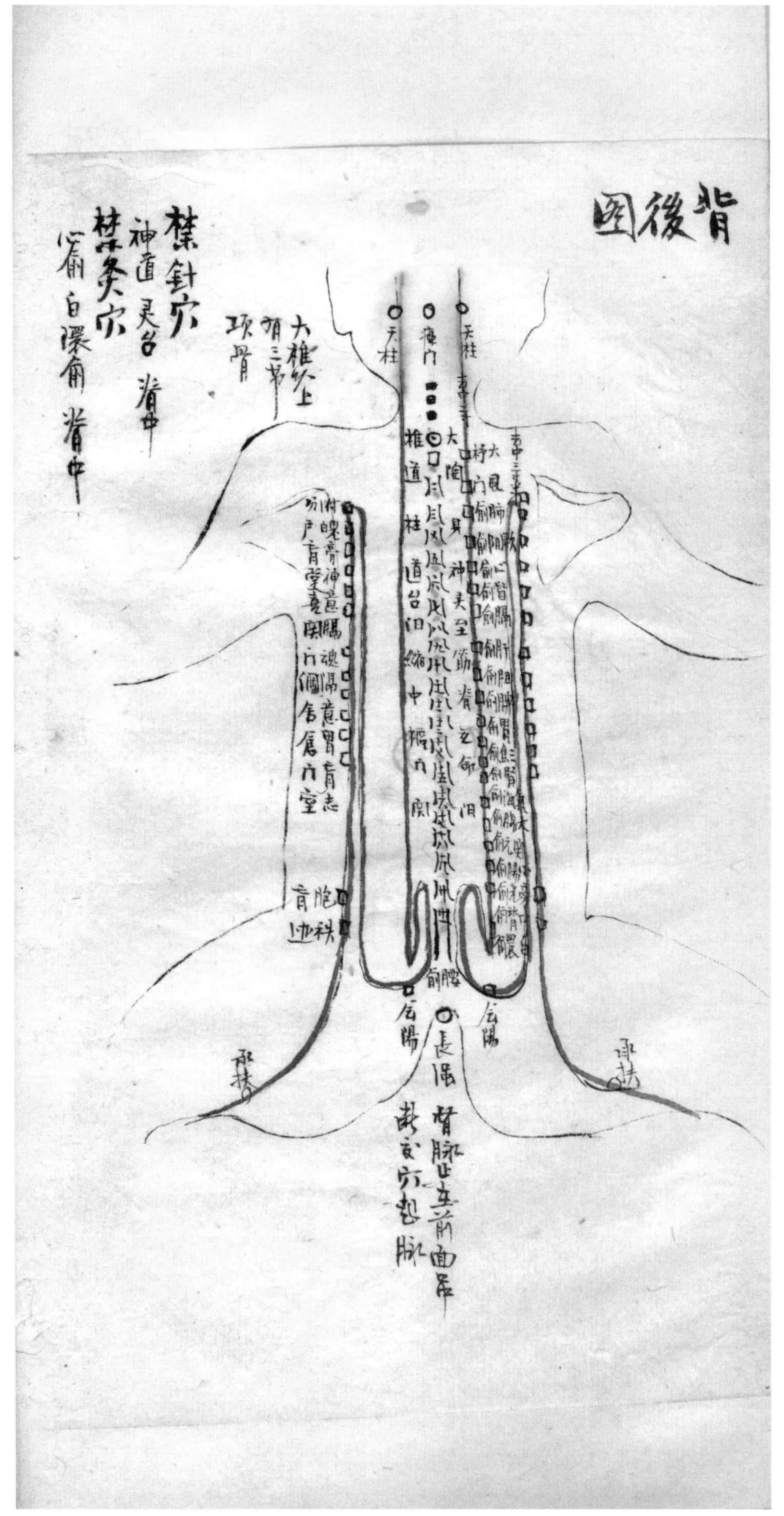
背後圖
禁針穴
神道 灵台 脊中
禁灸穴
脑俞 白環俞 脊中
大椎
天柱
瘂门
天柱
長强
督脉止在前面

側頭面圖

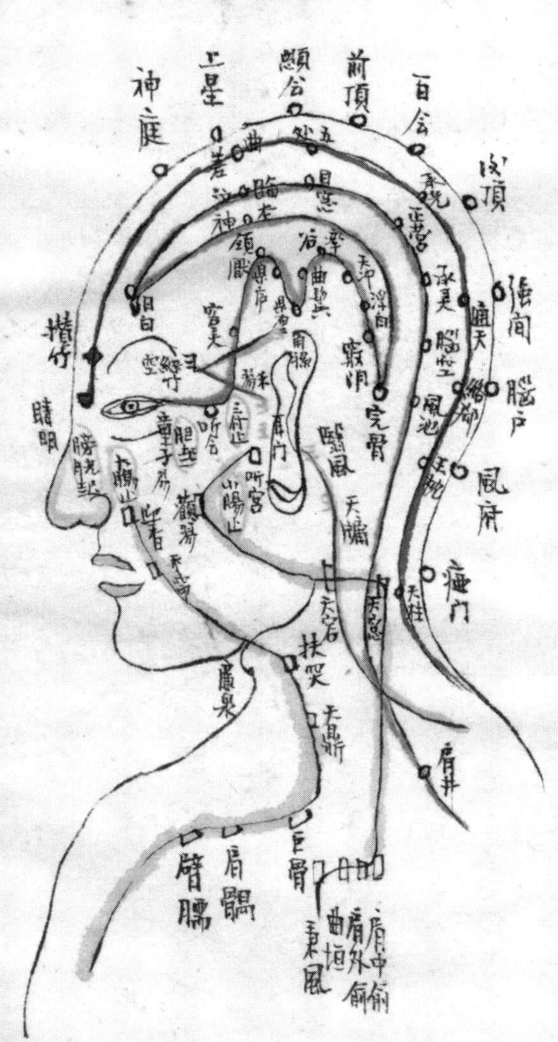
神庭
上星
顖会
前頂
百会
後頂
曲差
五処
承光
通天
絡却
強間
脳戸
風府
瘂門
天柱
臨泣
目窓
正営
承霊
脳空
風池
本神
頷厭
懸釐
曲鬢
率谷
天衝
浮白
竅陰
完骨
陽白
攅竹
睛明
絲竹空
瞳子髎
聴会
客主人
耳門
聴宮
顴髎
瘈脈
翳風
天牖
天容
天窓
扶突
廉泉
天鼎
肩井
巨骨
肩髃
臂臑
肩中兪
肩外兪
曲垣
秉風

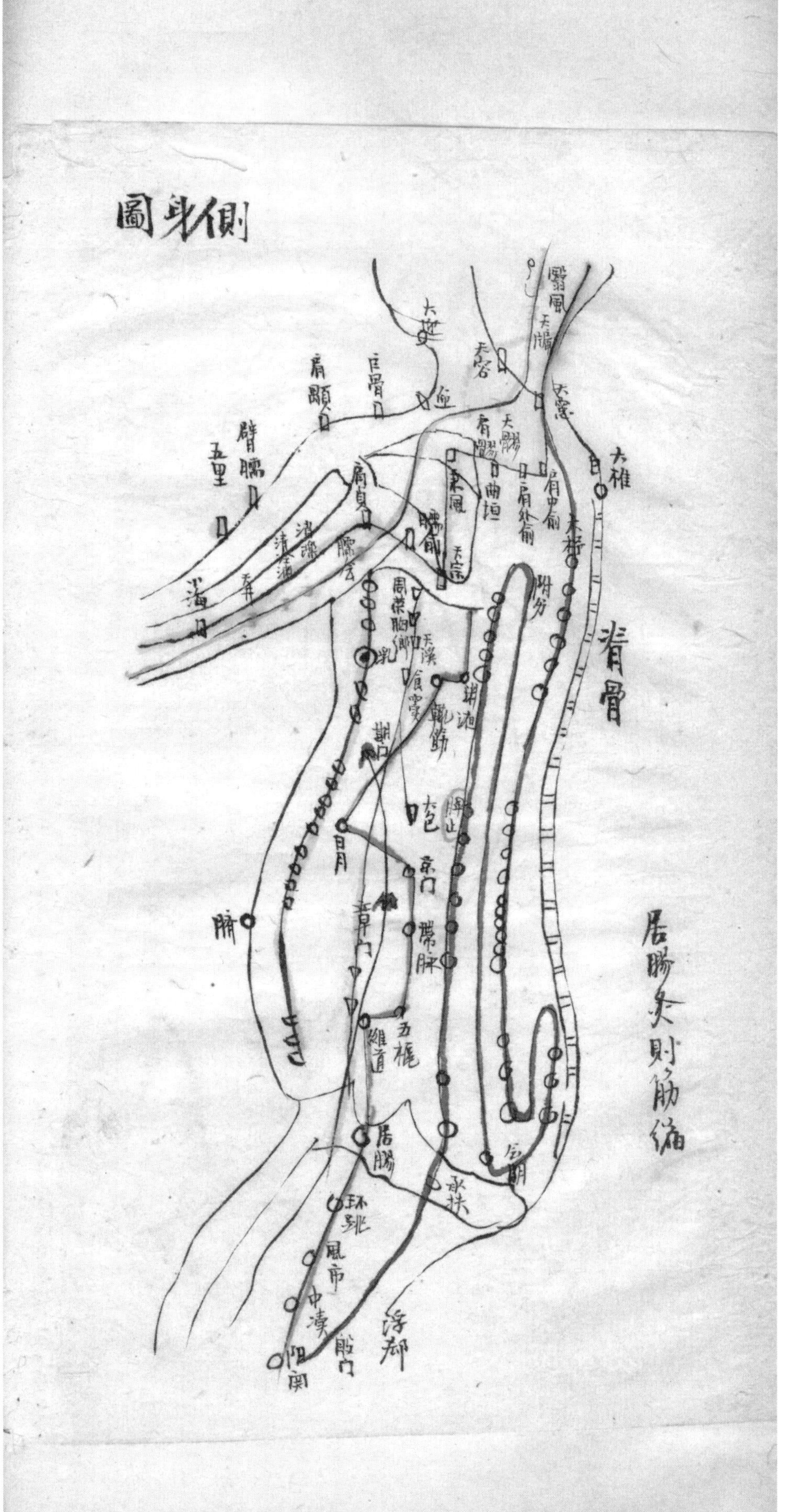
側身圖
脊骨
居髎灸則筋緩

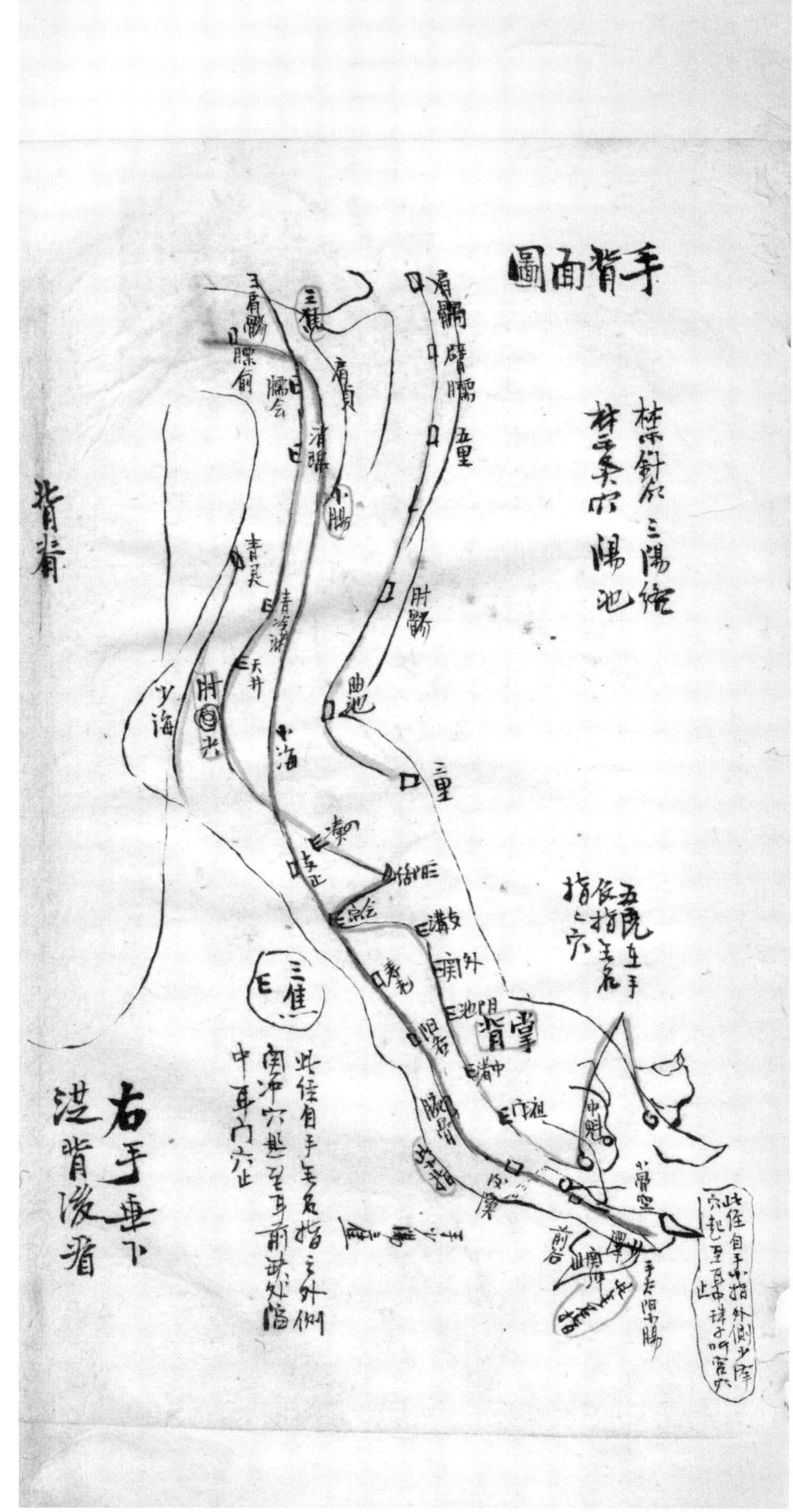
手背面圖
禁針穴 三陽絡
禁灸穴 陽池
背脊
右手垂下
從背後看
指之穴

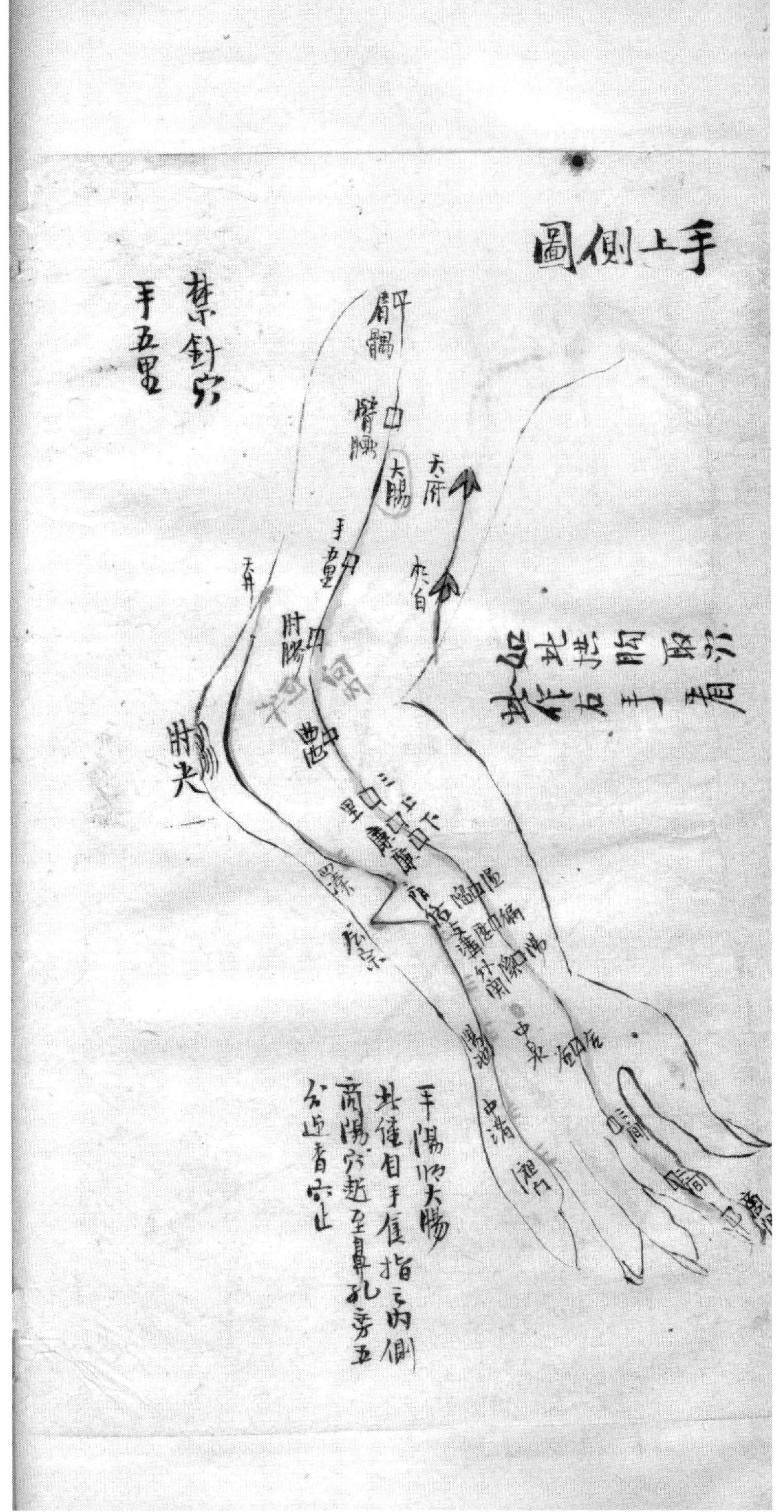
手上側圖
禁針穴
手五里
肩髃
臂臑
天府
俠白
手五里
天井
肘髎
曲池
肘尖
手陽明大腸
此經自手食指之內側
商陽穴起至鼻孔旁五
分迎香穴止

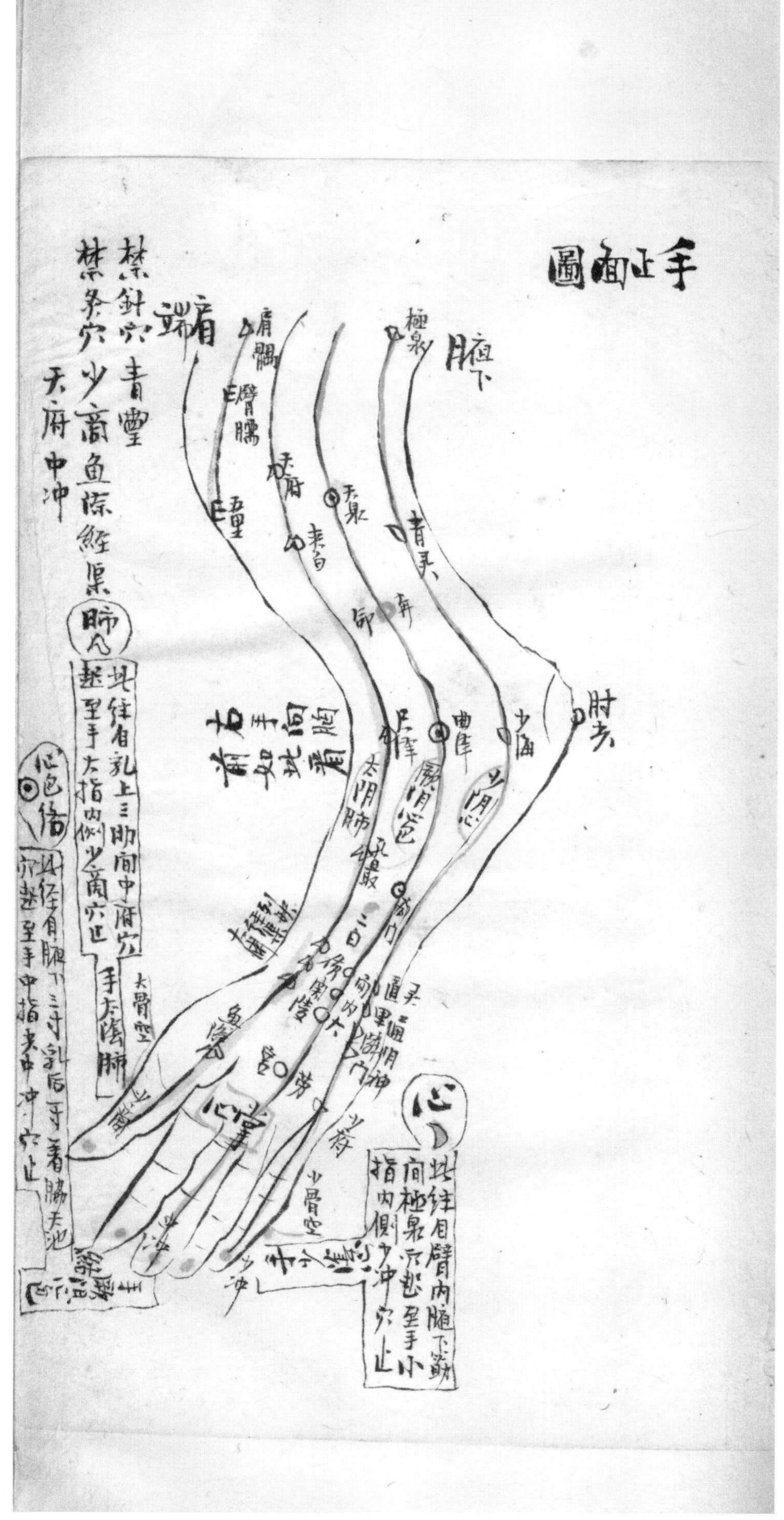
手正面圖
禁針穴 青靈
禁灸穴 少商 魚際 經渠 天府 中冲
此經自乳上三肋間中府穴起至手大指內側少商穴止
手太陰肺
此經自腋下三寸乳后手至手中指夹中冲穴止
此經自臂內腋下筋間極泉穴起至手小指內側少冲穴止

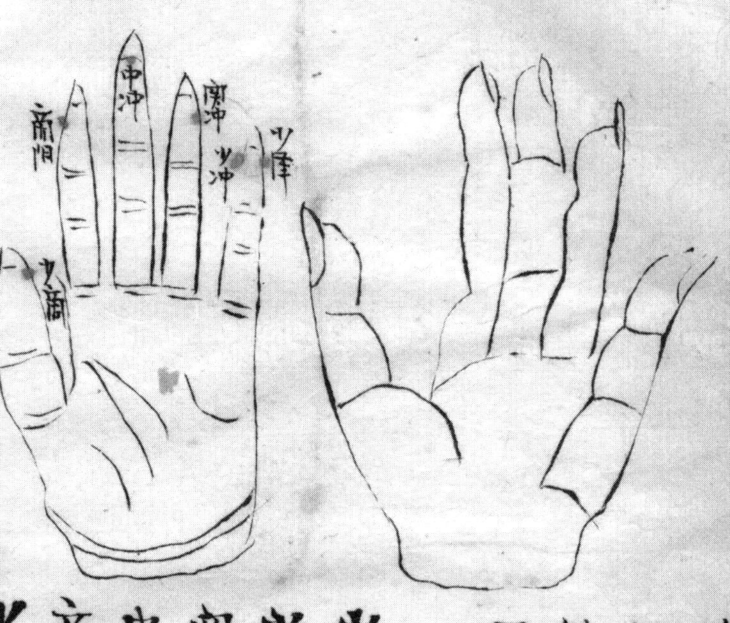

此六穴合左右手爲十二井以三稜針刺去悪血治中風跌倒不省人事及絞腸痧與一切暴死者乃起死回生急救之妙法

少澤　左手小指端外側去爪甲角一分陷中

少衝　左手少指端内側去爪甲角如韭葉

関衝　左手無名指端外側去甲角如韭葉

中衝　左手中指端去甲如韭葉

商陽　左手食指端内側去爪甲角如韭葉

少商　左手大指端内側去爪甲角如韭葉

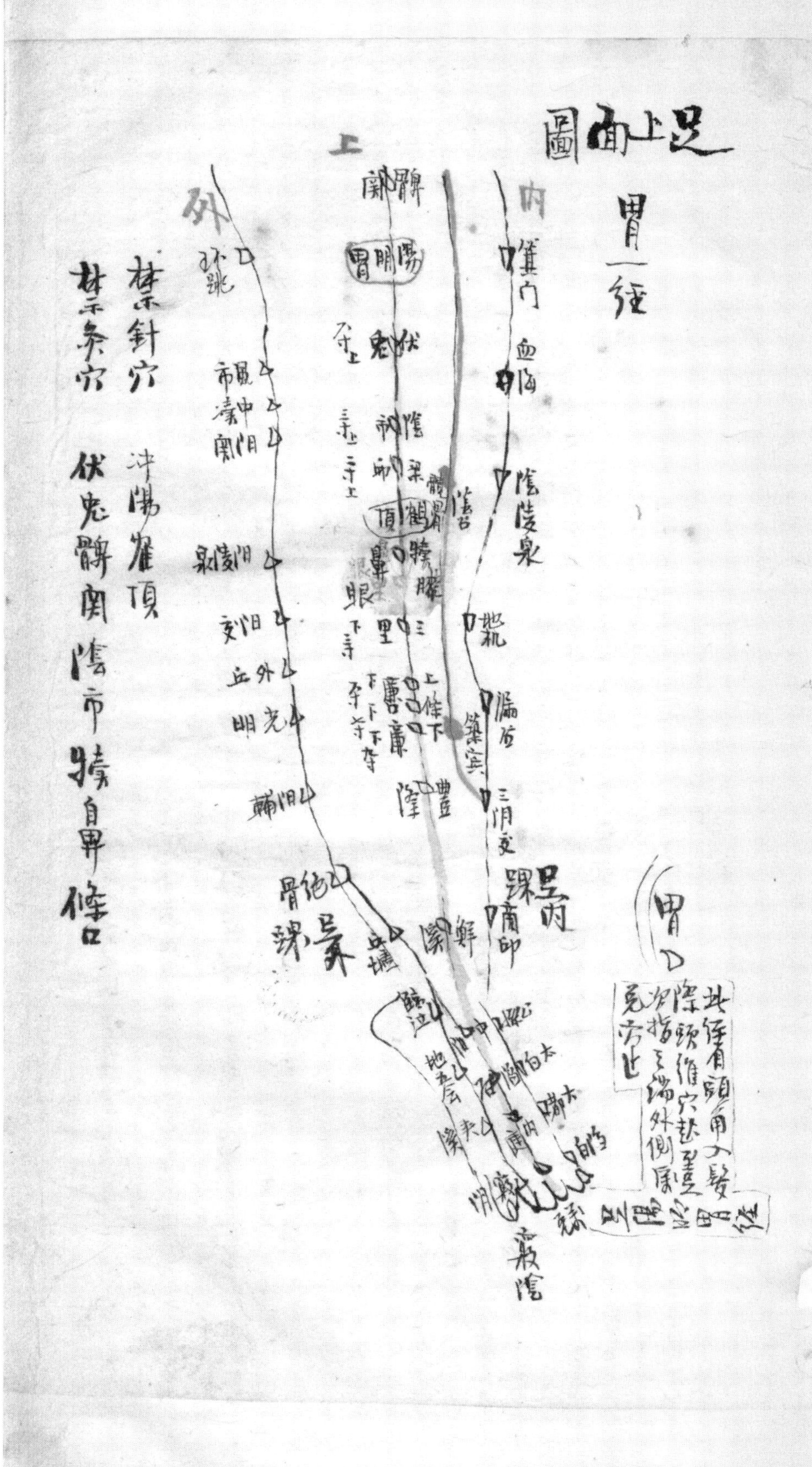
足上面圖
胃一經
上
外
内
禁針穴
禁灸穴
伏兔
髀關
陰市
犢鼻
條口
環跳
風市
中瀆
膝陽關
陽陵泉
陽交
外丘
光明
陽輔
懸鍾
丘墟
足臨泣
地五會
俠溪
竅陰
髀關
陰市
梁丘
三里
上巨虚
條口
下巨虚
豐隆
解谿
衝陽
陷谷
內庭
厲兌
箕門
血海
陰陵泉
地機
漏谷
築賓
三陰交
內踝
商丘
公孫
太白
大都
隱白
大敦

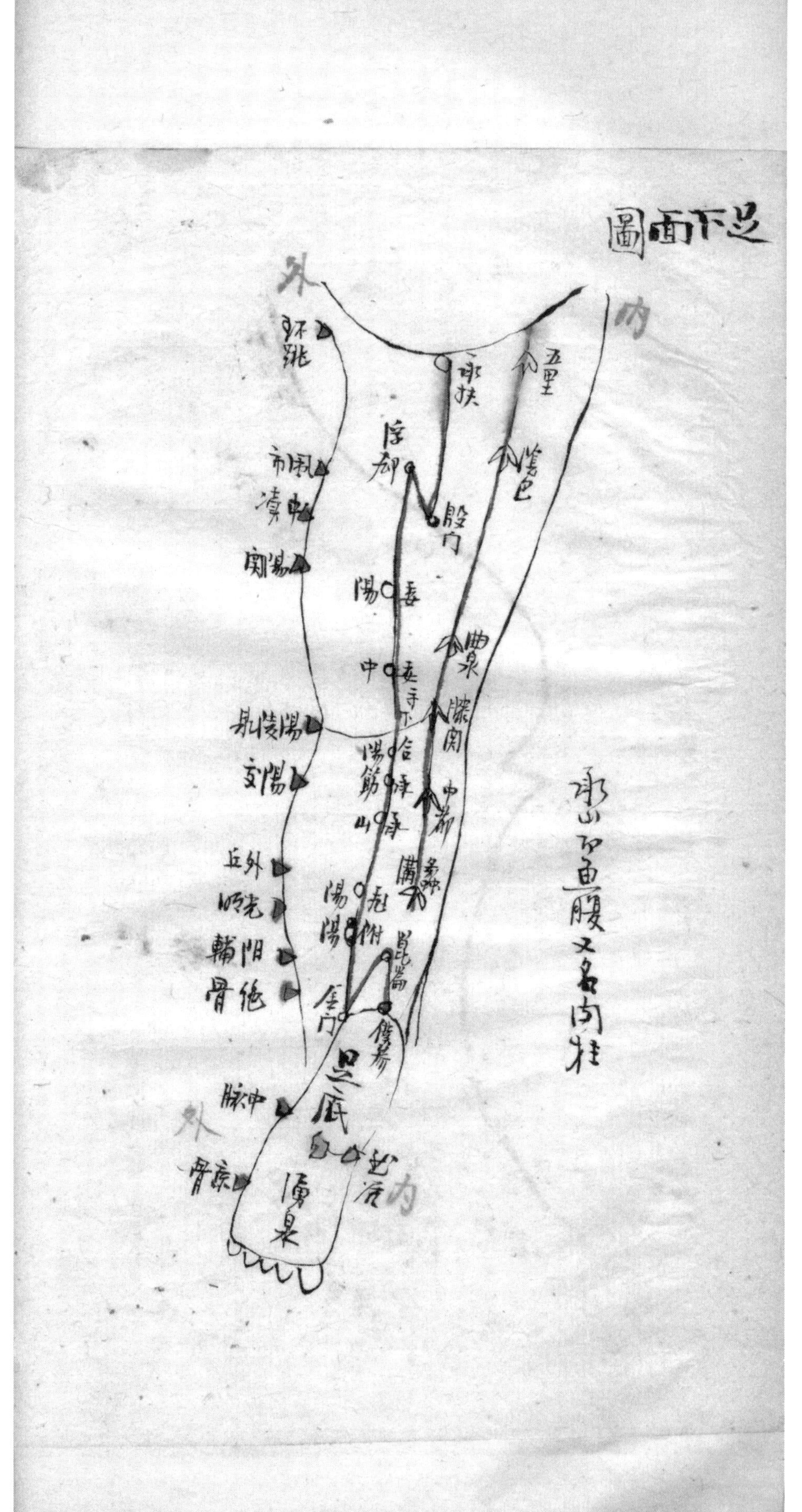
足下面圖
外
内
環跳
承扶
五里
殷門
陰包
風市
中瀆
陽關
委陽
浮郄
曲泉
委中
膝關
陽陵泉
合陽
陽交
承筋
中都
承山
外丘
光明
陽輔
懸鍾
築賓
飛陽
附陽
崑崙
金門
僕參
足底
京骨
湧泉
然谷
内

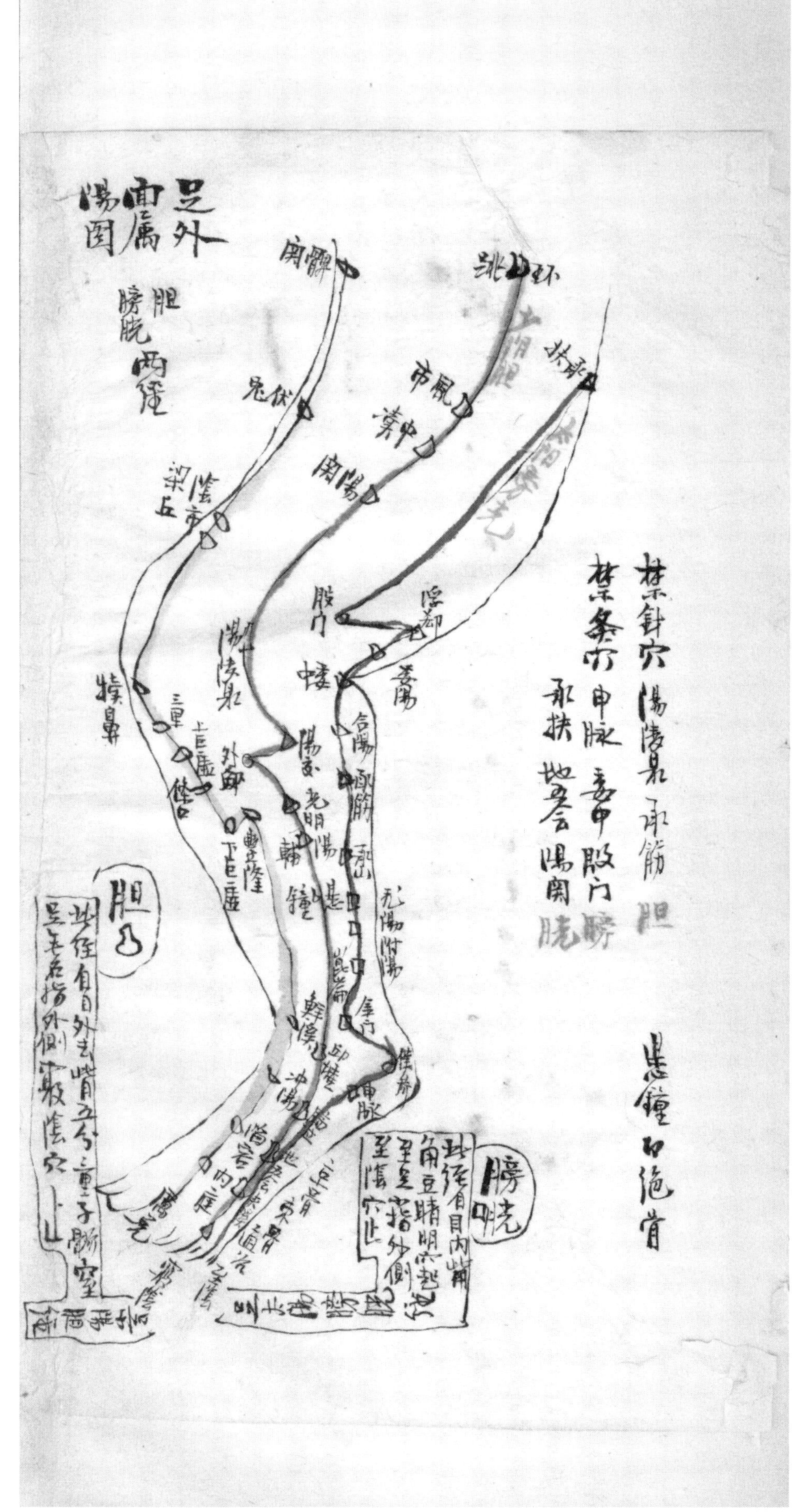

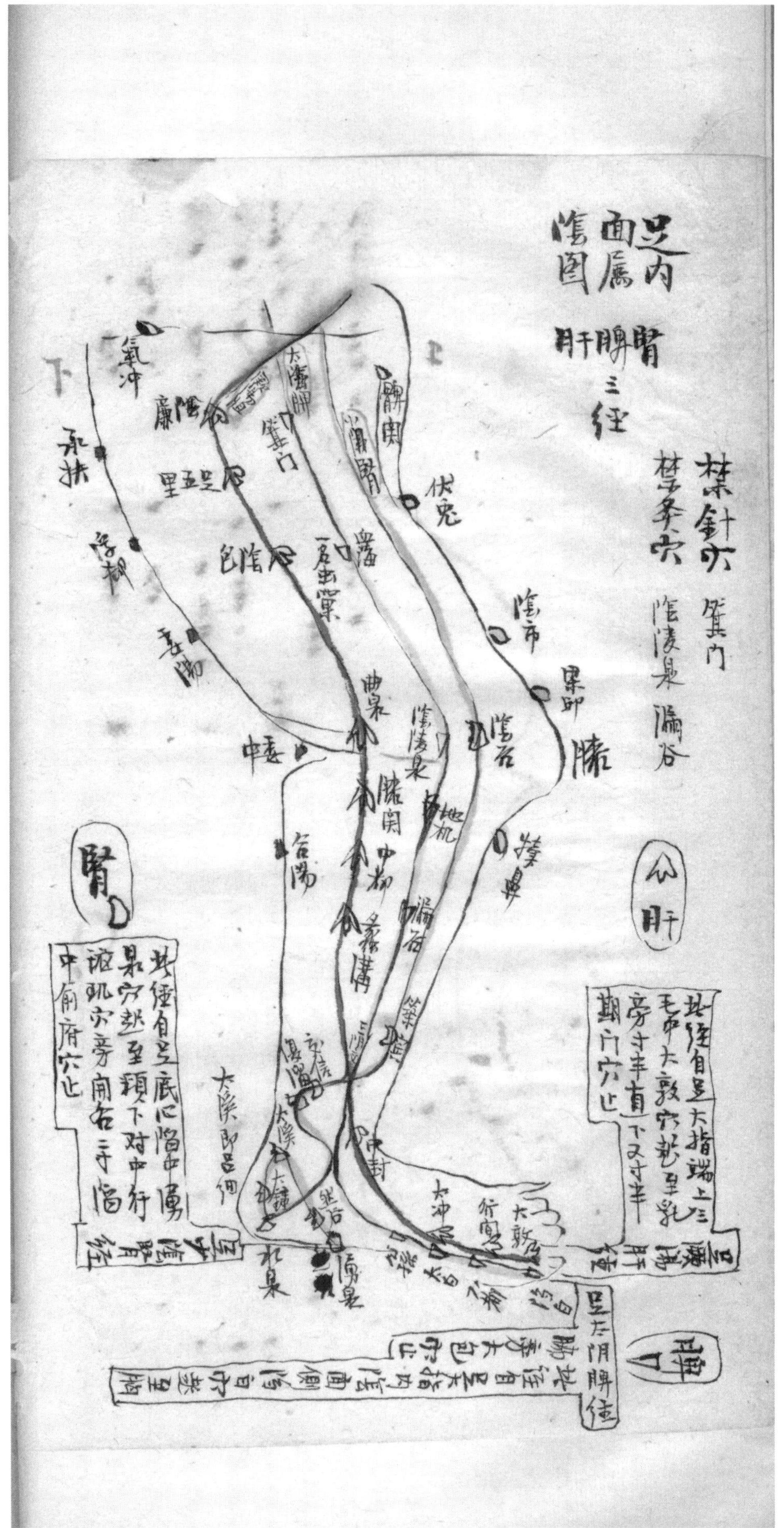

足內面屬陰圖
腎脾肝三經
禁針穴 箕門
禁灸穴 陰陵泉 漏谷
氣冲
陰廉
足五里
陰包
血海
箕門
曲泉
陰谷
膝
膝關
陰陵泉
地機
中都
蠡溝
漏谷
築賓
三陰交
中封
太冲
大敦
太溪
大鍾
水泉
湧泉
然谷
照海
太白
公孫
隱白
腎
肝
脾
此經自足大指端上三毛中大敦穴起至乳旁寸半直下又寸半期門穴止
足厥陰肝經
此經自足底心陷中湧泉穴起至頸下对中行旁開各二寸陷中俞府穴止
足少陰腎經
此經自足大指內侧端隱白穴起至腋下大包穴止
足太陰脾經

治虚損五痨七傷要穴

虚損一損肺皮槁毛落二損心血脉衰下三損脾飲食不為肌膚四損肝筋緩不能收持五損腎骨痿不起于床五痨者志劳思劳心劳憂劳瘦劳也七傷者大飽傷脾大怒傷肝強力舉重久坐湿地傷腎形寒飲冷傷肺憂愁思慮傷心風雨寒暑傷形大恐不节傷志也

五劳
官門
膏肓
膏肓
四花

官門穴在四花穴上一寸各開寸半

膏肓穴正坐取之将草心一條于手中指第二節即量之又于一椎骨頭于五分所以の椎骨頭又于上下量定先将墨点却将草折当中量開兩旁是穴共取最妙

又一取法以右手搭左肩上中指梢所不及者是穴左手亦然至樣側仍以旁開共七寸為之

又一取法令病人如不[illegible]執[illegible]解板樣子前伸其两手以曲其背脊則兩脚三骨開離四处自見即是膏肓穴矣

四花穴在背令人正坐將白線一條安在百勞骨上線兩頭垂下分
從肩上掛過前面至鳩尾骨上一墨點記線上仍將此線安在結
喉上線兩頭垂下分從兩肩貼脊背至中照前墨影仍將墨
點定安脊中然後用草心一根量本人右口角至左口角折中截
在脊中橫開兩旁直開上下成四花一墨記灸之
又四花穴取法用草一根量病人兩口角為度以度剪一紙成四
方中剪一小孔另用一條蠟繩取男左女右于肩髃穴上貼肉
量至中指尖截斷將此繩繞在結喉上双垂向背后
繩頭盡處用墨點記以前紙挫小孔于墨點中灸紙之四
角上各七壯

十二経脈絡

足之三陽頭外足

- 足少陽胆　従頭目外眥循耳顱下行腿膝之中行至足四指外側端
- 足陽明胃　従頭目下鼻循乳中下行膝蓋之前行至足二指外側端
- 足太陽膀胱　従頭目内眥循背後下行膕踝之後行至足小指外側端

足之三陽手外頭

- 手少陽三焦　従手四指外側端上行肘後外行至頭耳前動脈
- 手陽明大腸　従手次指外側端上行臂外上行至頭鼻孔両旁
- 手太陽小腸　従手小指外側端上行臂外之下行至頭耳前瞳子

足之三陰足内胸

- 足太陰脾　従足大指内側端上行内踝之前行至胸前腋脇間
- 足少陰腎　従足心湧泉上行内踝之後行至胸前咽喉辺
- 足厥陰肝　従足大指爪甲後上行内踝之中行至胸前乳旁下

手之三陰胸内手

- 手太陰肺　従胸前乳旁上下行臂内之上行至手大指内側端
- 手少陰心　従胸前腋絡旁下行臂内之下行至手小指内側端
- 手厥陰心包絡　従胸前腋肋間下行臂内之中行至手中指内甲端

任督二經脈絡

任 起于兩陰界 上行胸腹之中行循結喉至下唇之陷中

督 起于尻骨端 上行腰背之中行轉前面至上齒之縫中

十四經取穴首尾 足三陽從頭走至足 手三陽從手走至頭 足三陰從足走入腹 手三陰從腹走入手

足手少陽膽卩三焦卩 四指（足）竅陰（外側）童子髎（目外眥） 四指（手）關衝（外側）耳門標（耳前）

足手陽明胃卩大腸卩 次指（足）厲兌（外側）頭維（額角間）動 次指（手）商陽（次上）到迎香（鼻旁）

足手太陽膀胱卩小腸卩 小指（足）至陰（外側）睛明（目內眥）光 小指（手）少澤（外側）聽宮（耳內）長

足手太陰脾卩與肺卩 大指（足）隱白（內側）大包（脇間）地 大指（手）少商（內側）中府（肩下）住

足手少陰腎与心　足之底涌泉（足心）俞府（頸下旁）侵小指中冲（手內側）極泉除（腋下）

足手厥陰肝包絡　大指大敦（足大指甲后）期門（乳下旁）作中指中衝（手）天池邊（走上腋脇间）

至若任脉行胸堂　會陰（大小便折中）直上至承漿（下唇下陷外）更有督脉行背腰

（尾骨下）長強上轄唇断交（上唇中上内）

前不世内脉患処編泻持世足手外見穴自下而上撮去而至取其便覓

膻　清淨府又藏精之府

三焦　膻一中上焦中脘中焦氣海下焦　為孤府　三焦之氣通于喉

胃　水受之府　上口長脘　下口連小腸之上口

脾　土藏意藏于脾　脾氣通于口

肺　金藏魄藏于肺　肺氣通于鼻

任脉　任者任于陰而行于前

大腸　行道之府　上口連小腸之下口　下口肛門

膀胱　津液之府　上承小腸　下連前陰　凡又道

小腸　受盛之府　小道　上口連胃之下口　下口連大腸之上口

心　火藏神藏于心　心氣通于舌

腎　金藏魄藏于肺　肺氣通于鼻

肝　木藏魂藏于肝　肝氣通于目

心包絡　藏血包心

督脉　督者督于陽而行于背

禁針穴謌

禁針穴道要先明，腦戶顖會及神庭，絡却玉枕角孫穴，顱息承泣隨承靈，神道靈台膻中忌，水分神闕并會陰，橫骨氣衝手五里，箕門承筋及青靈，乳中上臂三陽絡，二十三穴不可針。孕婦不可針合谷，三陰交內亦通論，石門針灸應須忌，女子終身無妊娠。外有雲門并鳩尾，缺盆客主人莫深，肩井深時人悶倒，三里急補人還平。刺中五臟膽皆死，衝陽血出投幽冥，海泉顴髎乳頭上，脊間中髓傴僂形，手魚腹陷陰股內，膝臏筋會及腎經，腋股之間各三寸，目眶關節皆通論。

○膝臏即鶴頂　筋會即陽陵泉

禁灸穴謌

禁灸之穴四十七，承光啞門風府逆，睛明攢竹下迎香，天柱素髎

上臨泣腦户耳門瘈脈通禾髎顴髎絲竹空頭維下關人迎
茅肩井天牖心俞風乳中脊中白環俞鳩尾淵液乳周榮腹
哀少商并魚際經渠天府及中衝陽池陽關地五會漏谷
陰陵條口筆殷門申脈承扶忌伏兔髀關連委中陰市下
行尋犢鼻禁穴休將艾火攻

十天干神人所在歌　甲日在頭乙日在項　餘倣此

甲在頭分乙項丙肩臂丁脇胸戊日在腹己在背庚膝
膝上辛脾足壬腎癸足位如易　十干人神所在同

十二地支人神所在歌

子在耳分丑在耳寅胸面口皆是　卯日在鼻又在脚辰腰巳
手口頭裏午日心腹不堪侵未在頭与足心申頭肩腰俱云在
酉背脚細推尋戌日在頭又咽喉亥日先向項中求臂脛膝

中宮分五十二支中人所周

血忌　忌刺血歌　正月丑日二月未日忌傳須此

血忌正月牛二月羊三月當避虎四月猴鄉五月兔六月雞皆可畏七月龍八月狗正剛居九月蛇宮十月在豬十一月偏憐馬伏獵十二月中逢鼠位是名

血忌必須防

逐日人神所在忌針灸訣

人神之法特何趣一日先從足大指二日外踝三日股內四日在腰腳五日口裏表六日手七日內踝八日腕九日尻十日腰背十一日鼻柱十二日髮際十三日牙齒皆相類十四日胃脘五十五日遍身十六日胸乳十七日氣沖尋十八日股內十九日足二十日內踝須分明二十一日在手小指向二十二日外踝二十三日肝二十四日手陽明勿錯二十五日足陽明一般二十六日在胸二十七日膝二十八日陰中勿相通二十九日元來の膝脛前三十日足趺須記得

十二時辰人神所在歌

十二時辰何所遊，子時在踝，丑時頭，寅時耳目，卯云在□，時面耳，當兼於辰時在項，又當巳時却向乳，背走午，居胸脇，未居腹，申心，酉膝背脚，戌腰，亥在莫嫌疑，在陰左右又當知，還有亥時神在股，慢云針灸莫相宜。

陰陽虛實補瀉先後

陰盛而陽虛，先補其陽，後瀉其陰而和之；陰虛而陽盛，先補其陰，後瀉其陽而和之。凡刺此者，以指按之，脈動而實且疾者瀉之，脈虛而徐者則補之。註云：刺法多寡其要，惟以則補瀉而已。一者，因其方實之故，當瀉取之，勿按其痏，欲以出其邪氣，是瀉法也。一者，因其方虛，故當徐刺之，以養其血脈，疾按其穴，罷非其邪氣，是補法也。

下針之法

先以左手扪摸其處，隨用大指爪重按切掐其中穴，右手置針于空。凡用補者，令病人嗽一声，隨嗽下針，氣出針入，初刺入皮，天之分也。少停，進針次至肉中，人之分也。又停，進針至于筋骨之間，地之分也。然深淺隨宜，各有所用。針入後，将針摇動搓彈，謂之催氣。覺針下沉緊，倒針朝病，向向搓轉，用法補之。或針下氣熱，是氣至足矣。令病者吸氣一口，退針至人之分，候吸出針，急以指按其穴，此補法也。凡用瀉者，令其吸氣，隨吸下針，與氣俱內，初至天分，少停，進針直至于地，亦深淺隨宜而用，却細細摇動，進退搓捻其針，如手顫之狀，以催其氣，約至五六次，覺針下氣緊，即倒針迎氣，向外搓轉，以用瀉法，停之良久，退至人分，隨嗽出針，不閉其穴，為瀉法。故曰欲補先呼後吸，欲瀉先吸後呼，即此

法也

卧謂轉針者搓轉其針如搓綫之狀慢〻轉之勿太緊瀉左則左轉補右則右轉故曰搓針向外瀉之方搓針向内補之訣也卧謂出針者病勢既退針氣必鬆鬆病未退者針氣必固澁推之〻不動轉之〻不移此為邪氣吸拔其針真氣未至不可出〻之其病必復必須再施補瀉以待其氣直候微鬆方可出針頭許搖而少停補者候吸徐出針而急按其穴瀉者候呼疾出針而不閉其穴故曰下針貴遲太急則傷血出針貴緩太緩則傷氣也

岐伯曰九針之名各不同形一曰鑱針長一寸六分頭大末鋭去瀉陽氣（主熱在頭身也）二曰員針長一寸六分針形如雞卵形揩摩分間不得傷肌肉以傷分氣（主分肉間氣）三曰鍉針長三寸半

鋒如黍粟之銳，主按脈勿陷以致其氣。四曰鋒針，長一寸六分，刃三隅，以發痼疾，主癰熱出血。五曰鈹針，長四寸，廣二分半，末如劍鋒，以取大膿。六曰員利針，長一寸六分，大如氂，且員且銳，中身微大，以取暴氣。七曰毫針，長三寸六分，尖如蚊虻喙，靜以徐往，微以久留之，而養以取痛痹。八曰長針，長七寸，鋒利身薄，可以取遠痹。九曰大針，長四寸，尖如挺，其鋒微員，以瀉機關之水也。

針灸法則

一凡病作皆由氣血壅滯，不得宣通，針以開導之，灸以溫煖之。治畢須好將護，忌生冷醋滑等物。若不知慎，必反他疾矣。一凡灸頭與四肢，必候氣到方能愈病也。頭與四肢肉薄，若併灸之，則血氣絕于下，宜時為歇火，或隔日再報，使血氣通流，火氣流行，積數充足，自然除疾。頭頂穴若灸多，令人失精神；臂腳穴灸多，令人血枯脈竭，惟腸肉背厚

宜炷大壯多但如巨闕鳩尾等是胸腹之穴灸不過七壯艾炷不須大若炷
大灸多令人氣急心力即如本經刺法多云刺入三分灸三壯乃概舉大
綱未盡心法一凡微數之脈及新得汗後並忌灸又有脈數躁煩口乾
咽痛面赤火盛陰虛內熱等症俱不宜灸　一凡人年至三十以上若灸
頭不灸三里令人氣上眼闇以三里穴能下氣也凡一切病皆灸三里
穴三壯每日常灸氣下乃止一凡灸法先發于上後發于下先發于陽後發于
陰故凡針刺大法多宜在午時之後不欲在午時之前　凡用火補者勿吹其
火必待其從容徹底自滅灸畢即可用膏貼之若欲報者直待報
畢貼之可也用火瀉者可吹其火傳其艾宜迅速須待灸瘡潰
發然後貼膏此補瀉之法也凡灸大人艾炷如蓮子底闊三分灸二十壯後
却減一分務要緊實若灸小兒乃灸四肢炷如蒼耳子大灸頭面
炷如麥粒子大其灰以鵝毛掃之不可口吹

周身經穴賦

手太陰 肺

手太陰肺兮，大指側少商（手大指內側）魚際兮太淵穴，經渠兮列缺，孔最兮尺澤，俠白共天府為鄰，雲門與中府（肩下脇上）相接。左右共廿二穴

手陽明 大腸

手陽明兮大腸之經，循商陽二間三間而行，歷合谷陽谿之腧，過偏歷溫溜之濱，下廉上廉三里而近，曲池肘髎五里之程，臂臑肩髃上于巨骨天鼎，紆乎扶突禾髎，終連迎香鼻邊。左右共四十穴

足陽明 胃

胃乃足之陽明，厲兌趨乎內庭，過陷谷衝陽之分，見解谿豐隆之神，下巨虛兮條口陳，上巨虛兮三里仍犢鼻引入于梁邱陰市之路，伏兔上貫于髀關，氣衝之經，歸來兮水道，大巨兮外陵連天樞兮滑肉門，太乙兮關門，梁門兮承滿，不容兮乳根，乳中之膺窗屋翳，庫房之氣戶，缺盆氣舍水突，人迎大迎，地倉兮巨髎傍四白兮承泣，仍御頰車于下關，長頭維（額角）徑于額根。左右共九十穴

足太陰脾

足太陰兮脾中州，隱白出于大指端（足大指），起大都兮瞻太白，訪公孫兮至商邱，越三陰交而漏谷地機可即，步陰陵泉而血海箕門是求，入衝門兮府舍軒豁，解腹結兮大橫優遊，腹哀食竇兮接天谿而同脈，胸鄉周榮兮大包（脇肋）而終，左右共四十二穴。

手少陰心

造表真心為手少陰，少衝（手小指內）出于小指，少府直乎神門，陰郄通里兮靈道非遙，少海青靈兮極泉（腋下）何傳，左右共十八穴。

手太陽小腸

手之太陽小腸之榮，路從少澤步前谷後谿之隆，道遵腕骨，觀陽谷養老之崇，得支正於小海，逐肩貞以相從，值臑俞兮遇天宗，乘秉風兮曲垣中，肩外俞兮肩中俞，啟天窗兮見天容，匪由顴髎，曷造聽宮（耳前），左右共三十八穴。

足太陽膀胱

足太陽兮起睛明膀胱，繼交背部之兩行，窮至陰（足小指外側）于通谷之尋，束骨于京骨之鄉，申脈命僕參以前導，崑崙闢金門于踝傍督附陽飛陽之起輔承山承筋以行至于合陽委中委陽浮郄殷門以歧往承扶秩邊而胞肓大志室兮肓門胃倉意舍兮振彼陽綱出魂門兮膈關乃譩譆兮神堂膏肓兮戶四椎之左右魄之兮隨附分而會陽下中次上之髎白環中膂之旁膀胱俞兮小腸關元俞兮大腸氣海俞兮腎俞接三焦俞兮胃俞前脾膽肝膈督俞見心與厥陰肺俞譩風門之地大杼之旁大杼堅兮玉枕絡卻通天竅兮見彼承光自五處曲差而達眉沖直下攢竹睛明之場左右共百三十四穴

足少陰腎

足少陰兮腎屬湧泉流於然谷太谿大鍾兮水泉繞照海復溜兮交信便達築賓兮上陰谷掩橫骨兮大赫赤展氣穴四滿兮中注肓俞上通兮商曲石關兮陰都寧閑通谷兮幽門寓步郎神封而靈墟存神藏彧中而俞府足（肩缺下）左右共五十四穴

手厥陰心包絡中指之末中衝在斯自勞宮大陵而往逐內關間使而馳
郄門于曲澤酌天泉于天池左右共十八穴

手少陽三焦

手少陽兮三焦也毛名指外其端關衝一兮液門中渚陽池及
外關支溝會宗三陽絡四瀆天井清冷淵消濼臑會肩髎相連天
髎處天牖之下翳風讓瘈脈居先顱息定而角孫近耳絲竹空而
和髎倒是耳門兒開夏內開焉左右共四十六穴

足少陽膽

足少陽兮膽經穴乃出于竅陰溯俠溪兮地五會過臨泣兮邱墟平
覩是鐘兮陽輔先明循外邱兮陽交陽陵西出陽關兮抵中瀆
風市之境環跳居髎兮入維道五樞之城帶脉至于京門日
月尌兮輒筋淵液兮肩井臨泣風池兮腦空而接承
靈兮至正營目窗高而相遙臨泣陽白隨而又轉本神旁完
骨兮竅陰趨遲浮白兮天衝對率谷而下曲鬢出懸釐而上

懸顱承頷厭垂顱兮嘉客主人聽會相對兮童子髎迎左右共[illegible]

足厥陰肝

厥陰足肝經起大敦于行間太衝于中封蠡溝中都之會
膝關曲泉之宮綴陰包于五里之下羅陰廉于羊矢之中章
門旁列期門可攻 左右共廿八穴

任脈

至若任脈行腹胸承漿（唇下陷中）泄兮廉泉通遡觀天突于璇璣華
蓋于紫宮玉堂兮膻中立傍中庭兮鳩尾衝臆巨闕兮
上脘中脘過建里兮下脘倣同水分兮神闕陰交兮
氣海鴻濛石門直兮關元中極曲骨橫兮會陰乃終之 凡廿四穴

督脈

督脈行于背部中齦交（唇內齒上齦縫中）起兮兌端涉水溝出兮素髎上神庭
滿兮上星會顖會兮前頂過百會兮後頂當強間與腦戶接
風府與啞門通大椎之下陶道平坦身柱之下神道迥晚馳靈
臺至陽而筋縮之下脊中懸樞陷之命門重之歌陽關

兮舞腰俞頭長强（尻骨）兮壽在尾旁　凡艾穴

依其經先後并以此填顔色編次于此

肺白乃大腸，胃與脾俱黃。心丹及小腸，膀胱腎黑光。

包絡三焦紫，膽與肝青蒼。任脈與督脈，準備別陰陽。

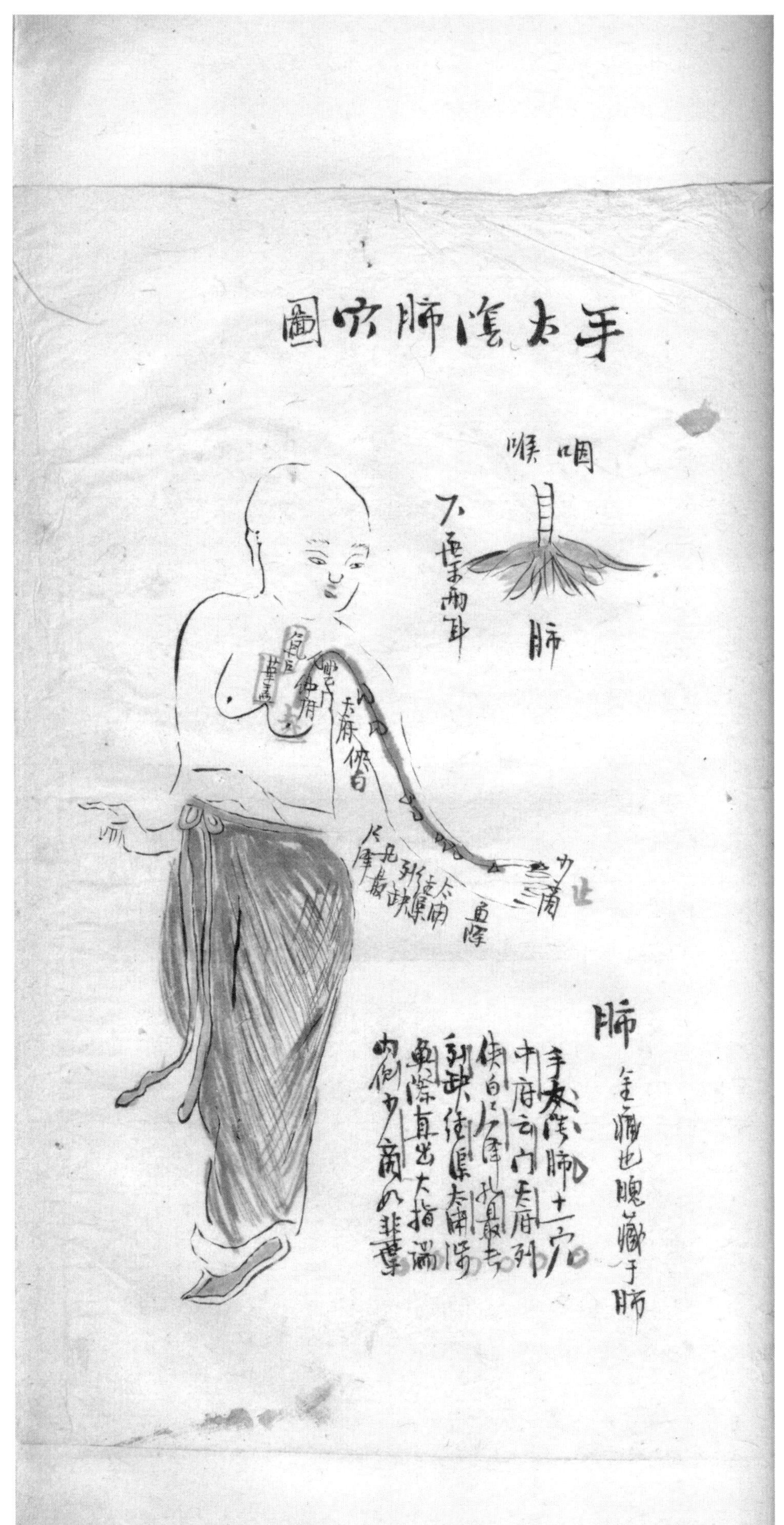
手太陰肺穴圖
咽喉
肺
肺
金臟也魄藏于肺
手太陰肺十一穴
中府云門天府列
俠白尺澤孔最存
列缺經渠太淵涉
魚際直出大指端
內側少商如韭葉

手太陰肺經取穴 此經從胸臟走手 自中府至少商止

少商 手大指內側去爪甲角如韭葉

魚際 手大指本節後內側白肉際

太淵 掌後內側橫紋頭動脈中

經渠 在寸口動脈陷中

列缺 在腕上旁側寸半 以手交叉當食指盡處兩筋骨罅中

孔最 在腕上七寸側取之

尺澤 在肘中約紋上屈肘橫紋筋骨罅中

俠白 在天府下去肘上五寸動脈中

天府 在臂臑內廉腋下三寸用鼻尖點墨到處是穴

雲門 在巨骨下夾氣戶旁二寸去胸中行陷中穴六寸

中府 在雲門下寸六分乳上三肋間陷中去胸中行平華蓋穴旁

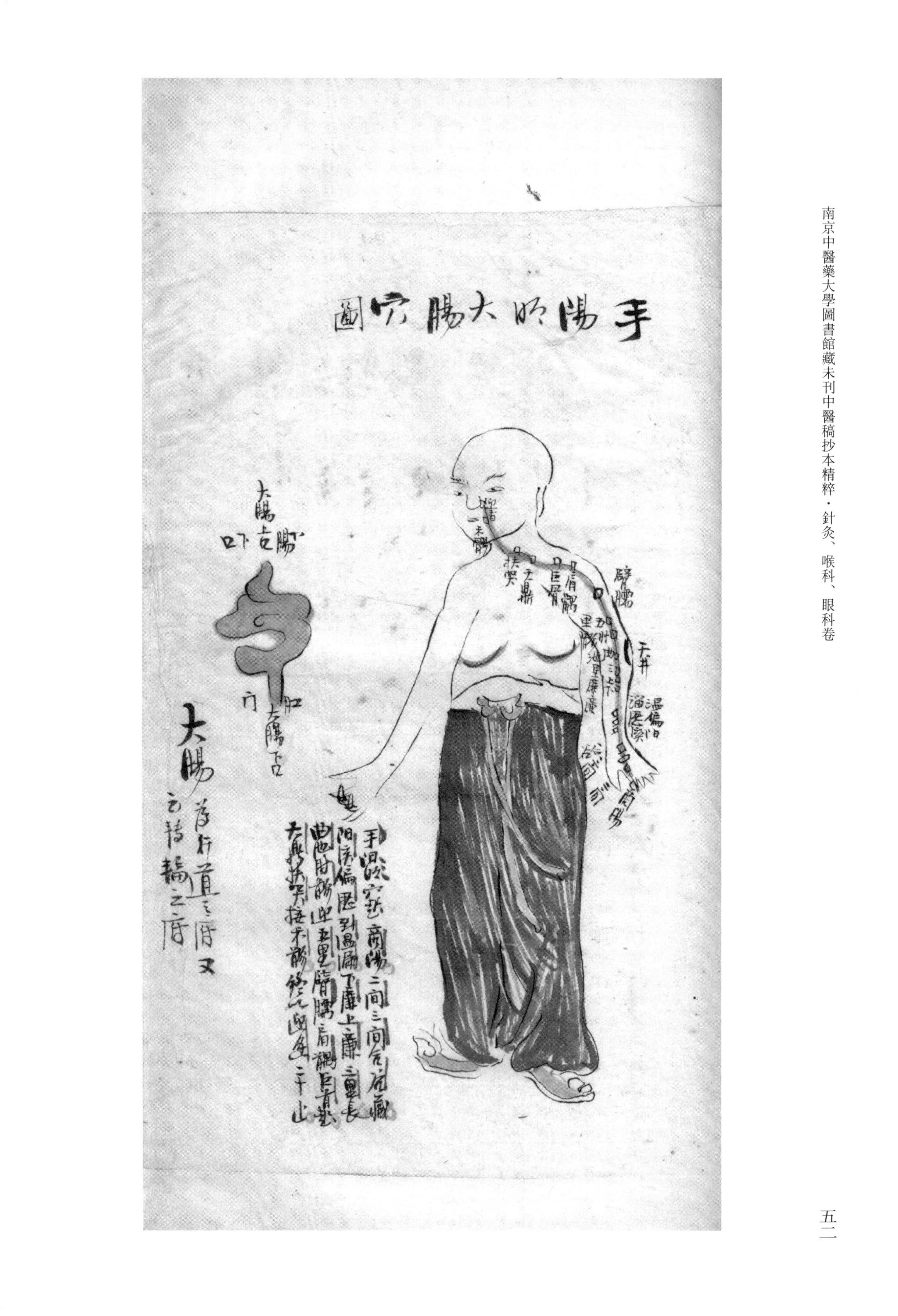

手陽明大腸穴圖

大腸上口 小腸下口

肛門 大腸下口

大腸 為行道之府 又云諸腸之府

手陽明穴起商陽 二間三間合谷藏
陽谿偏歷到溫溜 下廉上廉三里長
曲池肘髎迎五里 臂臑肩髃巨骨起
天鼎扶突接禾髎 終以迎香二十止

手陽明大腸經取穴 此經從手走至頭，自商陽至迎香止

商陽（一名絶陽） 在手食指側向大指處，去爪甲角如韭葉

二間（一名間谷） 在食指本節前内側陷中

三間（一名少谷） 在食指本節後内側陷中

合谷（一名虎口） 在手大指次指岐骨間陷中

陽谿（一名中魁） 在上側腕中兩筋間陷中

偏歷 在手上側腕後三寸

温溜（一名逆注，一名池頭） 在手上側腕後大人五寸，小兒三寸

下廉 在曲池下四寸，輔骨下，去上廉一寸

上廉 在曲池下三寸，去三里一寸

手三里 在曲池下二寸，按之肉起，銳肉端

曲池 在上側肘外輔骨屈肘橫紋頭陷中，以手拱胸取之

肘髎 在肘上側大骨外廉陷中，天井相並相去寸四分，在肘上一寸

五里 在上側肘上三寸

臂臑 在上側肘上七寸，肩髃下一寸，兩筋兩骨罅宛宛陷中

肩髃 在膊骨頭肩端上兩骨罅陷中，肩臂交之中央，舉臂取之有空

巨骨 在肩尖上行兩叉骨間陷中

天鼎 在頸缺盆上，直扶突後一寸

扶突 在氣舍上一寸半，在頸當曲頰下一寸，迎後寸半，仰而取之

禾髎 在鼻孔直下，夾水溝之旁四寸

迎香 在禾髎上一寸，鼻孔旁五分

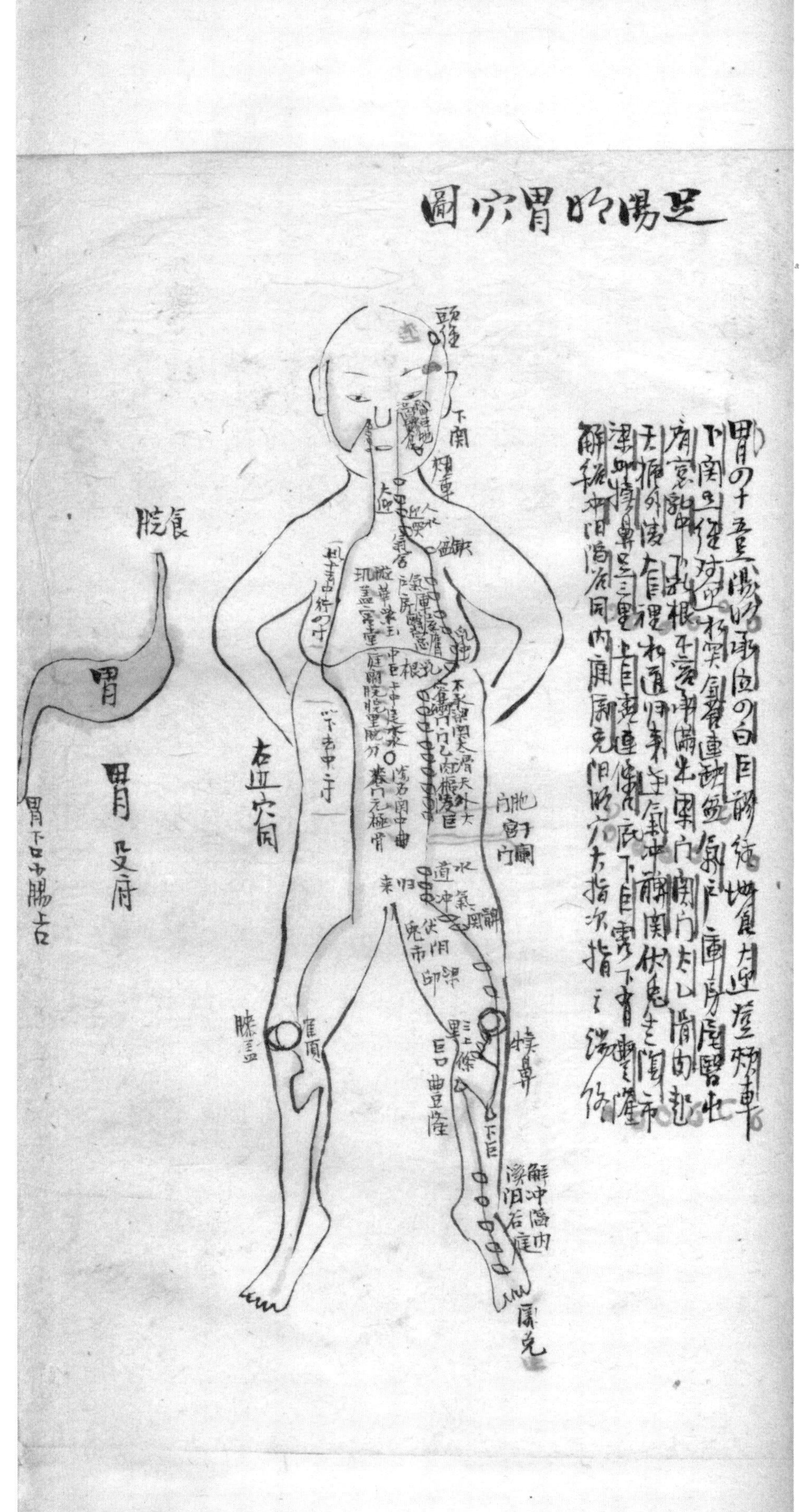

足陽明胃経取穴 此経從頭走至足 自頭維至厲兌止

厲兌 在足大指内次指之端外側去爪甲角如韭葉

内庭 在足大指之次指本節前岐骨間陥中

陥谷 足大指之次指本節後陥中去内庭二寸

冲陽 在足跗上五寸之高骨間動脉去陥谷三寸去次指端五寸

解谿 在冲陽後寸半繫鞋帯処陥中足大指次指直上陥中

豊隆 在外踝上八寸胻骨外廉陥中

下廉 一名下巨虚 上廉下三寸 三里下六寸 両筋骨陥中

條口 在下廉上一寸 三里下五寸 両筋骨罅中舉足取之

上廉 一名上巨虚 在下廉上三寸 三里下三寸 両筋骨陥中舉足取之

大巨 在外陵下一寸去中行二寸対石門穴

外陵 在天樞下一寸去中行二寸対陰交穴

足三里 在膝眼下三寸胻骨外廉大筋内宛宛中坐取之重按之則跗上動脉停止矣

犢鼻 在膝臏下胻骨上形如牛鼻

梁丘 在膝上二寸両筋間

陰市 在膝上三寸起肉伏兎下陥中拝而取之

伏兎 在膝上六寸起肉 正跪坐而取之 以左右各三指按捺上有起肉如兎

髀関 在伏兎後交文中

氣冲 自此至不容去中各二寸 在帰来下一寸去中行二寸動脉応手

帰来 在水道下一寸去中行二寸

水道 在大巨下三寸去中行二寸対曲骨穴

乳中 乳房胃脉所経乳頭肝経所属 刺禁穴

膺窓 在屋翳下一寸六分陥中去中行四寸玉堂穴各四寸

天樞 夾臍旁各二寸去肓俞一寸

滑肉門 在太乙下一寸去中行二寸对水分穴

太乙 在關門下一寸去中行二寸对下脘穴

關門 在梁門下一寸去中行二寸对建里穴

梁門 在梁門下一寸去中行二寸对中脘穴

承滿 在不容下一寸去中行二寸对上脘穴

不容 在幽门旁各寸半去中行二寸对巨闕穴

乳根 [illegible] 在乳中下一寸六分陷中去中行中庭穴旁各四寸

地倉 夾口吻旁四分

巨髎 夾鼻孔旁八分直瞳子平水溝

四白 在目下一寸直瞳子正視取之

承泣 在目下七分陷中上直瞳子

屋翳 在庫房下一寸六分陷中去中行紫宮穴各四寸

庫房 在氣戶下一寸六分陷中去中行華蓋穴各四寸

氣戶 在缺盆下一寸六分陷中俞府兩旁二寸去中行璇璣穴各四寸

缺盆 在肩下橫骨陷中氣戶之上行一寸六分

氣舍 在頸大筋前直人迎穴下俠天突陷中[illegible]骨尖上有缺

水突 在頸大筋前直人迎下俠氣舍上內廉氣喉

人迎 在頸下夾結喉兩旁一寸半大動脈應手仰面取之

大迎 在曲頷前一寸三分骨陷中動脈

頬車　在耳前動脉下廉〓〓下曲頬也　有空開口則開側臥閉口取之

下関　在耳下曲頬端近前陷中側臥開口有空

此兩項細字宜前後倒措

頭維　在額角入髪際去本神之旁一寸五分　去神庭之旁四寸五分

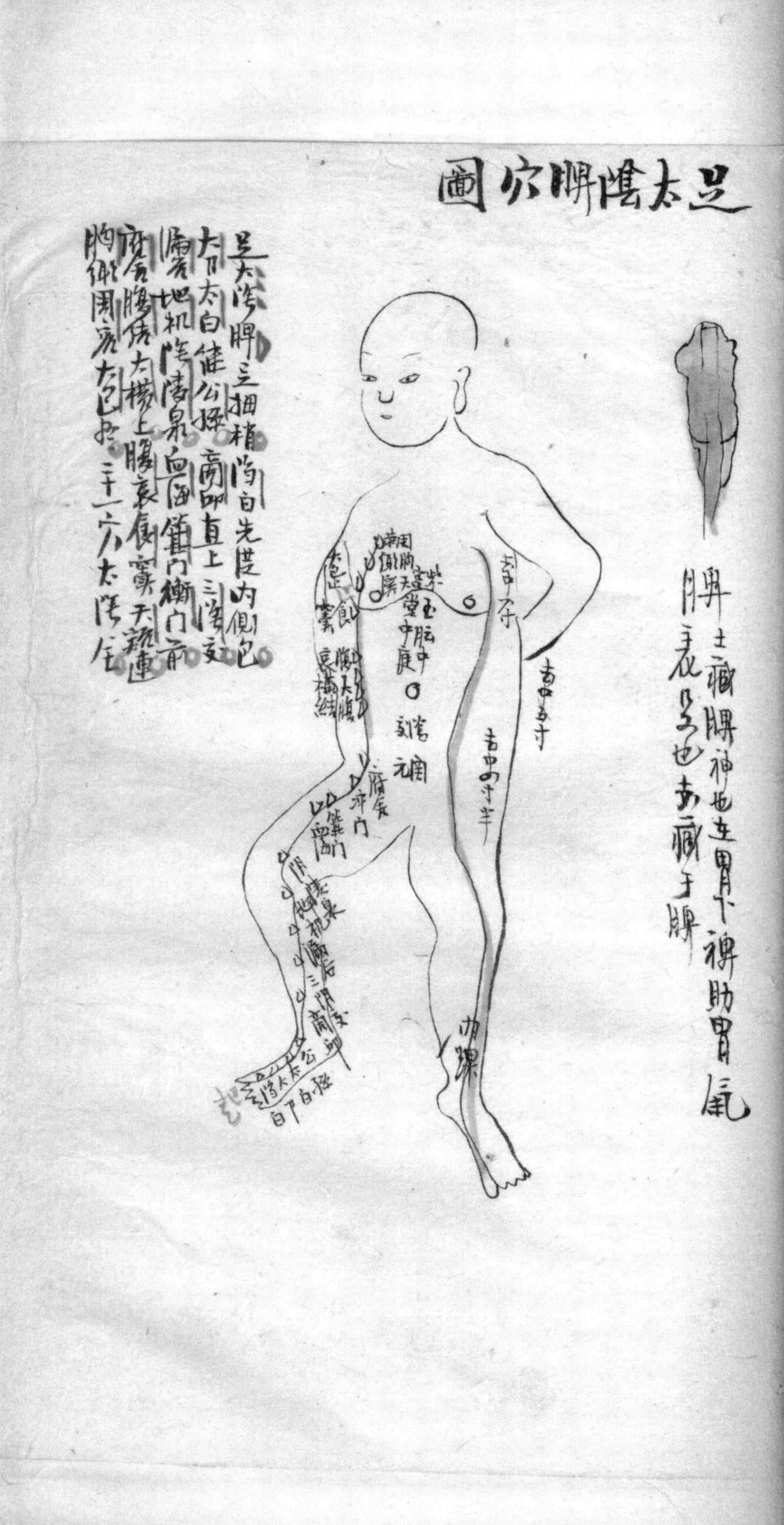
足太陰脾穴圖
足大指脾之抛指內側白先提内側包
大門太白健公孫商邱直上三寸交
漏者地機陰陵泉血園箕門衝門府
舍腹哀大橫上腹哀側寔天谿連
胸鄉周榮右包於二十一穴太陰全
脾土藏脾神也在胃下裨助胃氣

足太陰脾經取穴 此經從足走腹 自隱白至大包止

隱白 在足大指内側端去爪甲角如韭葉

大都 在足大指本節後内側赤白肉際陷中

太白 在足大指本節後内側核骨下陷中

公孫 在足之大指本節後一寸内踝前陷中坐合足之掌取之

商丘 在足内踝骨前下微前陷中 前有中封後有照海其穴居中

三陰交 在足内踝上除踝三寸骨之陷中

漏谷 在足内踝上除踝六寸骨下陷中

地機 在膝下五寸内側骨下陷中 伸足取之

陰陵泉 在膝下内側輔骨下陷中 曲膝取之与陽陵泉相對

血海 在膝臏上一寸内廉白肉際陷中 一名百虫窠

箕門 在魚腹上越兩筋間陰股内廉動脈應手

衝門 在府舍下一寸橫骨兩端去腹中行各四寸半

府舍 在腹結下三寸去腹中行各四寸半

腹結 在大橫下一寸三分去腹中行各四寸半

大橫 在腹哀下三寸五分与臍平去腹中行各四寸半

腹哀 在日月下一寸半去腹中行四寸半

食竇 在天谿下一寸六分与中庭平去腹中行各六寸 乳直中橫出二寸

天谿 在胸鄉下一寸六分与膻中平去腹中行各六寸 乳直中橫出二寸

胸鄉 在周榮下一寸六分与玉堂平去腹中行各六寸 乳直中橫出二寸

周榮 在中府下一寸六分与紫宫平去腹中行各六寸 乳直中橫出二寸

大包 淵腋在腋下三寸其穴在腋下六寸布胸脇中出九肋間

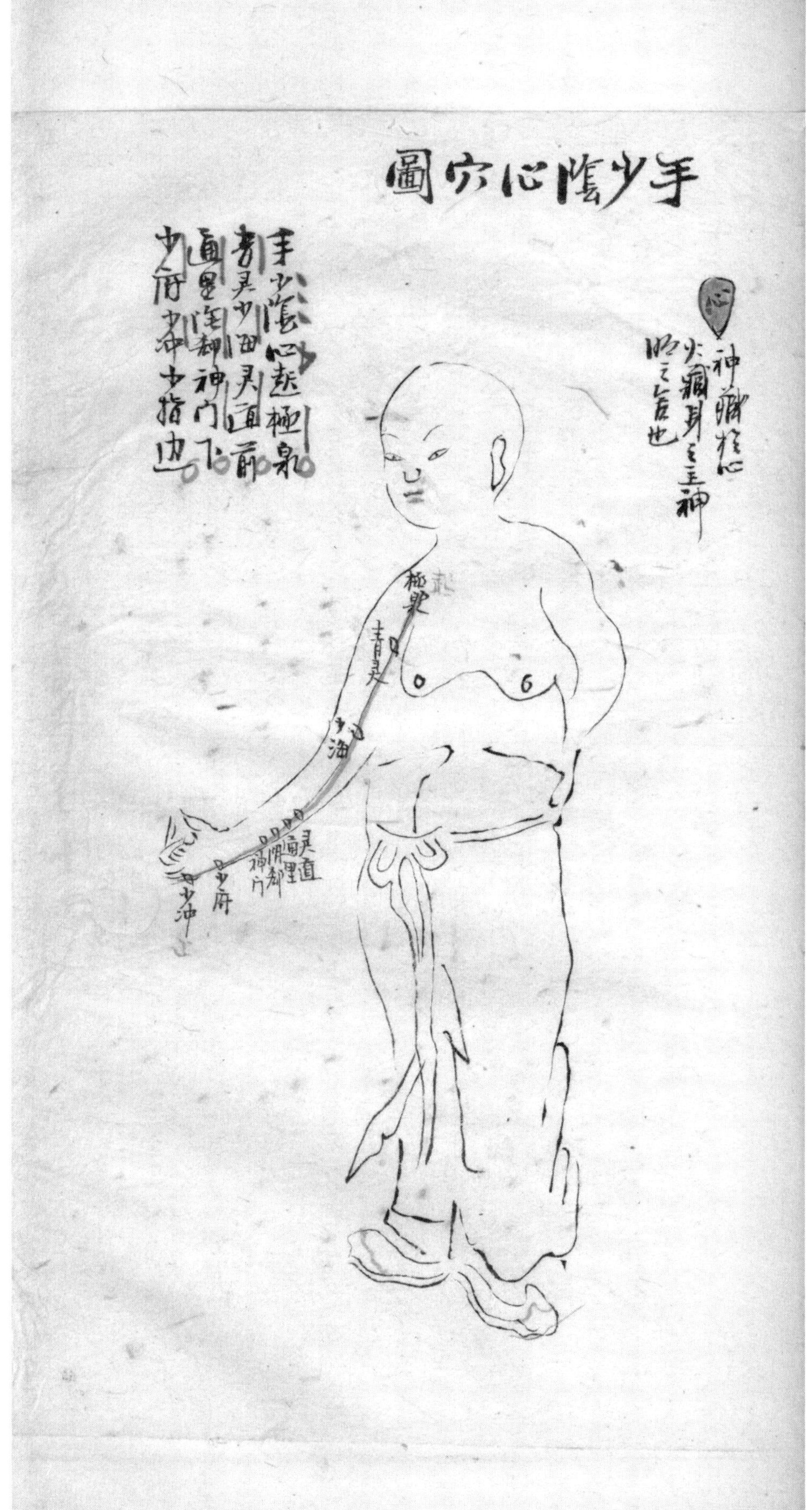
手少陰心穴圖
手少陰心起極泉
青灵少海灵道前
通里陰郄神門下
少府少衝少指邊
心
神藏於心
火屬身之主神
明之旨也
極泉
青灵
少海
灵道
通里
陰郄
神門
少府
少冲

手少陰心經取穴 此經從腹走手 自極泉至少冲止

少衝 在手小指端内側去爪甲角如韮葉

青

少府 在手小指本節後骨縫陷中直勞宮相対向

神門 在掌後鋭骨端陷中當直小指後横紋上

陰郄 在掌後脈中去腕五分當直小指之後

通里 在掌後一寸腕側陷中直小指後

靈道 在掌後一寸五分直小指後

少海 在肘内廉節後大骨横文五排掌伸肘取之直小指後由少冲穴直下 去肘端三分

青靈 在臂與三寸去直小指後 肘上三寸伸肘擧臂取之直小指後

極泉 在臂内廉節後大青横紋上 臂内腋下筋間動脈入胸中

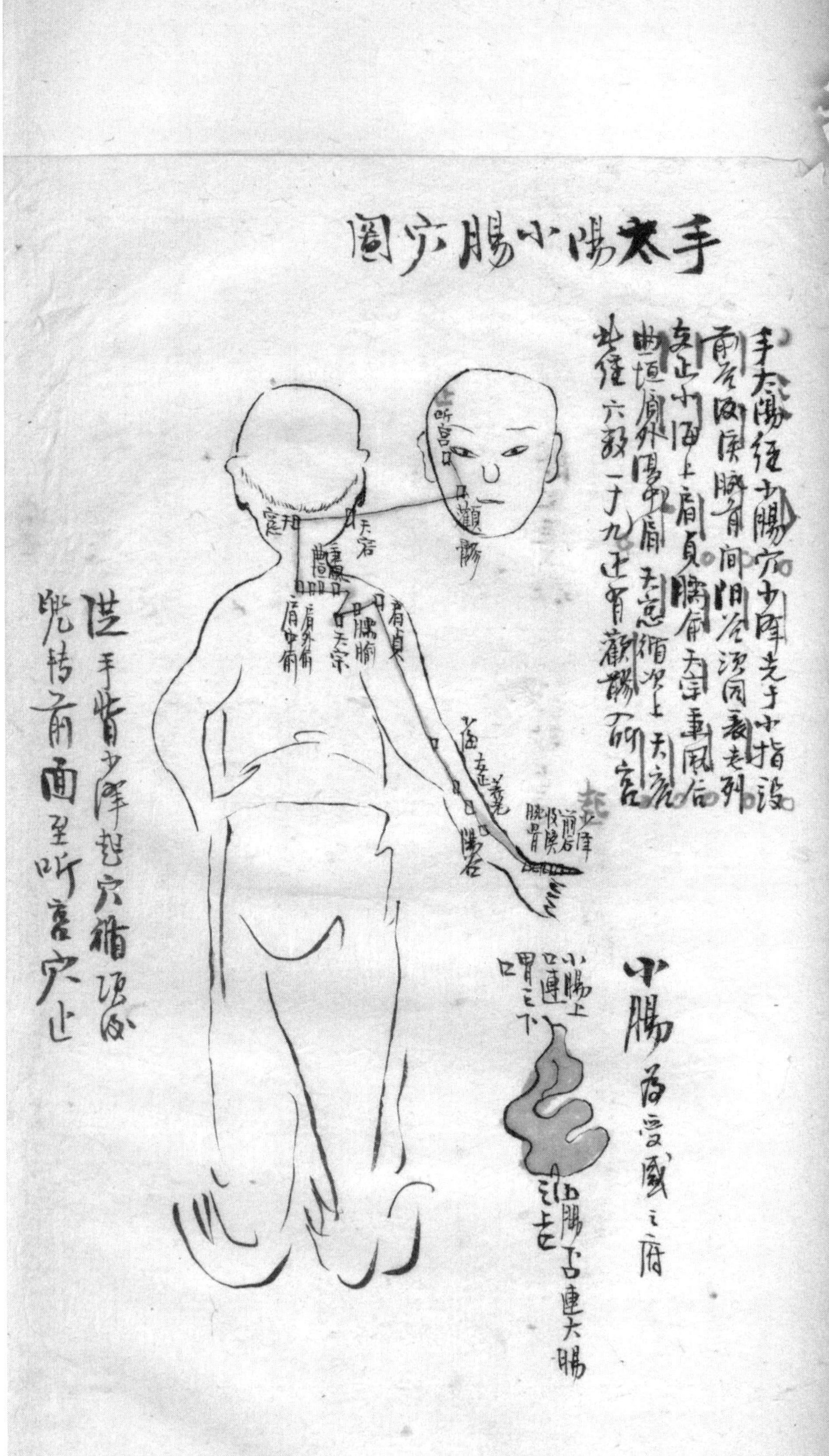
手太陽小腸穴圖
手太陽經小腸穴少澤先手小指端
前谷後谿腕骨間陽谷須同養老列
支正小海上肩貞臑俞天宗秉風合
曲垣肩外肩中當天窗循次上天容
此經穴數一十九還有顴髎入聽宮
聽宮
顴髎
天容
天窗
曲垣
秉風
肩外俞
肩中俞
臑俞
天宗
肩貞
小海
支正
養老
陽谷
腕骨
後谿
前谷
少澤
此手背少澤起穴循頸頰
兜轉前面至聽宮穴止
小腸為受盛之府
小腸上口連胃之下口
小腸下口連大腸

手太陽小腸經取穴　此經從手走至頭自少澤至聽宮止

少澤　在手小指端外側去爪甲角一分陷中

前谷　在手小指外側本節前陷中

後谿　在手小指外側本節后陷中橫紋尖上握拳取之

腕骨　在手外側腕前擘掌連处起骨下陷中

陽谷　在手外側腕中銳骨端之下陷中

養老　在手外踝骨上一空去腕后一寸陷中

支正　在腕后外廉五寸

小海　在肘外大骨外去肘端五分陷中屈手向頭取之平等与少海穴只穴之外

肩貞　在肩曲胛下兩骨解間肩髃後陷中

臑俞　夾肩髎後大骨下胛上廉陷中舉臂取之

天宗　在秉風後大骨下陷中

秉風　在肩上天髎外小髃後舉臂有空

曲垣　在肩中央曲胛陷中

肩外俞　在肩胛上廉去脊三寸陷中与大杼平

肩中俞　在肩胛內廉去脊二寸陷中夾大椎之旁

天窗　在頸大筋前曲頰下動脈應手陷中对前扶突

天容　在耳下曲頰後

顴髎　在面鳩骨下廉銳骨端陷中轉到前面

聽宮　在耳中珠子大如赤小豆

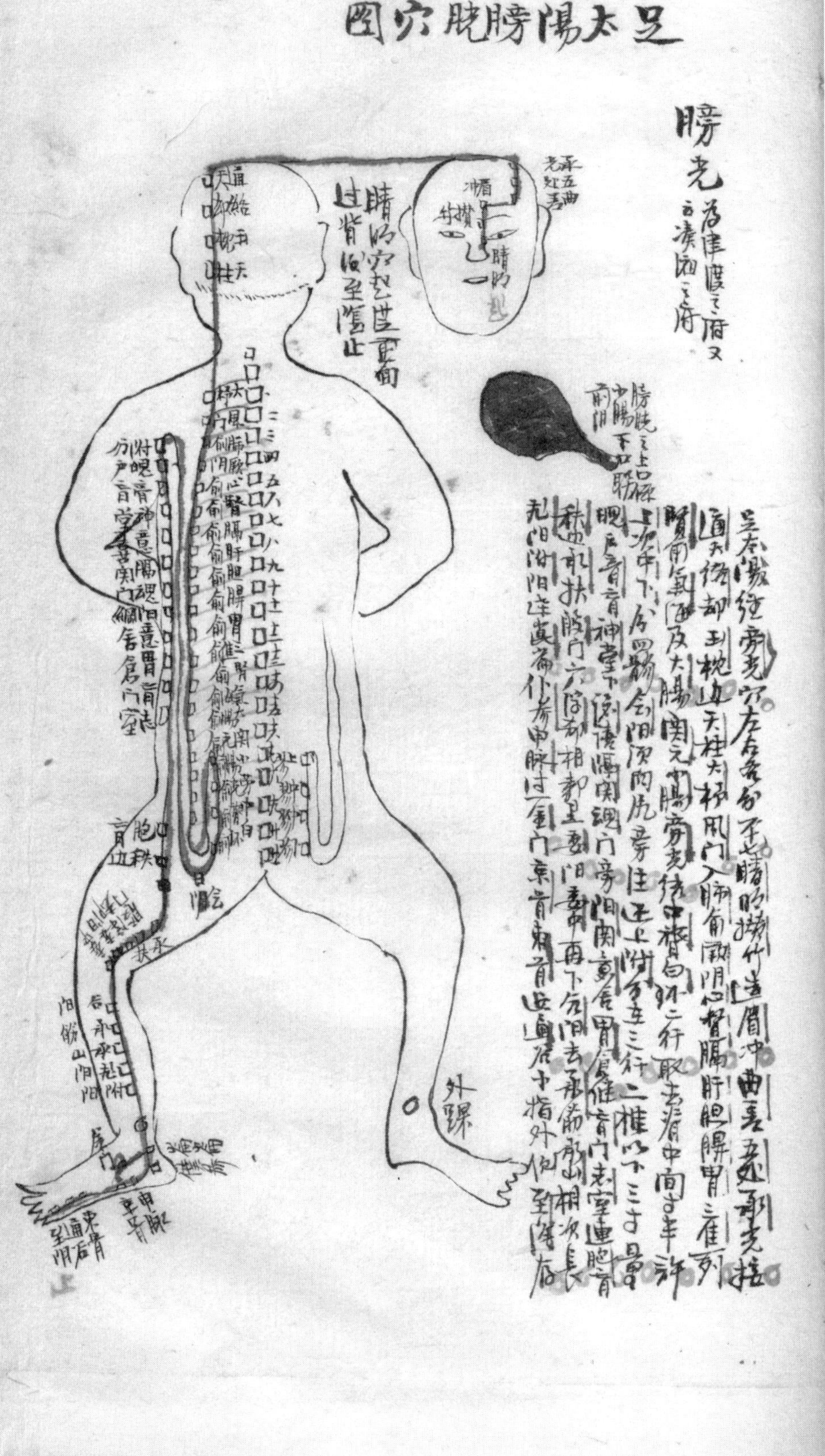
足太陽膀胱穴圖
膀胱
外踝

足太陽膀胱經取穴 其經從頭至足 自睛明至至陰止

至陰 在足小指外側去爪甲角如韭葉

通谷 在足小指外側本節前陷中

束骨 在足小指外側本節後陷中

京骨 在足外側大骨下赤白肉際陷中

申脈 在足外踝下五分陷中容爪甲白肉際上踝骨下赤骨其穴陷中

僕參 在跟骨下陷中拱足得之

崑崙 在足外踝後五分跟骨上陷中細動脈應手

金門 在足外踝下少後丘墟後 申脈足前

附陽 在足外踝上三寸太陽前少陽後筋骨之間

飛陽 在足外踝上七寸

志室 在十四椎下去脊各三寸陷中正坐取之

承山 在腿肚下分肉間陷中

承筋 在脛後從腳跟上七寸

合陽 在膝腘約文下三寸 委中下三寸

委中 在腘中央約文動脈陷中伏地取之

委陽 在承扶下六寸 委中上二寸

浮郄 去委陽一寸屈膝得之 委中上三寸

殷門 在承扶下六寸腘上兩筋間去浮郄三寸

承扶 在尻臀下陰股下約文中去殷門六寸

秩邊 在廿椎下去脊各三寸陷中伏而取之 自秩邊穴至附分穴連脊一寸左右共作七寸

胞肓 在十九椎下去脊各三寸陷中伏而取之

附分 在二椎下去脊各三寸正坐取之

肓门　左十三椎下去脊各三寸肋間陷中正坐取之与前鳩尾平

胃倉　左十二椎下去脊中各三寸正坐取之

意舍　左十一椎下去脊各三寸正坐取之

陽綱　左十椎下去脊各三寸正坐開肩取之

魂门　左九椎下去脊各三寸正坐取之

膈関　左七椎下去脊各三寸正坐開肩取之

譩譆　左六椎下去脊各三寸正坐取之

神堂　左五椎下去脊各三寸正坐取之

膏肓　左四椎下一分五椎上二分去脊各三寸正坐曲脊取之

魄户　左三椎下去脊各三寸正坐取之

大腸俞　左十六椎下去脊各寸半伏取

氣海俞　左十五椎下去脊各寸半伏取

會陽　左尾尻骨兩旁

下髎　第四空陷中夾廿椎

中髎　第三空陷中夾二十椎

次髎　第二空陷中夾十九椎

上髎　第一空陷中夾十八椎

白環俞　左廿一椎下去脊中各寸半伏而取之　自白環俞至大杼連脊一寸居右各並作四寸

中膂俞　左二十椎下去脊中各寸半伏而取之

膀胱俞　左十九椎下去脊中各寸半伏取

小腸俞　左十八椎下去脊中各寸半伏取

関元俞　左十七椎下去脊各寸半伏取

肺俞　左三椎下去脊各寸半正坐取之

風门　左二椎下去脊各寸半正坐取之

腎兪　在十四椎下去脊各寸半正坐取
此穴与前臍平等

三焦兪　在十三椎下去脊各寸半正坐取之

胃兪　在十二椎下去脊各寸半正坐取之

脾兪　在十一椎下去脊各寸半正坐取之

胆兪　在十椎下去脊各寸半正坐取之

膈兪　在九椎下去脊各寸半正坐取之

肝兪　在七椎下去脊各寸半正坐取之

督兪　在六椎下去脊各寸半正坐取之

心兪　在五椎下去脊各寸半正坐取之

厥陰兪　在四椎下去脊各寸半正坐取之

大杼　在一椎下去脊各寸半正坐取之

天柱　夾項後髪際大筋外廉陥中

玉枕　絡却後寸半

絡却　通天後寸半

通天　承光後寸半挟直百会寸半

承光　五処後寸半

五処　侠上星旁寸半在曲差後寸半

曲差　在神庭旁寸半入髪際正坐取之

眉沖　直眉頭上神庭曲差之間

攅竹　在眉頭陥中　眉頭上

睛明　在目内眥二分外一分許

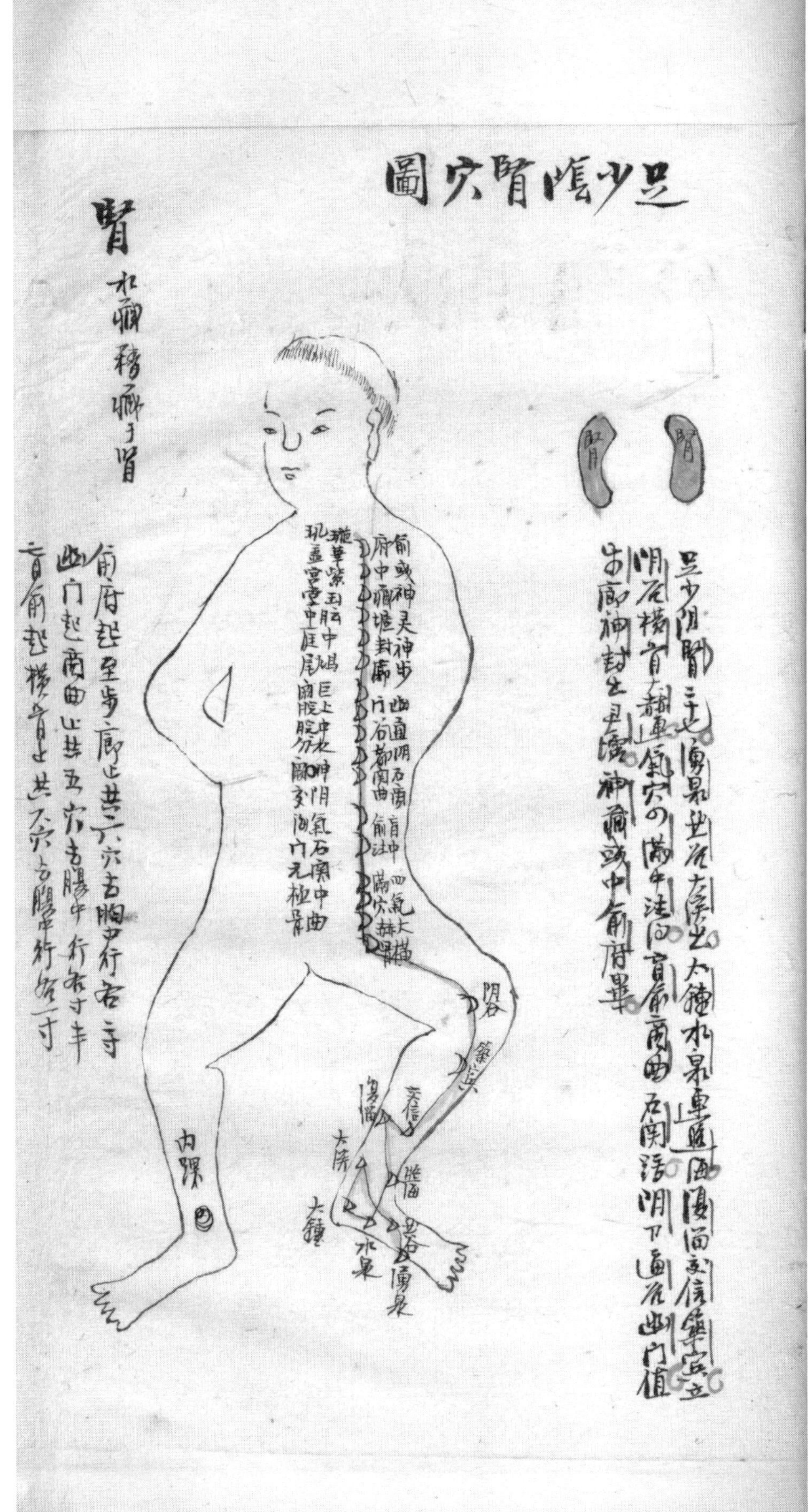
足少陰腎穴圖
腎
水藏 精藏于腎
俞府起至步廊止共二十六穴去胸中行各二寸
幽門起商曲止共五穴去腹中行各寸半
肓俞起橫骨止共六穴去腹中行各一寸
足少陰腎二十七 湧泉然谷太谿出 大鐘水泉連照海 復溜交信築賓立
陰谷橫骨大赫連 氣穴四滿中注同 肓俞商曲石關藩 陰都通谷幽門值
步廊神封出靈墟 神藏彧中俞府畢
腎
腎
內踝
陰谷
築賓
交信
復溜
照海
太谿
大鐘
水泉
然谷
湧泉

足少阴肾经取穴　其经从足走腹自涌泉起至俞府止

涌泉　在足心陷中屈足捲指宛宛中

然谷　在足内踝前起大骨下陷中

太溪　在内踝后跟骨上动脉陷中

大钟　在足跟踵中大骨上两筋间

水泉　在足内踝下太溪下一寸

照海　在足内踝下四分微前高骨陷中

复溜　在足内踝上除踝二寸陷中前傍骨是复溜后傍筋是交信二穴止隔一筋

交信　在足内踝上二寸少阴前太阴后筋骨间

筑宾　在足内踝上腨分中

阴谷　在膝下内辅骨后大筋下小筋上按之应手屈膝乃得之

横骨　在大赫下一寸肓俞下五寸阴上宛曲如仰月去腹中行各一寸夹曲骨旁脉下

大赫　在气穴下一寸去腹中行各一寸夹中极

气穴　在四满下一寸去腹中行各一寸夹关元

四满　中注下一寸去腹中行各一寸夹石门

中注　在肓俞下一寸去腹中行各一寸夹阴交

肓俞　在商曲下一寸去腹中行各一寸夹脐旁

商曲　在石关下一寸去腹中行各寸半夹下脘

石关　在阴都下一寸去腹中行各寸半夹建里

阴都　在通谷下一寸去腹中行各寸半夹中脘

通谷　在幽门下一寸去腹中行各寸半夹上脘

幽门　去中行各寸半陷中夹巨阙

步廊　神封下一寸六分陷中去胸中行各二寸仰而取之夹中庭

神封　灵墟下一寸六分陷中去胸中行各二寸仰而取之夹膻中

灵墟　神藏下一寸六分陷中去胸中行各二寸仰而取之夹玉堂

神藏　彧中下一寸六分陷中去胸中行各二寸仰而取之夹紫宫

彧中　俞府下一寸六分陷中去胸中行各二寸仰而取之夹华盖

俞府　气舍下陷中去中行各二寸仰而取之夹璇玑

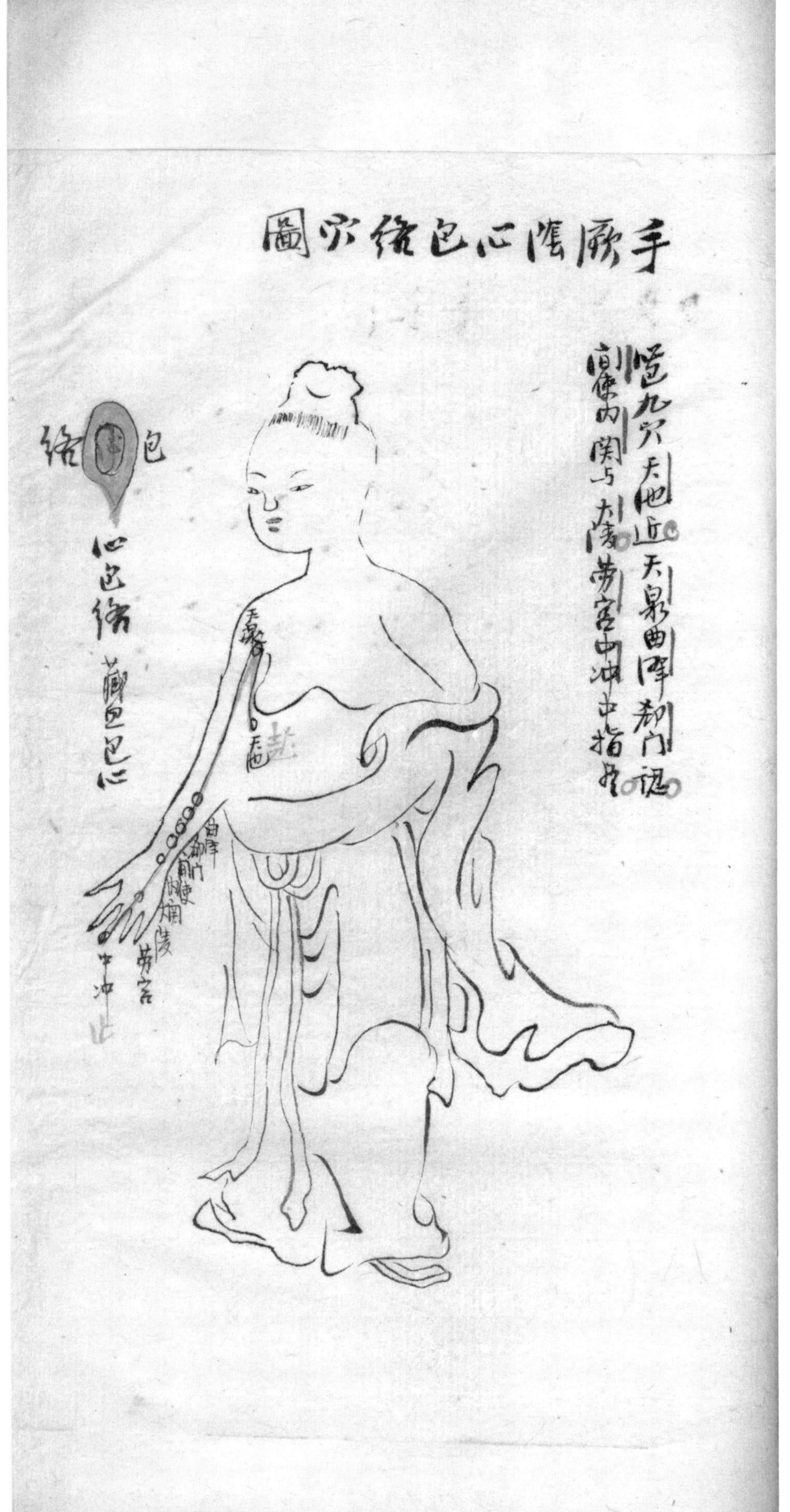
手厥陰心包絡穴圖
包九穴天池近天泉曲澤郄門認
間使內關與大陵勞宮中沖中指尽
包絡
心包絡
曲澤
郄門
間使
大陵
勞宮
中沖

手厥陰心包絡經取穴　此經起腋下三寸　手自天池至中衝止

中冲　終井穴　在手中指端去爪甲如韭葉

勞宮　在掌中屈無名指尖盡著处

大陵　在掌後骨下兩筋間陷中　仰手掌去外横文中與勞宮正对

内関　在掌後去腕二寸兩筋間與外関相抵

間使　在掌後去腕三寸兩筋間陷中去内関一寸

郄門　在掌後去腕五寸

曲澤　在肘横文内中陷中伸肘得之

天泉　在曲腋下二寸許去肩臂二寸舉臂取之

天池　始井穴　在腋下三寸乳後一寸著脇直腋撅肋間

手少陽三焦穴圖

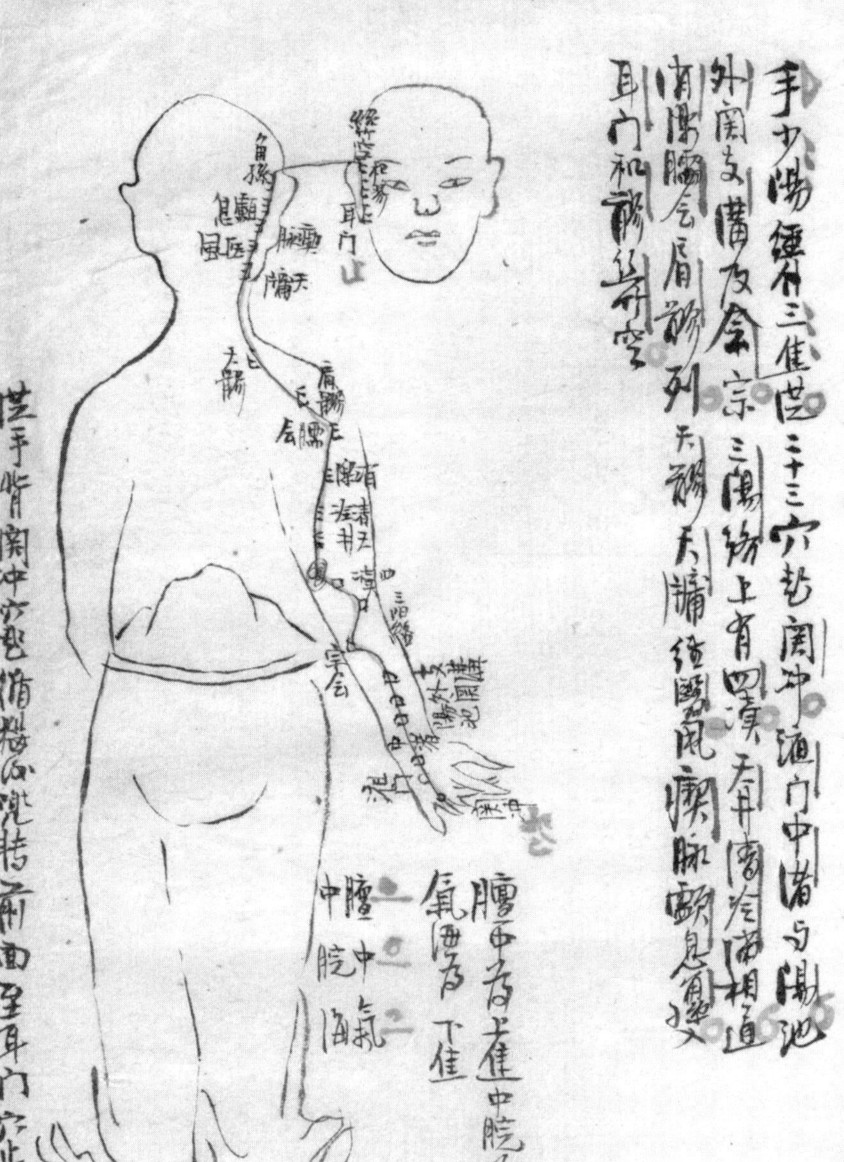
手少陽經本三焦也二十三穴起關冲液門中渚與陽池
外關支溝及会宗三陽絡上有四瀆天井清冷淵相連
消濼臑会肩髎列天髎天牖經翳風瘈脈顱息角孫
耳门和髎絲竹空
從手背關冲穴起循臑外跳指肩而至耳门穴止
膻中為上焦中脘為中焦
氣海為下焦
膻中
中脘
氣海

手少陽三焦經取穴 共經廿三手走至頭自関冲至耳门止

関衝 在手無名指外側端去爪甲角如韭葉

液门 在手小次指与小指次岐骨間陷中握拳取之再下一寸即中渚

中渚 在手無名指本節後陷中

陽池 在手表腕上陷中自本節後直对腕中

外関 在表腕後二寸兩骨間与内関相抵

支溝 在表腕後三寸兩骨間陷中

會宗 在表腕後三寸空中針出

三陽絡 在臂上表腕後四寸大交脉支溝上一寸

四瀆 在肘前表腕后五寸外廉陷中

天井 在表肘外大骨后肘上一寸輔骨上兩筋叉骨罅中屈肘拱胸取之

清冷渕 在表肘上二寸伸肘舉臂取之

消濼 在肩面肩下臂外間腋斜肘分下行肩下四寸清冷渕上三寸

臑會 在臂面肩前臂上前廉去肩頭三寸宛宛中針量

肩髎 在肩面肩端臑上陷中斜舉臂取之

天髎 在肩缺盆中上毖骨際陷中缺盆陷処上有空上是穴

天牖 在頸大筋外缺盆上天容后天柱前完骨下髮際上

翳風 在耳后尖角陷中按之引耳中痛

瘈脈 在耳本后雞足青絡脈中

顱息 在耳后間青絡脈中

角孫 在耳廓中間開口有空上髮際下指到前面

絲竹空 在眉尖外对下髮際五分陷中

和髎 在耳前兑髮下横動脉中

耳门 在耳前起肉当耳缺外陷中

終廿穴

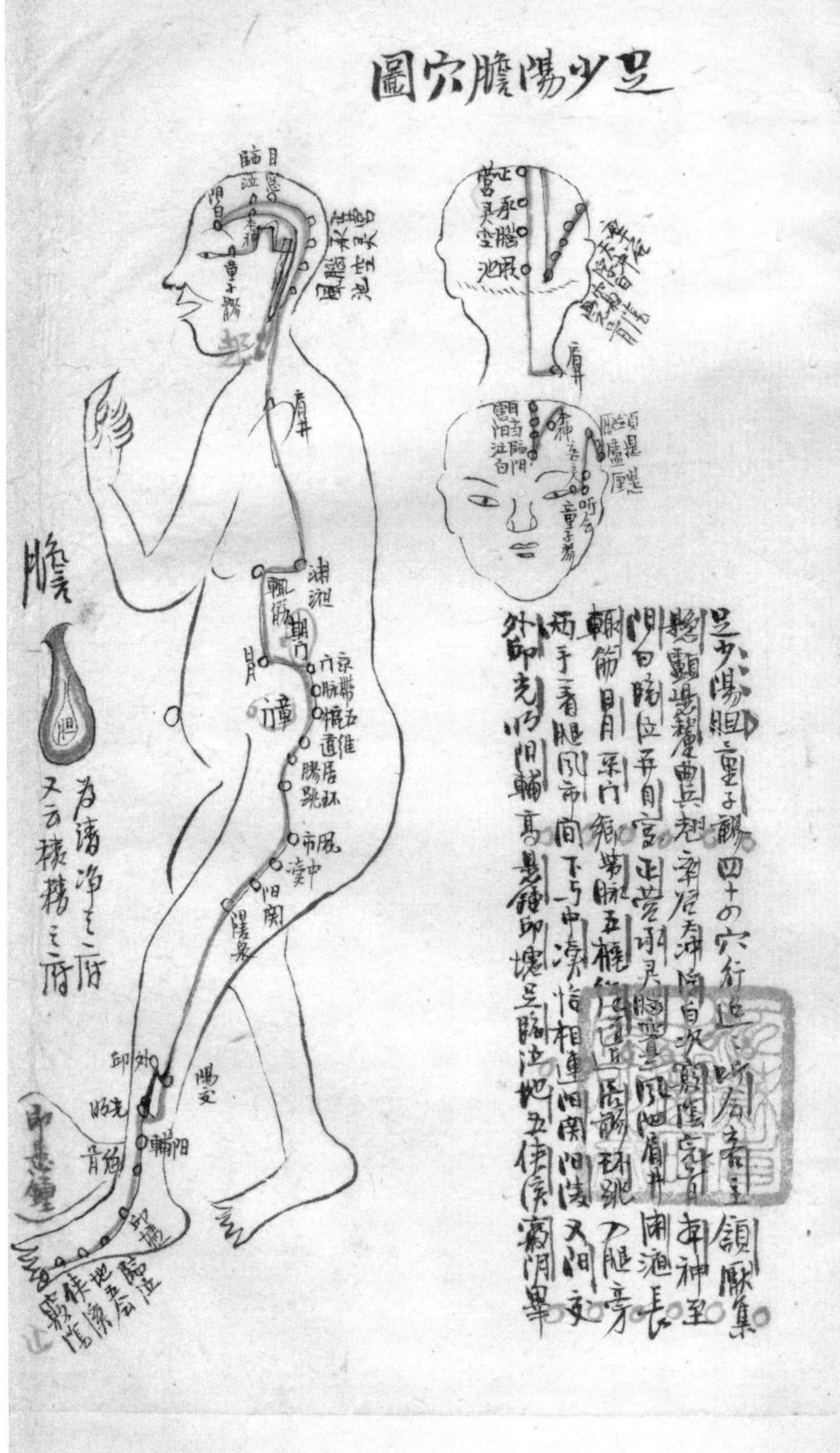
足少陽膽穴圖
膽
為清淨之府
又云積精之府

足少陽膽经取穴　此經從頭走足自童子髎至竅陰止

竅陰　在足小指次指外側去爪甲角如韮葉

俠谿　在足小名指本节後与足小指交外岐骨間陥中

地五會　在足小名指本节後陥中去俠谿一寸

臨泣　在足小名指本节後陥中去俠谿一寸五分

丘墟　在足外踝下向前陥中去骨縫中去臨泣三寸可從俠谿穴斜量上外踝骨前五寸是穴

懸鐘　在足外踝上三寸當骨尖前動脉中　又名絶骨

陽輔　在足外踝上四寸

光明　在足外踝上五寸

外丘　在足外踝上七寸外斜

陽交　在足外踝上七寸内斜三陽分肉間

日月　在期门下五分　期门穴乳旁寸半直下五寸半是　去中行三寸半

陽陵泉　在膝下一寸断骨外廉陥中蹲坐取之　犢鼻外陥中横骨尖处

陽関　在陽陵泉上三寸犢鼻外陥中横骨尖是　外又上三寸

中瀆　在髀骨外膝上五寸分肉間陥中　[illegible]脈也

風市　在膝上外廉两筋中令正身直立垂两手着腿中指尖尽处是穴

環跳　在髀樞骨中側卧屈上足伸下足取之　腿上硯子骨后正有孔坐臀两相里量中

居髎　在章门下八寸三分監骨上陥中相环跳上寸半　章门穴在前臍上二寸旁向各六寸是

維道　在章门下五寸三分去中行各八寸、

五樞　在帶脈下三寸夾前臍後滑去中行各七寸半

帶脈　在臍上二分旁開各七寸半横過背　從着脇肋間

京门　在臍上五分旁開各七寸半横過背　從着脇肋間

陽白　在眉上一寸直瞳子

輒筋　在淵下三寸復前一寸三肋端，去前中行旁開曲乳七寸半

淵液　在腋下三寸宛中舉臂取之

肩井　在肩上陷中，缺盆上大骨前寸半，以三指按肩上當中指下陷中

風池　在耳後顳顬後腦空下髮際陷中，按之引耳

腦空　在承靈後寸半，夾玉枕骨下陷中

承靈　在正營後寸半

正營　在目窗後寸半

目窗　在臨泣後寸半

補當陽　在臨泣旁入髮際一寸　治風眩鼻塞，灸三壯

臨泣　在目睛上直入髮際五分陷中，正睛取之

谷

本神　在曲差旁一寸五分，入髮際四分，直耳上

完骨　在耳後入髮際四分

竅陰　在完骨上，動搖有空，枕骨之下

浮白　在耳後入髮際一寸

天衝　在耳後入髮際二寸

率谷　在耳上入髮際寸半陷中，嚼牙取之

曲鬢　在耳上髮際曲隅陷中，鼓頷有空

懸釐　在耳前曲角上顳顬下廉

懸顱　在耳前曲角上顳顬中廉

頷厭　在耳前曲角下顳顬上廉

補太陽　在耳前眉後紋中青脈，治眼睛紅瘴隱，宜刺出血，并治頭風等

客主人　在耳前起骨上廉，開口有空，側臥張口取之

聽会　在耳微前耳珠下動脈宛宛中開口有空張口取之

童子髎　在目外去目外角五分

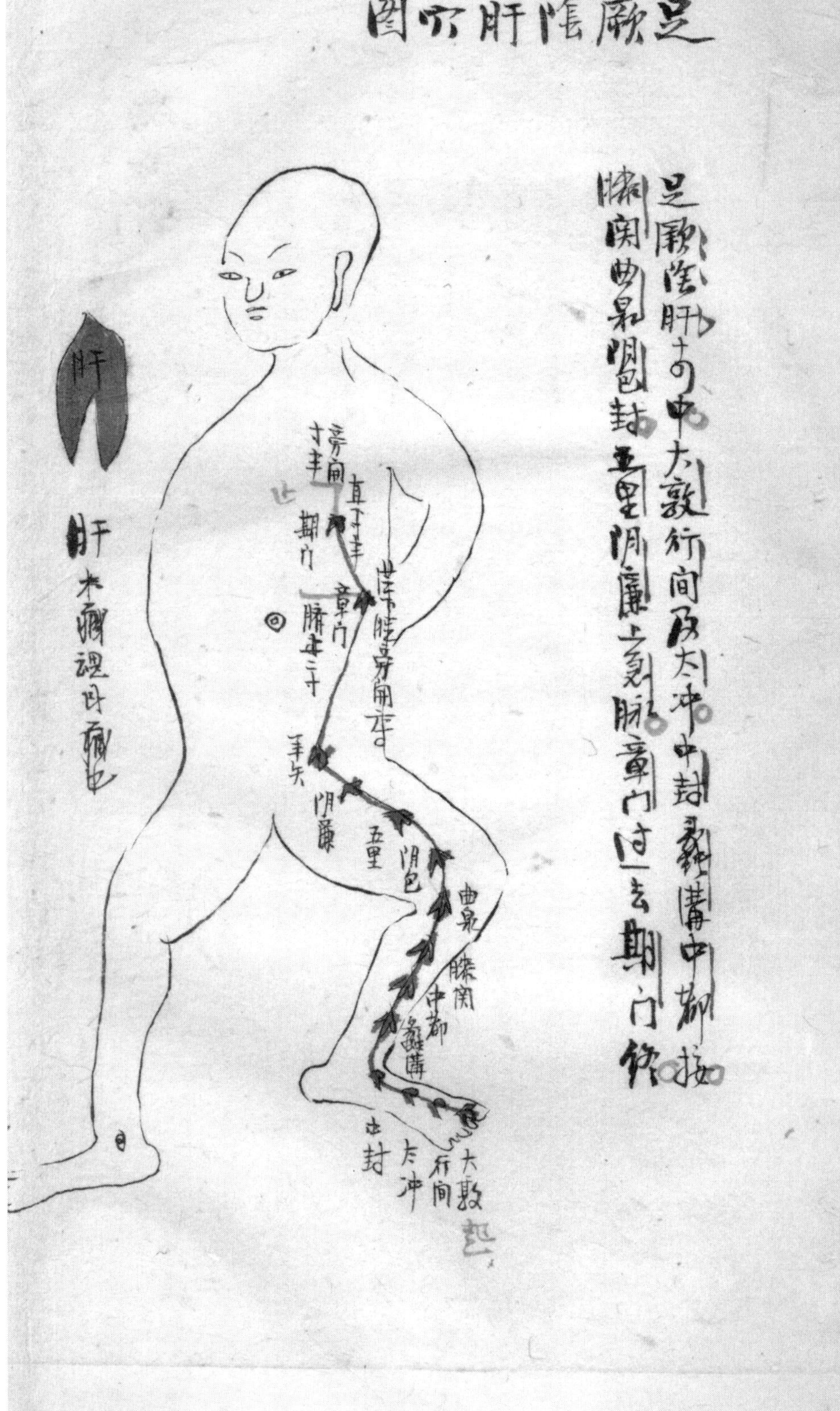
足厥陰肝穴圖
足厥陰肝十有中大敦行間及太冲中封蠡溝中都接
膝関曲泉陰包封五里陰廉上急脉章门过去期门终
肝
大敦
行间
太冲
中封
蠡溝
中都
膝関
曲泉
陰包
五里
陰廉
章门
期门

足厥陰肝取穴 此經從足走腹自大敦至期門止

大敦 在足大指端去爪甲如韭葉及三毛中 聚毛中後為三毛三毛後横文為聚毛

行間 在足大指縫間動脈應手陷

太衝 在足大指次指岐骨間配手上虎口穴

中封 在足内踝前一寸貼大筋陷

蠡溝 在足内踝上五寸

中都 在足内踝上七寸脛骨中

膝関 在犢鼻下二寸横過内旁陷中 直内踝上

曲泉 在膝内輔骨下大筋上小筋下陷中 屈膝横紋頭取之

陰包 在膝上四寸股内廉兩筋間踡足取之 看膝内側必有槽中

足五里 在氣衝下三寸陰股中動脈應手 去陰廉二寸

陰廉 在羊矢下斜裡三分去水道二寸 水道穴去中行二寸附曲骨

羊矢 在陰旁約文縫右皮肉間有核 即羊矢

急脈 在陰毛中陰上旁開二寸半按之隱指堅 甚按則痛引上下為羊矢系治疝氣少腹痛

章門 在大横外直季脇肋端臍上二 寸旁開各六寸

期門 在乳旁寸半直下又寸半 第二肋端縫中

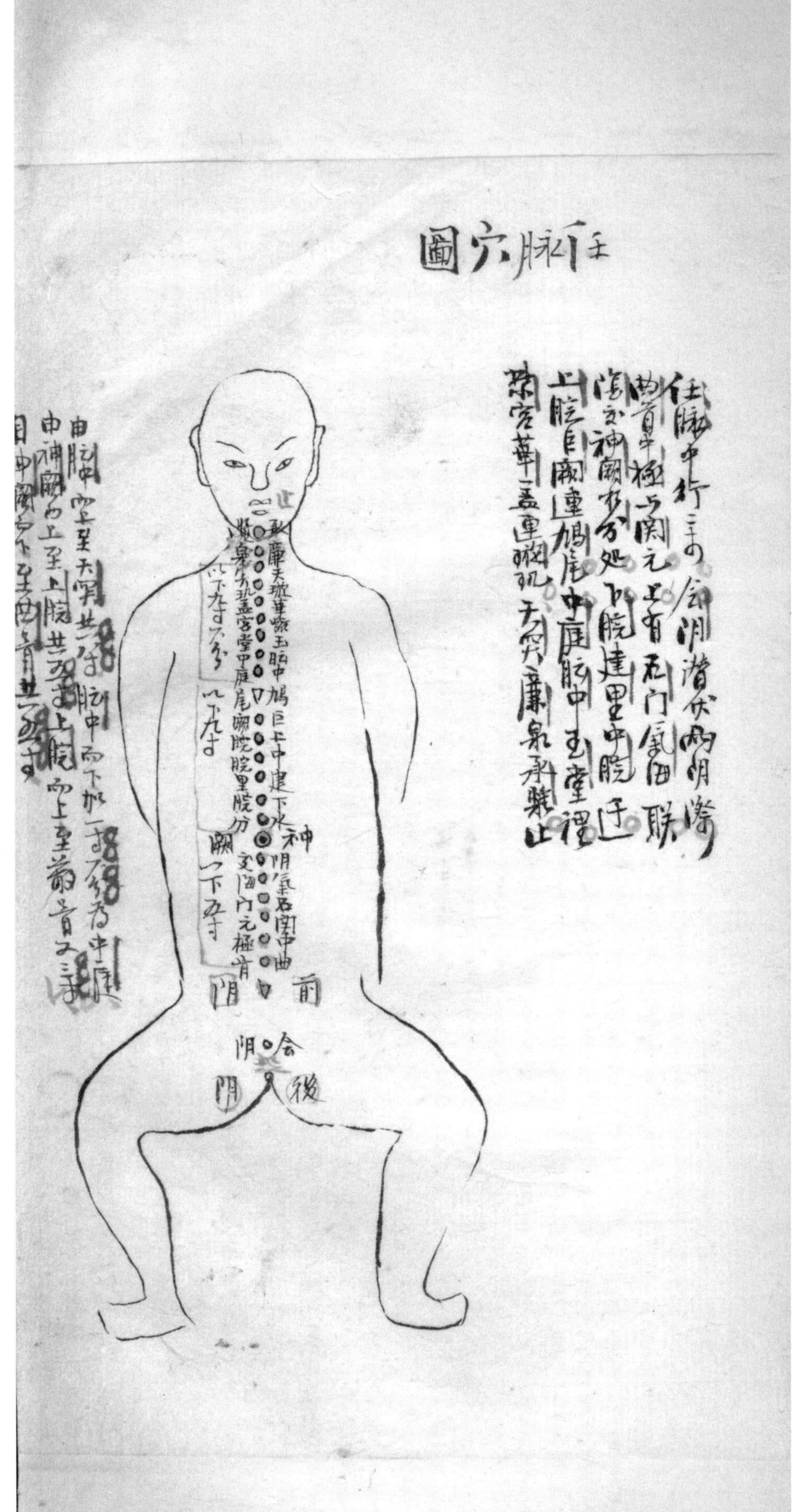

任脈　取穴會陰起至承漿止

承漿　在唇棱下陷中

廉泉　在頷下結喉上中央舌本下仰而取之

天突　在頸結喉下二寸凹外璇璣上行一寸六分

璇璣　在天突下一寸六分自璇璣至膻中共六寸四分

華蓋　在璇璣下一寸六分

紫宮　在華蓋下一寸六分

玉堂　在紫宮下一寸六分

膻中　在玉堂下一寸六分兩乳相對當中

中庭　在膻中下一寸六分上至天突共九寸六分

鳩尾　蔽心骨也

巨闕　在鳩尾下一寸

補子宮二穴　在中極兩旁各開三寸　胞門又名子戶

上脘　在臍上五寸　脘　胃府　上管

中脘　在臍上四寸取法從岐骨鳩尾尖量至臍中心折中是穴

建里　在臍上三寸

下脘　在臍上二寸穴當胃下口水分上一寸是也

水分　在臍上一寸兩邊二穴夾臍穴當小腸下口至是水穀之旁走清濁滓入大腸

神闕　當臍中央

陰交　在臍下一寸

氣海　在臍下一寸五分去陰交五分

石門　在臍下二寸　一名命門　又名丹田

關元　在臍下三寸

中極　在臍下四寸

曲骨　在臍下五寸毛際陷中

會陰　在前後陰之間從前陰下腳量至後陰照折中是穴

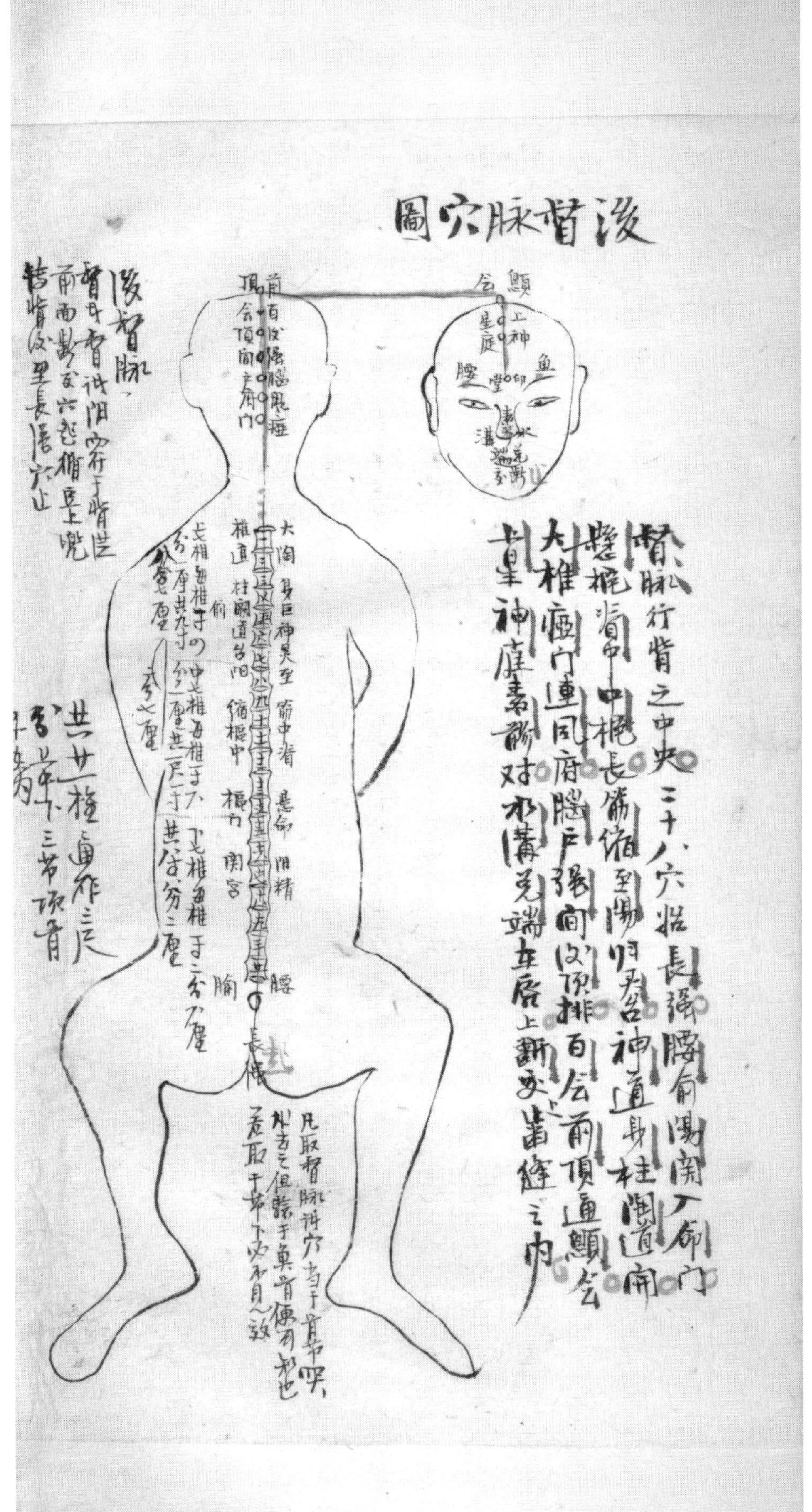
後督脉穴圖
督脉行背之中央
二十八穴始長强
腰俞陽関入命门
懸樞脊中中樞長
筋縮至陽归灵台
神道身柱陶道開
大椎瘂门連風府
腦户强间後顶排
百会前顶通顖会
上星神庭素髎对
水溝兑端在唇上
龂交齒縫之内

督脉 取穴長强起至斷交止

斷交 在唇内齒上齦縫中

兑端 在唇上端

水溝 在鼻柱下溝中央一五分中

增 **鼻準** 在鼻尖上

素髎 在鼻端準頭

神庭 在直鼻上入髮際五分 上星

增 **印堂** 在二眉中間

上星 在神庭后入髮際一寸 取法用繩從鼻柱尖量至入髮際是星穴 人拳以横紋量至第二指尖 仍于鼻

顖會 在上星后一寸

前頂 在顖會后一寸半 上星后二寸半 百會前一寸半

百會 在前頂后一寸半頂中央旋毛中可容豆 取法用繩在眉中間印堂量至后髮際折中是穴

後頂 在百會后一寸半 枕骨上

强間 在後頂下一寸半

腦户 在枕骨上强間后一寸半

風府 在項后入髮際一寸大筋間宛宛中

瘂門 在項后入髮際項中央宛宛中 取大椎之法除項骨三节不在内 或人有項骨短 四至有三节 但當以平肩之処為第一节 其突起之處是也

大椎 在一椎上 此穴与肩平齊

陶道 在一椎下

身柱 在三椎下

增 **厥陰俞** 在四椎下 治胸膈中氣 多隨手此

神道 在五椎下

靈台 在六椎下

至陽 在七椎下

筋縮 在九椎下

增 **中樞** 在十椎下

脊中 在十一椎下

懸樞 在十三椎下

命門 在十四椎下 此穴与臍平齊

陽關 在十六椎下

增 **精宫** 在十七椎下 治遺精白濁

腰俞 在廿一椎下

長强 在脊骶骨端 三分伏地取之 尾底骨之下 尾底骨男子尖女子平

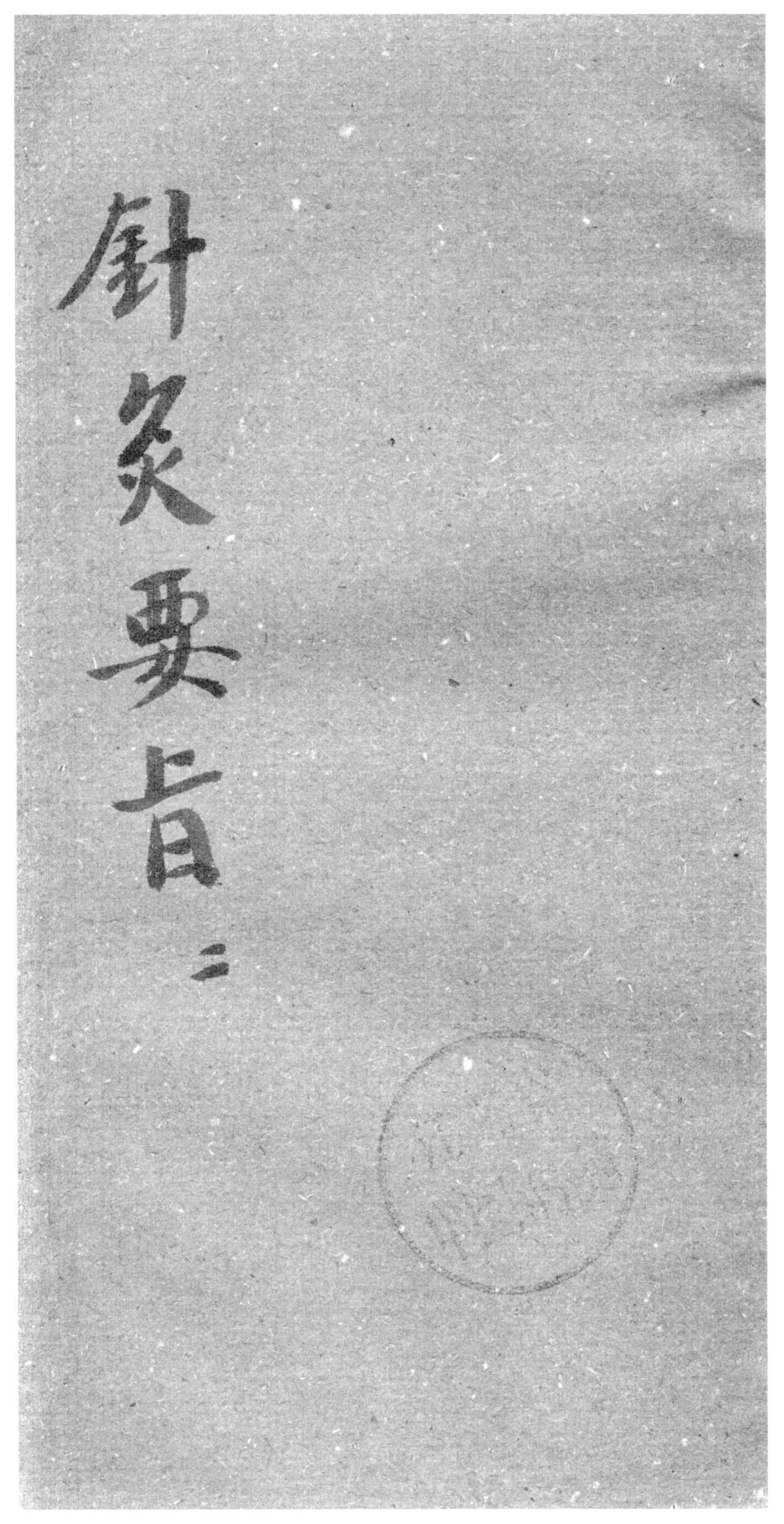
針灸要旨 二

手太陰肺經穴法治症 左右共二十二穴

中府 雲门下一寸乳上三肋間去胸中行華盖六寸各二寸○治腹脹四支腫食不下喘氣欬逆肺氣急皮痛面腫少氣不得臥傷寒胸中熱飛尸遁疰癭瘤

雲门 巨骨下侠氣户旁二寸舉臂取之去胸中行璇玑各六寸○治傷寒四肢熱不已欬逆喘胸脇短氣氣沖心胸煩滿脇痛喉痹肩痛臂不舉癭氣 一云禁針

天府 腋下三寸許在肘腕上五寸用鼻尖點墨到处是穴 禁灸○治鼻衄口鼻血中風邪尸惡症思痎寒熱瘧目眩癭氣

侠白 去肘上五寸天府下○治心痛短氣乾嘔逆煩滿

尺澤 曲澤去內関直上一尺尺澤在外側曲澤在手中与大指对直 肘外貼屈肘横纹筋骨罅陷中○治肩臂痛中風小便数溺肘攣臂不舉喉痹上氣嘔吐口乾欬嗽痰瘧 言瘧 四肢暴腫心疼臂寒肺脹脇脹煩向喘膝脊痛小兒慢驚

孔最 去腕上七寸側取之上骨下骨间陷中○治臂肘痛屈伸难指不握吐血失音咽腫頭痛熱病汗不出

列缺 去腕側上一寸半以两手交叉食指尽处二筋骨罅中○治欬嗽偏正頭風単鵝風下引牙痛口眼喎斜半身不遂癇溺血精出陰莖痛癇驚面目四支癰腫肩痹胸背寒慄尸厥

四縫の穴 左手の指内中节里穴三稜針刺出血治小兒猢猻痨

手太陰肺

經渠 寸口動脈陷中○治瘧，胸背拘急，胸滿，喉痹，欬逆，傷寒，無汗，喘促，心痛，嘔吐○禁灸，刺三分

太淵 掌後內側橫紋頭動脈中○治胸痹，氣逆，欬嗽，煩悶，肺脹，臂內廉痛，目生白翳，眼赤痛，肩背痛寒，喘，噫氣，心痛，咳嘔，唾血

魚際 手大指本節後內側白肉際○治酒病，惡風寒，虛熱，舌黃，身熱，頭痛，欬嗽，傷寒無汗，胸背痛，目眩，心煩，腹痛不食，肘攣，肢滿，喉燥，心痹，唾血，乳癰 禁灸

少商 大指內側去爪甲角如韭葉○治雙鵝風，喉痛，頷腫，喉閉，心煩，心下滿，欬逆，三日瘧，腹滿，唇乾，手攣指痛，小兒乳鵝○宜用三稜針刺微出血，不宜灸○井穴瀉 泄藏之熱

高骨 二穴在寸部前五分，針一寸半，灸七壯，治手痛

大骨空 握拳則見 二穴在手大指中節上，屈指當骨尖陷中○治目久痛，翳膜內障 灸七壯

手陽明大腸

手陽明大腸經

商陽 一名絶陽

在手大指次指内側去爪甲角如韭葉 ○治胸滿喘欬支腫熱病毛汗耳聾耳
三日瘧口乾頤頷腫齒痛惡寒肩背引痛目青盲缺盆中痛

二間 一名間谷

食指本節前内側陥中 ○治喉痹頷腫肩背痛鼻鼽衄血齒痛目
黄口乾口喎傷寒水結

三間 一名少谷

食指本節後内側陥中 ○治喉痹咽中如梗下齒牙痛胸腹滿洞泄寒瘧
唇焦口乾氣喘目痛 刺三分灸三壯

合谷 一名虎口

手大指次指岐骨中去手叉寸許 ○治中風破傷風筋痛計服豆病水腫
難産小兒急驚風傷寒大渴脈浮在表發熱惡寒豆痛瘧鼻衄不止熱病
毛汗目生白翳下齒齲耳聾喉痹面腫唇吻不收失瘖口噤不開偏
風風疹痂疥腰脊引痛偏正豆風小兒單乳蛾 刺三分灸三壯 ○孕婦禁刺

陽谿

腕中上側兩筋間陥中 ○治狂言喜笑見鬼熱病心煩目風赤爛有翳厥逆
豆痛瘧寒嗽喉痹驚掣肘臂不舉痂疥 ○席弘賦云前二間治牙
疼百証賦云兼解谿治驚悸兼肩髃能消瘡風之極劫 刺三灸七

偏歷

上側腕中后三寸 ○治肩膊肘腕痠疼瞇目牙痛鼻衄瘧癲疾唾乾喉痹
毛汗耳鳴口喎 刺三分留七呼灸三壯 ○標幽賦云刺偏歷利小便治大人水蠱

溫溜 一名逆注 一名蛇豆

上側腕后大人五寸小兒三寸○治腸鳴腹痛傷寒噦逆噫高中氣閉豆痛四支腫口舌痛喉痺 刺三分灸三壯 百證賦云兼期門治傷寒項强

下廉

曲池下四寸輔骨下去上廉一寸輔銳肉分外○治飧泄勞瘵小腸滿溺黃便血狂言偏風小腸氣不足痃癖腹痛脇滿俠臍痛喘息乾乳癰 刺五分留五呼灸三壯○此穴主瀉胃中之熱

上廉

三里下一寸曲池下三寸○治小便难赤黄胸痛偏風半身不遂骨髓冷手足不仁喘息大腸氣腦風豆痛 刺五分灸五壯

手三里

曲池下二寸按之肉起銳肉端○治霍亂遺矢失音下牙痛頰腫瘰癧手足不仁肘攣偏風中風口噼○席弘賦云此穴治腰背痛連臍不休通玄賦云治肩背痛○刺二分灸三壯 一云禁針

曲池

肘外輔骨屈肘橫紋豆陷中以手拱胸取之○治中風手攣筋急痹風瘧遶踝風臂細痛肘痛偏風半身不隨惡風喉痹胸滿脂疾皮膚乾燥瘈疾舉体腫癢如虫嚙婦人經脈不通 刺七分灸三

肘髎

大骨外廉陷中与天井相並相去一寸五分○治風勞肘节風痹臂痛不舉屈伸攣急麻木不仁嗜臥 刺三分灸三壯

手陽明大腸

五里 肘上三寸行向裏大脉中央○治風勞吐血欬嗽肘臂痛四肢不擧心下脹滿瘰癧目盲痎瘧 禁刺灸三壯

臂臑 音肶 肘上七寸肩髃下寸兩筋兩骨罅陷宛宛中平手取之○治寒熱臂痛不擧瘰癧頸項拘急○刺三分灸三壯又明堂禁刺灸七壯

肩髃 肩与臂頭處中央膊骨直肩端上兩骨罅陷宛宛中擧手取之有空○治偏風中風風痺手攣半身不遂直不能向肩臂痠痛手擧急癮疹洩精傷寒熱不已諸癭氣○此穴主瀉四支之熱灸不如刺惟風病筋骨無力宜多灸

巨骨 肩尖端上行兩叉骨罅間陷中○治驚癇破心吐血臂膊痛胸有瘀血肩臂不得屈伸○刺一寸半灸三壯五壯 一曰禁不刺

天鼎 頸缺盆上直扶突後一寸○治暴瘖氣哽喉痺嗌腫不得息飲食不下喉中鳴○刺三分灸三壯○百證賦云兼間使治失音

扶突 氣舍上一寸半在頸當曲頰下一寸人迎後一寸半仰而取之○治咳嗽上氣咽引喘息暴瘖氣哽○刺四分灸三壯甲乙經云刺三分○主治咳嗽多唾喉中如水雞

禾髎 鼻孔直下侠水沟旁五分○治尸厥口不开鼻疮息肉不闻香
臭鼽衄不止○刺三分灸五壮

迎香 禾髎上一寸鼻孔旁五分○治鼻不闻香臭偏风口喎面痒
浮肿唇肿痛鼻喎鼽衄鼻有息肉○刺三分禁灸○玉龙歌
云能消眼热之红又攻鼻塞为最又耳聋鼻气痛针所会更得此穴

肘尖 在手肘骨尖上屈肘得之○治瘰疬灸七壮

四关 四穴即二合谷二太冲是也○治腹痛

中泉 四穴在阳溪阳池中间陷中○治心痛腹疾胸气肝胀呕血胃
在鼻上近目中白翳

拳尖 在中指本节前骨尖上握拳取之○治风眼翳膜疼痛连
左灸右右灸左炷如小麦

鬼眼 手足四穴在大指外侧去爪甲角如韭叶两指并齐用帛缚之当
左右二指并来歧缝中是穴○治五痫等症

足陽明胃経

頭維 額角入髪際本神旁一寸五分 ○治頭痛如破 目痛如脱 目瞤（音純 目動也） 目眦 涙出 偏風 神庭旁四寸五分 ○禁灸

下関 客主人下耳前動脉下廉 合口有空 開口則閉 側卧閉口取之 ○治聤耳有膿汁出 偏風口目喎 牙車脱臼 牙齦腫処 以針刺出膿血 含塩湯即止 禁灸

頰車 耳下八分曲頰端近前陥中 側卧開口有空取之 ○治中風牙関不開 口噤不語 牙車疼痛 頷頰腫 頸項強不得回顧 口眼喎 落架風

承泣 目下七分上直瞳子陥中 ○治冷涙 目瞖 瞖下侵上 目瞤 口眼喎斜 眼痛 耳鳴 耳聾 口吃 ○刺三分 禁針 可灸

四白 目下一寸直瞳子 令病人正視取之 ○治頭痛 目眩 目赤痛痒 膚瞖 口眼喎僻不能言 ○刺三分 禁灸

巨髎（音聊）

俠鼻孔旁八分直瞳子平水溝○治瘈（狂也）瘲唇頰腫痛口喎僻
目昏盲白膜上翳腳氣膝腫鼻頰腫面風

地倉

俠口吻旁四分外許近下有脈微動○治偏風口喎目不得閉腳腫
失音兩角不收涎眼瞤動不止

大迎

曲頷前一寸三分骨陷中動脈又以口下當兩肩是穴○治風痙口噤
唇吻瞤動頰腫牙疼頸痛口喎齒齲痛舌強面浮腫

人迎

頸下俠結喉二旁寸半大動脈應手仰面取之○治霍亂吐逆胸滿
喘息咽喉癰腫瘰癧○禁灸

水突

頸大筋前直人迎下氣舍上內貼氣喉○治欬逆上氣咽喉癰腫喘息

氣舍

頸大筋前直人迎下俠天突陷中近骨尖上肯缺○治欬氣逆上氣頸項
不能回顧喉痹哽噎咽腫癮痛

缺盆 肩下横骨陷中。禁針。治息奔胸满喘急水腫瘰疬喉痹缺盆中腫外潰

氣户 缺盆下一寸，俞府兩旁二寸，去中行璇玑各四寸陷中，仰面取之。治欬逆上氣胸脇满喘急胸背痛

庫房 在氣户下一寸六分，去中行華蓋各四寸，仰取。治胸脇满欬逆上氣唾膿血濁沫

屋翳 庫房下一寸六分，去中行紫宫四寸陷中，仰取。治欬逆上氣吐膿血濁沫痰飲身体腫皮膚痛

膺窗 屋翳下一寸六分，去中行玉堂四寸（玉堂在膻中上一寸六分）陷中，仰取。治胸满短氣唇腫腸鳴注泄乳癰

乳中 即乳中。乳房胃脈與經，乳至肝經卧属。微刺。禁刺灸

乳根

乳中下一寸六分去中行中庭各四寸陷中仰取○治胸向胸痛高氣噎食
臂痛腫乳癰欬逆霍乱转筋四厥小兒龜胸

不容

幽门旁相去各寸半去中行各二寸对巨闕○治痃癖吐血肩脇痛
口乾心痛喘欬不嗜食嘔吐痰癖疝瘕

承满

不容下一寸去中行二寸对上脘○治腸脹上氣喘逆不食唾血

梁门

承满下一寸去中行二寸对中脘○治脇下積氣大腸滑泄完穀不化

關门

梁门下一寸去中行二寸对建里○治善满積氣腸鳴痛泄身腫痰
瘧遺溺

太乙

關门下一寸去中行二寸对下脘○治癲疾狂走心煩吐舌

滑肉门 太乙下一寸去中行三寸对水分○治與太乙同

天樞 去肓俞一寸使臍中兩旁各二寸○治内傷脾胃奔豚泄瀉脹疝
臍腹鼓脹赤白痢水痢水腫腸鳴氣逆久積臍痛煩満嘔吐霍
亂寒〻瘧疾氣喘婦人癥瘕無子血塊赤白帯月事不調

外陵 天樞下一寸去中行各二寸对陰交○治腹痛心下如懸下引臍痛

大巨 外陵下一寸去中行二寸对石门○治小腹脹満煩渇小便難𤸎疝偏
枯四肢不收驚悸不眠

水道 大巨下三寸去中行二寸对曲骨○治腰背強急膀胱寒〻結婦人
小腹脹満痛引陰中胞中瘕子门寒大小便不通

歸來 臍中旁開直下四寸水道下一寸去中行二寸○治小腹奔豚卵上入腹
引茎中痛七疝婦人血臓積冷

足陽明胃

氣衝

臍中旁開耳下七寸歸來下一寸去中行二寸動脈引手○治腹痛癰瘡疝大腸熱身熱腹痛陰痿莖痛氣逆攻心脹滿心痛腰痛胃熱毛子大腹痛月水不利妊娠子上沖心胞衣不下腸胃虛弱遲痿大汗妨食吐逆 禁針

髀關

伏兔後交叉中在膝上一尺二寸○治腰痛足麻木膝寒寒痿痹筋絡痛不能屈伸小腹引喉痛 一云禁灸

伏兔

膝上六寸起肉正跪坐而取之在膝蓋上七寸以左右各三指按捺上有起肉如兔○治膝冷風勞痹逆狂邪手攣縮身癮疹腹脹足重脚氣婦人八部諸病 ○一云禁灸

陰市

膝上三寸伏兔下三寸陷中拜而取之○治腰脚冷膝寒寒痿痹寒疝力痿氣少小腹痛脹滿脚氣消渴 ○一云禁灸

梁丘

膝上二寸兩筋間○治膝脚腰痛冷痹不仁難屈伸乳腫痛

犢鼻

膝臏下骭骨上俠解大筋陷中○治膝痛不仁脚氣膝臏腫

膝眼二穴兼外側○禁灸

足陽明胃

跗ゝ言夫足之指也

三里

膝眼下三寸胻骨外廉大筋内宛ゝ中両筋肉分間坐取之重按則跗上動脈止○治胃寒ゝ腹脹腸鳴臟氣虚真氣不足腹痛食不下大便不通中風中湿耳聾牙痛風痺水腫噎[illegible]虚ゝ疝心悶心痛氣逆腰痛不伸小腸疝氣九氣蠱毒鬼撃痃癖四支満胻痠痛目昏産婦血暈脇痛此其治○又五労七傷羸痩胸有瘀血乳癰小腹堅傷寒熱不已熱病汗不出身反折口噤大便胃脘痛腸[illegible]霍乱遺尿○一云以手掌按膝蓋上向上中指尖到处是穴

上廉

一名上巨虚三里下三寸両筋骨罅中挙足取之○治臓氣不足偏風脚氣四支不脚脛痠痛風痺膝腫骨髄冷食不化飧泄労瘵夾臍腹両脇痛気逆喘息脾胃虚弱湿痺

條口

下廉上一寸○治足麻木足寒ゝ膝痛脛寒ゝ湿ゝ痺脚胻痛轉筋 挙足

下廉

一名下巨虚上廉下三寸○治小腸疝氣偏風腿痿足跟痛泄膿血

豊隆

外踝上八寸胻骨外廉陥中○治厥逆大小便難腿膝痠胸痛難忍風痰足痛脛枯痠暈嗜卧狂病

解谿

冲陽後一寸半繋鞋处陥中去大指次指直上陥中○治風面浮腫氣逆腹脹大便下重瘛瘲驚悸目眩頭痛ゝ疾霍乱膝胻股腫ゝ痛目赤

齲音主齲齒蟲齧齒朽也

衝陽 足跗上五寸鞋帶前下去陷谷三寸○治偏風口眼喎斜腫齒齲發寒腹堅大不嗜食傷寒狂 去次指端五寸 禁針

陷谷 足大指次指外間本節後陷中去內庭二寸○治面浮腫及水病善噫腸鳴腹痛熱病無汗寒瘧

內庭 足大指次指本節前歧骨間陷中○治四肢厥逆腹脹痛滿咽中引痛口喎上齒齲瘧不嗜食皮膚痛鼻衄不止手足厥冷無汗赤白痢婦人食蠱行經至暈小腹痛

厲兌 足大指次指之端外側去爪甲角如韭葉○治尸厥口噤氣絕中惡心腹脹滿水腫熱病無汗寒瘧不嗜食面腫足胻寒喉痹上齒齲惡寒鼻不利狂癲黃疸鼽衄口喎頸腫膝臏痛胸腹滿黃

八風 足上共八穴在足指歧骨間脚背穿取之治脚背紅腫針一分灸五壯

通谷 在乳下二寸○治心痛惡氣上脇痛灸五壯

魚尾 二穴在目眥外頭○治目疾

髖骨 四穴在梁丘兩旁各開一寸○治腿腫痛兩脚膝紅腫寒濕走注白虎歷節風痛舉動不得灸七壯

乳上 以繩橫度口兩度從乳上二寸○治乳癰乳妬灸二七壯

魚腰 在眉中間直瞳子○治眼生垂簾翳膜針入一分

足太陰脾経　左右共四十二穴

隠白　足大指端内側去爪甲角如韭葉○治腹脹喘満嘔吐不食胸熱暴泄衄血尸厥足寒月事過時不止慢驚心脾痛

大都　足大指本節後内側陥中骨縫赤白肉際○治熱病汗不出身重骨疼傷寒手足逆冷腹満善嘔煩熱吐逆目眩腰痛繞踝風胃心痛脹満心蛇痛小児客忤

太白　足大指本節後内側内踝前核骨下陥中○治身熱煩満腹脹嘔吐泄瀉膿血腰痛大便難気逆霍乱腹痛腸鳴膝股胻痛轉筋身重骨痛胃心熱痛

公孫　足大指本節後一寸内踝前陥中正坐合両足掌相対取之○治痰壅胸膈腸風下血積塊婦人気蠱寒瘧不食痼気頭面腫心煩狂言気逆霍乱鼓脹

商丘　足内踝骨下微前陥中前有中封後有照海○治腹脹腸鳴不便脾虚気逆痔骨疽蝕魘夢癇瘛陰股内痛気癰疝気痞気黄疸舌本強痛寒瘧絶子慢驚

三陰交

内踝上除踝三寸骨之陷中〔孕婦禁刺〕○脾虚瘀痛疝氣腹脹腸鳴溏泄食不化痃癖膝内廉痛夢遺手足厥冷足痿陰莖痛小遺尿食後吐水眠久不寤臍下痛月水不調經閉不通血崩産後惡露不行胎動横生産怀

漏谷〔禁灸〕

内踝上六寸胻骨下陷中○治腸鳴腹腫脹膝痺不能行氣逆痃癖

地機〔禁灸〕

膝下五寸膝内側輔骨下陷中伸足取之○治腰痛溏泄腹堅水腫腹脇脹女子癥瘕

陰陵泉 一名胃虫窠

膝下内側輔骨下陷中伸膝取之膝横紋頭下與陽陵泉相對○治脾胃虚弱心腹脹滿腸鳴溏泄痃癖膝内廉痛三瘧疝氣喘逆腰痛遺精暴泄陰莖痛〔一云禁灸〕

血海

膝臏上内廉上二寸白肉際陷中○治氣逆腹脹女子漏下惡血月事不調不止一切血疾及諸瘡

箕門〔禁針〕

魚腹上越二筋間陰股内動應手脉○治淋症遺溺鼠鼷（卽陰具）腫痛

衝门 府舍下五寸横骨两端脐中旁开直下五寸三分横去腹中行各四寸半
○治腹寒气满積塊疼癃淫泺阴疝难乳子冲心

府舍 腹结下三寸脐中旁开直下四寸三分横去腹中行各四寸○治疝瘕痺中
急痛積聚霍乱

腹结 大横下一寸三分脐中旁开直下二寸三分横去腹中行各四寸半○治咳逆
绕脐痛腹寒泄痢

大横 腹哀下三寸五分与阴交平去中行四寸半○治大风逆气多汗
洞痢

腹哀 日月下一寸半去中行五寸半脐中旁开直上三寸五分○治中寒大便
脓血腹痛【禁灸】

食窦 天溪下一寸六分陷中去胸中行各六寸举臂取之○治胸胁胀满膈
间雷鸣并痛

天谿 胸鄉下一寸六分陷中，去胸中行各六寸，仰而取之。○治胸脇脹滿賁、膺秘逆氣，乳腫潰癰（與膻中本）

胸鄉 周榮下一寸六分，與玉堂平，去中行各六寸。○治胸脇脹滿引胸背痛

周榮 中府下一寸六分，與紫宮平，去中行六寸。○治胸脇滿不得俛仰，食不下，喜飲，秘血（垂）膿血（廿手穴）

大包 淵液下三寸，此穴在腋下六寸，布胸脇中，出九肋間。○治胸脇痛，喘氣

獨陰 在足第二指横紋中。○治小腸疝氣，又女人死胎，胎衣不下，嘔吐，血經不調

內踝尖 在足內踝骨尖上。○治下牙痛及脚內廉轉筋

交儀 在內踝上五寸。○治婦人漏下赤白，月水不利

（法非扁鵲 與食竇 穴圖不同）

命關 扁鵲曰：在脇下宛中，舉臂取之，對中脘向乳三角取之，即食竇穴。此穴屬脾，一切脾疾皆治，蓋脾為五臟之母，凡諸病危笃皆可生

手少陰心經 左右共十八穴

極泉 臂内腋下筋間動脉入胸中○治臂肘厥寒、四肢不收心痛乾嘔煩渴目黄脇痛

青靈 肘上三寸伸肘舉臂取之直小指後○治目黄、頭痛振寒脇痛肩臂不舉

禁針

少海 一名曲节 肘内廉小指後大骨横紋頭肘縫向排掌伸肘取之○治寒熱齒齲痛目眩發狂嘔吐項强肘攣脇痛四肢不舉頭腦風痛氣逆噫噦瘰癧心痛手顫健忘

○此穴非大急不灸

靈道 掌後一寸五分直小指後○治心痛乾嘔瘈瘲肘攣暴瘖不能言

通里 掌後一寸陷中直小指後○治目眩頭痛熱病無汗頭風暴瘖目痛心悸肘臂臑痛苦嘔喉痺遺溺婦人經血過多

陰郄　掌後脉中去腕五分當小指之後○治鼻衄吐血惡寒寒厥逆心痛
霍亂胸滿

神門　掌後銳骨端陷中直小指後掌腕橫紋上○治寒熱狂癇心痛
臂寒寒面赤目黃脇痛喘逆嘔血吐血遺溺失音五癇

少府　手小指本節後骨縫陷中○治煩滿臂痠肘攣胸痛手卷不伸
久瘧陰挺陰癢陰痛遺尿偏墜○與勞宮旁平列

少衝　手小指內側去甲角如韭葉○治煩滿乾渴目黃臑臂痛胸心痛
痰氣怔忡癲狂肘痛

脇堂　在腋下骨間陷中舉臂取之○治胸脇氣滿嘔吐噦喘逆目黃
目昏可灸五壯

腋下　在腋毛下陷肋罅中○
治腸中氣塞

後腋　下在腋下紋後豆貼背後兩邊
○腦漏

手太陽小腸

手太陽小腸經　左右共三十穴

少澤　手少指端外側去甲角下一分陷中。治寒熱汗瘧喉痹舌強口乾心煩臂痛瘛瘲欬嗽目生膚翳覆瞳子豆痛鼻衄不止婦人乳腫

前谷　手小指外側本節前陷中。治痎熱瘧毛汗痎瘧癲疾耳鳴頸項痛喉痹頰痛鼻塞咳嗽吐血臂痛產后毛乳

後谿　手小指外側本節後陷中，横文尖上握拳取之。治寒熱瘧目赤生翳鼻衄耳聾胸滿項強癲疾肘攣痂疥

腕骨　手外側腕前臂掌連處起骨下陷中。治熱病毛汗脇痛頸頷腫耳鳴目冷淚翳瘠瘧驚風瘈瘲豆痛

陽谷　手外側腕中銳骨下陷中。治豆面手膊諸疾癲狂[illegible][illegible]妄耳鳴耳聾頸頷腫齒齲痛臂痛吐舌目眩小兒不能乳

養老　手踝前骨上○治臂肩痠痛目不能視

支正　腕骨後五寸○治七情氣鬱肘臂十指皆攣瘛狂五勞熱病諸症

小海　肘外大骨外去肘端五分陷中屈手向頭取之○治頸頷肩臑肘臂外後廉痛齒齦痛風眩頸項痛瘍腫振寒寒羊痛耳聾目黃

肩貞　曲胛下兩骨解間肩髃後陷中○治傷寒寒熱耳鳴聾缺盆肩中熱痛風痺手足麻木

臑俞　挾肩髎後大骨下胛上廉陷中舉臂取之○治臂酸疼肩胛痛氣腫脛痛

天宗　秉風後大骨下陷中○治臂肩酸疼肘外後廉痛頰頷腫

手太陽小腸

秉風 天髎外肩上小髃後舉臂有空○治肩痛

曲垣 肩中央曲胛上陷中○治肩痺熱痛氣注肩胛拘急痛悶

肩外俞 肩胛上廉去脊旁開三寸陷中與大杼平○治胛痛肩痺寒至肘

肩中俞 肩胛內廉去脊大椎旁二寸半陷中○治欬嗽上氣唾血寒熱目視不明

天窗 頸大筋間前曲頰下動脈應手陷中對前面扶突穴取之○治痔瘻肩痛引頸不能回顧耳聾頰腫喉痛暴瘖中風

天容 耳下曲頰後○治喉痺寒熱咽項瘤癰胸滿嘔逆吐沫齒噤耳聾耳鳴

顴髎　面頄骨下廉銳骨端陷中○治口喎面赤目黄眼瞤動頰腫齒痛　○一云禁灸

聽宮　在耳中珠子大如赤小豆○治失音癲疾心腹滿聤耳耳聾鳴

耳尖　在耳尖上捲耳取之○治眼生翳膜宜灸五七壯

耳上　在耳上髮際○治癭氣并灸風池

小骨空　在手小指第二節尖握拳取之治手節痛耳聾

兩手研子骨　在腕骨尖上是穴○治[illegible]瘡灸之七壯男左女右

足太陽膀胱經 左右共百三十四穴

睛明 鼻眥頭一分許宛宛中○治遠視怕風淚出憎寒頭痛內眥赤痛膚白翳雀目瞳子生障小兒疳眼大人氣眼冷淚大眥攀睛努肉○禁灸

攢竹 二眉頭陷中○治昏眼淚出目眩瞳子痒眼中痛及瞼瞤面痛尸厥癲狂鬼魅風眩多嚏○一云禁灸

眉沖 直眉頭上神庭曲差之間○治五癇頭痛鼻塞

曲差 神庭旁一寸五分入髮際正頭取之○治目昏䀮鼽衄鼻塞鼻瘡頭頂痛項腫身體煩熱無汗

足太陽膀胱

五處 挾上星旁寸半○治脊強反折瘛瘲癲疾頭風目眩昏眼目上戴

承光 五處後寸半○治風眩頭痛嘔吐心煩鼻塞口喎目生翳（禁灸）

通天 承光後寸半橫直百會旁一寸五分○治硬頸癭氣鼻衄寒痰頭旋尸厥口喎頭重僵仆癭瘤鼻痔

絡却 通天後寸半○治頭旋耳鳴狂走瘈瘲腹脹青盲目障○（一云禁刺）

玉枕 絡却後半寸侠腦戶旁寸三分起肉枕骨上入髮際二寸○治目痛如脫頭風痛鼻塞○（一云禁刺）

天柱 侠項後髮際大筋外廉陷中○治肩背痛目瞑視頭旋腦痛頭風項强鼻不知香臭○（一云禁灸）

大杼 項後第一椎下兩旁相去脊骨各寸半陷中正坐取之○治膝痛不可屈伸腰脊痛傷寒汗不出頭風振寒頭强痎瘧頭旋勞氣欬嗽目眩腹痛筋攣僵仆癲疾○（一云禁灸）

風門

二椎下兩旁相去脊骨各寸半正坐取之○治背上癰疽氣逆氣喘欬逆胸背痛風労嘔吐傷寒頭項痛目眩一切風寒欬嗽痰血一切鼻病

肺俞

三椎下兩旁以手搭背左取右右取左当中指末是穴或對前乳取之○治癭氣黄疸労瘵口乾労熱腰脊強痛傳尸骨蒸肺痿咳嗽嘔吐背僂中風胸満百毒病小児龜背肺癰肉傷外感吐血肢満不食

厥陰俞

四椎下兩旁相去脊骨各寸半○治欬逆牙痛心痛胸満嘔吐煩悶

心俞

五椎下兩旁相去脊骨各寸半○治偏風半身不遂心乱中風偃仰不得側傾[illegible]唇赤狂癇咳血黄疸目瞤背十児数歳不語○云禁灸一云灸此

督俞

六椎下兩旁各寸半禁針○治寒熱心痛腹痛雷鳴氣逆

脊骨兩旁○仝

此穴由脊骨起至督俞穴寸五分

以上六穴計穴仝

膈俞

七椎下兩旁各寸半○治心痛翻胃骨蒸痰瘀欬逆反胃寒痰脇腹満

自汗盗汗身痛腫脹

以四花穴可治労瘵

足太陽膀胱

肝俞

九椎下兩旁各開寸半○治黃疸鼻酸目眩短氣咳血吐血目上視咳逆〻乾寒〻疝

腫筋急引入腹〻痛積聚痃塊目暗淚出目生白医

胆俞

十椎下兩旁各開寸半○治豆〻痛振寒〻汗腋下腫脹口苦舌乾咽痛首

蒸勞熱目黃〻驚怕睡卧不安面發赤斑

濁浴穴夾胆俞旁行相去五寸○治胸中胆〻病恐畏多驚少力口苦無味失瘥年吐

脾俞

十一椎下兩旁各開寸半○治腹脹引胸背痛多食身瘦〻痃癖積聚脇滿泄痢

痰瘧寒〻熱水腫氣脹黃〻疸食〻噎小兒慢驚

胃俞

十二椎下兩旁各開寸半○治霍亂胃寒〻腹脹翻胃嘔吐多食身瘦目

不明腹痛胸滿脊痛筋攣小兒黃瘦黃疸瘧疾不思食

三焦俞

十三椎下兩旁各開寸半○治臟腑積聚脹滿羸瘦不思〻食傷寒〻頭痛

飲食嘔逆肩背腰脊強硬水穀不化泄痢腸鳴目眩

腎俞

十四椎下兩旁各開寸半前與臍平等○治腎虛病耳聾吐血腰痛勞瘵

臟冷腹滿脇痛引小腹五淋便濁遺精五勞七傷腳膝拘急婦人赤白帶

下部俱治　又十四椎下各開一寸○治腸風下痔

足太陽膀胱

氣海俞 十五椎下兩旁各開寸半伏而取之○治腰痛痔漏

大腸俞 十六椎下兩旁各開寸半伏而取之○治脊強腰痛腹中氣脹繞臍痛多食身瘦腸鳴大小便不利洞泄食不化小腹絞痛

關元俞 十七椎下兩旁各開寸半伏而取之○治風勞腰痛泄痢虛脹小便難婦人瘕聚諸疾

小腸俞 十八椎下兩旁各開寸半伏而取之○治膀胱三焦津液少大小腸寒熱小便赤淋瀝遺溺小腹脹滿疞痛泄利膿血五色痢下重腳腫五痔疼痛白帶下

膀胱俞 十九椎下兩旁各開寸半伏而取之○治腰脊強便難腹痛風勞小便赤遺溺陰生瘡脛寒拘急泄痢腳膝無力女子瘕聚

中膂俞 二十椎下兩旁各開寸半伏而取之○治腎虛消渴腸冷赤白痢疝痛腹脹脇痛腰脊強痛

白環俞 廿一椎下兩旁各開寸半伏而取之○治手足不仁腰脊痛疝痛大小便不利腰髖疼脚膝不遂筋攣臂縮 一云禁灸

上髎 第一空陷中兩旁夾脊九椎陷中腰髁骨下一寸○治嘔逆膝痛陰挺 從治腰痛

四髎主治大小便不利

次髎 第二空陷中兩旁夾脊九椎○治赤淋一切腰痛疝氣不隨也

中髎 第三空陷中兩旁夾脊二十椎○治腹脹下痢五勞七傷六極婦人無子

下髎 第四空陷中兩旁夾脊廿一椎○治大便下血腰痛甚女子下蒼汁不禁

會陽 在陰尾尻骨兩旁各開寸半○治腹中寒氣泄瀉腸澼便血久痔陽氣虛乏陰汗濕

足太陽膀胱

附分 二椎下附項内廉兩旁去脊各三寸正坐取之○治肘不仁肩背拘急頸痛不能回顧

魄戶 附分下三椎下兩旁去脊各三寸正坐取之○治肩膊痛肺痿三尸注項強喘息欬逆嘔吐煩滿

膏肓俞 四椎下一分五椎上二分去脊各三寸正坐曲脊取之○治百病其一要也虛勞羸瘦傳尸骨蒸夢遺失精一切痰病

神堂 五椎下兩旁去脊各三寸正坐取之○治腰背脊強急胸滿氣逆

譩譆 六椎下兩旁各三寸正坐取之○治大風汗不出勞損不得臥寒熱瘧疾背悶氣滿腹脹一切胸背腰脇拘痛偏風小兒食時頭痛五心熱喘逆目眩

膈關 七椎下兩旁各三寸正坐開肩取之○治背痛脊強噎悶以下三穴主治大便不利小便黃

魂门 九椎下兩旁各三寸正坐取之○治尸厥走疰胸背痛

陽綱 十椎下兩旁各三寸正坐闊肩取之○治腹痛飲食不下泄痢

意舍 十一椎下兩旁各三寸正坐取之○治腹脹虛滿大便滑小便赤黃背痛

胃倉 十二椎下兩旁各三寸正坐取之○治腹滿虛脹水腫脊背痛

肓门 十三椎下兩旁各三寸正坐取之○治心下痛大便堅乳疾

志室 十四椎下兩旁各三寸正坐取之○治陰腫陰痛背脊痛夢遺失精吐逆霍亂

足太陽膀胱

胞肓 十九椎下兩旁各三寸伏而取之○治腰脊痛腹堅淋瀝癃閉

秩邊 廿椎下兩旁各三寸伏而取之○治五痔便赤

承扶 尻骨臀下陰股上紋中者是穴○治腰脊痛久痔尻臀腫大便難（一云禁灸）

殷門 浮郄下三寸腘中兩筋之間○治腰痛下血外股腫

浮郄 委陽上一寸屈膝得之○治霍亂轉筋脛外筋急小便熱大便堅

委陽 承扶下六寸委中上三寸腘中外廉兩筋間○治腋下腫痛胸滿筋急飛尸遁疰痿厥不仁

委中 膝后曲节中

膕中央約紋動脈陷中伏地取之○治腰脊痛膝痛及拇指小腹堅風、痺大、麻風熱遍病毛汗

禁灸

合陽

約紋委中下三寸○腰脊連腰痛胻酸腫、疝崩偏、痛

承筋

脛后從脚跟上七寸○治腰背拘急腫、腫、痔、瘡一切脚胻痛霍乱轉筋鼻衄

禁针

承山

腿肚尖下分肉間陷中○治大便不通轉筋痔腫脚跟痛膝腫脛酸脚氣

飛揚

外踝骨上七寸○治全部上

附陽

外踝上三寸太陽前少陽後筋骨之間○治霍乱轉筋腰、痛胻股痛痿厥風痺不仁

足太陽膀胱

崑崙

足外踝後五分跟骨上陷中○治歯痛腰尻脚氣足脛腫肩背拘攣欬喘陰腫目眩鼻衄心痛連背婦人孕難胞衣不下小兒発癇豆痛

僕参

足跟骨下陷中令病人立足于地踡足于低撓足肚向上取之如不能立反卧于床可取○治足痿脚跟痛轉筋脚膝腫霍乱吐逆尸厥癲癇狂言

申脈

外踝下五分陷中容爪甲白肉際前後有筋上踝骨下軟骨其穴居中○治風眩腰脚腫胻酸勞極冷氣逆氣腰髖冷痺膝難屈伸婦人血氣痛癇病晝發（禁灸）

金门

外踝下少後丘墟後申脈前○治霍乱轉筋尸厥癲癇暴疝膝胻痛小兒反弓張口搖豆

京骨

足小指外側本節後大骨下赤白肉際陷中○治豆痛腰痛目内眥赤爛白翳侠内眥及白目眩寒熱瘧胻髀痛頸項強腰背拘攣鼽衄不止

束骨

足小指外側本節後赤白肉際陷中○治腰脊痛耳聾豆項痛目眩流淚項強内眥赤爛泄痔瘧癲狂背癰背生疔瘡

通谷 足小指外側本节前陷中○治豆痛目眩衄頭痛

至陰 足小指外側去爪甲如韭葉○治目生翳鼻塞豆重胸脇痛轉筋
寒瘧無汗心煩失精目大眥痛小便不利

太陽 在耳前眉外之間陷中紫脈上用帛一条緊纏其項頸紫脈即
見以手擦摸其項每見○治眼腫刺出血

痞根 在十三椎下各開三寸半○專治痞塊

外踝尖 在足外踝骨尖上○治脚轉筋寒熱脚氣等症

足陰腎

足少陰腎經 左右共五十四穴

湧泉 足心陷中○治尸厥欬唾有血目眩舌乾咽腫氣噎心煩心痛黃疸股內後廉痛痿厥小腹痛泄後重風疹風癎咳嗽喉閉失音喉痺胸滿頸痛男蠱女如娠五疝寒熱厥霍亂

然谷 足內踝前起大骨下陷中○治咽內腫足跗腫寒疝小腹脹連脇欬血喉痺淋瀝白濁胻酸自汗盜汗痿厥洞泄心痛跌墮惡血留中遺精月事不調陰挺出陰痒小兒臍風口噤

太谿 足內踝後五分跟骨上動脈陷中○治久瘧欬逆心痛嘔吐痰寔口如膠寒疝咽腫唾血痃癖腹脇痛傷寒手足厥冷齒痛

大鍾 足跟後踵中大骨上兩筋間○治嘔吐胸脹喘息腹滿腰脊痛淋瀝氣逆 ○太谿之下五分水泉之上五分

水泉 太谿下一寸內踝下○治近視月事不利來陰挺出淋瀝腹痛

照海 足内踝下四分微前高骨陷中前後有筋上有踝骨下有軟骨其穴居中○治咽乾久瘧卒疝淋吐眼花小腹痛婦人經逆漏病疱夢陰癢大風不知痛

復溜 足内踝骨上除踝二寸陷中前傍骨是復溜後傍骨是交信二穴止隔一筋○治腸澼腰脊痛足痿斷痛腹脹五種水病血痔五淋血淋盜汗齒齲

交信 足内踝骨上二寸少陰前太陰後筋骨間○治氣淋㿗疝痢癃小腹偏痛月水不調漏血不止大小便難

築賓 足内踝上腨分中少陰前太陰後筋骨間○治癲疝小兒胎疝痛吐涎腨痛

陰谷 膝内輔骨後大筋上小筋下屈膝得之○治膝痛不得屈伸舌縱煩逆陰痛連小腹陰痿股内廉痛腹脹滿男蠱女如娠漏下不止

橫骨 一名下極 大赫下一寸陰上橫骨中宛曲如仰月去中行各一寸夾曲骨兩旁下○治五淋腹痛陰器下縱引痛目赤痛五臟虛竭失精損人遺尿不知時出灸橫骨去陰門七壯又治癲癇疝與橫骨兩旁夾莖灸之

一名陰維 一名陰關 **大赫** 氣穴下一寸去中行各半寸夾中極○治虛勞失精陰萎縮陰莖中痛并白帶下經水不調目赤痛從内眥始

氣穴 四滿下一寸去中行各一寸夾関元○治奔豚氣上下引腰脊痛泄利不止目赤痛從内眥始 宜三穴同 婦人月事不調

四滿 中注下一寸去中行各一寸夾石門○治積聚疝瘕腸澼臍下痛振寒月水不調并惡血疞(音絞)痛奔豚氣上下無子目内眥赤痛

中注 肓俞下一寸去中行各一寸夾陰交○治小腹切痛大便燥目内眥赤痛泄氣上下引腰脊痛月事不調

肓俞 商曲下一寸臍旁去臍中各一寸夾神闕 銅人云自肓俞至横骨六穴去腹中行各寸半 錄之以備参考○治腹痛寒疝大便燥腹滿目赤痛從内眥始

商曲 石関下一寸去中行一寸五分夾下脘○治腹痛積聚腸痛目赤痛從内眥始 自幽門至商曲○銅人云去腹中行各五分又云一寸

足少陰腎

石關 陰都下一寸去中行一寸五分夾建里○治噦噫嘔逆腹痛氣淋心下堅痛滿婦人無子臟有惡血上衝目赤痛從內眥始

陰都 通谷下一寸夾中脘相去一寸五分○治身寒熱瘧病心下煩滿氣逆肺脹目赤痛從內眥始

通谷 幽門下一寸夾上脘相去一寸五分○治口喎暴瘖不能言結積留飲痃癖胸滿食不化目赤痛從內眥始

幽門 一名上門 俠巨闕旁相去一寸五分陷中○治小腹脹滿嘔吐涎沫心煩洞泄泄膿血女子心痛逆氣胸引痛滿不食目赤痛從內眥始

步廊 神封下一寸六分陷中夾中庭去中行兩寸仰而取之○治胸脇支滿痛引胸背鼻塞欬逆嘔吐喘息急

神封 靈墟下一寸六分陷中夾膻中去中行二寸仰而取之○治胸滿欬逆乳癰嘔吐洒淅

足少陰腎

靈墟 神藏下一寸六分陷中夹玉堂去中行二寸仰而取之○治胸脇脹滿欬逆嘔吐

神藏 彧中下一寸六分陷中夹紫宮去中行二寸仰而取之○治嘔吐欬逆喘急胸滿

彧中 俞府下一寸六分陷中夹華蓋去中行二寸仰而取之○治欬嗽逆喘氣胸脇支滿

俞府 氣舍下夹璇璣旁各二寸陷中仰而取之○治欬逆嘔吐上氣喘嗽腹脹胸痛久欬

内踝尖 在足内踝之骨尖上○治下片牙痛及脚内廉轉筋[illegible]

泉液 在横肓旁二寸○治瘰癧卵偏大灸之

手厥陰心包絡 左右共十八穴

天池 腋下三寸乳后一寸着脇直腋撅肋間○治胸中有声胸膈煩悶滿熱病无汗頭痛四支不舉腋下腫寒熱瘧臂痛

天泉 曲腋下二寸去肩臂二寸舉臂取之○治目不明悪風寒心病胸脇支滿欬逆臂内廉痛

曲澤 肘内廉陷中大筋内側横紋中央動脈是直肘臼之与中指对直○治心痛身熱煩渴口乾氣逆嘔血風疹臂肘腕不時動揺傷寒逆氣嘔吐

郄門 掌后去腕五寸○治嘔血衄血心痛嘔噦

間使 掌后三寸兩筋間陷中○治九種心痛脾腫瘧疾咽中如梗霍乱月水不調血結成塊小兒客忤腋腫肘攣中風

手厥陰心包

内関 掌后去腕二寸兩筋間與外関相抵○治手中風熱失志心胸痛目赤支滿肘攣々氣塊勞熱々瘧々疾

大陵 掌后骨下兩筋間陷中○治熱病毛汗手心熱肘臂攣痛腋腫心煩心痛目赤目黄小便如血喉痺身熱頭痛短氣胸脇痛々瘍瘡疥癬癰血瘀疾

勞宮 掌中央屈无名指尖是処○治中風手痺熱病毛汗脇痛大小便血衄血不止氣逆嘔噦煩渴口中腥臭々瘡胸脇支滿黄疸目黄小兒齒爛齦掌風 禁灸

中衝 手中指端去甲如韭葉陷中○治熱病煩悶毛汗心痛舌強 禁多灸

二白四穴 去和门二寸旁掌内横紋中直上四寸間使后一寸一穴在筋内兩筋間一穴在筋外与筋内之穴相並

十宣 在十指尖上去甲際一分共十穴○治乳蛾中風不省人事用針出血

五虎四穴 在手食指无名指第二节骨尖上握拳取之兩手共四穴○治血指拘攣 灸五壮

手少陽三焦經 左右共卌六穴

關衝 手小指之次指外側去爪甲如韭葉○治喉痺喉閉舌捲口乾頭痛霍亂胸中氣噎臂肘痛目生臀膜

中魁 中指第二節骨尖上屈指得之治五噎反胃吐食

液門 小指次指岐骨間陷中握拳取之○治驚悸咽外腫寒厥臂痛寒熱痰瘧目赤澀頭痛暴耳聾齒齦痛

八邪 在手各四穴在手指岐骨間握拳取之其一大都治頭風牙痛二上都三中都一名中渚四下都一名液門俱治手臂紅腫針一分灸五壯兩手共八穴故名八邪

中渚 手無名指本節後陷中在腋門下一寸握拳取之○治熱病汗不出目眩頭痛耳聾目生臀膜久瘧咽腫肘臂痛手背癰毒手五指不得屈伸

陽池 手表腕上陷中自本節後骨直對腕中從指中節直摸下至腕中央○治消渴口乾煩悶寒熱瘧手折傷不能提物臂痛不能舉 一云禁灸

外關 腕後二寸兩骨間與內關相對○治耳聾五指痛不能提物手臂不能舉

支溝 腕後臂外三寸兩骨間陷中○治熱病無汗肩臂酸疼脇腋痛四肢不舉霍亂嘔吐口噤不開暴瘖不能言心悶心痛傷寒結胸瘰癧疥癬產後血暈不省人事

會宗 腕後三寸空中一寸○治五癎肌膚痛耳聾

（一云禁不刺）

三陽絡 臂上大交脈支溝上一寸○治暴瘖瘂耳聾

（禁針）

四瀆 肘前五寸外廉陷中○治暴氣耳聾下齒齲痛

天井 肘外大骨後肘上一寸輔骨上兩筋叉骨罅中屈肘拱胸取之○治心胸痛咳嗽上氣短氣唾膿瘈瘲癲癇風痺喉痺目銳眥痛頰腫痛耳後臑臂肘痛撲傷腰髖痛頸項痛大風不知痛痒

清冷淵 肘上三寸伸肘舉臂取之○治肩痺痛臂臑不能舉

手少陽三焦

消濼 肩下臂外開腋斜肘分下行○治風痺頸項強腫寒熱頭痛
肩下五寸清冷淵上三寸

臑會 肩前廉去肩頭三寸○治臂痠無力寒熱肩腫引胛頂癭氣
臑肩脚臂节為臑肘上七寸兩筋罅陷中肩髃下三寸為臂臑
肩前廉去肩端三寸宛宛中陷肘会

肩髎 肩端臑上陷中斜舉臂取之○治臂肩痛不舉

天髎 肩缺盆中上毖骨際陷中須缺盆陷處上有空是穴○治頸項肩臂
慢痠缺盆痛項急

天牖 頸大筋外缺盆上天容後天柱前完骨下髮際上○治暴聾夢魘
頭風面腫項強目痛（一云禁灸）

翳風 耳後尖角陷中按之引耳中痛○治耳聾耳鳴口眼喎斜脫頷頰腫
口噤不能言不能開口吃牙車急

瘈脉 耳本后雞足青絡脉中 ○治 頭風耳鳴耳聾小兒驚痫瘈瘲嘔吐泄痢目睛不明 〔禁不灸〕

顱息 耳后間青絡脉向 ○治 耳痛喘息小兒嘔吐瘈瘲發痫胸脇引痛身熱頭痛耳腫及流膿汁 〔禁不刺〕

角孫 耳廓中間開口有空 ○治 目生翳膜齒齦痛唇吻張頭項強齒齲 〔禁不針〕

絲竹空 眉外角后陷中 ○ 目眩頭痛目赤惡風寒風痫目上眼睫毛倒發狂偏正頭風 〔禁不灸〕

和髎 耳前鋭髮下横動脉中 ○治 頭痛牙車引急頸頷腫耳鳴鼻準上腫癰痛口噼 〔禁不灸〕

耳门 耳前起肉當耳缺處陷中 〔一云禁不灸〕 ○治 聤耳膿汁出耳生瘡耳塞耳鳴齒齲唇吻張 ○耳出惡水曰聤

陽維 在耳後陷面引耳令前經筋上是穴 ○ 耳風聾耳雷鳴灸三七壯

足小陽胆經　左右共八十八穴

瞳子髎　目外去眥五分○治目痒生白膜青昏近視赤痛多眵䁾（音鴟 目汁凝）內眥痒豆痛喉閉

聽會　耳微前陷中耳珠下動脉宛宛中開口有空側卧張口取之○治耳鳴耳聾牙車脫臼牙車不能嚼物齒痛狂走中風口喎手足不遂

客主人　耳前起骨上廉開口有空側卧張口取之○治唇吻強上眼喎斜青盲眯目齒齲口噤耳鳴耳聾（禁針）

頷厭　耳前曲角下顳顬上廉○治偏豆風目眩驚癇手捲手腕痛耳鳴目外眥急頸痛（顳顬耳前動处即太陽也一名鬢骨）

懸顱　耳前曲角上顳顬中廉○治豆痛齒痛熱病主汗鼻衄不止

足小陽胆

懸釐 在耳前曲角上顳顬下廉○治面赤腫偏頭風心煩熱病無汗

曲鬢 耳上髮際曲隅陷中鼓頷有空○治頷頰腫引牙車不得開
口噤項強脳兩角痛巔風

率谷 耳上入髮際寸半陷中嚼牙取之○治痰氣膈痛脳兩角強
痛頭重醉後酒風皮膚腫胃寒煩吐悶

天衝 耳後入髮際二寸○治癲病風痙牙齦痛頭痛

浮白 耳後入髮際一寸○治足不能行耳聾耳鳴齒痛胸痛滿胸痛
頸項癰腫肩臂不擧喉痺咳逆痰沫

竅陰 完骨上動搖有空○治四支轉筋目痛項頷痛引耳舌本出血
癰疽舌強胸痛欬逆喉痺

完骨　耳后入髮際四分○治足痿牙車急頰痛腫頭面腫項頰痛
頭風耳后痛心煩便赤喉痹齒齲口眼喎斜癲疾

本神　曲差旁一寸五分直耳上入髮際四分○治頭痛頸項強痛目眩
癲疾嘔吐偏風

陽白　眉上一寸直瞳子○治瞳神之痒痛目上視遠視雜盲盲眼目眵
痛背腠寒慄

臨泣　目上直入髮際五分陷中正睛取之○治目眩生白翳淚枕骨合顱
痛鼻塞驚癇反視大風卒中風目外眥痛（一云禁灸）

目窗　臨泣後寸半○治目赤痛頭旋眼花遠視不明面浮腫頭痛熱
病無汗惡寒

正營　目窗後寸半○治目眩瞑頭項偏痛牙痛唇吻急強齒齲痛

承靈 禁針 正營後寸半〇治腦風頭痛鼽衄鼻塞喘息不利

腦空 承靈後寸半俠玉枕骨下陷中〇治五勞七傷羸瘦頸項強痛目瞑心悸勞瘵鼻衄鼻痛頭風發〇偏頭痛者腦空在耳尖角上排三指盡處〇治偏頭風眼目失明灸之化與按穴不同

風池 腦空之下髮際陷中按之引耳〇治洒淅寒熱熱病汗不出目眩偏正頭風痎瘧鼽衄目赤痛腰背痛大風中風癭氣

肩井 一云禁灸 肩上陷中缺盆上大骨前寸半以三指按當中指下陷中〇治中風氣塞涎上不下頭項痛五勞七傷臂痛不舉

淵液 禁灸 腋下三寸宛宛中舉臂取之〇治馬刀瘍胸滿臂不舉

輒筋 腋下三寸復前一寸三肋端橫直蔽骨旁七寸半平兩乳側臥屈上足取之〇治胸中暴滿吐酸

足少陽胆

日月 在期門下五分，期門乳旁寸半，直下又寸半。○治魚前

京門 臍上五分，旁開九寸半，側卧屈上足伸下足舉臂取之。○治小腸痛，肩背寒痙，肩胛内廉痛，腰痛，腸脹，小腹急，腫脹勞

帶脈 臍上二分，旁開七寸半。○治婦人小腹痛，裏急後重，瘈瘲，月事不調，赤白帶下

五樞 帶脈下三寸，臍下寸三分，旁開七寸半。○治痃癖，大腸膀胱，腎積，男子寒疝，陰卵上入小腹，婦人赤白帶下

維道 章門下五寸三分，去中行外各八寸半。○治嘔逆不止，水腫

居髎 章門下八寸三分，監骨上陷中，環跳上寸半。○治腰痛連小腹，肩臂攣急

按此系穴之筋絡

環跳
髀樞中側臥屈上足伸下足左腿上硬子骨陷之宛宛中穴皮
樞里中○治濕痺不仁風疹遍身半身不遂腰胯痛蹇膝不能
轉側脚氣偏風腰股痛○此穴善善痛瑕生附之骨痛

風市
膝上外廉兩筋中令正身直立垂手着腿中指盡處是穴
○治中風腿膝無力脚氣渾身瘙痒麻痺厲風瘡

中瀆
髀外膝上五寸分肉間陷中○治筋痺不仁寒氣客于分肉間
髀股也

陽關
陽陵泉上三寸○治風痺不仁膝痛不屈
一云廿の灸

陽陵泉
膝下一寸胻外廉陷中蹲坐取之○治膝伸難屈髀樞膝骨冷
痺脚氣膝股內外廉不仁偏風半身不遂脚冷頭面腫足肘
筆霍亂轉筋
犢鼻外陷中揣骨外處 廿の針

陽交
足外踝上七寸內斜三陽分肉間○治胸滿膝痛寒厥驚狂喉痺面腫
膝胻不收

足少陽膽

外邱　足外踝上七寸外斜○治胸脹滿、痿痺、頸項痛、癲疾、小兒龜背

○猘犬傷毒不出、發寒熱、速以三壯人灸所嚙處及其穴、少陽郄出

光明　足外踝上五寸○治脛痠胻痛、不能久立、熱病無汗

陽輔　足外踝上四寸○治膝下浮腫、筋攣、諸節痠痛、心脇痛、頭角頷痛、目銳眥痛、缺盆腋痛

懸鍾　一名絕骨　足外踝上三寸動脈中，摸尖骨處是穴○治心腹脹滿、胃熱不嗜食、脚氣、胻痛、筋骨攣痛、腸痔、瘀血、陰急、鼻衄、腦疽、喉痺、趾疼

邱墟　足外踝下從前陷中骨縫中、去臨泣三寸、又從俠谿穴中斜量上外踝骨前五寸○治胸脇滿、久瘧、腋下腫、痿厥、髀樞痛、目生翳、腿胻痠、轉筋、卒疝、小腹堅、腰胯痛

足臨泣　足小指次指本節後陷中、去俠谿一寸五分○治胸滿、胻痠、目眩、厥逆、氣喘、脇滿、乳癰、缺盆中及腋下馬刀瘍、痿、枕骨合顱痛

地五會（廿三穴）足無名指本節後陷中去侠谿一寸○治腋痛内損唾血乳癰

侠谿 足小指次指歧骨間本節前陷中○治胸脇脹滿熱病無汗目外眥赤目眩頰頷腫耳聾

竅陰 足無名指外側去甲角如韭葉○治脇痛欬逆轉筋癰疽痛心煩喉痹舌強口乾肘不舉耳聾魘夢目痛

當陽 去臨泣五分入髮際一寸當瞳子正○治風眩鼻塞卒疾

目明 在目瞳子上入髮際○治太陽連腦病

太陽 在耳前眉後紋中有脈刺出血治後不可灸○治眼紅脹及偏正頭風等病

足厥陰肝經

左右共廿六穴

肝心痛色蒼蒼如死

大敦

足大指端去爪甲角如韭葉及三毛中以為三毛、以横文為聚毛○治五淋七疝小便不禁遺尿陰頭痛陰上入小腹臍痛腹臍痛臍腦衄破傷風小兒急慢驚風尸厥婦人血崩陰挺出陰中痛陰囊腫

行門

足大指縫間動脉應手陷中○治嘔逆遺溺癃閉肉洞泄四肢滿耗衄胸脇痛小腹腫欬逆嘔血茎中痛腰疼腹脹痺身蠱脹婦人血蠱小腸氣肝心痛口渴癲疾七疝寒疝中風寒癇小腹痛急驚風

太衝

足大指歧骨間配本節上後容穴本節後二寸有絡連至地五會二寸○治心痛肩腫咽傷虛勞浮腫腰痛連小腹霍亂溏泄遺溺陰痛胸脇支滿便血淋疝瘕氣嘔逆腿下馬刀瘍瘻唇腫女子漏下小兒卒疝

中封

足内踝前一寸陷大筋底○治瘧小腹痛繞臍痛五淋不言厥冷寒疝痿厥陰縮腹痛

蠡溝

足内踝上五寸○治疝痛小腹脹滿咽悶背拘急臍下積如石痊腹毒白帶

中都 足内踝上七寸胻骨中○治腸澼𤻬疝小腹痛胻寒婦人崩中
產後惡露不出

膝関 犢鼻下二寸直内踝上横过二旁陷中○治風痺膝内廉痛
咽喉痛

曲泉 膝股上内側輔骨下大筋上小筋下陷中屈膝取之当膝曲横紋之頭
外两筋之中○治𤻬疝陰股痛腹脇支滿癃閉泄痢四支不
挙脈脹膝関痛筋攣少氣血小腹痛下痢膿血陰腫莖痛女子血瘕
陰挺陰痒

陰包 膝上四寸股内廉二筋间踡足取之看膝内側必有槽中○治腰尻痛
引小腹遺溺月水不調

五里 足 氣衝下三寸陰股中○治腸中滿熱閉不得溺風勞

陰廉 在羊矢下斜裡三分去氣衝二寸○治婦人絶產未經產灸即有子此穴灸
三壯有子息○ 氣衝對曲骨穴去中行二寸 羊矢在陰旁股内約文縫中皮
肉間有核如羊矢

章門

大橫外直季脇肋端臍上二寸兩旁各五寸○治腸鳴脇痛支滿喘息
心痛而嘔吐逆腰背痛遺溺溺黃脇積聚肩臂不舉痿痹
側臥屈上足伸下足舉臂肘尖盡處取之

期門

乳旁寸半直下又半寸第二肋端縫中○治胸中煩熱奔豚上下霍亂泄
利腹堅硬喘急脇下積氣傷寒心痛嘔酸胸脇滿血鼓食后翻水

急脈

陰上旁開二寸半重按痛引上下為睾之係亦可灸可刺○
治疝氣小腹痛

任脈 共廿四穴

會陰

兩陰之間，世前陰下肛門，量至肛折中央是穴。○治陰汗，陰頭痛，陰中諸病，相引痛，大小便難，通攣痛，經水不調，陰門腫痛。禁針灸

曲骨

橫骨上，中極下一寸，毛際陷中。○治失精，五臟虛乏冷，小腹脹滿，淋瀝不通，㿗疝，小腹痛，赤白帶。

中極

關元下一寸，臍下四寸。○治冷氣上衝，臍下結塊，陰汗，水腫，小便數，失精，絕子，疝瘕，產後惡露不行，月事不調，血結成塊，子門腫痛，小腹苦寒，陰癢而熱，陰痛而厥，臨經行房，羸瘦，轉脬不得尿，胞衣不下。

關元

臍下三寸。○治積冷虛乏，臍下絞痛，引陰中冷，寒氣腹痛，失精，白濁，溺血，七疝，風眩，頭痛，轉脬不溺，小便不通，石淋，五淋，泄利，奔豚，搶心，臍下結血如杯，婦人帶下，絕嗣，胞門閉塞，惡水不止，漏下血。

石門 一名命門、丹田

臍下二寸。○治小腹絞痛，氣淋，血淋，陰縮，腹痛，堅硬，疝氣繞臍痛，水腫，婦人血結成塊。○女子禁灸，犯之絕嗣。

任脉

氣海

臍下寸半。治：飲水太過，腹脹腫，氣喘，心下痛，臟虛真氣不足，一切氣疾，体瘦虛弱，奔豚，七疝，癥瘕，或少腹臍下冷氣痛，中惡，脫陽欲死，陰症卵縮，大便閉，小便赤，卒心痛，小兒遺尿，繞臍疼痛。○婦人臨經行房，赤白帶下，月事不利，調產後惡露不止，繞臍痛。

陰交

臍下一寸。治：氣痛如刀攪，腹堅硬滿痛，陰汗濕癢，腰膝拘攣，鬼擊，鼻出血，婦人血崩，月水不調不絕，產後惡露不止，繞臍冷痛，絕子，陰癢。

神闕

當臍中央。治：中風不省人事，腹中虛冷，臟腑泄利，水腫鼓脹，腹痛繞臍，脫肛，風癇，小兒反弓，奶利。（禁針）

水分

臍上一寸。治：水病，腹堅腫如鼓，轉筋，不嗜食，腸胃虛脹，繞臍痛，腰脊強急，衝心，鬼擊，鼻出血，小兒陷顖。（禁針）穴當小腸下口，至是水液入膀胱，渣滓入大腸，故曰水分。

下脘

臍上二寸。治：臍下厥氣，胃脹，羸瘦，腹痛，六腑氣寒，穀不能化，小便赤澀，及翻胃。穴當胃下口，小腸上口，水穀於是入。

建里

臍上三寸。治：腹脹，身腫，心痛上氣，腸中痛，嘔逆不食。

中脘 臍上四寸○治五臟喘息不止腹脹中惡脾疼飲食不進翻胃赤白痢寒癖心臟脹　取法從鳩尾尖量至臍中心折中是穴

上脘 臍上五寸○治腹鳴食不化腹脹痞刺痛霍亂吐利腹痛翻胃嘔吐食不下腹脹氣滿吐血痰食積聚成塊虛勞吐血五毒疰不能食

巨闕 鳩尾下一寸○治上氣咳逆胸滿短氣背痛胸痛痞塞數種心痛蛔虫蠱毒貓鬼胸中痰飲妊娠子上沖心

鳩尾 在臆前蔽骨下五分人無蔽骨者從岐骨下行一寸甲乙經云一寸半膏之原也禁不刺灸一云可刺可灸灸三壯其穴大難下針非甚妙高手不可輕刺也 〔禁灸針〕

中庭 膻中下一寸六分○治胸脇支滿噎塞嘔吐食出小兒吐奶 上至天突共九寸六分

膻中 玉堂下一寸六分兩乳中間是穴○治咳逆噎氣上氣喘嗽不食心胸痛風痛肺癰唾膿婦人乳少　此膈膜也為宗氣之所聚 〔禁刺〕

任脉

玉堂 紫宫下一寸六分○治胸膺痛心煩欬逆喘息寒寒癰疽上

紫宫 華蓋下一寸六分○治胸膺骨痛吐飲者白如膠嘔逆

華蓋 璇璣下一寸六分○治喘息欬逆喘嗽喉痺咽腫胸脇支滿

璇璣 天突下一寸六分○治胸脇支滿欬逆喉鳴喘息咽癰胃中雜積

天突 頸結喉下一寸二骨中間凹處是穴璇璣上行一寸六分低頭取之○治上氣欬逆暴喘咽腫喉中生瘡喉鳴五噎黄疸癭痛嘔吐

廉泉 頸下結喉上中央舌本下仰而取之○治欬逆喘嗽上氣喘息嘔沫舌下腫舌根縮急口瘡

承漿 唇稜下陷中開口取之○治偏風半身不遂口眼喎斜面腫消渴口齒疳蝕生瘡瘖不能言

龍頷穴 在鳩尾上寸半○治心痛冷氣灸百壯勿針

囊底穴 在陰囊十字紋中○治腎癥小腸氣一切腎家症灸七壯

子宮 在中極二旁各開三寸針二分灸七壯○治婦人久無子嗣

氣門 在関元二旁各開三寸○治氣攻疝痛及胎孕不成漏胎下血

左胞門 右子戶 手 一左一右在関元旁各開三寸○治子藏門塞不受精并墮胎腹痛 灸胞門五十壯若胞衣不下子死腹中或腹中積聚皆針入胞門

闌門 在陰莖根兩旁各三寸○治膀胱七疝奔豚

腸遺 在中極兩旁相去二寸半○治大便难

督脉

脊背五穴　第二椎上及下穷骨尖二处一俺度上下中折共成上中下三处点记之将此线取其半为三折如△样以上角对中央一穴其二角分二边点记之共五处各灸百壮○治大人痫疾小儿惊痫

长强　音帝臀也　痛
脊骶骨端三分伏地取之○治肠风下血久久痔瘘腰脊痛狂疾大小便难洞泄五淋痔蚀下部小儿癫痫惊痫瘈疭呕血失精

腰俞　[illegible]
廿一椎下宛宛中挺身伏地取之○治股膝脊痛温疟汗不止足痹不仁伤寒四支热不已妇人月水闭

增入 **精宫**
十四椎下○治遗精白浊

阳关
十六椎下○坐而取之○治膝不能屈伸风痹不仁筋挛不行

增入 **极俞**
十七椎下○治腹中疾腰痛膀胱寒饮澼注下灸随年壮

督脉

命門 二十椎下伏取○治頭痛如破身熱如火汗不出寒熱瘧首蒸小兒癇痙反張老人腎虛腰痛腹脹痔脫肛○此穴與前臍平等

懸樞 十三椎下伏取○治腰脊强水穀不消化下痢

脊中 十一椎下俛取○治風癇癲邪黃疸腹痛滿五痔便血積聚下痢小兒脫肛 禁針一云禁灸

增 **中樞** 十椎下○治眼退熱進飲食○氣穴論背與心相控而痛此治天突與十椎其穴主此○一云禁灸令人傴僂一云刺三分灸三壯

筋縮 九椎下俛取○治癲疾狂走脊强目上視反睛癇疾心痛

至陽 七椎下俛取○治腰脊痛胃寒不能飲食胸脇支滿四支腫痛背少氣[illegible]

靈臺　六椎下俛取○治氣喘　禁針

神道　五椎下俛取○牙車蹉小兒風癇瘈瘲傷寒寒熱豆痛痎瘧　禁針

增 巨闕俞　四椎下○治胸膈中氣灸隨年壯

身柱　三椎下○治腰脊痛瘈瘲狂走瘈瘲小兒驚癇

陶道　一椎下俛取○治寒熱瘧洒淅脊強煩滿豆重目瞑瘈瘲

大椎　一椎上陷宛宛中○治肺脹脇滿嘔吐上氣五勞七傷寒熱瘧痎背膊拘急頸項痛風勞骨蒸心下痞塊○此穴與肩平者

督脈

瘂門

項后入髮際五分項中央宛宛中○治舌緩不語重舌咳陽熱氣盛衄血不止瘰癧癲疾頭重（禁灸）

風府

項后入髮際一寸大筋内宛宛中○治中風不語振寒汗出身重悪寒頭痛項急偏風半身不遂鼻衄咽喉腫痛傷寒狂走（禁灸）

腦戸

枕骨上強間后寸半百会后四寸半○治面赤痛頭痛癭瘤（禁灸）

強間

後頂下寸半百会後三寸○治頭痛目眩腦旋心煩嘔吐項強狂走

後頂

百会后寸半枕骨上○治頭項強急悪風風眩寒額顱上痛癲疾狂走頭痛症頭偏痛

百會

前頂後寸半頂中央旋毛中可容豆取法用線正眉中間印堂量至后髮際折中是○治中風不語頭風偏風半身不遂心煩悶癇瘧脱肛風癇反弓小兒急驚驚風癇啼百病

督脉

前頂 顖会后寸半百会后寸半○治頭風目眩面赤腫水腫小兒驚癎瘈
巔頂腫痛

顖會 上星后一寸百会前寸半○治腦虛冷酒后腦痛衄血頭皮面紅
腫鼻塞目戴上

上星 神庭后入髮際寸百会下三寸半取法用線從患人掌後横紋量
至中指尖將所量手肚在鼻尖量上入髮際線盡處是穴○治面上紅腫頭
風鼻中息肉目鼻壅頭痛痎瘧振寒熱病汗不出目眩
睛痛不能遠視口鼻出血

神庭 直鼻上入髮際五分百会下四寸禁針○治頭風吐舌癲癇目
上視頭風目眩嘔吐煩悶寒熱頭痛喘渴目翳

增入 **印堂** 在二眉中針一分灸五壯○治小兒驚風

增入 **內迎香** 在鼻孔中○治目暴赤腫痛用蘆管子搐出血

素髎 在鼻端準上○治鼻中息肉不消鼻ミ瘡鼻塞喘息不利鼻喎僻鼽衄 〔禁灸〕

鼻準（增入） 在鼻柱尖上○吉治鼻上生酒齄風三稜針出血

水溝（名人中） 鼻柱下溝中央近鼻孔陷中○治癲癇ミ狀口噤牙關不開唇動面腫卒中惡瘟疫口喎僻 〔灸不及針艾炷宜小〕如雀糞

兌端 唇上端○治癲疾衄血不止唇吻強齒齦痛鼻塞痰涎口噤鼓頷

齗交（音勤） 唇內齒上齦（音肯 齧齒也）縫中○鼻中息肉蝕瘡鼻塞頸項強目眩牙疳腫痛目生翳眥癢痛面赤心煩

前後神聰 前神聰去前頂五分自神庭至此穴共四寸後神聰去百会一寸二穴主治中風ミ癇灸三壯

夾脊穴 千金云治霍亂轉筋令病者合面臥垂兩手著身以繩橫牽兩肘尖當脊間繩下兩旁相去各一寸半灸之无不瘥也

聚泉

在舌上當舌中央縫陷中。○治哮喘及久嗽不愈，灸七壯，用姜片如錢厚搭舌上穴中，如熱嗽，用雄黃末少許加艾，冷嗽用款冬花末和艾灸畢，以茶清同姜片嚼下。又治舌胎舌強，用小針出血

海泉

在舌下中央脈上。○治消渴，用三棱針出血

左金津　右玉液

在舌下二旁紫脈上。○治重舌腫痛喉閉，用白湯煮三棱針出血

鸛口穴

在口吻二旁邊赤白肉際。○治狂邪鬼語罵詈，癲人發狂風，大小便不通，灸一壯

四花穴

七椎下各向寸半斜下一寸，即膈俞；九椎下肝俞，俞の穴必取の方。○治神虛百損勞瘵

膏肓穴

令人二手于兩膝上，則胛骨自開，其穴易見。以手揣摸第四椎微下二分、五椎微上二分，去中行各向三寸。又取法：正坐，取一蠟稻草于中指第二節量之，平一椎骨，該一寸五分，卧定椎骨，該穴寸，先揣罨上，却將草折去半，量兩旁開，是穴，共取也抄

痞根穴　十三椎下各開三寸半○灸痞塊

疝氣　用稈心篾量兩乳角爲則摺作三角如△以一角安臍中央二角安臍下尖角是穴

腸風諸痔　十四椎下各開一寸

雷火針法　木香三分　沉香二分　乳香四分　川山甲二分　麝香三分　茵陳二分
羌活三分　干姜三分　蘄艾二兩不拘多少　除艾茵右七味共爲細末以
綿紙半尺先鋪艾茵于上次將藥末摻搓極緊收
用○去法挂內法有間痛及寒濕氣

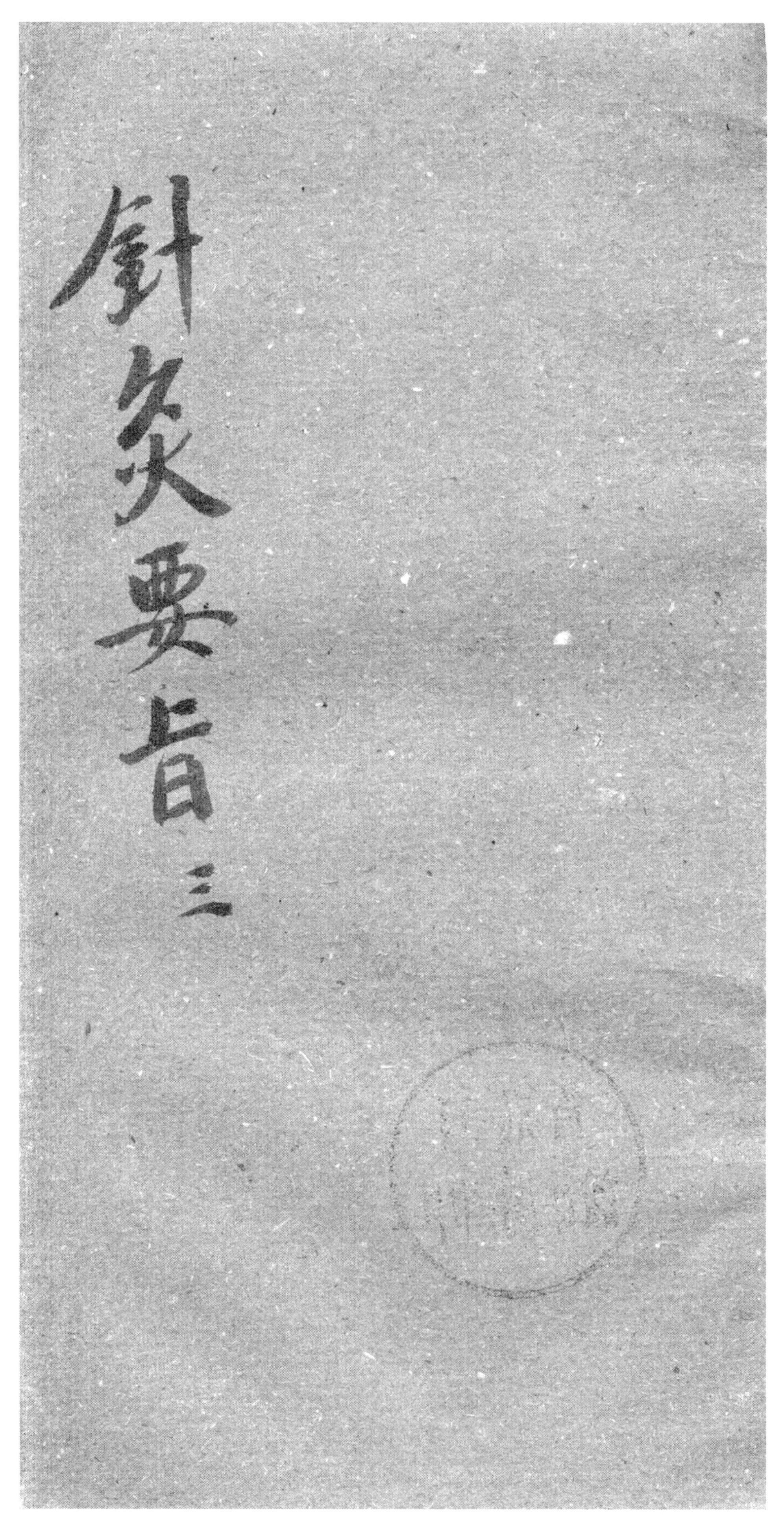
針灸要旨
三

頭面

○頭面

頭痛
頭昏沉太陽痛
頭項拘急引肩背痛
頭項強硬
頭風眩暈
頭項痛曰正頭風
頭昏沉痰厥頭暈
頭重不舉背寒頭痛
頭項紅腫強痛
雷頭風暈嘔吐痰涎
偏正頭風兩額角痛

神庭 上星 囟頂 百会 風池 此上諸穴灸处可愈
後溪 頭維 太陽紫脈 刺出血穴在耳前眉後分中
合谷
後溪 承漿 肩井
百会 中渚
內関 風池 承漿 風府 合谷
內関 風池 合谷 命门
外関 上星 合谷 腦空 百会 顱息
外関 大敦 百会 肝俞
外関 腎俞 列缺 百会 大陵
中脘刺 豐隆 肩井 風府
外関 百会 太衝 中脘 風门
後溪 列缺 合谷 絲竹空刺 太陽紫脈
頭臨泣

頭痛难持

頭風及腦痛

腦漏

頭頂痛

偏正頭風

兩額頰痛紅腫

頸攣項强痛不能回顧

醉頭風嘔吐不止惡聞人言

偏頭風

面發赤斑

申脈刺 後溪 承漿 合谷

太陽 神庭 上星 百会 合谷

灸腦下穴在腦上后髮頭背后二边

百会 後頂 風池 合谷

一法灸前頂穴并兩鶴

風池 合谷 足三里 絲竹空刺

後溪 大迎 合谷 頰車

後溪 承漿 風池 合谷

内関 湧泉 百会 列缺 合谷

兩鶴法灸腦空穴在耳尖角上排三指 是外与今圖不同

一法灸崑崙穴 一法灸陽陵泉 灸胆俞

耳目

症	穴
耳生瘡	耳门
耳聾氣痞痛	外関 听会 三里 腎俞 翳風
耳根紅腫痛	外関 合谷 頬車 翳風
左耳根腫核 名惠袋癧	外関 翳風 肘尖 俠溪
右耳根腫核 名蜂窠癧	外関 翳風 合谷 俠溪 頬車
耳内或鳴或痒或痛	外関 液門 合谷 听会
耳内蟬鳴	少沖 中沖刺 听会 商陽
耳不聞声	仝上
耳聾雷鳴	陽維 在耳乃後而引耳令前弦筋上是穴
風眼翳膜疼痛	拳尖 穴在中指第一節前握拳取之 患左灸右患右灸左骨尖上
目赤痛多眵多臓	灸上瞳子窌

目暴赤腫〻疼痛　外關　攢竹　迎香　合谷

白膜　灸童子髎

目生翳膜冷淚难开　睛明　肝俞　上星　前頂　合谷　魚尾

迎風冷淚風冷爛眼　神庭　百会　絲竹空　攢竹　二間　小骨空

〻眉角〻痛不已　臨泣　攢竹　印堂　頭維　陽白　合谷

努肉攀睛　外關　十宣刺　睛明刺　肝俞　合谷　和髎
攢竹　委中　肘尖　照海　列缺

久流冷淚　上迎香　天府　肝俞

眼生翳膜　太陽刺　睛明刺　合谷　光明
又灸耳尖二穴捲耳取之耳上尖是穴　又灸角孫耳郭中間

外障眼　太陽刺　臨泣　攢竹刺　睛明刺　小骨空

內障眼　太陽刺　臨泣　睛明刺　風池　童子髎
合谷　光明

羞明怕日　攢竹刺　睛明刺　二間　合谷　小骨空　行間

兩目失明　前頂　本廟鵲店

耳目

青盲眼
眼花
雞盲眼
目昏不明
赤腫衝風涙下不已
紅腫澁爛沿眼
努肉赤筋瞳神障翳

胆俞　肝俞　胃俞　養老　商陽
光明
照海　目窓
灸陽白　在眉毛上寸直瞳子
足三里
内関　合谷　臨泣　十青空　攢竹刺
睛明刺　合谷　足三里　二間
用白丁香豆脱男子乳調点之愈

咽喉

咽喉

喉中生瘡
咽喉閉塞水粒不下
咽喉門塞
雙蛾風 喉閉不通
單蛾風 喉嚨腫痛
哮 係鳥啊毛
喘促
吼喘氣滿肺脹不臥
小哮喘氣促 痰氣壅塞
吼喘胸膈急痛

天突
水粒 天突 照海 商陽 十宣刺 心操
少商 照海 風池 頰車
少商刺 玉液刺 金津刺 十宣刺
關冲 氣舍 天突 旁下四處
天突 尾閭 背尖上口又背上二穴係一條套頸上使兩圍總豆乘下至尾尖上盡處皆過面 垂下脊背上總至盡處是穴灸七壯
哮吼 氣海 膻中 期門
列缺 俞府 太淵 三里 風門 中府
膻中
列缺 豐隆 膻中 俞府 三里
列缺 或中 肺俞 天突 三里

鼻口舌

○鼻口舌

鼻衄不止 名曰妄行

鼻流清涕 名曰鼻淵

鼻生瘜肉 閉塞不通

鼻涕噴嚏不止

鼻塞不知香味臭味

鼻流濁涕

鼻生瘡

口兩角不收涎

口生瘡 名枯曹風

口内瘡穢臭難近

口氣沖人臭不可近

外関 少商 湧泉 臑俞 心俞

列缺 曲差 百会 迎香 上星

風府 迎香 風門 通天 印堂 上星

神門 太淵 肺俞 三里

迎香刺 風門 上星

上星 列缺 合谷 内関 曲池

灸曲差 神庭旁寸五分

地倉 灸口吻旁四分

兌端 承漿 支溝 十宣刺 外関

十宣刺 金津 承漿 人中 玉液

合谷 列缺

少沖 人中 金津 玉液 通里

十宣刺 列缺

舌强难言生白胎　关冲　承浆　中冲刺　聚泉　外关

重舌肿胀热极难言　外关　十宣刺　金津刺　玉液刺　海泉刺

舌吐不收名曰阳强　外关　兑端　少冲　海泉　神门

舌缩难言名曰阴强　外关　心俞　海泉刺　膻中

唇吻裂破血出干痛　外关　承浆　关冲　少商刺

舌下肿　廉泉　（玉液刺出血　金津）　天突　少商刺

舌根急缩　仝上

髭龈热毒　太阳　大陵　外关　曲池　合谷

舌上生疮　三焦极热　列缺　关冲　年　外关　承浆　地仓　（金津　玉液　刺）

齒牙

○齒牙 前小曰齒 後大曰牙

齒牙疼痛

齒牙疼痛兼兩頷腫

上齒痛

下齒痛 一法灸細呂穴

上牙痛 一法灸承漿

下牙痛

腎虚牙痛出血不止

牙痛

上下牙痛及牙関不開

下牙痛及頰項紅腫

風牙

内関 列缺 頰車 大開 人中 大陵

合谷

人中 呂細 合谷 外関

足三里

手三間 列缺 合谷

陽谷 人中

内庭 又灸足兩踝尖二穴立愈

承漿 又腕上五寸兩筋間灸之

頰車 合谷 足三里 大谿

承漿

外関 大開 呂細 頰車 合谷

陽谿 頰車 承漿 太谿

耳垂下於骨上穴灸三壯痛即止如神

一切牙痛

以草比手中指量至掌後横紋止折為四留一再量至臂中灸之止又法灸二手中指第一節前有陷處直指甲以下大之止又法于耳前鬢髮尖內有動脈外治痛左右灸之神效又法耳垂下經骨上穴三壯亦神

手足

手足

手足麻痺不知痛痒
手足麻木
手足拳挛急屈伸艰难
手足俱颤不能行步握物
手足拘挛
手足不遂 偏枯
手背生毒 名曰蟹背
足背生毒 名曰附筋发背
两膝红肿疼痛 名鹤膝风
腿胯疼痛 名腿叉风
两手颤掉不能握物

臨泣 太冲 大陵 足三里 曲池 合谷
中渚
肩貞
足三里 尺澤 行間 曲池 合谷 陽陵泉
陽谿
後谿 腕骨 絕骨 曲池 太冲 丘墟
陽谿
中渚 絕骨 陽谿 尺澤 陽陵泉 八邪
臨泣足
百会 肩髃 曲池 風市 环跳 足三里
絕骨
湘门 内関 中渚 外関 中脘刺
中脘刺 内庭 行間 侠谿 委中刺
足臨泣 膝関 風市 行間 陽陵泉
足臨泣 环跳 委中刺
曲泽 合谷 腕骨 中渚 足臨泣

足跗發熱五指節痛　足臨泣　冲陽　十宣刺　俠谿

足底發熱名濕熱　足臨泣　湧泉　合居　京骨

手臂痺冷痛　足臨泣　肩井　外關　曲池　手三里曲池下二寸

臂痛不擧肘節風痹　灸肘髎大骨外廉陷中　臂臑肘上七寸肩髃下寸

寒濕腳氣發熱大痛　照海　太冲　三陰交　委中　丘墟灸足外踝去

腎虛腳氣紅腫久熱　照海　氣冲　公孫　委中刺　血海　太谿　三陰交

久患腳氣　灸湧泉五十壯

寒濕腳痛　灸解谿　照海

兩足冷木　足臨泣

兩足顫掉不能行步　太冲　陽陵泉　崑崙　足臨泣

手指拘攣伸縮疼痛　尺澤　中渚　陽谿　五虎　足臨泣

扁鵲灸法

一行路足上膝及腿如錐乃風濕卧就衰于痛外灸三十壯

一腳氣少力或麻頑疼痛灸湧泉五十壯

手足

足指拘攣筋骨不開
手指節痛不能屈伸
足指節痛不能行步
手臂背生毒名附骨疽
足外踝紅腫名穿踝風
脚轉筋
足内踝紅腫名透踝風
二手發熱五指疼痛
手腕起骨痛名遶踝風
臂膊痛連肩背
足跗腫痛久不能消

八風　丘墟　陽陵泉　十宣　公孫
足臨泣　外關　陽谷　腕骨　五虎　合谷
外關　内庭　崑崙　太冲　后溪　膏肓穴
申脉　天府　委中　曲池
足臨泣　崑崙　丘墟　照海
灸外踝尖上
外關　太溪　丘墟　崑崙　足臨泣
足臨泣　陽池　合谷　液门
足臨泣　太淵　大陵　腕骨　曲池
足臨泣　曲池　中渚　肩井
足臨泣　行間　申脉刺

心腹

肺心痛 卧若伏龜　大淵 尺澤 上脘 膻中

脾心痛 痛如針刺　内關 大都 太白 足三里 公孫

肝心痛 色蒼蒼如死狀　行間 太沖

腎心痛 悲惧相控　太谿 崑崙

胃心痛 腹脹胸滿　巨闕 大都 太白 足三里

九種心疼 一切冷氣（一虫二疰三風四悸五食六飲七冷八熱九去來痛）　公孫 大陵 隱白 中脘 巨闕

痃腸逆向胸中隱痛　公孫 勞宮 間使 膻中

氣膈五噎 飲食不下　公孫 膻中 太白 足三里

脾胃氣虛 心腹脹滿　公孫 氣海 太白 足三里 水分

風癱氣滯 心腹刺痛　公孫 風門 勞宮 足三里 脘中

悴煩悶　照海 陰陵泉 内關

心腹

心病怔忡
恚煩熱
心性呆痴悲泣不已
心驚發狂不識親疏
心忘易失言語不記
心臟諸虛怔忡驚悸
心虛膽寒四體顫掉
心中悶痛痞塊不散
胃脘傷寒中滿不快
翻胃吐食中滿不快
中焦痞滿兩脇刺痛
胸中噎塞滿痛

照海 心俞 神門 内関
照海 内関 十宣刺 四花 湧泉 大陵
合谷 公孫 通里 神門 後谿 大鐘
公孫 少沖 中脘 心俞 十宣刺
公孫 心俞 通里 少沖
公孫 陰郄 心俞 通里
公孫 膽俞 三里 足臨泣 三呂灸 羽中
公孫 大陵 三陰交 中脘 章門
内関 中脘 三里 大陵 膻中
解谿 中脘 中魁 太白 唐只灸命関
内関 支溝 膻中 章門
列缺 大陵 膻中 内関 三里

胸膈痞結　湧泉　膻中　少商刺　內關

胸脇脹滿引痛　絲胸御　去中行厚對玉堂

氣攻胸痛　照海　通里　大陵

痰熱結胸　缺列　湧泉　大陵

心氣虛損或歌或哭　公孫　靈道　心俞　通里

心中驚悸言語錯亂　公孫　心俞　少海　少府　後溪

心脘刺痛脇肋下痛　公孫　氣海　陰陵泉　行間

胃脘停痰口吐清水　後溪　中脘　巨闕　關元

胃脘停食疼刺不已　後溪　內關　彧中　大陵　中脘　解溪　三里

胸中刺痛隱心不樂　後溪　內關　彧中　大陵

胸中滿痛　勞宮　大陵　通里　膻中

胸中有聲　天池

心腹

善悲

善太息

心虛惕神思不安

心驚中風不省人事

胸前兩乳紅腫疼痛

乳中生癰名曰妬乳

吞酸嘔吐食不化

脾腹脹滿食不消化

食癥不散人漸羸瘦

食積血瘕腹中隱痛

五積氣塊 血積 血癥

腹中腸痛下痢不已

心俞 膻中 玉堂 大陵

中封 商邱 公孫

公孫 乳根 通里

公孫 大敦 百会 中冲刺

列缺 少澤 膻中 大陵

列缺 乳根 肩井 少澤 膻中

日月 中脘 噯氣 中腕

脾俞 胃俞

公孫 天樞 內庭 水分

公孫 腕骨 脾俞

公孫 胃俞 氣海 行間

公孫 膈俞 肝俞 大敦 照海

列缺 內庭 三陰交 天樞

腸中雷鳴泄瀉不止　列缺　天樞　關元　中脘　三陰交

繞臍痛大腸病也　水分　天樞　陰交　足三里

凡腹痛　於臍四旁椒鹽填滿上用艾灸之妙

噎病　五噎　不進飲食為噎病

氣噎　天突　乳根　解溪　關沖

勞噎　勞宮

思慮噎　神門　脾俞

又中魁穴　在手中指第二節首尖上握拳取之

治五噎反胃吐食

黃帝法　老人氣喘灸臍下三百壯　扁鵲法　老人氣喘灸關元三百壯

脇腰肩背

○脇腰肩背

両脇疼痛　臑兪雲門

腰背偃痛舌俛仰　起止艱難

腰脊項背痛

傴僂　[illegible]灸肺兪

肩胛痛

腎虚腰痛

虚損湿滞腰痛

肩痺熱痛

肩痺寒至肘

脇下肝積気塊痛刺

腰痛連膀　兼日寒疝

公孫　支溝　章門　通里　陽陵泉

申脉刺　腰兪　膏肓　委中刺

申脉刺　腎兪　肩井　人中　委中刺

風池　懸鍾

臑兪　秉風

足臨泣　腎兪　委中刺　脊中

足臨泣　脊中　委中刺　腰兪　腎兪

曲垣　肩胛中央陥中

肩中兪　肩胛上陥中去三寸与大椎平

足臨泣　章門　陽陵泉　中脘　支溝

大陵

足臨泣　五樞　三陰交　委中刺

腰痠痛連脇　[illegible]　環跳　陽陵泉　崑崙

閃挫腰痛　申脈　足臨泣　腎俞　腰俞　脊中　委中刺

脇　凡脇痛不可忍者，用蠟繩度二乳中半，比繩從乳斜趨痛脇下，以繩盡處灸之，更灸其章門七壯，卯時灸三壯，必愈

腰　凡腰痛不能俯仰者，令其正立，以竹杖拄地，平臍點記，乃以度背脊，以脊中點記，隨年壯灸之

腰眼穴　主傳屍癆瘵，其症也食臟腑，以致滅門絕戶，其法於癸亥日二更盡入三更，乃六神皆聚之時，勿令人知，令病者解去下衣，舉手向上，略轉身體，於腰間兩旁有微陷可見，是名鬼眼，即俗名腰眼也。正身直立，用墨點記，然後上床合面而臥，用小艾炷灸七壯，多灸更好，其蟲必于吐瀉中而出，燒燬遠棄之，可免傳染，此比四花等穴更易致效。又云在腎俞下三寸，夾脊兩旁各去寸半是穴

脇痛不止　乃從傷脾，灸左命關三百壯

寒濕腰痛　灸腰俞五十壯

兩脇連心痛　乃寒怒傷肝脾腎三經，灸左命關二百壯，關元三百壯

大小便

〇大小便

大便艰难用力脱肛　公孙　照海　支沟　百会

大肠虚冷脱肛不收　公孙　百会　长强　命门　承山

脏毒肿痛便血不止　公孙　承山　长强　肺俞　肠俞

五种痔疾攻痛不已　公孙　合阳　长强　肾俞

久痔　承山　　痔血　三阴交

五痔　秋边　廿椎下旁开寸半　　痔漏　灸商邱

脱肛　灸百会　胃俞　长强　　又百劳　间使　章门　中脘　肝俞　灸效

大便下血　手足冷　饮即呕　　中脘　气海

一法取脊骨中与前脐相平，以指按脊骨，觉异之知觉疼痛，是穴，灸三七不发

凡痔肿大，先以槐柳枝煎汤洗，后用壮男子头发捻作小饼，一分厚，置痔上，又切独蒜片如钱厚，置饼上，用艾灸二十七壮必愈

小便淋漓不通　照海　阳陵泉　关冲　三阴交　合谷

小便淋血不止 兼陰器痛
小便頻數 兼小腹痛
五淋 灸横骨 又炒鹽填臍中艾
氣淋 足內踝上
遺精不禁夢鬼交
遺精白濁小便頻數 一法灸精宮 椎下左右
赤白濁 灸大腸俞穴
遺尿 足三里 三陰交
陽不起
失精膝脛疼痛
莖中痛 并尿血
陰痿上縮

照海 湧泉 三陰交 陰谷
一法只灸關元 照海 氣海 腎俞 關元 三陰交
血淋 復溜 足內踝上 兼治血淋
照海 膏肓 心俞 腎俞 中極 然谷
然谷 照海 三陰交 太溪 大赫 白環俞 關元
遺濁 行間
鼠蹊腫痛 卬陽具 箕門 陰股內
命門 腎俞 氣海 然谷
曲泉 大赫
列缺 大赫 行間
大赫 在中極穴二旁各五分 一法灸陰谷

大小便

腎敗　　関元　帯脈　穴在腋下对腿骨正當臍上旁　横過取之

陽起虚之兼陰汗湿　　会陽　在陰尾尻骨兩旁各開寸半

失精五臓虚之　　曲骨　穴在臍下五寸

失精脱陽　　然谷　穴在内踝前起大骨陷中

陰器縮结　　大赫

卵上入腹引茎中痛　　归来　臍中旁開二寸直下六寸是穴　一法灸五椎

老人小便不禁可并胃腸困重乃陽氣虚脱灸神闕三百壯

大便不禁可乃脾氣衰灸左命関　関元各三百壯

黄帝灸法老人二便不禁　臍下三百壯

傷風咳嗽

傷風　扁鵲法　破傷風牙關緊閉項背強直灸關元百壯

傷風感寒咳嗽　列缺　風門　膻中　風府　合谷

傷風頭痛口乾發熱　神庭　經渠　合谷　曲池　素髎刺

傷風寒惡頭痛燒熱　列缺　通里　合谷　曲池　絕骨

破傷風症　承漿　後溪　八邪　外關　合谷

破傷風因他事搐發渾身發熱顛強　後溪　太敦　十宣　合谷　行間

咳嗽　扁鵲法　中年久嗽不止恐成癆瘵當灸關元三百壯

咳嗽痛因形寒飲冷傷肺灸天突五十壯

咳嗽寒痰　內關　列缺　中脘刺　湧泉　肺俞　絲竹空

咳嗽胸膈閉痛　列缺　肺俞　三里　膻中

久嗽不愈嗽唾血痰　列缺　風門　太淵　膻中

吐血

吐血　用碗盛清水吐血在内浮者肺血也沉者肝血也半沉半浮者心血也

嗜酒此見　以羊肺羊肝羊心煮熟蘸白芨末常吃可愈

五臟傳熱吐血

六腑傳熱吐血

虛損氣逆吐血

吐血昏暈不省人事

吐血衄血　陽乘于陰　血熱妄行

血寒亦吐　唾血　陰乘于陽及心肺二經

血迷血暈

唾血

外關　心俞　脾俞　腎俞　肝俞　膈俞　肺俞

外關　胃俞　膈俞　三焦俞　膽俞　大腸俞

外關　肝俞　膏肓　腸俞　丹田

外關　膈俞　通里　肝俞　大敦

外關　中沖刺　三里　三陰交　肝俞　膈俞

外關　肺俞　心俞　少商刺　神門　三陰交

膈俞

列缺　合

郄門　掌后五寸

腫脹

由心腹而散四肢者先由四肢而入腹者危

腫屬脾脹屬肝腫則陽氣就行如單脹而不腫者名蠱脹爲木橫尅土難治

鼓脹

氣血兩蠱

浮腫生於遍身脹滿

單腹脹　氣喘不息

小腹脹大如盆

四支面目浮腫不退

吐血衄血　陽乘于陰　血熱妄行

血塞塞吐　陰乘于陽名之

水鼓　水溝　水分　神闕

血鼓　膈俞　脾俞　腎俞　間使

足三里　血海　行間

氣鼓　膈俞　肝俞　脾俞　胃俞　腎俞

中脘　氣海

照海　行間　水分　氣海　關元　公孫

足臨泣

照海　氣海　曲池　行間　內庭　三里

合谷

照海　三陰交　膻中　水分　三陰交　氣海　三里

行間

照海　中脘　水分　三陰交

照海　人中　三里　曲池　合谷　足臨泣

大沖

外關　中沖刺　三里　三陰交　肝俞　膈俞

大抵和腫禁針刺于臍鼓腫要先知切忌臍高凸四圍腹上青筋休用藥陰囊毛縫不堪醫背平如板終難治掌上無紋有限時五足不消十日死肚光如鼓療應遲病多氣短皆無策十個當知九個危任使神醫難措手勸君切記此篇書

氣鼓腫者不可醫肚光如鼓甚蹺蹊按之如石陣陣響泄氣之方能見效奇

痢疾

赤白痢 腸中冷痛 列缺 水道 外陵 三里 氣海 天樞

泄瀉不止 裏急後重 其名大瘕泄 三陰交 公孫 下脘 照海 天樞 水分

脾瀉 色黑 脾俞 大腸瀉 色白 大腸俞

胃瀉 色黄 胃俞 天樞 小腸瀉 色赤 小腸俞

腎瀉 夜半後及寅卯之間 命門 天樞 氣海 關元

久痢冷痢腸痛 石門 關元

久瀉滑脱下陷 百会

下痢 不嗜食 灸夾臍二旁五寸名長谷穴

痢疾

痧氣
消症

痧氣

黑痧 腹痛足痛發熱惡寒寒并　列缺　大椎　委中刺　天府

白痧 腹痛吐瀉四肢厥冷十指甲黑不得睡臥　十宣刺　列缺　大椎　太陵　大敦

黑白痧 名絞腸痧足痛出汗口渴大腸泄瀉惡寒四支厥冷不得睡或腸鳴腹響　十宣刺　列缺　膻中　百会　委中刺　丹田　竅陰　十宣刺　大敦

乾霍亂 即俗名絞腸痧多用鹽湯吐探吐并以細白鹽填滿臍中以艾灸三七壯以引之為甦

凡霍亂吐瀉不止　中脘　天樞　氣海　灸之立愈

消症

三消其症不同消脾消中消腎孝向云胃府虛食斗不能充飢腎臟虛飲百杯不能止渴及房勞不稱心意此為三消乃土燥承陽不能生化故成其病○扁鵲法上消者灸氣海秋灸關元百壯中消灸關元百壯自愈

消渴等症

列缺　承漿　中脘　關沖　太溪　[illegible]
脾俞　照海　足三里
一法灸　腎俞　小腸俞

中暑

中暑

冒暑大熱霍乱吐瀉

霍乱吐瀉不止

霍乱吐瀉手足轉筋

中暑自熱小便不利

霍乱危急将死

暑月腹腹痛

列缺 委中 中脘 十宣刺 合谷 大椎

曲池 三里

大椎 氣海 中脘

京骨 腕骨 尺澤 三里 承山 曲池

陽陵泉

列缺 陰谷 委中 氣海 百勞 中脘

陰陵泉

神闕 以塩填満 三七壯立愈

灸臍下三十壯

傷寒

傷寒

傷寒、傷風辨 傷寒、鬱而能發熱 傷風即能發熱 傷寒有汗
傷風自汗 傷寒有湯 傷風毛湯 傷寒手足微厥 傷風手
足皆温 傷寒脉緊 傷風脉緩

傷寒發熱
傷寒發狂
傷寒汗不出
傷寒聲啞
傷寒耳聾
傷寒腹脹
傷寒小便閉
傷寒大便塞
傷寒譫語
傷寒、舌捲囊縮

內關 列缺 合谷 曲差 攢竹 刺
百会 间使 復溜 陰谷 足三里
合谷 復溜 腕骨 通里 期门 足三里
天突 期门 间使 合谷 太冲
腎俞 偏歷 听会
太白 復溜 足三里
阴谷 關元 阴陵泉
章门 照海
期门 间使 氣海 關元
天突 廉泉 合谷 腎俞 復溜 然谷
血海

瘧疾　大椎三壯立愈　瘧初發先灸手心之正穴至足腿肚下去

心瘧　煩悶怔忡　分肉間　後谿　神门　百勞　心俞

脾瘧　怕寒腹痛　後谿　商丘　三里　脾俞

肝瘧　氣色蒼蒼　惡寒發熱　後谿　中封　絕骨　肝俞

肺瘧　心寒怕驚　後谿　列缺　合谷　肺俞

腎瘧　腰脊強痛　後谿　大鐘　申脈刺　腎俞

胃瘧　善飢不能食　後谿　厲兌　大都　胃俞

膽瘧　惡寒怕驚　睡臥不安　後谿　臨泣足　期门　大杼　膽俞

以上五臟病症先以此穴主治然後隨症取各穴應之

瘧先寒後熱　後谿　勞宮　曲池

瘧先熱後寒　曲池　絕骨　百勞

瘧心胸疼痛　內關　大陵　上脘

瘧疾

瘧頭痛眩暈吐痰不已

瘧大熱不退

瘧多汗

久瘧

寒瘧

寒瘧無汗

寒熱瘧

痰瘧

痎瘧 即俗名三日瘧 二日一發

合谷 中脘 列缺

間使 絕骨 百勞

譩譆 六椎下旁開各三寸

丘墟 章門 間使 太溪 少府

照海 承山 飛陽 商丘 太溪 崑崙

小指外 公孫 厲兌

至陰

天池 太府 後溪 京骨

關門 脾俞

魚際 少商 前谷 神道 腕骨 百會

上星 大椎 行間

十宣出 一呼紫出血
七竅出 酒服汁三
十六 指風

中風

備驗出

中風病灸許穴多不效
灸關元穴吾此見屢百中

又法取神闕穴用鹽填臍
滿灸百壯即甦

中風不省人事

中風不語

風疹

中風半身癱瘓 俗名半肢風

中風偏枯

中風手足擺痺

中風四肢麻痺

中風手足拘攣

中風口眼喎斜

中風角弓反張 兩目盲視

中風口噤語蹇之

口喎向右灸左 喎向左灸右

中風

申脈刺 中衝 大敦 合谷 百会 印堂

申脈刺 少商 人中 合谷 前頂 脑中

啞门

曲澤

申脈刺 手三里 合谷 行間 風市 腕骨

三陰交 絶骨

申脈刺 絶骨 曲池 三里 太衝 肩髃

太巨

申脈刺 臑会 合谷 風市 膝骨 行間

阳陵泉

申脈刺 肘窌 曲澤刺 膝関 上廉 風市

三阴交

中渚 絶骨 阳溪 命門 尺澤 阳陵泉

刺

申脈 人中 太衝 瞳子窌 合谷 十宣

頰車

申脈刺 百会 合谷 行間 大椎 曲池

十宣刺 阳陵泉

申脈刺 地倉 人中 頰車 合谷

四肢風痛　曲池　外關　三陰交　風市　陽陵泉

肢节煩痛牽引腰脚　手三里　申脉刺　肩髃　崑崙　曲池　陽陵泉

走注風　遊走の肢節痛　足臨泣　曲池　委中刺　三里　大敦

白虎歷節風　足臨泣　肩井　曲池　委中刺　三里

鶴膝風　太衝　合谷　行間　○又髖骨穴の　穴在膝上三寸梁邱穴之旁兩各一寸是

又腿風　三陰交　膝眼　陽陵泉　陰陵泉

草鞋風　足跟紅腫　居髎　環跳　委中刺

鵝掌風　商邱　丘墟　照海　崑崙

遠理風　手腕起骨痛　勞宮

鷄爪風　大陵　腕骨　足之遠理風見前手足類　曲池

瓜藤風　膝蓋骨左右各有一窩名鬼眼三足共の処一又灸之男下為膝眼　灸鶴膝風

一個未好又生一個共有一様如未灸之

治眼喎斜方　用棉繭子炒黑為末，每服每紅籽丹佰叭　黃酒送下二三次而愈

虛病

癲狂　癎　心俞　神門

癲狂　間使　命　骶骨　一法灸兩手足大拇指甲角後以二指並縛
一処艾火手足至

虛病　扁鵲灸法一甲年以上之人腿腰背节作疼乃腎氣虛憊也風邪所乘之症
灸關元三百壯后服平温除風之藥則腎水愈涸難救　○黃帝灸法男
婦虛勞灸
臍下三百壯

俱虛百損髮毛力　足臨泣　百勞　三里　膏肓　腎俞　關元

虛損濕滯腰痛無力　足臨泣　脊中　委中　腰俞　腎俞

虛陽自脫　腎俞　腎俞　三陰交　曲后　中極

老人虛損 手足無轉筋不能屈動　足臨泣　承山　陽陵泉　太沖　尺澤　合谷

百節痠痛　魂門　命門　絕骨　外關

虛損注夏　大椎　腎俞　中脘　氣海

傳屍癆 詳腿背類　灸腹眼穴

黄疸

○黄疸

黄疸四肢俱腫汗出染衣　後溪　百勞　三里　勞宮　中脘　至陽

黄疸遍身皮膚面目小便俱黄　腕骨　後溪　脾俞　百勞　隱白　至陽　三里　腕骨

渾身黄　湧泉

穀疸食畢心眩拂鬱遍体俱黄　後溪　胃俞　内庭　至陽　陰谷　腕骨

酒疸心痛面赤斑身目小便黄　後溪　膽俞　委中刺　至陽　腕骨

女勞疸身目黄小便不利發熱惡寒　後溪　關元　腎俞　至陽　然谷

以上俱症先以後溪為主治，然後隨症取各穴

扁鵲灸法：灸命關百壯，若兼黑疸再灸命門三百壯

臣只灸勞宮穴，在掌中，屈手名指取之

呃逆

膻中　中脘　氣海　三里

呃逆

又法婦人一乳房垂下到処是穴男子一乳房下一指為穴男左女右灸一処三止

五積痞塊

肺積　名息賁在右脇下　尺澤　章門　足三里

肝積　名肥氣在左脇下　肝俞　章门　行間

心積　名伏梁起臍上至心下　神门　後谿　巨闕　足三里

脾積　名痞氣在臍上二寸　脾俞　胃俞　通谷　章门　足三里

腎積　名奔豚生臍下或上或下無時　腎俞　關元　中極　湧泉

氣塊　梁门　期门　天樞　氣海

不痞　章门　氣海　中脘

凡積痞諸之源先痞根其法于十三椎下当脊中以墨點記墨之兩旁各開三寸半灸之大約穴与前臍平是痞根也患左灸右患右灸左或左右俱灸

灸外抄

呃逆　痞塊

疝氣

疝氣

木腎偏墜腫大如升 照海 大敦 归来 曲泉 膀胱俞
三陰交 腎俞

七疝奔豚 照海 大敦 三陰交 涌泉 丹田 章门

疝氣冲心痛 闌门 [illegible]
照海 帶脉 大陵 涌泉 大敦

疝氣腎腫小腸氣痛 外陵穴在臍左右各開寸半灸之屢驗

一法于關元穴兩旁相去各三寸青脉上左灸右右灸左即愈

一法以草量口角為一摺照此再加二摺共為三摺成三角如△樣將上角安臍中心下兩角是穴左患灸右右患灸左俱患則俱灸

一關门穴在陰莖根兩旁各三寸灸之甚效

小兒　黄帝灸法　急慢驚風　灸中脘四百壮

小兒急驚風　手足搐搦　列缺　印堂　命　合谷　百会　中冲

小兒慢驚風　目直視手足搐　口吐沫　太冲　大敦　命
列缺　大敦　命　脾俞　上星　百会
大椎

小兒五癇　口吐沫　公孫　後谿　心俞　神門　神庭　鬼眼

小兒雀目　夜不能視○雀目眼疾及肝大盛也　灸手大指甲後寸内廉横紋頭白肉際　各一壮

小兒痞眼　合谷

臍風撮口　其母腹中受氣逆卧致或産時不慎受寒而然　灸承漿　上唇

法以艾炷隔蒜灸臍中候口中覺有艾氣每日生…又法凡臍中風若成必有青筋一道自下上行至腹而生兩岔即灸兩岔筋頭各三壮十活五六若見上行攻心死矣

小兒疳痢　臍腹大脹　脇痛　灸神闕　用鹽填臍滿

小兒吐乳　中庭

小兒不能乳　灸[illegible]　手外側腕后鋭骨下當中一

瘖啼多哭　怒氣至　灸中冲　三壮　炷如小麦

小兒

小兒禿瘡
小兒鹽哮
小兒羸瘦宵主
小兒食積肚大
小兒吊轉尿
小兒龜背
小兒龜胸
小兒數歲不語
小兒猢猻癆
小兒遺尿
小兒脫肛
小兒赤遊風

[illegible]
于男左女右手小指尖上用小艾炷灸七
壯　毛際陰根
百勞　胃俞　腰俞　長強
脾俞　胃俞　腎俞
因母食生寒凉致灸中脘九壯　大人
十四壯
身柱　肺俞
乳根　乳下一寸下一分靠中麻子許
心俞
取四縫穴刺出血　四手指內中節縫
氣海　灸三壯
百會　長強
灸百會　刺委中

治小兒雜症針灸要穴法

大小五癇水溝存百会神门与金门須攢崑崙及巨闕驚風腕骨最為真痰涎五指掌陽谷兼治臍脊与崑崙風癇目帶上百會併兼崑崙併竹空腕肛百会長强穴假如卒病治太冲角弓反張百会穴大凡[illegible]癇神闕攻赤遊風曲池百会單治委中獨有功秋深泄痢灸臍穴三寸三寸動脈中假如吐亂灸中庭一寸六分下脘中卒病猪癇灸巨闕灸至三壯收全功假如兒有癖飽難積息冲人難看管勞宮二穴各一壯用心仔細須尋築卒暴肚痛並青黑肚臍の边各半寸各灸三壯皆自完全鳩尾一壯三寸益驚癇頂上旋毛中須於此處三壯攻耳后青絡三壯灸灶如小麥大有功風癇屈指以數物為上髮際治之平一二歲兒目赤皆大指小指間后尋一

寸半灸三寸後頂顖百会灸三壮顖门不合者背才臍上臍下各五分三
穴各灸止三壮灸癲未發顖门合時腫偏墜上星關元灸止三壮試直上
大敦七壮真異傳看此法之病必痊猪癇如厂厥吐沫巨闕三壮不
可忽寒熱洒淅食癇發鳩尾之上五分哭宜灸三壮身仰安不灸三壮病
不痊羊癇九椎下节间灸至三壮膀胱舟又法大椎上三壮可保小兒毛
哭难牛癇三壮鳩尾穴大椎三壮遠過馬癇洗之身有水僕參二穴
各三壮風府腑中各三壮依此妙法得安康假如犬癇兩手心足大
腸与肋户寺各灸一壮病必愈雞癇足之沖陽三壮牙痛伸痼法之陰
陽或針或灸活承漿遍身生瘡曲池穴合谷三里絕骨臥通前
通后廿五穴源垂瞳眼三七壮假如臟腸馬刀瘍要知其是豆中瘡直
和輔陽太冲穴熱風癇痔肩髃臟曲池曲澤環跳尋源帶后
后溪男最宜瘰瘍腫振寒少海中府癬瘡何曲池攻支溝陽

阴阳谷穴大陵合谷后溪同委中三里阳辅穴崑崙又与行间通三阴
刺穴百疾第十四穴中治有功

手法歌

心经有热作痰迷天河水过作洪池肝经有病儿多闷推动脾土病即除
脾经有病食不进推到脾土效必应肺经受风咳嗽多即在肺经久按摩
肾经有病小便涩推肾水可除减小肠有病气来攻板门横门推子痛
胆经有病口作苦好将妙法推脾土大肠有病泄泻多脾土大肠久搓摩
膀胱有病作淋病肾水八卦运天河胃经有病呕逆多脾土肺经推即和
三焦有病寒热魔天河过水莫蹉跎命门有病元气亏脾土大肠八卦推
仙师授我真口诀愿助婴儿寿命培

观形察色法

心病主惊论虚实实者面赤睡卧惊悸怨实则叫哭身热壮热肝病主风论虚实

虚則咬牙呵欠病，實則目直煩叫急。脾病主困，論虚實：虚則吐瀉，論毛休息，
實則發熱、不乳食。肺病主喘，論虚實：虚則哽長氣短息，實則喘促錯亂出。
腎病主虚，無實。目無睛光，怕明日，痘瘡黑陷，備重極。
眼內赤者，心實熱；淡紅者，虚。三說：青者，肝熱；淺淡者，虚。黄者，脾熱，無他說。
白者，肺熱侵目，無睛光，腎虚訣。
兒子命中青多，因果子生色。若人中黄者，果實積為癖。命中現黄色
有乳食胸積，龍角上青筋皆因四足驚，虎角黑色是水撲驚，其形
青色印堂上甚，驚必夭人。眉向赤、黑、紫色急救，莫流吟，紅赤眉毛下
多活，死不生。

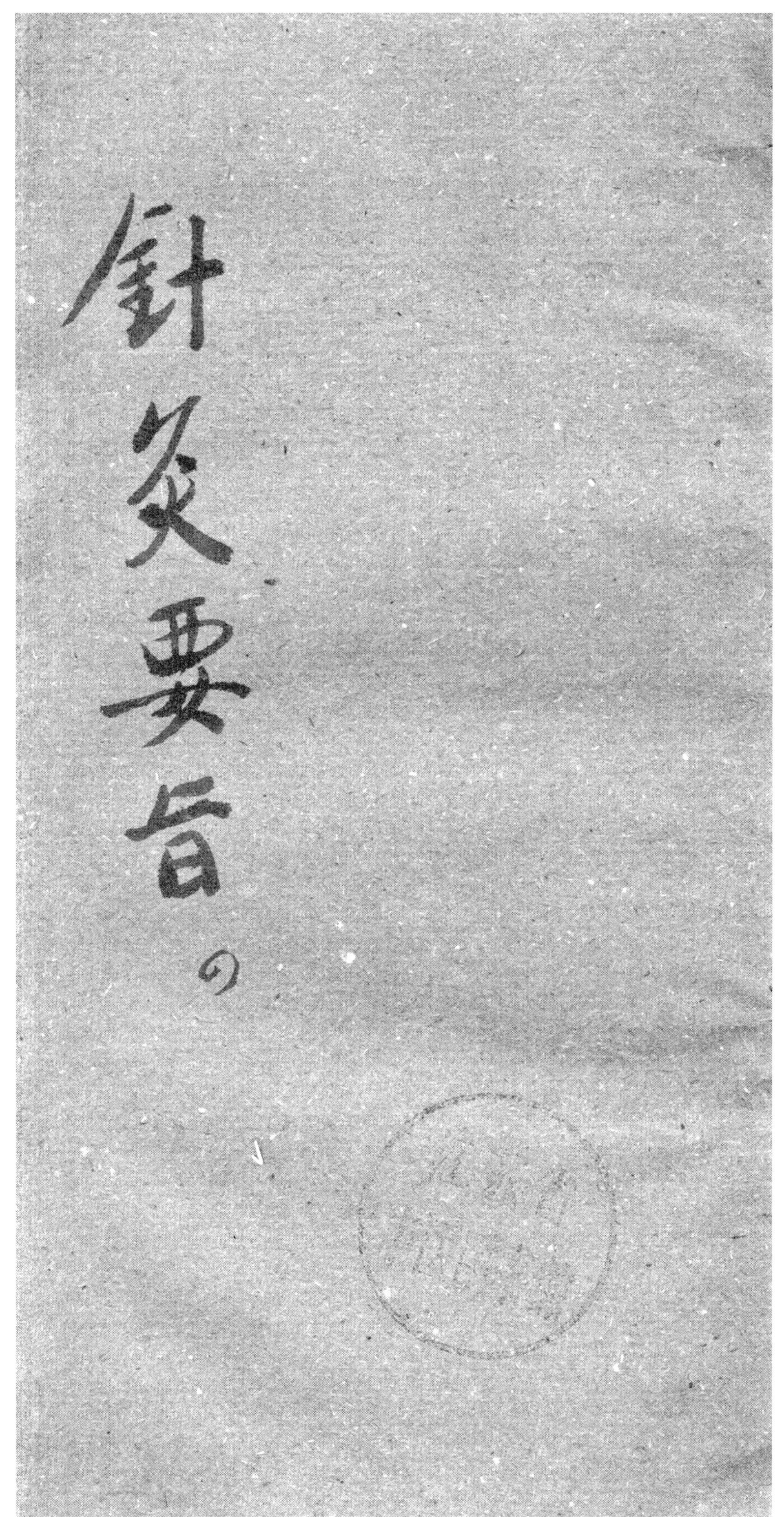
針灸要旨の

○頭面门

顖頂 灸通天 百会旁各一寸五分是穴

豆痛 百会 上星 風府 風池 攒竹刺 絲竹空刺 少海 陽溪 大陵

後溪 合谷 腕骨 中冲刺 中渚 昆仑 迄陽陵 頭偏痛 頰車 風池

肩井 少海 後溪 前谷 頭偏痛 頭維刺 腦疼 顖会 通谷 頭風

上星 前頂 百会 陽谷 合谷 関沖 昆仑 俠溪 腦痛 上星

風池 腦空 天柱 少海 頭風面目赤 通里 解溪 頭風牽引腦痛

上星 百会 合谷 偏正頭風 百会 前頂 神庭 上星 絲竹空

風池 合谷 攒竹刺 頭維刺 醉後頭風 印堂 攒竹刺 三里手 頭風眩暈

合谷 解溪 風池 垂手看二腿尖處內二穴 面腫 水溝 上星

攒竹刺 支溝 间使 中渚 液门 解溪 行间 厲兌 譩譆 天牖

風池 面癢痛 迎香刺 合谷 頭項俱痛 百会 後頂 合谷 頭風

冷淚出 攒竹刺 合谷 頭項重不能舉脊反折不能回顧 承漿 風府 腦

昏目赤 攢竹刺 頭旋 目窓 百会 中脘刺 至陰 络却 面腫項強鼻
生息肉 承漿 頭腫 上星 前頂 大陵出血 公孫 頰腫 頰車 顋頷
腫 陽谷 腕骨 前谷 商陽 丘墟 俠溪 三里手 風動如虫行
迎香刺 頸項強急 風府 頭目浮腫 目窓 陷谷 眼瞼瞤動 頭維刺
攢竹刺 腦風面腫 少海 · 頭重身浮熱 腎俞 眉棱痛 肝俞 毛髮焦
腕 下廉 面浮腫 厲兌 面腫 水分 頭目眩疼皮腫生白屑 顖會
咽喉门 喉中生瘡 灸天突
喉痺 頰車 合谷 少商刺 尺澤 經渠刺 陽溪 大陵 二门 前谷
數欬 少商刺 咽中如梗 间使 三间 咽腫 中渚 太溪 咽外腫 液门
嚥食不下 膻中 咽中閉 曲池 合谷 咽喉疼痛閉塞水粒不下
合谷 少商刺 手大指爪甲根下排刺三針 雙鵝 玉液刺 金津刺
少商刺 單鵝 少商刺 合谷 廉泉 咽喉腫閉 甚者微刺痺腫処 喉痛 風府

○耳目门

耳鳴 百会 听宮 听会 耳门 絡却 陽溪 陽谷 前谷 後溪 腕骨

中渚 液门 商陽 腎俞 聤耳生瘡有膿汁 耳门 風池 俠溪 翳風

听会 听宮 目赤 目窓 大陵 合谷 液门 上星 攢竹刺 絲竹空刺

目風赤爛 陽谷 赤翳 攢竹刺 後溪 液门 目赤膚翳 太陽 俠溪

攢竹刺 風池 目翳有膜 合谷 臨泣頭 角孫 液门 後溪 中渚 睛明刺

白翳 上臨泣 肝俞 睛痛 内庭 上星 冷淚 睛明刺 臨泣頭 風池

腕骨 迎風有淚 頭維 睛明刺 臨泣 風池 目淚出 臨泣頭 百会 液门

後溪 前谷 肝俞 目瞳子痛 攢竹刺 風火牽生翳膜眉目疼痛

难忍 手中指本节间尖上灸三壮 屈指取之 眼睫毛倒 絲竹空刺 青盲毛

訛見 肝俞 商陽 左取右 右取左 目眥急痛 三間 目昏 頭維刺 攢竹刺

睛明刺 目窓 百会 風府 風池 合谷 肝俞 腎俞 絲竹空刺 目眩 臨泣

口鼻

頭風府 風池 陽谷 中渚 液門 魚際刺 絲竹空刺 目痛 陽溪 二間
三間 大陵 前谷 上星 風目眶爛風涙出 光明 五会 目生翳
肝俞 命門 瞳子髎 合谷 商陽 小兒雀目夜不見物 灸手大指
甲後一寸内廉横紋白肉際各一壮

口鼻門

口中腥臭 労宮 鼻瘡 曲差 鼻痔 通天 鼻有息肉 迎香
上星 衄血 風府 曲池 合谷 三間 二間 後谿 前谷 委中刺 申脈
崑崙 顖会 上星 陽白 衄衄 風府 二間 迎香刺 鼻窒 上星
臨泣 頭百会 前頂 顖会 合谷 迎香 鼻流濁涕 命 上星
風府 脳戸 鼻中涕出 曲差 上星 鼻衄 上星 絶骨 顖会
又法 灸項后髪際両筋間宛宛中 久病涕流不禁可 百会 口乾 尺沢 曲沢
商 少商刺 商陽 咽乾 太淵 魚際刺 消渇 水溝 承漿 金津刺

玉液刺 勞宮 行間 出血
曲差 太沖 商邱 隱白

脣乾有涎 下廉

舌乾涎出 復溜

脣乾飲不下 三間 少商刺

脣動如虫行 水溝

脣腫 迎香

口眼喎斜 頰車 水溝 列缺 太淵 二間 合谷 地倉 絲竹空刺

口喎眼喎 外關 內庭

口噤 頰車 支溝 外關 列缺 厲兌 內庭

失音不語 間使 支溝 天突 魚際刺 合谷 陰谷 然谷 復溜

舌緩 太淵 沖陽 崑崙 合谷 內庭 三陰交

舌根縮 風門 廉泉

舌長 瘂門 少商刺 二間 魚際刺 中沖刺 然谷

舌黃 魚際刺 二間 內庭

齲 齒蠹也 腐

齦 音銀 齒根肉也

齒寒 少海

齒痛 商陽

齒齲惡風 合谷 厲兌

齒齲 少海 陽谷 合谷 液門 二間 內庭

齦痛 角孫 小海

舌齒腐 承漿 勞宮

牙痛 曲池 少海 陽谷 陽溪 二間 液門 頰車 內庭 呂細

上牙疼 人中 太淵 呂細 又法 灸手腕上 兩筋中 五壯

下牙痛 龍玄 承漿

又 內踝骨尖上 灸五壯

又 腕上 兩筋間 灸五壯 合谷

不能嚼物 角孫 聽會

牙疳蝕爛生瘡 承漿

牙車脫臼 聽會

○胸背脇門

胸滿 經渠刺 陽溪 後溪 三間 間使 陽陵泉 三里 曲泉 足臨泣

胸痹 大陵

胸脇痛 肩井

胸背脇

胸脇痛 天井 支溝 間使 大陵 三里足 太白 丘墟 陽輔 胸中澹 間使 胸滿支腫 膻中

內関 膈俞 胸脇滿引痛 下廉足 丘墟 俠谿 腎俞 胸煩 期門 胸中寒 膻中

肩背痠疼 風門 肩井 中渚 支滿 陽谿 腕骨 委中刺 心胸痛 曲澤 大陵 內関

胸滿血衝有積塊 霍亂腸鳴 善噫 三里足 期門 脇滿 章門 脇〻痛

陽谷 腕骨 支溝 膈俞 中脘 刺 缺盆腫 太淵 商陽 臨泣足 脇與背引 肝俞 背腹

項急 大椎 腰背强直不能動側 腰俞 肺俞 腰脊〻痛 委中刺 復溜

腰背佝僂 風池 肺俞 背拘急 經渠 刺 肩背相引 二間 商陽 委中刺 崑崙

偏脇背痛痺 魚際刺 委中 背〻痛 丘墟 崑崙 京骨 經渠刺 魚際刺 脊膂

腰痛 委中刺 腰背牽膝難轉 大淵 風池 合谷 崑崙 脊痛不能屈伸

合谷 崑崙 復溜 脊强渾身痛不能轉側 瘂門 胸連脇痛 期門 章門

經渠 行間 湧泉 肩背痛 肩髃 曲池 天井 陽谷 關沖

手足腰腋门

手臂痛不能舉 曲池 尺澤 肩髃 三里手 少海 太淵 陽池 陽溪 陽谷 前谷 後溪 液门 外關 腕骨
臂寒 尺澤 神门 臂内廉痛 太淵 臂腕側痛 陽谷 手腕動搖
曲澤 腋痛 少海 間使 少府 陽輔 丘墟 臨泣足 申脉刺 肘勞 天井 曲池 間使 陽溪 中渚 陽谷
太淵 腕骨 列缺 液门 手腕無力 列缺 肘臂痛 肩髃 通里 曲池 三里手 肘攣
尺澤 少海 肩髃 間使 大陵 後溪 魚際刺 肩臂痠重 支溝 肘臂手指不能屈
曲池 三里手 外關 中渚 手臂麻木不仁 天井 曲池 外關 支溝 陽溪 腕骨 上廉手 經渠刺 合谷
手指拘攣筋緊 曲池 合谷 陽谷 手臂冷痛 肩井 曲池 下廉 手熱
勞宫 曲池 曲澤 内關 列缺 太淵 中冲 經渠刺 少冲 手臂紅腫 曲池 合谷 通里 三里手 中渚 液门
風痹肘攣不舉 尺澤 曲池 合谷 兩手拘攣偏風癮疹喉痹胸
脇填滿筋緩手臂無力皮膚枯燥 曲池 肩髃 三里手 肩膊煩疼
肩髃 曲池 五指皆疼 外關 手攣指疼 少商刺 掌中熱 缺
肩井

手足腰腋

列缺 太渊 經渠刺 腕肘腫 寢 尺澤 小海 大陵 腕下腫 陽輔 臨泣足 丘墟 腰痛

肩井 环跳 陰市 三里足 腰俞 兩腿無力 陰市 腰痛難動

承山 陽輔 崑崙 委中刺 背俞

風市 小腸俞 膀胱俞 挫閃腰疼脇肋痛 尺澤 合谷 行間

陽陵泉 委中刺 曲池 陰交 陰陵泉

三里足 三里手 腰脚痛 环跳 陰市 風市 承山 委中 申脈刺 崑崙 股膝內痛 委中刺 三里足

三陰交 腿膝疲疼 环跳 陽陵泉 丘墟 脚膝痛 委中刺 三里足 曲泉 風市 崑崙 陽陵泉

解溪 膝脛股腫 委中刺 三里足 陽輔 解溪 承山 腰如坐水 陽輔 足痿不收

復溜 風痺脚脛麻木 环跳 風市 足麻痺 环跳 陽輔 太溪 陽陵泉 至陰 脚氣

肩井 膝眼 風市 承山 太冲 三里足 丘墟 行間 髀樞痛 环跳 復溜 崑崙 行間 中封 大都 隱白 陽陵泉 井滎俞

脚腫 承山 崑崙 崑崙 下廉 髖骨 風市 委中刺 足寒如冰 將俞 渾身戰掉脛痠

承山 金門 足脛寒 復溜 申脈刺 厲兌 足攣 腎俞 絕骨 陽輔 陽陵泉 諸節皆痛 陽輔

腨腫 承山 崑崙 足緩 陽陵 太冲 冲陽 丘墟 脚弱 委中刺 三里足 承山 穿跟草鞋風

崑崙 丘墟 商丘 照海 兩膝紅腫疼痛 膝關 陰市 委中刺 三里足 足不能行 三里足 委中刺

曲泉 三陰交 復溜 丘墟 腎俞
陽輔 申脈剌 冲陽 行間
脚腕疼 崑崙 委中剌 足心疼、崑崙
脚筋短急足沉重鶴膝歷節風腫惡風發不能起床 風市 環跳
腰痛不能久立腿膝脛痠重及四肢不舉 附陽
腰重痛不可忍
起卧不便冷痺脚筋攣急不得屈伸 灸兩脚曲脉兩紋頭四处各三壯一同灸吹至火滅灸后
或腫痛瀉便愈 腰痛不能舉 僕參 膝以上病 環跳 風市 膝以下病 犢鼻 膝關 陽陵 三里足
踝以上病 三陰交 絕骨 崑崙 踝以下病 照海 申脈剌 腿痛 髖骨 脚氣 風市 膝眼
三里足 伏兔 犢鼻 上廉足 下廉足 絕骨 脚轉筋難忍 足踝上 內筋急 灸內踝尖 外
筋急 灸外踝尖 久年轉筋 承山 七壯

婦人門

月脉不調 陰交 氣海 中極 腎俞 帶脉 三陰交 月事不利 三陰交 臨泣足 中極 過時不止 隱白
下經冷來無定時 關元 漏下不止 太冲 三陰交 血崩 陰交 氣海 大敦 陰谷 太冲 然谷 三陰交 中極
瘕聚 關元 赤白帶下 帶脉 曲骨 關元 氣海 三陰交 白環俞 間使 一 三十壯 小腹堅 帶脉

绝子 商丘 中极 因产恶露不止 气海 关元 产后诸病 期门 乳痈 天溪 侠溪
血崩 下廉 临泣足 乳肿痛 临泣足 难产 合谷 三阴交 横生手先出
妻中刺 三里足 少泽
左足小指尖三壮 子上逆心气闷欲绝 巨阙 三阴交 合谷 产后血晕不省人事
支沟 三里足 坠胎手足如水厥逆 针 肩井 胞胎不下 中极 肩井 阴挺出
三阴交 曲泉 照海 大敦 毛乳 膻中 少泽 血块 曲泉 气海 复溜 丹田 三里足 三阴交 行经与男子
百劳 膏肓
交寒热往来诸症 百劳 肾俞 七壮 风门 五壮 中极 百壮 气海 百壮 三阴交 三壮 月
事不来 血黄乾呕不能妊娠 曲池 支沟 三里足 三阴交 经水过多 通里 行间
三阴交 一切冷惫 关元 不时漏下 三阴交 月水不调因结成块
阴挺 毛子 子宫 五心烦热头目昏沉 合谷 中泉 百劳 心俞 劳宫 少商 曲池 肩井
针 中极 俞府
又 乳痈 膻中 大陵 月水断绝 中极 合谷 肾俞 三阴交

小兒

◯小兒门　小兒有五癎五臟各有畜卧象心癎其声如羊肝癎其声如犬　脾癎其声如牛肺癎其声如鷄腎癎其声如猪

大小五癎　本神 百会 神门 金门 崑崙 巨闕　驚風　印堂 神门　臉首　瘈瘲五指掣手

腮后 崑崙　臉首　搖頭張口反折　金门 命门　風癎目戴上　百会 絲竹空刺　崑崙　脫肛　百会 長强

大腸俞　卒癎　太冲　角弓反張　百会 命门 神闕　滑痢　神闕　赤遊風　百会 委中刺

秋天冷痢　灸臍下寸力三 寸動脈中　吐乳　中庭　卒癎及猪癎　巨闕　口噤冥

勞宫一壯　腹痛肚青黑　灸臍四邊各五分三壯　鳩尾骨下寸三壯　驚癎三壯　頂上旋毛中

耳后青絡三壯　風癎屈指如數物　鼻上髮際中三壯　二三歲兩目皆赤　手大指交指向

囟门中三壯　寸五分　顖门不合　臍上臍下各五分三壯　夜啼　百会三壯　胃脹偏墜　関元 大敦　三壯七壯

猪癎如尸厥吐沫　三壯 巨闕　食癎三壯　鳩尾下五分　羊癎三壯　九椎下節間 大椎三壯

牛癎　鳩尾 大椎 三壯　馬癎　僕參 風府 臍中 各三壯　犬癎　兩手心 足太陽 肋户 各一壯　鷄癎　足諸陽三壯

牙疳蝕爛　承漿　遍身生瘡　曲池 合谷 絕骨 膝眼 三里五　腦腫馬刀瘍

陽輔 太冲　熱風瘾疹　肩髃 曲池 曲澤 環跳 合谷 陽泉　瘍腫振寒　少海　疥癬

瘡 曲池 支溝 陽谿 陽谷 大陵 合谷 後谿 陽輔 腕骨 行間 三間 百虫窠 委中刺 三里足 不能乳 陽谷

初生兒臍風口噤 然谷 一壯 小兒胎疝痛不得乳 築賓 三壯 責欠 一壯 翳風

亀胸 乳根 外丘 急慢驚風 大敦 急驚風 行間 合谷 百会 前頂 印堂 慢驚

商丘 太谿 亀背 肺兪 膈兪 陰交 水分 風痛 神道 身柱 乳鵝 少商 十宣 刺 遠疵

治白 氣海 数歳不語 心兪 客忤 治白 大門 瑚瑯瘍 出羅 手の指内中節 絡刺出血 腹脹羸痩

章門 腹痛癥瘕癖諸症 長強 廿壯 脇満傷痢 四支不收 痃癖積聚 腹

痛不嗜食 痃瘧寒熱及黄 痩黄 胆兪 脹 雀病 十椎下兩旁相去各寸半 七壯

痔 痛 脱肛 痛 渇飲 尾閭 百会 上三寸 脳中 三壯 三伏内用楊柳水浴之正午時灸 脱肛 陰

血不治 亀尾 腹脹 羸痩 章門

瘡毒门

疔瘡 面上口角 合谷上手 曲池上背 肩井 臨泣 通里 太冲 小海 先

三里 行间 委中刺 少海 瘰癧 針皮上

候三十六息推針入内泻之候候 天池 支溝 三里手 陽輔 癰疽甚背

追梆奈何 梆三手二下乃出針 章门 肩井 臨泣頭 百壯 膀胱 至陰 秋

肩井 以蒜片灼瘡上灸之不疼灸 瘡瘍等泄背出其經

委中刺 至疼之灸至不疼

通谷冬 束骨春 京骨夏 委中刺 四時皆取 泄髮出其 胆經 竅陰 秋

侠溪冬 臨泣春 陽輔夏 陽陵泉 四時皆取 泄髮出其 胃經 厲兑 秋

内庭冬 陷谷春 解溪夏 冲陽 四時皆取 泄胸出其 絶骨 腸癰

原兩肘正肘至 瘰癧 在肘尖上灸花比 瘰癧 侠梆 曲池 肩井 天井 三陽絡

飽肓 百壯 鴉可

門陽泉 瘡背 癰疽 肩井 委中刺 天元 隨年歲灸 背藏風 血郄 三陰交

中風

中風门 癱瘓針灸秘诀

凡中風跌倒不省人事 以三棱針刺手十指十二井穴去惡血後服藥及十切暑氣俱妙 ○穴 少商 商陽 中冲 関冲 少冲 少澤

中風口眼歪斜 聽会 頰車 地倉 左灸右 右灸左 以正為度 手足不遂 百会 耳前 肩髃 髮際 曲池 三里足三 風市 絶骨

凡手足麻木乃風邪之癱瘓症宜灸此七穴 風邪入臟以致氣塞涎壅不語昏危 百会 大椎 風池 肩井 曲池 三里足三 間使

鼻塞不聞香臭流涕偏正頭風及生白翳眉痛目上視不識人 百会 上星 頭腫目眩 攢竹

雜症 印堂 頭項急不能回顧 風府 手不能舉 阳池 刺

腕痠指疼 外関 手拘攣不伸 三里手 疾歇附攣疼痛 列缺

聲啞不出声 通里 腰膝痠痛不能持倒 环跳

转筋拘急不能行動 崑崙 脚腿麻木冷痺冷痛 承山

虚損五勞七傷要穴 陶道 三七壯 身柱 三七壯 肺俞 百壯 膏肓 四花穴 脾俞 命门

○傷寒門

不汗惡寒 玉枕 大杼 肝俞 膈俞 陶道 身热惡寒 汝溪 足厥冷 大節

身热頭痛食不下 三焦俞 毛汗 合谷 関元 汝溪 解溪 陽池 風池 刺 身热而喘

三間 餘热不尽 曲池 煩满毛汗 風池 命門 汗出有寒寒热 五処 攢竹 刺

上脘 心煩好嘔 巨闕 商邱 身热頭痛毛汗 曲泉 神道 関元 懸顱 少陽

右脈沉细 气海 関元 蒸热 大溪 惡風 風府 風池 胸脇满兼譫語 期門 结胸

肺俞 婦人因血结胸热入血室 期門 又以黄連巴豆七粒作餅置臍

中脘 又大灸之以利為度 厥逆 期門 小腹满 委中刺 或奪命穴 煩躁 厥陰俞

蓄血下痢便膿 出汗 期門 嘔吐 厥陰俞 戰慄 魚際 刺 四肢

逆冷足脛寒身寒 气海 腎俞 肝俞 腎迷刺 太陽少陽井穴 頭痛胃向

大椎 脾俞 肝俞 自利 太溪 霍乱腹痛 刺委中 陰毒陰症四肢

厥冷六脈沉细 関元 气海 陰症囊縮 石門

傷寒

雜病

雜病门

中風 神闕 風池 百会 翳風 曲池 風市 环跳 肩髃 熱病無汗 商陽 合谷 陽谷 侠溪 厲兑 劳宫 腕骨

無熱出汗 陷谷 腹痛 太冲 太白 太淵 大陵 三陰交 以上五穴治疝股腹痛 癃病等症

少府 百勞 大陵 委中刺 邪入經絡筋掌不能伸 氣海 中脘 疝股足痛 脈浮

膝骨 京骨 長脈 合谷 冲陽 頸脈 陽池 風府 風池 腰痛 腎俞 崑崙 委中刺 脇痛 丘墟 中瀆

心痛 太溪 然谷 尺澤 行间 建里 大陵 太白 中脘 神门 湧泉 牙疼 合谷 内庭 浮白 陽白 三间

眼目諸病 上星 百会 神庭 前頂 攢竹 風池 合谷 絲竹空 痛者 目痛生翳 二间 合谷

小兒疳眼 合谷 一壮 瀉痢 臍下 脾俞 关元 腎俞 陽溜 長强 太溪 三里足 大腸俞 中脘 氣海

瘧疾 合谷 曲池 公孫 大椎 欬嗽 天突 肺俞 肩井 然谷 肝俞 期门 行间 湧泉 曲泉 前谷 扶突針 中商刺

面赤熱渴 支溝 多灸 嘔 多 三里手 吐血 隐白 肺俞 肝俞 上脘 衄下 隐白 三里足 淋 三陰交

小水不禁 陽陵泉 多 陰陵泉 刺 喉痹 合谷 湧泉 天突 豐隆 頭腫 曲池 瘰癧 生 邊 壮

肩井 太淵 瘧 太冲 大敦 絶骨 三陰交 少腹下 積 章门 肚 脚氣 公孫 冲陽 三里足 瘻

曲池

中瀆 環跳 三里足 腎俞 喘 中府 雲门 天府 華蓋 肺俞 惡心 胃俞 幽门 商邱 中府 石门 膈俞 陽關 三里足

膈噎 天突 石门 胃俞 膈俞 水分 氣海 胃倉 三里足 水腫 胃倉 石门 水溝 陷谷 曲泉 四滿

鼓脹 上脘 脾俞 懸鐘 承滿 頭眩 上星 風池 天柱 風痫 百会 環跳 肩臂痛 肩髃 曲池

夢遺 中極 曲骨 膏肓 腎俞 痫 百会 鳩尾 上脘 神门 陽蹻 日發 陰蹻 夜發 癩風 即大麻 委中

出血二三合黑紫 疙瘩上放去惡血

諸風

諸風门

左癱右瘓 俗名半肢風 曲池 陽谿 合谷 中渚 三里足 陽輔 崑崙 肘不能屈 腕骨 足無膏澤

上廉 偏風 列缺 冲陽 身体反折 肝俞 中風肘攣 內關 目戴上 絲竹空

吐涎 絲竹空 百会 不識人 水溝 臨泣 合谷 脊反折 啞门 風府 風痺 天井 尺澤 少海 委中

陽輔 驚痫 尺澤 少冲 前顶 束骨 風痫 神庭 百会 前顶 囟會 絲竹空 神闕 鳩尾 風勞

曲泉 膝眼俞 風疰 百会 肝俞 脾俞 腎俞 膀胱俞 風眩 臨泣 陽谷 膏肓 中脘 中風痛 臨泣 百会

傷寒

寒 肩井 肩髃 曲池 天井 間使 內關 合谷 風市 三里 解溪 崑崙 照海 瘖瘂 支溝 復溜 間使 合谷 魚際 足道

陷谷 然谷 通谷 口噤不開 頰車 承漿 合谷 凡患風癇疾暴蹶仆

地五會 風池 中風眼戴上不能語者 灸第三椎 三椎 各七壯

傷寒門

身熱頭痛 攢竹 大陵 神門 合谷 魚際 中渚 液門 少澤 委中 太白 洒淅惡寒 鼓頷 魚際

身熱 陷谷 呂細 三里 復溜 俠溪 公孫 太白 委中 陽泉 寒熱 風池 少海 魚際 少沖 合谷 復溜 腕骨 太白 三里

汗不出 風池 魚際 經渠 二間 過經不解 期門 餘熱不盡 曲池 合谷 三里

腹脹 三里 內庭 陰症傷寒 神闕 大熱 曲池 三里 復溜 嘔噦 曲澤 百會

間使 勞宮 腹寒熱氣 少沖 太沖 商丘 行間 三陰交 隱白 陰陵泉 發狂

商丘 百勞 間使 陽谷 合谷 不省人事 中渚 三里 大敦 秘寒 照海 章門 小便不通 陰陵泉 陰谷

○痰喘咳嗽门

咳嗽 列缺 經渠 尺泽 鱼际 少泽 前谷 三里 解溪 崑崙 肺俞 膻中 咳嗽饮水 太渊 引两胁痛

肝俞 咳引痛 鱼际 咳血 列缺 三里 肺俞 百劳 乳根 肝俞 唾血内损 鱼际 尺泽 间使 神门 太渊 劳宫

曲泉 然谷 肺俞 脾俞 唾血振寒 太溪 三里 列缺 太渊 呕血 神门 曲泽 鱼际 刺

太溪 太冲 肝俞 呕脓 膻中 唾浊 尺泽 列缺 间使 中脘 刺 呕食不化 太白 呕吐 曲泽 通里 劳宫 阳陵

太溪 太冲 侠白 通谷 胃俞 肺俞 呕逆 大陵 呕哕 太渊 喘呕欠伸 经渠 刺

[illegible] 太冲 侠白 通谷 三间 商阳 解溪 膻中 鱼际 刺 数欠而喘 太渊 咳喘隔食 肺俞 气喘

上喘 曲泽 神门 大陵 三间 三间 少商 膻中 肺俞 鱼际 刺 数欠而喘 太渊 咳喘隔食

肺俞 喘满 商阳 肺胀气膨 胸胁下热满痛 太渊 隐白 太渊 肺俞 呕吐

胆俞 通谷 侠白 间使 喘息不能行 期门 中脘 下廉 肺露百损五劳

通谷 乳下一寸半一穴 上伤失情劳瘵 肩井 大椎 膏肓 脾俞 胃俞 肺俞 下脘 三里 传尸骨蒸 肺痿

膏肓 肺俞 四花穴 咳喘 喷气 神门 太渊 劳宫 太溪 隐白 太白 大陵 少商 刺 痰涎 阴谷 复溜

复溜 结积溜 肠俞 通谷

痰喘咳嗽

積聚積氣

諸般積聚门

氣塊冷氣一切氣疾 氣海 百壯 心氣痛連脇 百会 上脘 支溝 大陵 三里 喘逆

神门 陰陵 崑崙 臨泣 結氣上喘及伏梁氣 中脘 心下如杯 中脘 百会 脇下積氣

期门 賁豚氣 章门 期门 中脘 巨闕 氣海 百壯 氣逆 尺澤 商邱 太白 三陰交 噫氣上逆

太衝 神门 咳逆 支溝 俞府 大陵 曲泉 三里 陷谷 然谷 行間 肺俞 膈俞 咳逆無卧坐卧 三里 太溪 太白 陰交

肝俞 太淵 太溪 魚際 刺 魚際 咳逆振寒 少商 刺 天突 短氣 尺澤 大陵 少氣 間使 神门

太陵 少沖 三里 下廉 行間 然谷 至陽 膈俞 氣海 欠海 內庭 通里 諸積 三里 解溪 通谷 然谷

積氣 上脘 膈俞 肺俞 脾俞 三焦俞 腹中氣塊 塊頭 七壯 塊中 廿壯 塊尾 十壯 胸腹

膨脹氣喘 合谷 三里 期门 氣根 哮 天突 尾閭 三首尖 又背上一穴 以

繩一條套頸上結成圈將繩頭垂

下至鳩尾尖上截斷掉過後面

垂至脊背上繩頭盡處是穴七壯

腹痛脹滿门　蛔虫蠱灸巨闕

腹痛　内関　陰谷　復溜　崑崙　行間　中脘　膈俞　腎俞　食不下
三里　陰陵　太谿　陷谷　太白　氣海　脾俞
内関　三里　小腹急痛及小腸氣外腎吊疝氣諸氣痛心痛
臯深刺
足次指下中节横紋中灸五壯　小腹脹痛　氣海　繞臍痛　水分　氣海　神闕　小腹痛　曲泉　券
陰市　下廉　中封　小海　腎俞多灸
承山　復溜　大敦　関元　俠臍痛　上廉　臍痛　中封
引腰痛　太冲　太白　腹痛滿　陰市　少商　曲泉　三里　崑崙　商邱　通谷　太白　大卩　隱白　陷谷　行間
腹脇痛　三里　陽陵　上廉　心腹脹滿　絶骨　内庭　小腹脹滿痛　中封　然谷
内庭　大敦　腹脹　陰市　上巨　三里　曲泉　陰谷　陰陵　商邱　公孫　内庭　太谿　太白　厲兌　隱白　脾俞　腎俞　中脘
大腸俞　脹而胃痛　膈俞　腹堅大　三里　陰陵　卯墟　解谿　冲阳　期门　水分　神闕　膀胱俞
寒热堅大　冲陽　鼓脹　復溜　中封　公孫　太白　水分　三陰交　腹寒不食　陰陵泉
痃癖腹寒　三陰交　腹鳴寒热　復溜　胃腹膨脹氣鳴
合居　期门　腹如雷鳴　魂门

腹痛脹滿　三里

心脾胃

○心脾胃门

心痛 曲泽 间使 内关 大陵 神门 太渊 太溪 通谷 心俞 百壮 巨阙 心痛食不化 中脘 胃脘痛 太渊

三里 膈俞 胃俞 肾俞 两乳下各寸 三十壮 心烦 神门 阳溪 鱼际 刺 解溪 少商刺 太白 公孙 至阴 烦闷

腕骨 烦渴心热 曲泽 心烦怔忡 鱼际 刺 心痛吐酸 足大指次指内纹中各一壮

过思劳力忘前失后 百会 心风 中脘 心俞 虚烦乾 肺俞 烦闷不卧

太渊 公孙 隐白 肺俞 阴陵泉 三阴交 烦心喜噫 太溪 少商刺 陷谷 心痹悲恐 神门 大陵

鱼际 刺 懈惰 照海 心惊恐 曲泽 天井 灵道 神门 大陵 二间 液门 少冲 百会 厉兑 通谷 巨阙

章门 鱼际 刺 嗜卧 百会 天井 三间 二间 太溪 照海 厉兑 肝俞 嗜卧不言 膈俞 不卧

太渊 公孙 隐白 肺俞 阴陵泉 三阴交 支满不食 肺俞 振寒不食 冲阳 胃热不食

下廉 胃胀不食 水分 心恍惚 天井 巨阙 心俞 心喜笑 阳溪 神门 阳谷 大陵 列缺 劳宫

阴谷 鱼际 肺俞 刺 胃痛 太渊 三里 肾俞 肺俞 胃俞 鱼际刺 两乳下各寸 廿一壮 翻胃 下脘 三里

胃俞 膈俞 百壮 脾俞 中脘 噎食不下 劳宫 太白 公孙 三里 中魁 膈俞 心俞 胃俞 三焦俞 少商刺 中脘 大肠俞

不能食 三里 然谷 腸俞 胃俞 大腸俞 少商刺 不嗜食 中封 然谷 內庭 厲兑 隐白 肺俞 脾俞 胃俞 少陽俞 陰陵泉

食聞臭 百会 三里 少商刺 膻中 食多身瘦 脾俞 胃俞 脾寒 三間 中渚 液门 合谷 三陰交 商邱

中封 照海 陷谷 大溪 至陰 膈俞 脾虛腹脹不消食 三里 脾病溏泄 三陰交

脾虛不便 商邱 前交 胆虛嘔逆熱上氣 氣海

○心邪癲狂门

心邪癲狂 尺澤 間使 陽溪 攢竹刺 癲狂 曲池 小海 間使 陽溪 陽谷 合谷 大陵 腕骨 神门 液门 沖陽 行間

京骨 肺俞 癲癇 天井 小海 神门 金门 商邱 行間 通谷 心俞 後溪 攢竹刺 鬼眼穴 見皮 鬼擊 間使 支溝 癲

疾 上星 百会 風池 曲池 尺澤 陽溪 腕骨 解溪 後溪 崑崙 商邱 然骨 通谷 承山 申脉刺 狂言 大冲 陽溪 下廉 崑崙

狂言不樂 大陵 多言 百会 癲狂言語不擇尊卑 灸唇裏中央 肉弦上一壯灶如

小麦大又用剛刀 剉断更佳 狂言數回顧 陽谷 液门 喜笑 水溝 列缺 陽溪 大陵 喜哭 百会 水溝

目妄視 風府 鬼邪 間使 人中 少商 海泉刺 陰白 大陵 風府 頰車 承漿 勞宮 上星 會陰 曲池 後溪

申脉 刺 見鬼 陰陽 魘夢 商邱 中惡不省 水溝 中脘 氣海 不省人事

心邪癲狂

霍亂瘧疾

三里 大敦 發狂 少海 間使 神門 合谷 後谿 陽谿 絲竹空 狂走 風府 陽谷 狐魅神邪迷附癲狂

以二手二足大拇指用繩縛定 去甲角四非肉處一看並灸之 也 鬼眼穴 小兒胎癇 奶癇 驚癇 每依其法灸之也

蛙食 麥大 卒狂 間使 後谿 合谷 癲癇指掌 瘂門 陽谷 腕骨 攅竹 勞宮 二痴呆

神門 湧泉 心俞 少商 刺 暴狂登高而歌棄衣而走 神門 沖陽 後谿 癲驚 百會 解谿

暴驚 下廉 癲癇 前谷 後谿 丸溝 解谿 金門 申脈

霍亂

霍亂 陰陵泉 承山 解谿 太白 霍亂吐瀉 關沖 支溝 三里 太白 太谿 先 大都 灸 霍亂嘔吐轉筋 支溝 逆數

關沖 陽輔 承山 太白 太谿 中封 解谿 丘墟 陰陵泉 公孫

瘧疾門

瘧病 百會 前谷 經渠 刺 溫瘧 中脘 大椎 痎瘧 腕俞 瘧 先寒後熱 合谷 商陽 液門 疾瘧寒熱

俠谿 合谷 振寒 上星 丘墟 陷谷 頭痛 腕骨 寒瘧 三間 瘖瘧 風池 心煩 神門

久瘧不食 公孫 內庭 厲兌 久瘧 中渚 丘墟 商陽 熱多寒少 間使 三里 脾寒發瘧 大椎 乳根 肩井

腫脹门 附黄疸紅疸

渾身浮腫 曲池 合谷 三里 內庭 行間 三陰交 水腫 列缺 腕骨 合谷 間使 陽陵泉 陰谷 三里 曲泉 解溪 陷谷

復溜 厲兑 公孫 冲阳 胃俞 水分 神闕 陰陵泉 壮灸 四肢浮腫 曲池 通里 合谷 中渚 液门 三里 三陰交

風浮身腫 解溪 水腫脹滿 復溜 神闕 腹脹脇滿 陰陵泉 鼓脹 見腹痛脹滿门

遍身腫滿食不化 腎俞 百壯 消癉 太溪 傷飽身黃 章门 紅疸 百会 曲池

合谷 委中刺 三里 黃疸 百勞 腕骨 三里 中脘 膏肓 大陵 丹田 勞宫 太溪 中封 然谷 太冲 復溜 脾俞 三里

陽陵泉 陰陵泉刺 治渾身黃

汗门

多汗 合谷先瀉 復溜後補 少汗 合谷先補 復溜後瀉 自汗 曲池 列缺 崑崙 冲陽 然谷 大敦 陽泉 少商刺 無汗

上星 庭门 風府 風池 支溝 經渠 大陵 阳谷 腕骨 然谷 中渚 液门 魚際 中冲刺 少商 委中刺 合谷 大都 陷谷 厲兑

俠溪 汗不出 曲澤 少澤 上星 曲泉 復溜 崑崙 俠溪 竅陰 魚際 刺

痺腸大便

痺厥门　痺音秘塞病也

風痺尺澤陽輔　積痺　痺俠痺膈俞　寒厥太淵液門　痿厥丘墟　寒〻痺

曲池環跳商邱懸鐘

列缺風市中封三裏中刺　尸厥如死厲兌　運厥陽輔章門如厥懸鐘絶灸関使或

陽陵之劍　尸厥隱白列缺內庭大敦金門太都厲兌中沖刺　四肢厥尺澤三里曲泉

太溪行向　四肢厥太溝少海前谷三陰交照海

內庭大敦

腸痔大便门

腸鳴三里陷谷公孫太白章門三陰交水分神闕胃俞三焦俞　腸鳴而泄神闕三間水分　食泄上廉下廉

暴泄隱白　洞泄腎俞　溏泄太沖三陰交神闕　泄不止神闕　出泄不覺中脘　痢

曲泉太沖脾俞　便血承山復溜太沖太白　大便不禁丹田大腸俞　大便不通照海太沖太溪

太溪丹田小腸俞　大便下重承山解溪　閉塞照海太白　泄瀉曲泉

小腸俞膀光俞太白章門　大便下重第脈承山太白　閉塞照海章門　泄瀉陰陵泉會陰

束骨中脘脾俞陰陵泉刺　五痔承山命門刺　氣揚陽輔太沖復溜俠溪氣海長強

隱白天樞腎俞大腸俞

腸風尾閭骨疣灸百壯　大便不通三百壯胃脘　腸癰痛商丘太白大腸俞　脫肛百會尾閭七壯

臍中 灸 用鹽填　血痔　腸腹痛 承山 陽谿　痔疾　骨疽蝕 承山 商邱　久痔 二白 在掌後四寸

承山 長強

○陰疝小便門

寒疝腹痛 陰市 太谿 肝俞　疝瘕 照海 陰蹻 囊丸兩旁下當中 至舉疝 小腹痛 左取右 右取左 灸三壯 女子月水不調 亦灸此

卒疝 卵墜 陰市 太谿 照海　癲疝 曲泉 太沖 中封 商邱　痃癖 小腹下痛 太溪 曲泉 三里 脾俞 三陰交 陰陵泉 刺

疝瘕 陰陵 太溪 卵偏 照海　腸癖 癀疝 小腸痛 通谷 束骨 大腸俞　偏墜 歸來 腎俞 大敦

三陰交　陰疝 太沖 大敦　陰腎偏大 小便數　陰入腹 大敦　陰腫 曲泉 大溪 腎俞 大敦 三陰交

陰莖痛 陰陵 曲泉 行間 太沖 陰谷 三陰交 大敦 太溪 腎俞 中極　莖痛 陰汗濕 太溪 中極 魚際 刺 三陰交

轉胞不溺淋瀝 關元　腎臟虛冷 日漸羸瘦 陰痿 遺精 腎俞 百壯

遺精白濁 腎俞 命門 關元 白環俞 三陰交　夢遺 三焦俞 三陰交 中封 大沖 至陰 腸俞 脾俞 腎俞 關元 心俞

曲泉 百壯　寒熱氣淋 陰陵泉 刺　淋癃 曲泉 然谷 行間 太谿 湧泉 氣門 小腸俞 陰陵泉 刺　小便

黃赤 陰谷 太溪 腎俞 氣海 膀胱俞 關元　小便五色 委中 前谷　小便不禁 承漿 陰陵 太沖 大敦 委中 刺 旁光俞

陰疝小便

小便赤如血 大陵 関元 婦人轉胞不利小便 関元 三壯 五淋 用塩炒熱填臍中加艾灸三炷又筋豆七壯 ○三陰交

遺溺 神門 太敦 関元 太沖 魚際刺 陰痿丸騫 陰谷 曲泉 太敦 陰交 中封 陰挺 太沖 少府 照府

曲泉 疝氣偏墜 以稲草量患人兩口角為一寸作三摺成三角如△樣以角安臍中兩角在臍下兩旁尽處是穴患左灸右患右灸左俱灸亦可

膀胱氣攻兩脇臍下 陰腎入腹 灸臍下六寸兩旁各一寸三穴左右各一寸炷十壯大患左灸右患右灸左

玉龍歌治症穴道共一百廿穴

中風不語　頂門　髮際　百會

頭風嘔吐眼昏花　神庭　針無

頭痛項強齒痛　人中　風池　針無可

偏正頭風有痰飲者　風池　毛療　合谷

不知香臭　迎香　針

耳聾或鳴　痛癢　紅腫　生癀　聽會　針

眉痛怕日　針　攢竹　魚尾　太陽

頭痛　針　頭維

心血上炎眼紅　鼻中　用蘆管刺

腎虛腰痛　腎俞

腿膝無力　風市　陰市

鼻閉并頭風眼痛　上星　針無可

急驚風　十宣刺　印堂　針無可

偏正頭風　絲竹空　針　、率谷　耳尖

口眼歪斜　地倉　頰車　左灸右右灸左

耳氣閉項上生瘰子　針　翳風　耳珠耳　瘈脈中

失音不言　針　啞門

眼眉俱痛　針　攢竹

眼痛血脹　針　太陽　眉皮　有傷

挫閃腰痛　針　人中　委中

又腿風　環跳　居髎　委中刺　陰中　章門下守旁豎肓上

腰痛膝腫　寬骨

紅腫 針 膝関 膝眼
草鞋風及跟紅腫 針 崑崙 太谿 申脈
行歩艱難 針 太冲 中封 足三里
手腕痛 腕骨
肩背風 針 肩髃 五樞
小腸氣 陰交 内庭 臨泣
傳屍勞 湧泉 瘵多 豐隆 瘵少 丹田
手生瘡 勞宮 手心
哮喘痰腫 天突 喉下 膻中 二乳直中
氣喘 璇璣 氣海
腹脹 水道 足三里 陰交
赤白帶 中極

脚氣 針 三里 三陰交 絶骨
腳背痛 針 丘墟 行間 崑崙 商丘
鶴膝風 陽陵 陰陵泉 刺灸
兩脚痛 針 肩井
大便閉 照海 支溝
七疝偏墜木腎 大敦
渾身瘡痛 隨痛処灸刺穴 不容 乳下二寸
心胸氣攻 大陵 手掌後横紋中
五癇 鳩尾
腎痛氣攻心 針 関門 乳下五寸九分 或関元 并刺 大敦
腎氣攻心 針 関元 帯脈
哮喘咳嗽痰多 針 俞府 乳根

傷寒過經不解 期門
脾虛泄瀉 天樞
肩端紅腫痛 肩髃
頭面諸疾 針合谷
腹疼脇痛并閉結 大陵 支溝 外關
九種心疼及脾病 針 上脘 中脘
口苦舌乾 針 關冲
傷風咳嗽 肺俞 痰多針 豐隆
咳嗽流涕 風門
眼昏花 肝俞 三里足
汗多 [illegible] 合谷
中風不省人事 刺少冲 人中

氣喘攻胸 三里足
兩肘筋攣 針曲池 尺澤
筋急不開手難伸 針尺澤
腹中氣塊 針 內關
脾瘧 間使
痔漏痛痔下血 二白
九般痔漏 承山 長強
肩背痛疼 膏肓
遺精白濁 腎俞 白環俞
傷寒無汗 復溜
翻胃吐食黃疸 腕骨
手背紅腫連腕痛 液門 中渚

心虛胆寒 針少沖　時瘧 後谿
牙痛 二間　翻胃嘔食 中魁
喉中乳鵝 少商刺　瘤瘍累癧 天井
咳嗽風痰 列缺 肩　癡呆 神門
心驚虛煩面赤 通里　風眩爛眼 大骨空 小骨空
婦人吹乳腫痛吐血風痰似膠 小澤
虛勞發熱盜汗 百勞　嗽咳腰痛 身柱 至陽
腎虛少便多 命門 腎俞　口臭 大陵 人中
以上穴用針不針灸不佳

外科雜症穴道

膏肓　總治腫毒凡五項諸毒要妙

四花　仝

太淵　主治肩疽　此疾主肩上至痛腫手体此是甚之肩髃

三間　主治蜂窠癧　生于耳下二寸

合谷　主治肺疽一名肺癰又臂前要妙

又主治魚肚疽　發于中指中節腫之人兼或灸臂前要妙

曲池　治蚤心大過胃發為疽內黑如在外皮主動不肯繳之痛

腫偏右此為胃之癰發左此為胃疽毒在灸左左灸右　生于臍上四寸處中脘

肩髃　治瘰氣乳癰乳疽乳岩乳毒

缺盆　治鬓疽　生耳上入鬓際

伏兔　治髭疽　生于髭鬓

外科

梁邱　治流疽　生缺盆骨处氣戶穴邊至天樞穴

犢鼻　治唇疽　生鼻吼下口唇上

三里　治乳疽腫痛　正乳上曰乳氣左曰侵囊右曰乳疽下曰乳岩當正曰乳毒

商邱　治陰疽　生足内股形長濶二寸發下可治上不治

三陰交　治鶴膝風又治褲襠疽　生陰囊底連并腫赤

箕門　治腿疽　生臍下橫腫

衝門　治脇疽　生右脇下長五寸濶三寸赤腫時痒

少海　治瘰癧瘤疽　生臂上長而堅連背肩青腫　又治肋疽　生脇下

靈道　治氣疽　生乳下三寸

神門　治穿骨疽　生掌后三寸兩筋間發如卵堅如石

府光　治兑疽　生經渠穴邊在手腕中

少衝　治懸癰喉毒喉風　又治乳鵝喉痹

外科

腕骨　治鼻疔　生鼻内　黑者不治　牙不向開者不治

液溪　治黑疔　生耳中　腫連頰

支正　治侵腦疽　生鬢骨穴中　髮下太陽内

肩髃　治風之發　生肩上

不容　治頂疽　生頂中

風門　治玉枕疽　生項後髮中　治發背疽癰即背　凡背中諸毒　余合陽委陽更妙

肾俞　治發背疽　又治喉毒瘰之疽

會陽　治兩臀搭手　生左右之边　穴在尾底骨二旁各開寸半

委陽　治背疽有四　一發背　二發氣　三蓮子　四滑發　又治腰疽　并至太陽諸毒

築賓　治齒疽　生腨上五寸

陰谷　治心疽　生當心二寸半　又治赤黑之疽　生當腨　与築賓穴無異

郄門　治胸疽　生之乳中上寸

間使　治肘疽　生肘尖上

内關　治蛇頭疔　生手指甲豆頂　又治虎疔生大指本中　名虎口疽

液門　治臑疽　生臂膊內外

外關　治頰疔　生面顴高处骨尖上

合谷　治肩疽　生肩背上　又治髎疽生肩下腋相連

四瀆　治魚頰疽　生耳下牙腮中

天井　治石榴疽　發生手背　又治瘰疽　生耳前半寸

又治瘰癧瘿氣　生頸項

陽陵泉　治淵疽　生腋下

絕骨　治附骨疽　生環跳穴在大腿側

間使　治馬刀毒　生耳后下髮際是也

金門　治瘰癧　生項耳之間纍纍如珠

外科

肘尖

膝眼

大敦

蠡溝

中都

膝關

陰包

百会

風府

治俠癭　血癭　氣癭　石癭　肉癭　生耳后連項腫

治項癧胸前臑腋癧

治鶴膝風

治穿骨疽　生足踝骨上

又治魚口疽　生右腿根為魚口　生左腿根為便毒

治元疽　生陰囊痛引二腿

治陰疽　生陰囊之左

治透腦疽　生于鼻上

治咬骨疽　生于裏股毛形　毒發于骨中

又治腦疽　生陰前後向左右下左上俱曰馬疽左右內當左右者曰鸛口疽俱灸膝下陽陵泉外丁膚横首另処再灸后頂

治髭鬚毒　取紫穴膻中是

又治髭鼻二疽　生牟穴上

治項疽　生腦下項即玉枕疽

神门　治对口疽　生项后中间

命门　治杨梅结毒　灸随年纪

外科諸症灸穴

癩 灸天府風刺委中出血二三合及足三里地倉上再刺去惡血又以苦參浮萍一味濃煮汁浴洗惡疾瘡癩遍身

頭面

禿瘡 未生瘡處隔三寸 灸三壯出黃水愈

玉枕疽 生頂後髮中 灸風門 二椎下夾脊寸半

偏腦疽 生頭背穿 髮下太陽內 灸支正 腕骨后五寸

項疽 生腦下項上 灸風府 肩井 項后入髮際寸

脣疽 生鼻下唇上 灸攢鼻 膠鼻下

項中疽 生項中 灸不容 上脘上寸又旁開寸

龍泉疽 生人中上 灸百會 頂中央

項癭 項腫 生耳後連 灸肘尖

有五名癭如石硬氣癭以傷軟血癭如赤脈細絲筋癭以青肉癭如袋并刺十宣灸天突天窗俞府缺盆合谷

龍鬚疽 承漿方腫 生口上 灸百會 頂中央

牙車脘臼 灸聽會 耳前

髮疽 生耳上入髮際 灸缺盆 肩下橫骨陷中

馬刀疽 生耳后入髮際堅如石 灸間使 腕后三寸

鬢疽 生于鬢髮 灸伏兔 膝上六寸

魚頭疽 生耳下平腮中 灸四瀆 肘前三寸直外關

鳳尾疽 生二目向鼻 瞳下眼不閉 灸陽谷 手外側

對口疽 生頸后中間 灸神門 掌后銳骨直中指下面

透腦疽 生當鼻上 灸膝關 犢鼻下二寸旁陷中

黑疔 生耳中腫連頭 灸後溪 手小指本節后

鼻瘡 灸曲差 額旁

頰疔 生肉嫩高處骨上 灸外關 掌后去腕二寸

肩背

鼻痔　灸通天

瘰癧　生項耳之間纍纍如珠　灸金門 天井

蟠蛇癧　項上抱頸 熱核　灸肩尖 肘尖 肩外俞 風池 天井

惠袋癧　在耳左根 腫核　灸外関 医風 肘尖 尺沢

蜂窠癧　在右耳根 腫核　灸外関 医風 後谿 頬車 后谿

瘰瘡　生頸車邊 廿　灸肩尖 曲池

面疔　疔生面上 口角　灸百会 康中内

鼻疔　生鼻内牙不開 耳牙不語　灸腕骨 手外側趺骨

喉毒懸癰　并喉風 喉痺 乳鵝　灸少沖 少商

喉中生瘡　灸天突

一切頭項諸毒灸膏肓四花最妙

肩背

肩疽　生疾在肩上 至痛痺手 偏生肩上　灸太衝

風毒　生肩上　灸肩髃

肩背疽　生肩上連背　灸会宗

髎疽　生肩下腋相連　灸会宗

石榴疽　發生在背　灸天井

背疽　有の一發背 二發氣 三連子の滑發　灸委陽 寸　委中上三

發背疽　即背癰　灸風門 肩俞 束骨

背生疔瘡　灸骨束 足小指外側本節後

痴葉搭子　生尾底骨左右 並旁開寸半　灸会陽 尾尻骨邊

凡背中諸毒灸会陽 至陽更妙

胸脇至前陰

瓜藤癰 生胸前 灸肩井 少海

流注 生缺盆肩处 [illegible]穴見至天樞穴 灸[illegible]

心窩中 生當心乳 灸隱[illegible]

肺癰 一名肺疽 灸肺俞

腸癰 灸肘尖

胃疽 生手腕上四寸 居中脘 灸曲池

凡憂心太過胃甚，房疽內堅如石，外皮主動不赤，微腫偏左為胃瘤，甚左右胃疽毒。左灸左，右灸右 足三里

乳疽 腫正乳者為乳氣，左曰偏乳疽，右曰乳岩，當乳為乳毒 灸肩髃

氣疽 生乳下寸 灸[illegible]五[illegible] 掌后手五分

運疽 生脇下寸 灸筑賓 上足內踝

赤黑疽 生當臍 灸陰口 筑賓

腰疽 生腰間 灸委陽

脇疽 生於脇下長五寸 或閨寺毒腫 灸沖門 臍旁下

沖疽 生於脇下 灸陽陵泉 膝下一寸 足外踝上

元疽 生陰囊痛 引之髓 灸蠡溝 足內踝上五寸

鸛疽 生陰出當去足上 灸陽陵泉 汶頂

陰疽 生陰囊之左 灸中下 足內踝上七寸

馬疽 生陰囊之間 左右下左上 灸陽陵泉 再灸[illegible]

禪積疽 生陰囊底 連子腫赤 灸陽陵泉 足上

陰生瘡 灸膀胱俞 在椎下旁開各寸半

楊花瘡毒 灸命門 十四椎下 灸隨年壯

腎風瘡 灸囊底穴 穴在陰囊十字紋中

外科 胸脇

手足

腸疽 生臍下微腫 灸箕門 陰股內

肋疽 生腋下 灸少海 肘內直小指

手足

谷疔 一名虎口疔 生大指叉中 灸內關 掌手腕叉後二寸

蛇頭疔 生手指甲足頂 仝前

手足疔瘡 灸曲池 肘臂叉處

穿骨疽 生掌后手兩筋間長 卵堅如石 灸神門

魚肚疽 發手中指中節腫 灸合谷 肺俞

兌疽 生掌後集旁 在手腕中 灸厲兌

肘疽 生肘尖上 灸商陽

臑疽 生臂臑內外 灸液門

臑疽 生臂上長空 連背肩青腫 灸少海

足太陽諸毒 俱灸委陽

穿骨疽 生足踝骨中 灸大敦 足大指甲後三毛中

附骨疽 生環跳穴 並腿側 灸絕骨 足外踝上三寸

咬骨疽 生于裏股毛際 毒發連骨中 灸陰包 膝上四寸股內

魚口疽 生右腿根曲尺 左為便毒 灸大敦

陰毒 生足內股形長 澗二寸數下可流 上不可流 灸商邱 足內踝前

奇經八穴治法

陽蹻申脈陰照海陽維外關陰維內任是列缺
督後溪公孫是衝臨泣帶

脾

九種心疼誕悶結胸翻胃難停酒食積聚胃腸鳴水食氣疾膈病臍痛腹疼脅脹腸風瘧疾心疼胞衣不下血迷心泄瀉公孫立應

公孫二穴在足大指內側本節後一寸陷中舉足取之兩足掌相對取之針一寸

合內關主客相應

心

中滿心胸痞脹腸鳴泄瀉脫肛食難下膈酒成傷積塊堅橫脅搶婦女脅疼心痛結胸裏急難當傷寒不解結胸膛瘧疾內關獨當

合公孫主客相應

內關二穴在掌後二寸兩筋間針一寸二分

膽

手足中風不舉痛麻發熱拘攣頭風痛腫項腮連眼腫赤疼頭旋齒痛耳聾咽腫浮風搔痒筋牽腿疼脅脹肋肢偏臨泣針時有驗

合外關主客相應

臨泣二穴在足小指次指外側本節中筋骨縫內去一寸是針一寸五分

三焦

肢節腫疼膝冷四肢不遂頭風背胯內骨筋攻頭項眉稜皆痛手足熱麻盜汗破傷眼腫睛紅傷寒自汗表烘烘獨會外關為重

合臨泣主客相應

外關二穴在掌骨去腕二寸骨縫兩筋陷中覆手取之針寸分

小腸

手足拘攣戰掉中風不語癇癲足痛眼腫淚漣漣腿膝背腰痛遍項強傷寒不解齒牙腮頰喉咽手麻足痹破傷牽盜汗後溪先砭

後溪二穴在手小指本節後外側骨縫中緊握拳尖上取之針一寸 與申脈主客相應

膀胱

腰背強腿腫惡風自汗頭疼雷頭赤目痛眉棱手足麻攣臂冷吹乳耳聾鼻衄癇癲肢節煩憎遍身腫滿汗頭淋申脈先針有應 與後溪主客相應

申脈二穴在足外踝下陷中赤白肉際直立取之針一寸

肺

痔瘡紅腫泄痢唾紅溺血咳痰牙疼咽腫小便難胸痛腹疼噎逆產發強不語腰疼血疾臍寒胎死不下膈中寒列缺乳癰多散 與照海主客相應

列缺二穴在手腕內側一寸半手交叉食指盡處骨間是針八分

腎

喉腫小便淋澀膀胱氣痛腸鳴食黃酒積腹臍并泄瀉胃翻便緊難產昏迷積塊腸風下血常頻膈中快氣氣核侵照海有功必定 與列缺主客相應

照海二穴在內踝下陷中令人穩坐兩足底相合取之針一寸半

或針風池向風府百會中或針補補分使聽上血取或針俛針着大腸
泄補穴或針膀須向膏肓及百勞或針灸氣海丹田委中旁
或針氣脘中一穴分明記或針腋腕俞風門須用灸或針腕先針
三里中脘間或針吐中脘氣海膻中補翻胃吐食一般醫針中有妙少人知

回陽九針歌

啞門勞宮三陰交湧泉太谿中脘接環跳三里合谷并此是回陽
九針穴

子午八法

子者陽也午者陰也言陰陽而曰子午者正以貫人身任督与天地相為流通故稱經之脈針不離子午乃陰陽自然之妙用也八法者奇經八法乃要於十二經之大会也言子午八法者子午流注兼奇經八法也

穴法子午流注流者往也注者住也神氣之游行也十二經脈每經各得五穴者所謂井滎俞經合也經云所出為井所流為滎所注為俞所行為經所入為合人身經脈猶水行出地為井流為滎注為俞行為經入為合

曰

手大指内太陰肺　少商為井魚際滎　太淵之穴號俞原　行入經渠經尺澤合歌

次指陽明曰大腸　商陽井二間滎三間俞詳　合谷陽溪經依穴取　曲池為合正相當

中指厥陰心包絡　中沖井掌中勞宮滎索　大陵為俞本是原　間使經從容曲澤合

無名指外是三焦少陽　関沖井尋至液門滎　號俞原中渚陽池取　經合支溝天井求

手小指内少陰心　少沖少府井滎尋　神門俞穴為原穴　靈道經何須少海合直

手小指外側太陽小腸少澤井流於前谷榮內後溪腕骨是俞原陽谷爲經合小海
足大指內太陰脾井榮隱白大都堆太白俞原商邱經穴陰陵泉合要須知
足大指端厥陰肝大敦爲井榮行間太沖爲俞原鄰是經在中封合曲泉
足二指端陽明胃厲兌井內庭榮須要會陷谷俞沖陽經解谿三里合膝下三寸是
足底心中少陰腎湧泉井然谷榮太谿之太谿爲俞又爲原復溜經陰谷合能醫病
足第四指少陽膽竅陰爲井俠谿榮俞原臨泣丘墟穴陽輔經陽陵泉合認真
足小指外側太陽膀胱至陰通谷井榮束骨俞次尋京骨原穴崑崙經合委中央

竇太師曰公孫沖脈胃心胸內關陰維下總同臨泣膽經連帶脈陽維目銳外關逢
後溪督脈內眥頸申脈陽蹻絡亦通列缺任脈行肺係陰蹻照海膈喉嚨
又曰陽蹻陽維并督脈三脈屬陽主肩背腰腿表之病陰蹻陰維任沖帶五脈屬陰
脇肋五裏之病此奇經主病要也陽蹻申脈陰蹻照海陽維外關陰維內任
是列缺督後溪公孫是沖臨泣帶

南江曉云先生八法爲宗例流注之中分次第一蓋公孫配内關爲子母合于心胸胃衝脈臨泣配外關爲夫妻合于目銳眥耳後頰車肩頸缺盆胸後膈后谿配申脈爲夫妻合于小腸旁光内眥頸耳肩膊小腸列缺配照海海爲母子合于肺及肺系喉嚨胸膈此八脈之會也凡脈經左右四十二穴統于公孫二穴一切脾經之病皆治錄經缺此

照海 内關 胆 臨泣 三焦 外關 小腸 後谿 膀胱 申脈 肺 列缺 腎 照海

此外諸經周身三百六十穴統于手足六十六穴此六十六穴又統于八穴而爲奇經也

經穴八會

腑會太倉穴（六腑取禀于胃 即中脘）臟會季脇穴（六臟皆禀于脾 即章門）筋會陽陵泉穴（足厥陰肝胆之旁也 足少陽之筋結于此）髓會絕骨穴（足少陽 諸髓皆屬于骨 即懸鐘）血會膈俞穴（足太陽 穴在血之上焦）骨會大杼穴（脊骨之脈 爲骨會）脈會太淵穴（太陰穴 脈會于此）氣會三焦穴（任脈穴 在三焦之氣 爲上氣海 即膻中）

陽蹻申脈
陰蹻照海
陽維外關
陰維內關
任主列缺
督主後谿
衝主公孫
帶主臨泣

經言七衝門

唇為飛門 齒為户門 會厭為吸門 咽嗌會合謂會厭喉嚨不使食物誤入以阻其氣之呼吸出入 胃為賁門 下口為幽門 大腸小腸會為闌門 下極為魄門 即肛門

五臟上通九竅 目二舌一口一鼻孔二耳二喉一

肺氣通于鼻 肝氣通于目 脾氣通于口 心氣通于舌 腎氣通于耳 二陰之氣通於喉

經外八脈 十二經外另有八脈不拘經中

督脈 任脈 衝脈 帶脈 陽維脈 陰維脈 陽蹻脈 陰蹻脈 又名奇經

督者督諸陽而行于背 任者任諸陰而行于前 衝者直衝于胸中 帶者橫束于腰際 陽蹻陰蹻同起于足跟 一循外踝 一循內踝並行而間 其陽維陰維 一起于諸陽之會 一起于諸陰之交

十二經應十二月 左心小腸肝膽腎 右肺大腸脾胃命 左右腎右為命門

十二月陰極生陽曰少陽 前二十日為足少陽膽經主之 後三十日為手少

陽之進主之卦之陰陽從焉上人之脉從足至手

正二月陽氣動盛曰陽明 前三十日為足陽明胃主之 次三十日為手陽明大腸主之 三四月陽氣大盛曰太陽 前三十日為足太陽旁光主之 次三十日為手太陽小腸主之 已上六府屬太陽 五六月陰氣初至曰太陰 前三十日為足太陰脾主之 次三十日為手太陰肺主之 七八月陰氣漸盛曰少陰 前三十日為足少陰腎主之 次三十日為手少陰心主之 九十月陰氣極盛曰厥陰 前三十日為足厥陰肝主之 次三十日為手厥陰包絡主之 已上六臟屬六陰

五臟不和則九竅不通 六腑不和則留結為聚 邪在腑則陽脉不和 而氣留之則陽脉盛 而陰氣不相榮曰關 邪在臟則陰脉不和 而氣留之則陰脉盛 而陽氣不得相榮曰格

腑為陽脉 臟為陰脉 臟所生曰積 腑所生曰聚 積者有常處 痛不離部 聚者無根本 痛無常處

五積

肝之積曰肥氣在左脇下如覆杯有頭足 心之積曰伏梁起臍上大如臂

脾之積曰痞氣在胃脘覆大如盤 肺之積曰息賁在右脇下覆大如杯

腎之積曰賁豚發于少腹上至心下如豚狀或上或下無時

五泄

胃泄飲食不化泄色黄 脾泄腹脹滿泄注食即嘔吐逆色黑 大腸泄食已即窘迫便色白腸鳴切痛 小腸泄便膿血少腹痛色赤 腎泄痛在後及窘即之間泄出 大瘕泄裏急後重數至圊而不莖痛

邪

從前來者為實邪 從後來者為虛邪 從所不勝來者為賊邪 從所勝來者為微邪 自病為正邪 如心傷暑為正邪

周身骨部名目

頭面

巓 頂也　顱 脳蓋骨也　額 顖前為髮際 髮際前為額々　顔 額上為顔 説文云眉目之間

頞 自鼻梁骨名下極即山根也　䪼 目下　顳顬 耳前動处即太陽也 亦名鬢骨　顴 頄、面頬与経参合詳見経脈篇之一

頏 頞頞向首　頬 耳下曲处　目系 目内深处脈　人中 唇之上 鼻之下

顙 頷中　會厭 在喉間為音声関之戸　目内眥 内角　齒牙 前当齒也 大曰牙

頷 頤下也　肺系 喉嚨也　外銳眥 外角也　舌本 舌根

咽 通飲食　頏顙 咽頞也　喉 通呼吸 咽之前

嗌 咽也　頸項 俗曰頸 後曰項

背

肩解 膂上三骨為肩解　肩胛 解下成片骨也 亦名肩膊　肩解 膂上三骨為々々

胸前

巨骨 膺上横骨　膺 胸之両旁　膈 膈膜也 膈上為宗气之所聚 是為膻中　腋 脇之上際

胠 腋之下 脇之上　腹 臍之上下皆為腹 腹極下為少腹　季脇 下小肋　鳩尾 蔽心骨也

鶻骬 鳩尾　臍 夾臍之旁 肉也　髃骨 肩端

背後

肚下

臍下

手臂

足

膂骨 尻上横骨

腰髁 十六椎下夹脊附着委

毛際 曲骨二旁

睾丸 陰丸

肛 大腸门也

臀 尻旁大肉

尻 尾骨

寸口 関前後二手動脈高骨安

肘 手臂中节

臂 肘上下皆名

腕 臂掌之交

完骨 手外踝也

臑 肩膊下内側對腋交處

大指次指 食指也足亦同

小指次指 手無名指也足亦同

髀 股骨

股 大腿

髀厭 楗骨下即髀樞中也

髀樞 楗骨之下髀之上当环跳穴

髀関 伏兔上交叉处

臏 膝盖

膕 下腿肚也一名腓腸

輔骨 膝下内外側大骨

成骨 膝外廉之骨独起者

胻骨 足脛骨也

骭 足脛骨也

絶骨 外踝上尖骨

踝骨 足跗後兩旁員骨俗名孤拐骨 手腕二旁亦名踝骨

跗骨 足背面也

内筋 内踝上大筋在太陰後上踝二寸所

覈骨 大指本节後

跟骨 足跟也

覈骨 一作核骨足大指本节後内側圓骨也

踵 足跟也

三毛 足大指爪甲後为三毛 毛後横文為聚毛

痺 音秘 湿病也風氣勝為行丨寒氣勝為痛丨湿勝為著丨瘙丨冷不仁

瘕 音霞 又 腹中硬塊忽聚忽散無有常 女子丨又肥氏謂瘕有物形謂丨

癥 見瘕字

瘯瘥 音剌催 小兒病也

痿 音委 丨不能行

癇 音閑 小兒羊癲病

癉 音旦 勞病也 又音丹 大丨小兒病

癱 音難

癲 音顛

疞 音朽 腹中急痛

痂 瘡痂也

瘍 音昔 瘡音旦

痽 音[illegible] 又音危 癡貌

瘖 音[illegible] 瘕喉病

痙 音景 如中風狀

疝 音訕 陰病丨氣痛 于身見 苦

疳 音甘 小兒食甘物多生丨病

疹 音軫 瘡丨皮外小起

痃 音賢 臍下痛

瘵 音在 以氣得不息也 又腹結病

痢 音利 泻也

瘍 音羊 瘡疾 曲禮云頭有瘍則沐

癖 音辟 乾癖也

瘰癧 音裸 歷 筋病也 在耳後腋項缺盆手少陽之經主之 右胸為馬刀瘡腋從主之

瘧 酷虐也 凡瘧或寒或熱寒熱兩病似酷虐也

癭 音頸 頸瘤也 即肉瘤有肉丨筋丨血丨氣丨石丨

癖 音匹 腹病積聚又嗜好之病

瘊 音侯 酒色之毒筋血凝滯不行 以丨聚于肩上而生豆粒

衄 音育 鼻出血也 又脾移熱于肝則為驚衄

鼽 鼿同 音元

鼾 音旱 鼻声

齄 齇同 音查

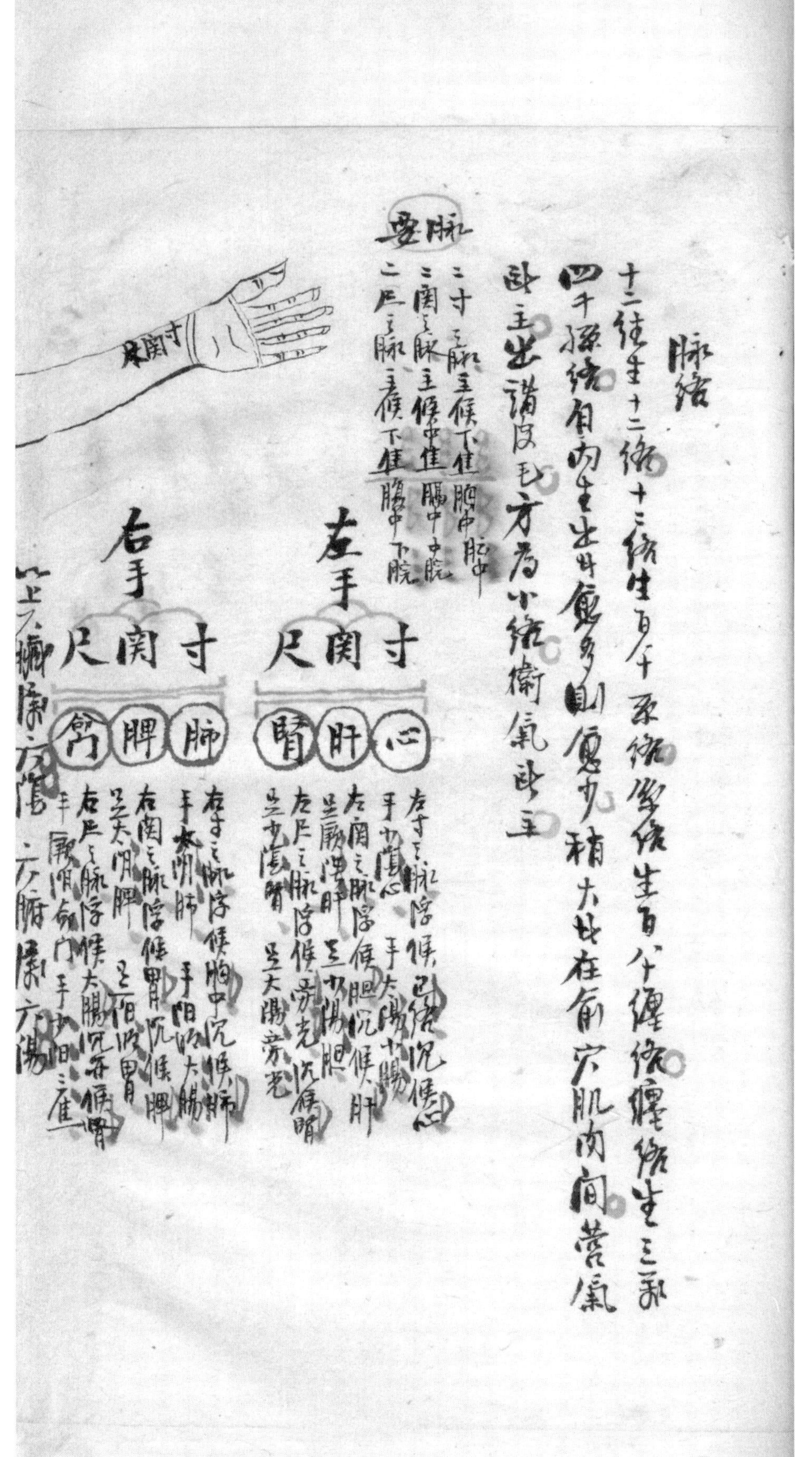

脈絡

十二經生十二絡十二絡生百八十系絡系絡生百八十纏絡纏絡生三萬四千孫絡自內生出者愈多則愈小稍大者在俞穴肌肉間營氣所主外出諸皮毛方為小絡衛氣所主

脈要

二寸之脈主候上焦 胸中 膻中
二關之脈主候中焦 腸中 中脘
二尺之脈主候下焦 腹中 下脘

左手
寸 關 尺
心 肝 腎

左寸之脈浮候包絡沉候心
手少陰心 手太陽小腸
左關之脈浮候膽沉候肝
足厥陰肝 足少陽膽
左尺之脈浮候膀胱沉候腎
足少陰腎 足太陽膀胱

右手
寸 關 尺
肺 脾 命門

右寸之脈浮候胸中沉候肺
手太陰肺 手陽明大腸
右關之脈浮候胃沉候脾
足太陰脾 足陽明胃
右尺之脈浮候大腸沉候腎
手厥陰命門 手少陽三焦

以上六臟屬六陰 六腑屬六陽

七表脉

浮如指下捻葱葉芤則中空有兩頭弦若箏弦時帶數

緊向弓弦促轉留滑似動珠來往利實向浮中取次求

洪擧有餘來極大七陽爲表定其由

八裏脉

沉居爛綿尋至骨微於指下細如絲緩於小遲來往慢

濇則如刀括竹皮遲重收尋來洶洶伏潛骨裡似來時

濡凄指上還怯怯弱按輕綿重不知

主病

浮風芤血滑多痰實熱弦風緊痛間洪熱微寒臍下痛沉因冷痛

緩實頑濇則傷精血遲血敗又聞虛冷伏相干濡多虛汗偏宜

老弱是陽虛有体痰

絶脉

渾渾滂滂而又忽解索散散而生循雀啄頻來而又往屋漏將絶而復甦蝦遊冉冉忽進退難尋魚躍澄澄而遲疑掉尾

小兒

弦急被風驚　脉緩不消乳　脉亂多嘔逆　虛濡驚風助

四時脉

春弦夏洪秋浮毛冬則沉石分节氣何何緩慢氣冲和此是脾家居四季

生死脉

頭痛　浮滑生　短濇死

下痢　微小生　浮洪死

中毒　洪大生　微細死

傷寒　浮滑生　緊大死

陽毒　健亂煩燥　[illegible]

陰毒　[illegible]　身寒腹痛

咽痛　沉細生　浮大死

嘔吐　虚細生　実大死
久瀉　微細生　浮洪死
金瘡　微小生　緊数死
汭虚　沈細吉　浮大凶
霍乱　浮洪生　微遅死
唾血　沈弱生　実大死
内実　洪実吉　沈細凶
中風　遅浮生　急実死
積気　実緊吉　虚弱凶
腹脹　浮大生　虚小死
失血　沈細弱吉　浮洪実凶
多汗　虚小吉　緊数凶

産後熱病

顛狂　実大生　沈細死
邪気　浮大生　沈小死
喘息　浮滑生　短濇死
新産　緩滑吉　弦大凶
腸澼　滑大生　濇微死
咳嗽　浮濡生　沈伏死
浮腫　浮滑生　微小死
鼻衄　沈細生　浮大死
内虚　沈細吉　浮大凶
中悪　緊細生　浮大死
消渇　数大生　虚小死
緩滑吉　弦急凶

傷寒熱病

洪大生　沈細死

針灸集要

撰人不詳

提要

《針灸集要》，作者及成書年代不詳，抄本。南京中醫藥大學圖書館藏，開本高十九點七厘米，寬十四厘米。書籤處題「針灸集要己未年」，并鈐印一枚，曰：「傅乃宣印。」本書内容源於楊繼洲《針灸大成》和吴謙《醫宗金鑒·刺灸心法要訣》。據此判斷，封面所題「己未年」不早於一七七五年。

全書無序跋，未著目録，不分卷次。首録頭部、胸腹、背、手足折量法；次則按照身體部位和十二正經列出穴位，正經著録順序爲手三陰、三陽，足三陰、三陽；再則介紹十四經經穴歌、各經分寸歌、腧穴位置及主治、刺灸法，此部分内容僅抄録了肺、心包、心、大腸、胃、任、督七條經脉。次則依次抄録了十二經穴法歌、針灸要穴歌、十五脉絡歌、五臟募穴、五臟俞穴、八會、經外奇穴；後爲各種治症；再爲頭面肩背胸腹諸要穴、十二經要穴、補瀉法、行針指要歌、九部人神禁忌歌等。

據現有資料可考，以《針灸集要》命名的醫籍凡四種：一爲金元竇默（一一九六—一二八〇）所著，書佚；二爲明凌貞侯（一四四三—一五一九）所撰，見於《遂初堂文集》，書佚；三爲日本曲直瀨道三撰，成書於日本正親町天皇永禄六年（一五六三），是曲直瀨道三教授學生而編撰的學習用書。四爲清光緒十三年丁亥（一八八七）抄《針灸集要》，著者佚名。經考證，是書與竇氏、凌氏及與曲直瀨道三的《針灸集要》同名異書。（姚惠萍撰）

目録

[一] 胃經分寸歌：原書缺，據文義補。

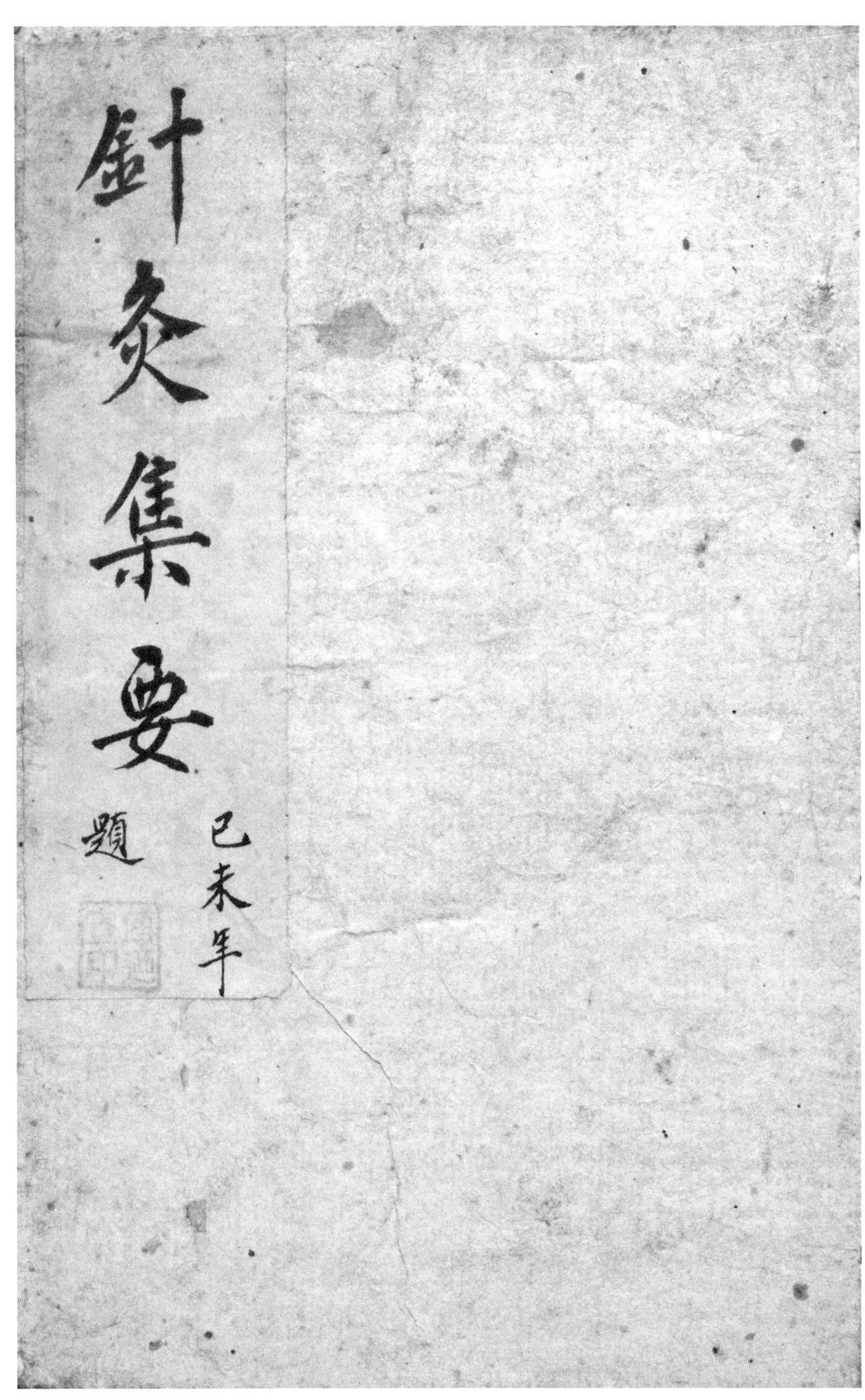
針灸集要
己未年
題

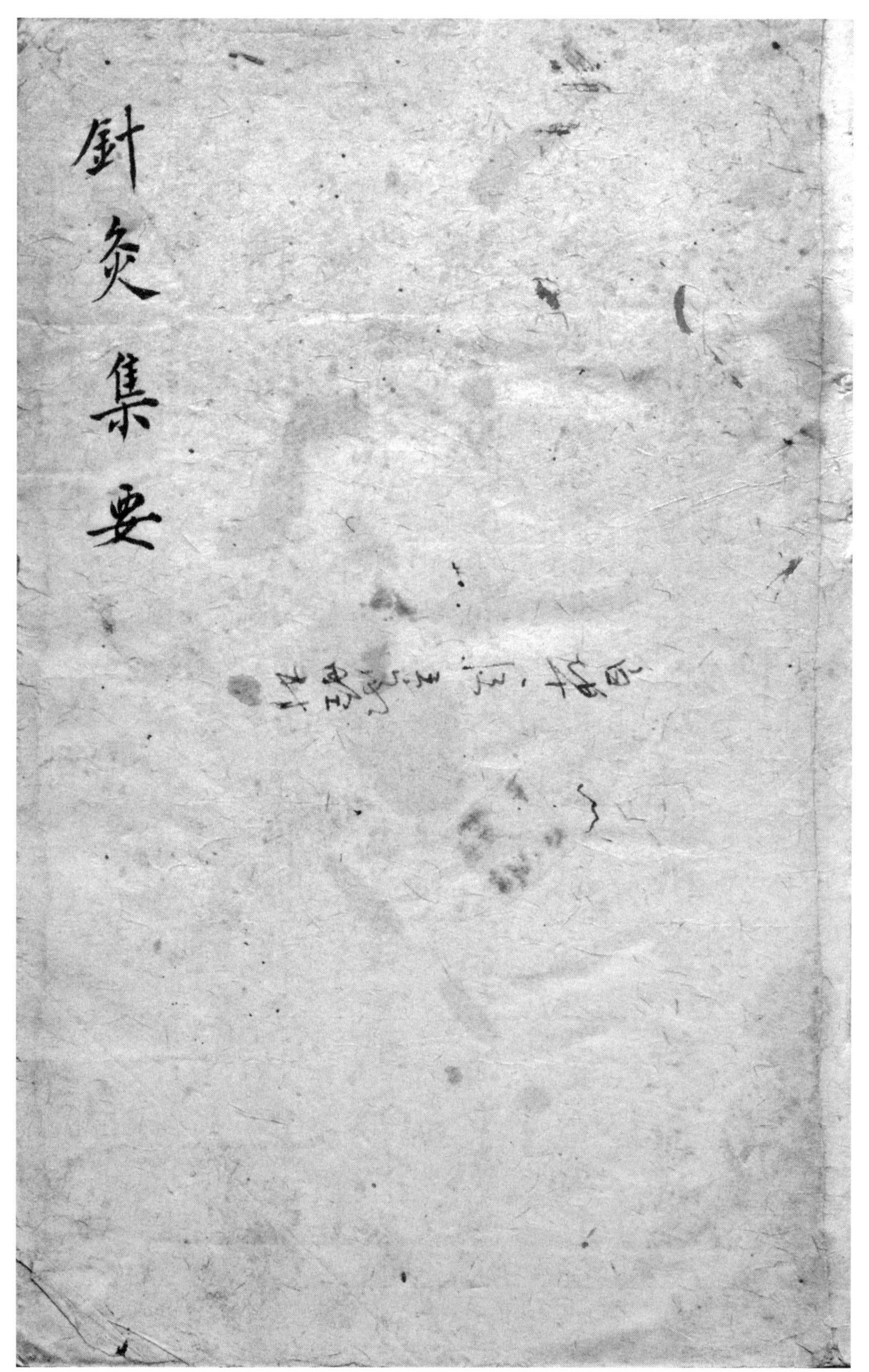

針灸集要

頭部折量法

頭部折法以前髮際至後髮際折為一尺二寸如髮際不明則取眉心直上後至大杼骨折作一尺八寸此為直寸

横寸法以眼内角至外角此為一寸頭部横直寸法並依此　督脉神庭至太陽曲差穴曲差至少陽本神穴本神至陽明頭維穴各開一寸半自神庭至頭維各得四寸半

胸腹部折量法

胸腹折法直寸以中行為之自缺盆中天突穴起至岐骨際上中庭穴止折作八寸四分自髑骬上岐骨際下至臍心折作八寸臍心下至毛際曲骨處折作五寸橫兩乳相去折作八寸胸腹橫直寸法依此

背部折量法

背部折法自大椎至尾骶通折三尺直寸依此橫寸用中指同身寸法

手足折量法

用男左女右手前中指第二節內兩横紋折去爲一寸

頭部頂中

中行凡一穴　百會　屬督脉

頭部前

中行凡四穴　神庭　上星　顖会　前頂　屬督脉

兩旁第二行左右凡八穴　曲差　五処　承光　通天　俱呈太陽穴

兩旁第三行左右凡六穴　臨泣　目窓　正営　俱呈太阳穴

正面部

中行凡五穴　素髎　水溝　兌端　齗交（俱督脉穴）　承漿（任脉穴）

兩旁第二行左右凡十穴　攢竹　睛明（俱足太陽穴）　迎香　禾髎（俱手陽明穴）　巨髎（足陽明穴）

兩旁第三行左右凡十穴　陽白（足少陽穴）　承泣　四白　地倉　大迎（俱足陽明穴）

兩旁第四行左右凡八穴　本神　瞳子髎（俱足少陽）　絲竹空（手少陽穴）　顴髎（手太陽穴）

頸部

中行凡二穴 廉泉 天突 俱任脈

胸部

中行凡七穴 天突 璇璣 華蓋 紫宮 玉堂 膻中

中庭 俱任脈

兩旁第二行左右凡十二穴 去中行任脈二寸

俞府 彧中 神藏 靈墟 神封 步廊 俱足少陰

兩旁第三行左右凡十二穴 自氣戶去俞府旁二寸去中行四寸

氣戶 庫房 屋翳 膺窗 乳中 乳根 俱足陽明

兩旁第四行左右凡十二穴 自云門夾氣戶旁二寸去中行六寸

云門 中府 俱手太陰 周榮 胸鄉 天谿 食竇 俱足太陰

腹部

中行凡十五穴 鳩尾 巨闕 上脘 中脘 建里

下脘 水分 神闕 陰交 氣海 石門 關元

中極 曲骨 會陰 俱任脈

兩旁第二行左右凡二十二穴 自幽門夾巨闕兩旁各半寸循衝脈下行至橫骨

幽門 通谷 陰都 石關 商曲 肓俞 中注

四滿 氣穴 大赫 橫骨 俱足少陰

兩旁第三行左右凡二十六穴 自不容夾幽門兩旁各寸五分去中行二寸

不容 承滿 梁門 關門 太乙 滑肉門 天樞

外陵 大巨 水道 歸來 氣衝 俱足陽明 急脈 足厥陰穴夾氣衝旁各

半寸去中行二寸半

兩旁第四行左右凡十四穴 自期門上直兩乳夾不容旁各一寸五分去中行三寸半

期門 足厥陰 日月 足少陽 腹哀 大橫 腹結 府舍

衝门 俱足太阴

頭後部

中行凡五穴 後頂 强間 腦户 風府 瘂门 俱屬督脉

兩旁第二行左右凡六穴 絡却 玉枕 天柱 俱足太阳穴

兩旁第三行左右凡六穴 承灵 腦空 風池穴 俱足少阳

兩旁第四行左右凡四穴 完骨 足少阳穴 天牖穴 手少阳

背部

中行凡十四穴 大椎 陶道 身柱 神道 靈台 至阳

筋縮 中樞 脊中 懸樞 命門 陽關 腰俞

長強 俱督脈

兩旁第二行左右凡十四穴 大杼 風門 肺俞

厥陰俞 心俞 膈俞 肝俞 胆俞 脾俞 胃俞

三焦俞 腎俞 大腸俞 小腸俞 膀胱俞 中膂俞

白環俞 上俱夾脊去中行二寸 上髎 次髎 中髎 下髎 俱上

夾脊骨兩旁十七十八十九 會陽 夾尻骨兩旁上

二十椎空中 俱足太陽穴

兩旁第三行左右凡二十八穴 去脊中行三寸五分

附分 魄户 膏肓俞 神堂 譩譆 膈關

魂門 陽綱 意舍 胃倉 肓門 志室 胞肓

秩邊（俱足陽明穴）

側頸部

左右凡二十八穴 頭維（俱足陽明穴） 頷厭 懸顱 懸釐 曲鬢

率谷 天衝 浮白 竅陰（俱足少陽穴） 角孫 顱息

瘈脈 翳風 絲竹（俱手少陽穴）

側面部

左右凡十四穴 客主人 听会 俱足少阳 和髎 耳门 俱手少阳

听宫 手太阳 下关 颊车 俱足阳明穴

侧颈部

左右凡十四穴 人迎 婴筋之前 水突 气舍 俱足阳明 扶突 婴筋之后

天鼎 俱手阳明 天窗 扶突后 天容 俱手太阳穴

肩膊部

左右凡十二穴 巨骨 肩髃 背臑 手阳明 肩井 足少阳

肩髎 臑会 俱手少阳

側腋脇肋部

左右凡二十穴　淵液　輒筋（俱足少陽）　天池（手厥陰）　大包（足太陰）

章門（足厥陰）　京門　帶脈　五樞　維道　居髎（俱足少陽）

肘兩手奇俞穴

左右凡六穴　拳尖（在中指本節前骨尖上，握拳取之）　五虎（一在手食指背間，一在無名指背間，皆在次[illegible]三節於節骨尖上各一穴，握拳取之）

手三陰經總名

手太陰肺經行臂內凡九穴左右同 起手大指端行三陰之上

少商 魚際 太淵 經渠 列缺 孔最

尺澤 俠白 天府

手厥陰心包絡經行臂內凡八穴左右同 起手中指端行三陰之中

中衝 勞宮 大陵 內關 間使 郄門

曲澤 天泉

手少陰心經行臂內凡九穴左右同 起手小指內側端行三陰之下

少衝　少府　神門　陰郄　通里　靈道

少海　青靈　極泉

手三陽經總穴名

手陽明大腸經少臂外凡十四穴左右同　起手食指端少三陽之上

商陽　二間　三間　合谷　陽谿　偏歷

溫溜　下廉　上廉　三里　曲池　肘髎　五里

臂臑

手少陽三焦經行臂外凡十二穴左右同　起手無名指端少三陽之中

関衝　液門　中渚　陽池　外関　支溝

会宗　三陽絡　四瀆　天井　清冷淵　消濼

手太陽小腸経ゟ臂外凡八穴左右同（起手小指外側端ゟ　三陽之下）

少沢　前谷　後谿　腕骨　陽谷　養老

支正　小海

足三陰経總穴名

足厥陰肝経ゟ足股内凡十一穴左右同（起足大指端ゟ　三陰之前）

大敦　行間　太衝　中封　蠡溝　中都　膝関

曲泉　陰包　五里　陰廉

足太陰脾經乃足股內凡十一穴左右同此三陰之中　起足大指內側端

隱白　大都　太白　公孫　商丘　三陰交

漏谷　地機　陰陵泉　血海　箕門

足少陰腎經行足股內凡十穴左右同　起足心乃三陰之長

湧泉　然谷　太谿　大鍾　照海　水泉

復溜　交信　築賓　陰谷

足三陽經總穴名

足陽明胃経行足股外凡十五穴左右同　起足三指端行　三陽之前

厲兌　内庭　陥谷　衝陽　解谿　豊隆

下巨虚　条口　上巨虚　三里　犢鼻　梁邱

陰市　伏兎　髀関

足少陽胆経行足股外凡十五穴左右同　起足四指端行　三陽之中

竅陰　侠谿　地五会　臨泣　邱墟　懸鐘

陽輔　光明　外邱　陽交　陽陵泉　陽関　中瀆

風市　環跳

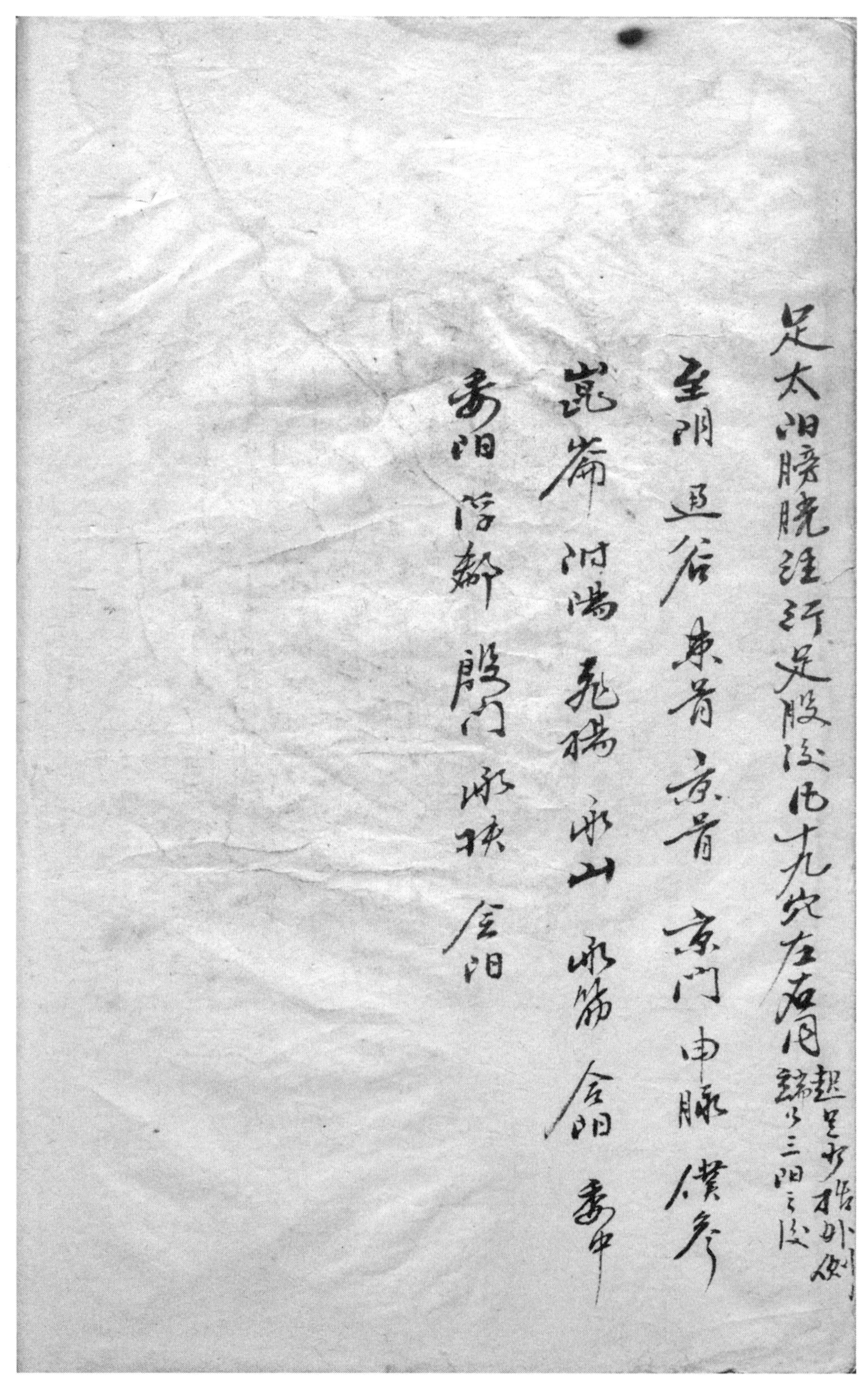

足太陽膀胱經行足股後凡十九穴左右同 起足小指外側 終少三陽之後

至陰 通谷 束骨 京骨 京門 申脈 僕參

崑崙 附陽 飛揚 承山 承筋 合陽 委中

委陽 浮郄 殷門 承扶 會陽

肺經穴歌

手太陰肺十一穴中府雲門天府列次則俠白下尺澤又次孔最與列缺經渠太淵下魚際抵指少商如韭葉

肺經分寸歌

太陰中府三肋間上行雲門寸六許雲在任璣旁六寸大腸巨骨下二骨天府腋三動脈求俠白肘上五寸主尺澤肘中約紋是孔最腕上七寸擬列缺腕上一寸半

經渠寸中陷中取太淵掌後横紋頭魚際節後散脈
裏少商大指端内側韭葉刺之立時止

中府在任脈中行華蓋穴旁直開去六寸乳上三肋間
動脈應手陷中主腹脹肢腫胸滿肩背痛嘔逆欬
嘔面腫少氣不得臥　針三分灸五壯
雲門〇在中府直上一寸六分巨骨之下俠氣户旁二寸
陷中動脈應手舉臂取之去胸中行各六寸主喘

寒四肢熱不已欬逆哮喘氣上冲心胸中煩滿膊繳背痛喉痺　針三分灸五壯

天府穴又主心痛經氣亂噎逆漲滿

天府○在臑內腋下三寸肘腕上五寸動脉中用鼻尖点墨到此是穴　主暴痺口鼻衂血中風邪泣鬼語啼息寒熱瘧目眩遠視䀮䀮癭氣　針四分禁灸

尺澤○肘中約紋上動脉中屈肘橫紋筋骨罅陷中　主欬唾膿血喉痺肺積息賁及絞腸痧痛傷寒汗不出小兒急慢驚風　針三分灸五壯

孔最○去腕上七寸側取之主熱病汗不出咳逆
肘臂厥痛屈伸難吐血失音咽腫頭痛
針三分灸五壯

列缺○手太陰絡別走陽明去腕側上一寸五分以兩手
交叉食指盡處兩筋骨罅中主偏風口面喎斜手腕
無力半身不遂口噤不開唾沫欬嗽偏正頭疼
及男子淋瀝陰中疼痛尿血精出莖痛針二分
灸七壯

經渠○寸口動脈陷中主治瘧寒熱胸背拘急
膨脹喉痺欬逆上氣數欠嘔吐心疼等症禁灸
針二分

太淵一名太泉○掌後内側橫紋頭動脈中主胸痺逆氣咳
喘嘔肩背疼心痛及牙齒疼偏正頭疼等症針
二分灸三壯

魚際○大指本節後内側白肉際陷中主身熱頭疼欬
嗽喘嘔傷寒汗不出寒慄鼓頷痺主胸背疼目

眩心煩少氣腹痛不下食，針二分禁灸

少商〇大指內側去爪甲角如韭葉主頷腫喉痺

煩心少咳心下滿寒慄鼓頷喉中鳴小兒乳鵝症

以三稜針刺微出血禁灸

心包絡經穴歌

九穴心包手厥陰　天池天泉曲澤深　郄门間使内關对

大陵勞宫中衝侵

心包絡經分寸歌

心絡起自天池間　乳後旁一腋下三　天泉繞腋下二

寸　曲澤屈肘陷中參　郄门去腕後五寸　間使腕後三

寸然　内關去腕後二寸　大陵掌後横紋間　勞宫屈拳

名指取　中指之末中衝端

天池一名天会○腋下三寸乳後一寸着脇直腋撅肋間主胸

膈煩滿頭痛寒熱目䀮䀮不明　針二分灸三壯

天泉一名天濕○曲腋下二寸舉臂取之主胸脇支滿欬逆

背痛目䀮䀮不明　針六分灸三壯

曲澤○肘内廉陷中大筋内側横紋中動脈是主治

心痛善驚身熱煩渴臂肘搖動擊痛不得伸傷寒

嘔吐氣逆驚痓　針三分灸三壯

郄門○掌後去腕五寸主嘔血衄血心痛嘔噦驚恐

恐畏人神氣不足

間使○掌後去腕三寸兩筋間陷中主治九種心疼

脾疼癰瘡口渴及瘰癧久不愈　針六分炙五壯

內關○掌後去腕二寸兩筋間與外關相抵主治

氣塊上攻心胸脇肋疼痛勞熱癰瘡等症

針五分炙三壯

大陵○掌後骨下兩筋間陷中主肘臂攣疼喜笑不休

心懸若飢心疼掌熱悲泣驚恐目赤目黃小便如血

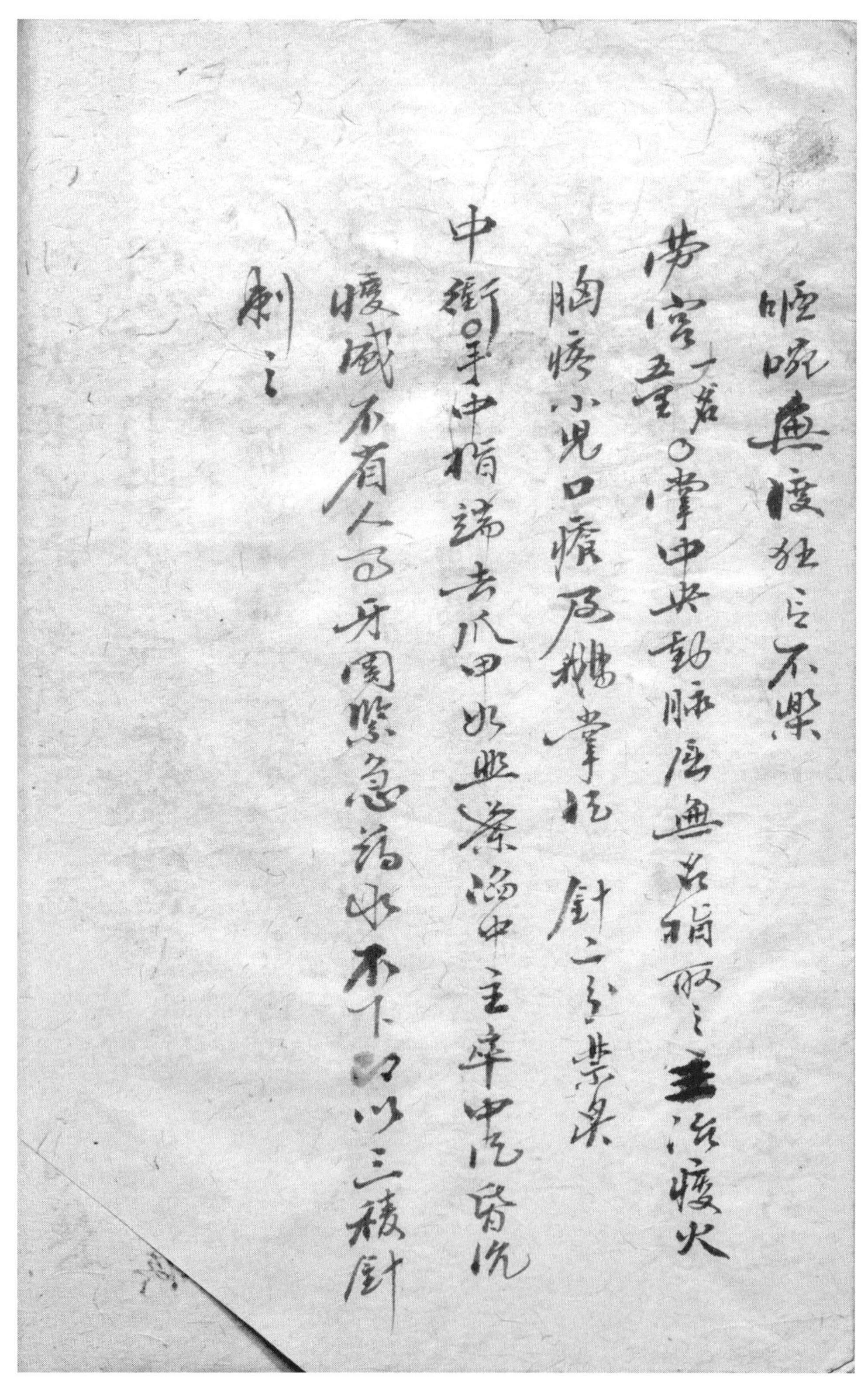

咽喉無痰狂言不樂

勞宮一名五里○掌中央動脈屈無名指取之主治痰火

胸痛小兒口瘡及鵝掌風　針二分禁灸

中衝○手中指端去爪甲如韭葉陷中主卒中氣昏沉

痰厥不省人事牙關緊急藥水不下口以三稜針

刺之

心經穴歌

手少陰心起極泉青靈少海靈道全通里陰郄神門下
少府少衝小指邊

心經分寸歌

少陰心起極泉中腋下筋間動引胸青靈肘上三寸取少
海肘後端五分靈道掌後一寸半通里腕後一寸同陰
郄腕後内半寸神門掌後鋭骨隆少府小指本節末
小指内側取少衝

極泉○臂内腋下筋間動脉入胸主臂肘厥寒四肢不收心痛乾嘔煩渴目黄脇滿痛悲愁不樂 針三分 灸七壯

青灵○肘上三寸伸肘擧臂取之主目黄頭痛振寒脇痛臂不举不能带衣 灸七壯

少海○肘上廉節後大骨外去肘端五分屈肘向頭得之主腋下瘰漏臂痛疼及牙齒痛 針五分禁灸

灵道○掌後一寸五分主心疼乾嘔悲恐相引瘈瘲肘攣暴瘖不能言 針三分 灸三壯

通里○掌後一寸陥中 主温病面熱無汗懊憹心悸驚
恐喉痺苦嘔暴瘖聲唖及婦人経血過多崩漏
針三分 灸三壯

陰郄○掌後脈中去腕五分 主鼻衄吐血洒淅畏寒厥
逆氣心痛霍乱胸中滿 針三分 灸五壯

神門○掌後鋭骨端陥中 主驚悸怔忡呆癡卒中鬼
邪恍惚振驚及小児驚癇 針三分 灸三壯

少府○手小指本節後骨縫陥中 主痎瘧久不愈臂

酸肘腋牽急胸中痛及婦人陰挺陰癢陰痛男
子遺溺偏墜等症 針二分灸三壯
少衝○手小指内側去指甲角如韭葉主熱病煩滿
上氣嗌乾渴目黄臑臂内後廉疼胸心疼痠
氣悲驚寒熱肘疼不伸 針一分灸三壯

大腸經穴歌

手陽明穴起商陽二間三間合谷藏陽谿偏歷、温溜下廉上廉三里長曲池肘髎迎五里臂臑肩髃巨骨起天鼎扶突接禾髎終以迎香二十止

大腸經分寸歌

商陽食指內側邊二間來尋本節前三間節後陷中取合谷虎口岐骨間陽谿上側腕中是偏歷腕後三寸安温溜腕後去五寸池前五寸下廉看池前三寸上

廉中池前二寸三里逢曲池曲肘紋頭尽肘髎上髎外
廉近大筋中央尋五里肘上三寸行向裏臂臑肘上七
量肩髃肩端舉臂取舉巨骨肩尖端上行天鼎喉
旁四寸真扶突天突旁三寸禾髎水溝旁五分迎香禾髎
上一寸大腸經穴自分明

商陽○在手食指内側端後去爪甲角如韭葉主胸中氣滿
喘欬支腫耳鳴聾寒熱瘧頷腫齒痛肩背急痛

針一分灸三壯

二間 一名間谷 ○ 食指本節前內側陷中 主喉痹頷腫目黃
齒痛鼻衄血肩背痛傷寒水結 針三分灸三壯

三間 一名少谷 ○ 食指本節後內側陷中 主喉痹咽梗齒痛
嗜臥腹滿腸泄目眥急痛寒熱瘧氣喘 針三分灸三壯

合谷 一名虎口 ○ 手大指次指歧間骨陷中 主發熱惡寒頭痛
脊強喉痹面腫脣瘖口噤偏正頭痛筋骨疼痛
及小兒乳鵝 針三分灸三壯

陽谿 一名中魁 ○ 腕中上側兩筋間陷中 主狂言見鬼熱病煩

心目泛赤爛 厥逆頭疼胸滿喉痛 寒嗽咽吐時

臂不舉

偏歷○腕中後三寸 主肩膊肘腕痠疼 齲痛多言

喉痺耳鳴 針三分灸三壯

溫溜○從偏歷上行三寸 主腸鳴腹痛寒熱頭疼

狂言見鬼吐舌喉痺 針三分灸三壯

下廉○從溫溜上行二寸五分 輔銳肉分 主偏風不

遂腹脇刺疼 針五分灸三壯

上廉○在下廉上行一寸治症同上 針五分灸五壯

三里○在上廉上行一寸銳肉之端按之肉起 治症仝上

針二分灸三壯

曲池○在三里穴上二寸以手拱胸屈肘橫紋頭陷中取之

主中風手攣筋急臂膊疼痛寒熱癮疾

針五分灸三壯

肘髎○在曲池穴上行大骨外廉陷中治症仝上

針三分灸三壯

五里○肘上三寸行向裏大脉中央治症仝上禁針

灸三壯

臂臑○肘上七寸兩筋兩骨罅宛宛中伸臂平手取

之主寒熱臂痛不得舉瘰癧頸項拘急

針三分灸三壯

肩髃一名中肩○膊骨頭肩端上兩骨罅間陷者宛宛中

舉臂取之主治癱瘓手攣臂肩腫　針六分　灸五壯

巨骨○肩尖端上行兩叉骨罅間陷中　主臂膊疼胸中有瘀血肩臂不得屈伸　針一寸半　灸三壯

天鼎○頸缺盆上直扶突後一寸　主暴瘖氣哽喉痺嗌腫　針四分　灸三壯

扶突○一名水穴　氣舍上一寸五分在頸當曲頰下一寸人迎後一寸五分仰而取之　主咳嗽多唾喘息喉鳴　針三分　灸三壯

禾髎○鼻孔下俠水溝旁五分　主尸厥口噤

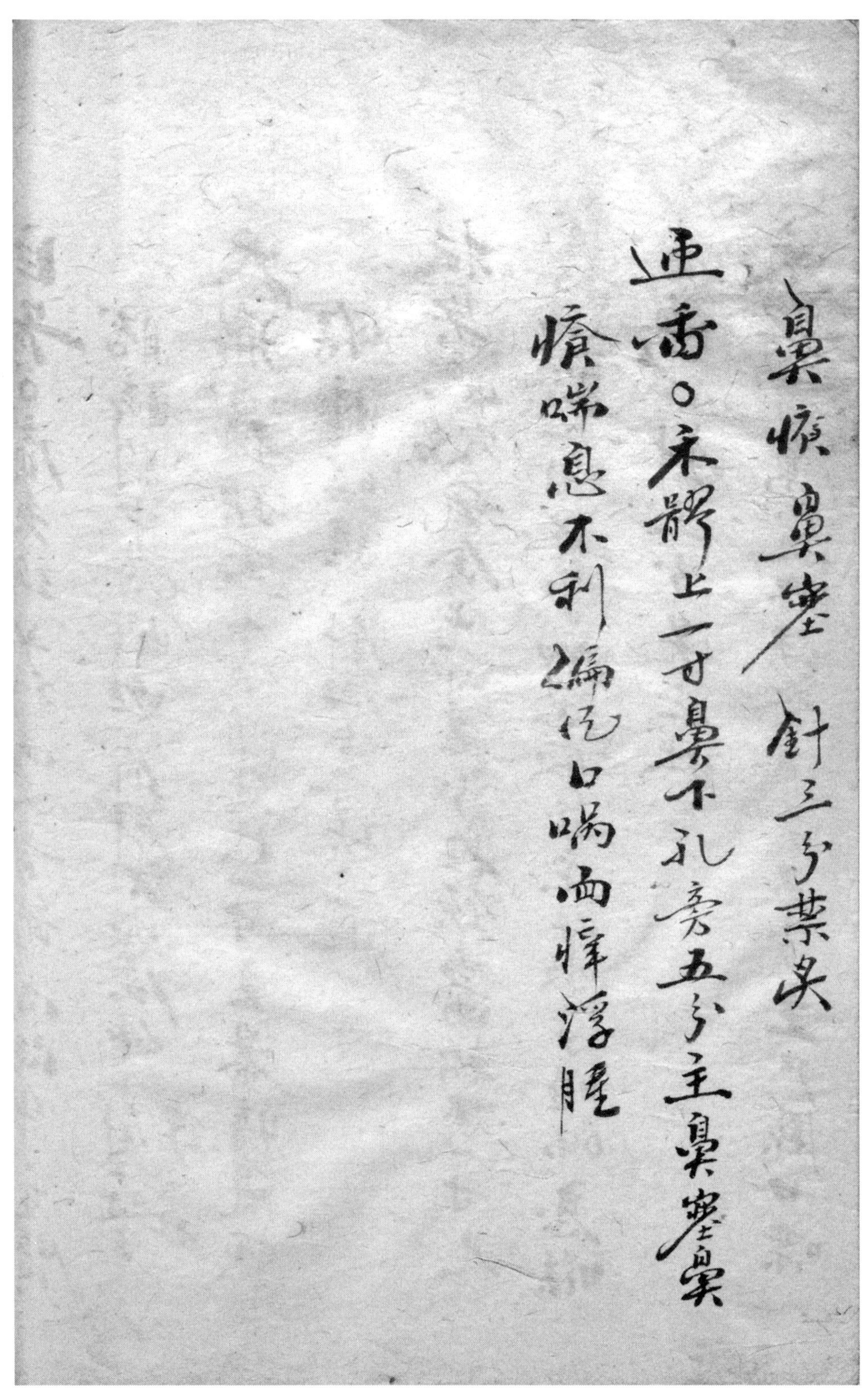

鼻瘡 鼻塞 針三分禁灸

迎香○禾髎上一寸鼻下孔旁五分主鼻塞鼻瘡喘息不利偏風口喎面癢浮腫

注：原書缺『胃經穴歌、胃經分寸歌歌訣』部分。

頭維○額角入髮際神庭旁四寸五分主頭痛如破

目眩如脫　針三分禁灸

下關○客主人下耳前動脈下廉合口有空開口則閉

主偏風口目喎牙齦腫　針三分禁灸

頰車○耳下曲頰端近前八分陷中側卧開口取之

主中風牙關緊急頷頰腫口眼喎　針四分灸三壯

巨髎○俠鼻孔旁八分直水溝平治症仝頰車兼治

目障　面風　針三分　灸七壯

地倉○俠口吻旁四分外如近下有脈微動主偏風口喎目不得閉失音不語飲水不收 針三分灸二七壯

大迎○頷前一寸二分骨陷中動脈治症仝地倉穴

針三分灸三壯

人迎○頸大脈動應手俠結喉兩旁一寸五分主吐逆霍亂喘不得息咽喉癰腫 針三分

缺盆○肩下横骨陷中主息奔胸滿喘急水腫

喉痺 針三分灸三壯

氣戶○巨骨下俞府兩旁各二寸陷中去中行各四寸主
欬逆上氣胸背痛胸脇支滿喘急　針三分灸五壯
庫房○氣戶下一寸六分陷中去中行各四寸治症仝上
針三分灸五壯
屋翳○庫房下一寸六分陷中去中行各四寸治症仝
上　針三分灸五壯
膺窗○屋翳下一寸六分陷中去中行各四寸治症仝上
針三分灸五壯

乳中。當乳中是

乳根。乳中下一寸六分陷中去中行各四寸 主胸痛欬逆乳痛乳癰 針三分灸五壯

不容。幽門旁相去各寸半去中行各三寸 主腹滿痃癖脇痛心疼喘欬不嗜食腹雷鳴嘔吐 灸三壯針五分

承滿。不容下一寸去中行各三寸治症仝上 針三分灸五壯

梁門。承滿下一寸去中行各三寸 主脇下積氣食飲不思大腸滑泄完穀不化 針三分灸五壯

関門○梁門下一寸去中行各三寸治症仝上 針八分

灸五壮

太乙○関門下一寸去中行各三寸主癲疾狂走心煩吐舌

針八分灸五壮

滑肉門○太乙下一寸去中行各三寸治症針灸俱仝

上

天樞○俠臍中兩旁各二寸陷中大腸之募主奔豚泄瀉

赤白痢疾水腫腹脹久積冷氣嘔吐霍亂

針五分灸百壯

外陵○天樞下一寸去中行各二寸治症仝上 針三分灸五壯

大巨○外陵下一寸去中行各二寸治症仝上 針五分灸五壯

水道○大巨下三寸去中行各二寸主腰背强急膀胱有寒三焦熱結 針三分灸五壯

伏兎○膝上六寸起肉 針五分禁灸 治症仝陰市

陰市○膝上三寸伏兎下陷中拜而取之主膝脚腰

痛膝冷痺不仁寒疝腹疼脹滿 針三分禁灸

梁丘○膝上二寸兩筋間 治症仝上 針三分灸三壯

三里○膝下三寸胻骨外廉大筋內宛宛中 主治濕水腫

心腹鼓脹寒濕腳氣痺疼等症 灸三壯針五分

上廉一名上巨虛○三里下三寸兩筋骨罅中 灸三壯針三

分 治症仝上

下廉一名下巨虛○上廉下三寸兩筋骨罅中 針八分灸五

壯 治症仝上

任脈穴歌

任脈中行二十四会陰潛伏兩陰間曲骨之前中極在
関元石門氣海边陰交神闕水分处下脘建里中
脘前上脘巨闕连鳩尾中庭膻中玉堂联紫宮華
蓋循璇璣天突廉泉承漿端

任脈分寸歌

任脈会陰兩陰間曲骨毛際陷中安中極臍下四寸取
関元臍下三寸连臍下二寸名石门臍下寸半氣海

全臍下一寸陰交穴臍之中央以神闕臍上一寸為
水分臍上二寸下脘列臍上三寸名建里臍上四寸中
脘許臍上五寸上脘在巨闕臍上六寸五鳩尾蔽骨下
五分中庭膻下寸六取膻中却在兩乳間膻上寸
六玉堂主膻上紫宮三寸二膻上華蓋四八舉膻
上璇璣五寸八璣上一寸天突起天突喉下約四寸廉泉
頷下骨尖已承漿頤前唇稜下任脈中央行腹裏

會阴一名屏翳。兩阴間，任督衝三脈所起，主阴中諸病

灸三壯，禁針

曲骨。橫骨上中極下一寸毛際陷中動脈應手，主五臟

虛冷小腹脹滿，小便淋澁不通，㿗疝，婦人赤白帶下

針一寸，灸七壯

中極。關元下一寸，臍下四寸，膀胱之募，主下元虛寒

奔豚搶心，針及婦人月事不調，赤白帶下

針八分，灸三壯

関元〇臍下三寸小腸之募穴主積虚臓冷黄屎脚
痃心遺精白濁五淋泄利婦人帯下月経不通
針八分灸七壮

一名命門
石門〇一名丹田〇臍下二寸三焦募也主一切氣積門證
痼冷反胃寒湿水腫心腹鼓脹諸虚癥瘕
針八分灸五壮七

氣海〇一名下肓臍下一寸半宛宛中男子生氣之海治
症同上針八分灸五壮

陰交○臍下一寸當膀胱上際三焦之募主氣痛腹堅

兩丸疝痛陰汗濕癢婦人血崩帶下月事不絕繞

臍冷疼奔豚上腹　針八分灸百壯

神闕一名氣舍○當臍中主中風不省人事腹中虛冷臟腑

泄痢水腫鼓脹腸鳴腹疼繞臍小兒脫肛此經

灸三壯禁針

水分○下脘下一寸臍上一寸穴當小腸下口至是而分別泌清

濁水液入膀胱渣滓入大腸故曰水分主鼓脹堅

便難肚臍實出小便不利灸五壯禁針孕婦不可灸

下脘○建里下一寸臍上二寸穴當胃下口小腸上口水穀於是入焉主胃脹腹痛六腑氣寒穀不轉化

針八分灸二七壯

建里○中脘下一寸臍上三寸主腹脹身腫心痛上氣腸中痛嘔逆不嗜食　針五分灸五壯

中脘○一名太倉上脘下一寸臍上四寸主内傷脾胃心脾痛瘧痰疾暈痞滿翻胃等症　針八分灸七壯　孕婦不可灸

上脘○巨闕下一寸五分臍上五寸主霍亂腹痛腹脹氣滿翻胃嘔吐奔豚伏梁之證針八分灸二七壯

巨闕○鳩尾下一寸臍上六寸五分心之募主九種心疼腹脹飲膈痛吐水息賁等證針六分灸七壯

按十四經發揮云凡人心下有膈膜前齊鳩尾後齊十一椎周圍著脊所以遮隔濁氣不使上薰心肺也

鳩尾○在兩歧骨下一寸主胸滿咳嘔喉痺咽腫癲

癎狂走不擇言語　針三分禁灸

中庭〇鳩尾上一寸陷中主胸脇噎滿塞飲食不下

嘔吐食出小兒吐奶

横量兩乳間陷中

膻中〇中庭上行一寸六分主氣短噎鬲心胸疼痛

咳嗽肺癰吐嘔吐涎沫婦人乳汁少　灸七壯禁針

玉堂〇膻中上行一寸六分主胸膺疼痛心煩欬氣

喘急嘔吐　針三分灸五壯

紫宮○玉堂上行一寸六分陷中主欬逆唾嗽喉痺咽

膺胸脇支滿痛　針三分灸五壯

華蓋○紫宮上行一寸六分陷中治症仝上　針三分灸五壯

璇璣○華蓋上行一寸陷中治症仝上　針三分灸五壯

天突○璇璣上行一寸治症仝上　針一分灸五壯

廉泉○天突上行頷上結喉上中央舌本下治症仝

上　針二分灸三壯

承漿○唇稜下陷中開口取之主偏風半身不遂口眼

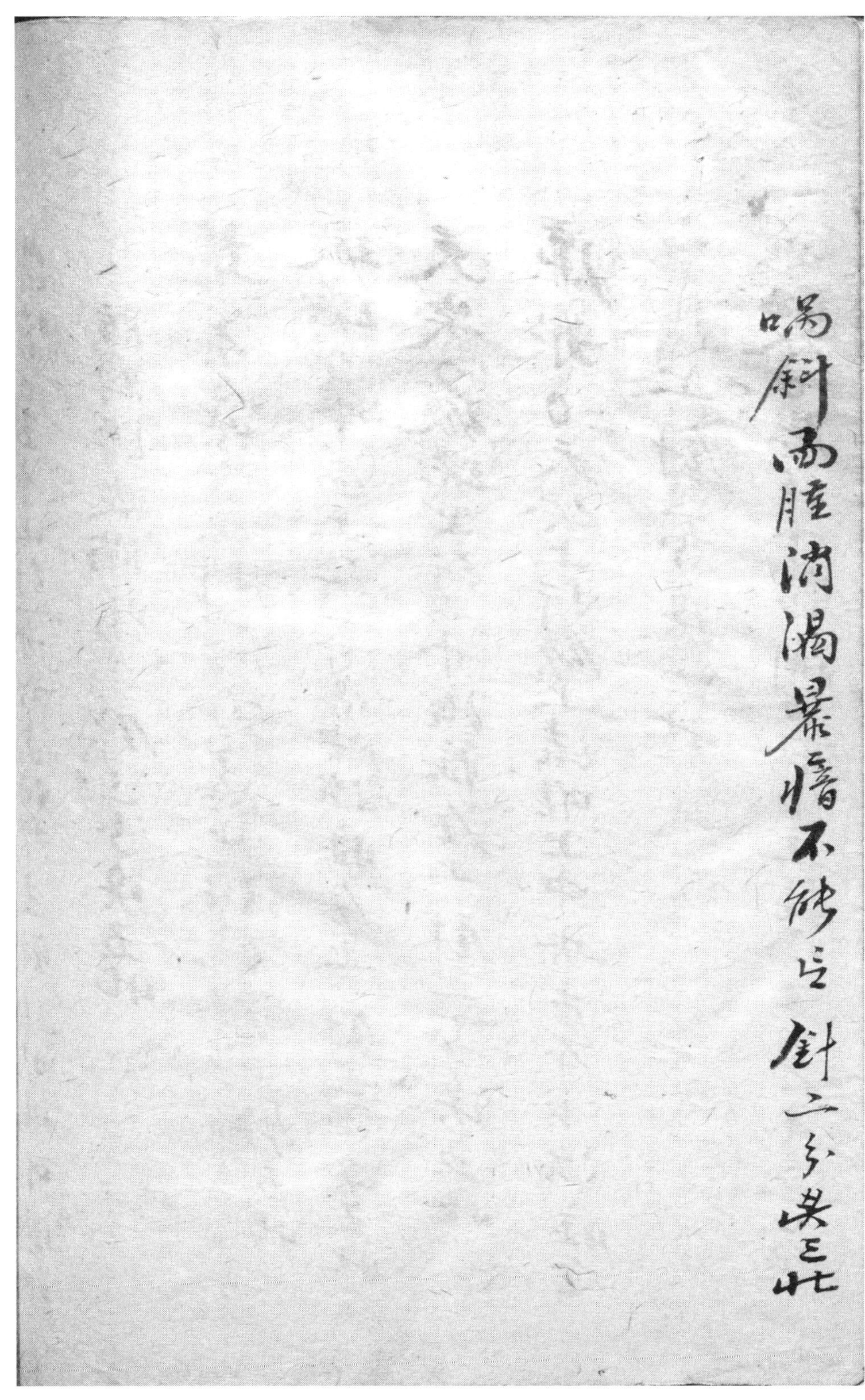

口喎斜兩腫消渴暴瘖不能言針二分灸三壯

督脉穴歌

督脉行脉之中行　二十八穴始長强　腰俞阳关入命门
悬枢脊中中枢長　筋缩至阳归灵台　神道身柱陶道
开大椎瘂门连风府　脑户强间后项排　百会前顶通顖
会上星神庭素髎对　水沟兑端在唇上　龈交上齿
缝之内

督脉分寸歌

尾闾骨端是長强　二十一椎腰俞当　十六阳关十四命

三一懸樞脊中央十椎中樞筋縮九又椎之下乃至陽
六椎五神之身柱陶道一椎之下鄉一椎之上大椎穴
上至髮際瘂門行風府一寸宛中取腦户二五吮之方再上
四寸强間位五寸五分後頂强七寸百会頂中取耳尖前後髮
中央前頂前行八寸半前行一尺顖会量一尺一寸上星位
前髮尺二神庭当鼻端準頭素髎穴水溝鼻下人
中茂兌端唇上端上取齦交唇内齒縫鄉

長强○脊骶骨端伏地取之主諸般痔漏疼痛

針三分灸三十壯

腰俞○二十一椎下宛宛中主腰脊重痛舉動不得俯仰艱難腰以下至足冷痹不仁及婦人經閉溺血

針二分灸五壯

陽關○十六椎下坐而取之主膝不可屈伸風痹不仁

針五分灸三壯

命門○十四椎下伏而取之主老人腎虛腰疼及久痔

脱肛腸風下血 針五分灸三壯

懸樞○十三椎下伏而取之主腰脊强不得屈伸

針三分灸三壯

脊中○十一椎下伏而取之主五痔便血小兒脱肛

針五分禁灸

筋縮○九椎下伏而取之主癲疾狂走脊急强

針五分灸三壯

至陽○七椎下伏而取之主胸脇支滿喘促不定 針五

分灸三壯　　　　靈台　六椎下

神道○五椎下伏而取之主背上冷疼禁針灸七壯

身柱○三椎下伏而取之主瘈癇癲狂腰背疼痛

針五分灸七壯

陶道○一椎下伏而取之主脊強煩滿　針五分灸五壯

大椎○一椎上陷者宛宛中主五勞七傷腰背拘急、

針五分

唖門○項後入髮際五分項中間宛宛中仰頭取之主

中風舌緩暴瘖不語傷風傷寒頸痛項急不得回顧

及抽搐等病　針二分禁灸

中風

風府○項後入髮際一寸大筋内宛宛中疾言其肉立起言休

立下治症仝上禁灸　針三分

腦戸○枕骨上強間後一寸半　此穴針灸俱不宜

強間○後頂後一寸半枕骨上主頭項強急顖頂上痛癲

癇狂瘈瘲頭疼　針二分灸七壯

後頂〇百會後一寸半治症全上針二分灸五壯

百會一名三陽〇前頂後一寸半主大人中風痰火癲癇小兒急慢驚風大腸下氣脫肛兼治百病針二分灸五壯

前頂〇顖會後一寸半骨間陷中主頭風目眩面赤腫目腫小兒驚癇 針一分灸三壯

顖會〇上星後一寸陷中治症全上針二分灸二七壯

上星〇神庭後入髮際一寸陷中容豆治症全上針三分灸七壯

神庭○直鼻上入髮際五分 治癲 全上 灸三壯 禁針
張子和曰目腫目翳針神庭上星顖会前頂翳者
者可使立退腫者可使立消
素髎○鼻柱上端準頭 主鼻喎噼 鼻衄 針一分
水溝○鼻柱下溝中央近鼻孔陷中 主牙関緊急卒
中悪邪不省人事癲癇卒倒口眼歪邪浮水面
腫及小児急慢驚風 針三分 灸三壯
兌端○唇上端 主癲疾吐沫衄血不止唇吻強齒

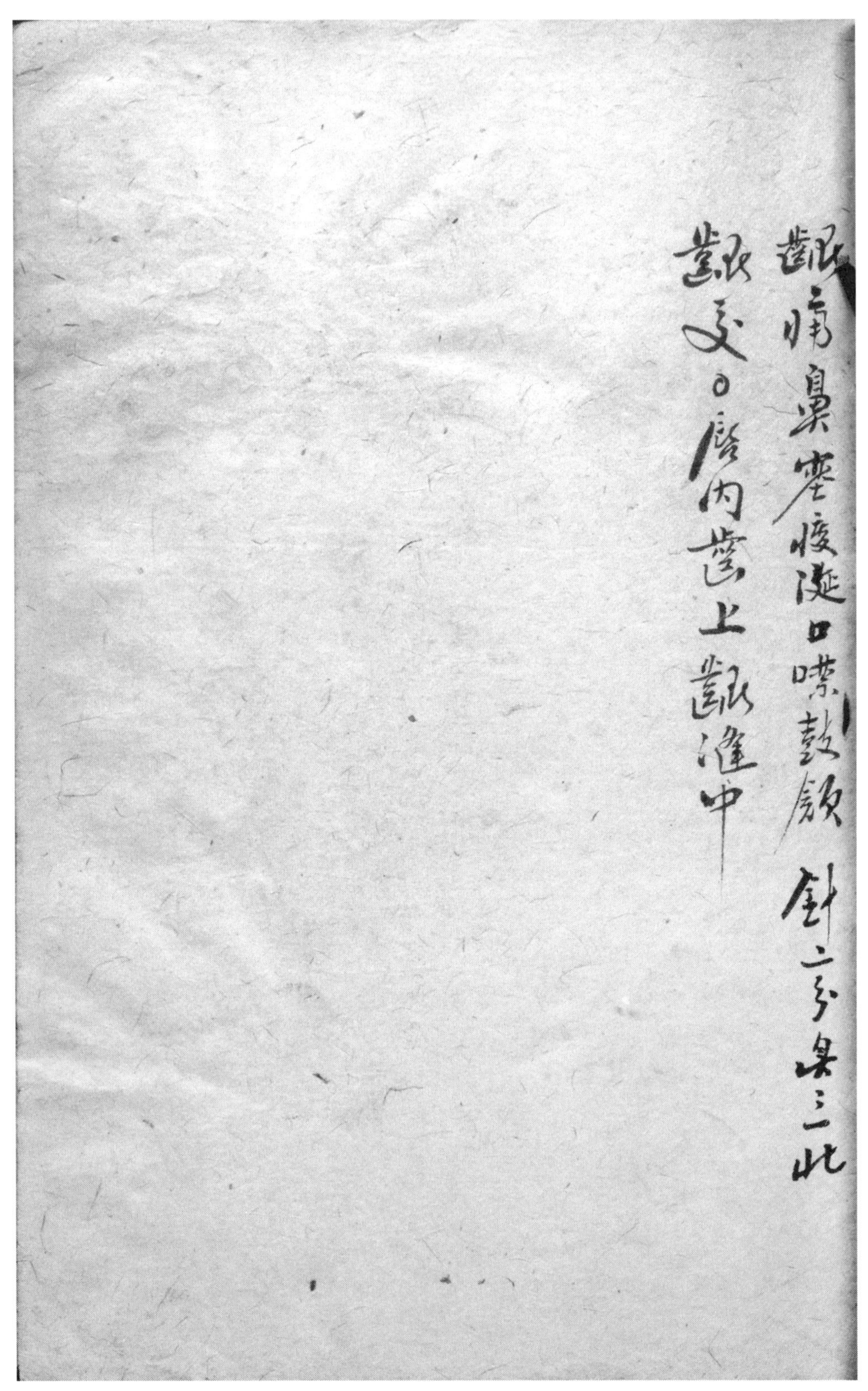

齦睛鼻塞瘜涎口噤鼓頷　針二分　灸三壯

齦交　口唇內齒上齦縫中

十二經穴法歌

手之太陰經屬肺，尺澤肘中約紋是，列缺側腕寸有半，經渠寸口陷脉記，太淵掌後橫紋頭，魚際節後散脉裏，少商大指內側尋，爪甲如韭此爲的。

手陽明經屬大腸，食指內側號商陽，本節前取二間定，本節後向三間處，岐骨陷中尋合谷，陽谿腕中上側詳，三里曲池下二寸，曲池肘外輔骨當，肩髃肩端兩骨覓，五分俠孔取迎香。

足陽明兮胃之經，頭維本神寸五分，頰車耳下八分是，地倉俠吻四分臨，伏兎陰市上三寸，陰市膝上三寸釣，膝上二寸是梁丘，犢鼻膝臏下胻骨上尋，三里膝眼下三寸，內庭足次指外間尋，更有天樞大腸募，臍中兩旁二寸多。

足太陰公經隱白大指內角中○陰交內踝上三寸○陰陵膝
內輔骨下陷中施○
手少陰心之經○少海肘內節後○靈道掌後寸半○通里掌
後一寸中○神門掌後銳骨端○少衝小指內側精○
手太陽公小腸經○小指外側取○少澤前谷外側本節前後谿
節後仍外側○腕骨腕前起骨下○陽谷銳下腕中○少海肘端去
五分○聽宮耳珠如菽○
太陽膀胱何處○睛明目眥內角○攢竹兩眉頭陷中○命門二椎下
兩旁相○肺俞三椎膏肓四○心俞五椎之下○膈俞七椎肝俞九○
膽俞十椎之下○脾俞十一胃十二○委中膕約紋量○承山腨下分
內間○金門踝下陷中○崑崙外踝下後五分○申脈外踝下節骨間○

少陰腎分出涌泉，然谷踝前骨下陷，太谿內踝後五分，照海
踝下四分的，復溜內踝上二寸，向後五分太谿直，
手厥陰分心包絡，曲澤肘內橫紋作，間使掌後三寸求，內關二寸腕
無鍵，大陵掌後，勞宮掌心，中衝中指之端度。
手少陽分三焦論，四指外側關衝液，門陽池表腕陷中是，腕後二寸
外關右路，支溝腕後三寸間，天井肘上一寸真，清冷淵肩後陷中擦，
耳門耳缺非虛知。
足少陽膽取所會，耳前陷中開口按，風池髮際中，肩井肩
前寸半間，環跳髀骨宛中，風市膝上七寸兩旁，膝上三
寸是髖骨，兩旁五分仔細斷，絕骨外踝上三寸是，陽陵膝下
夫骨前。

厥陰肝經果何起　大敦拇指有毛際　膝關犢鼻旁五分　太衝
節後有脉據　章門臍上二寸量　橫骨大寸兩旁覓　期門乳旁一寸
半　直下寸半二肋詳
督脉水溝鼻柱下　上星入髮一寸地　百會正在頂之巔　後頂髮
後一寸也　瘂門後髮際五分　大椎第一骨上決　膂俞一十一椎下詳
君須細詳其穴
任脉中行正居　會陰　關元臍下三寸錄　氣海臍下一寸半　丹田
臍下二寸穀　神闕臍中適此歇　水分臍上一寸取　下脘二寸建里
三　中脘四寸　上脘五　巨闕六寸五分是　鳩尾七寸莫惑　膻中
兩乳中間尋　承漿唇下宛中詢

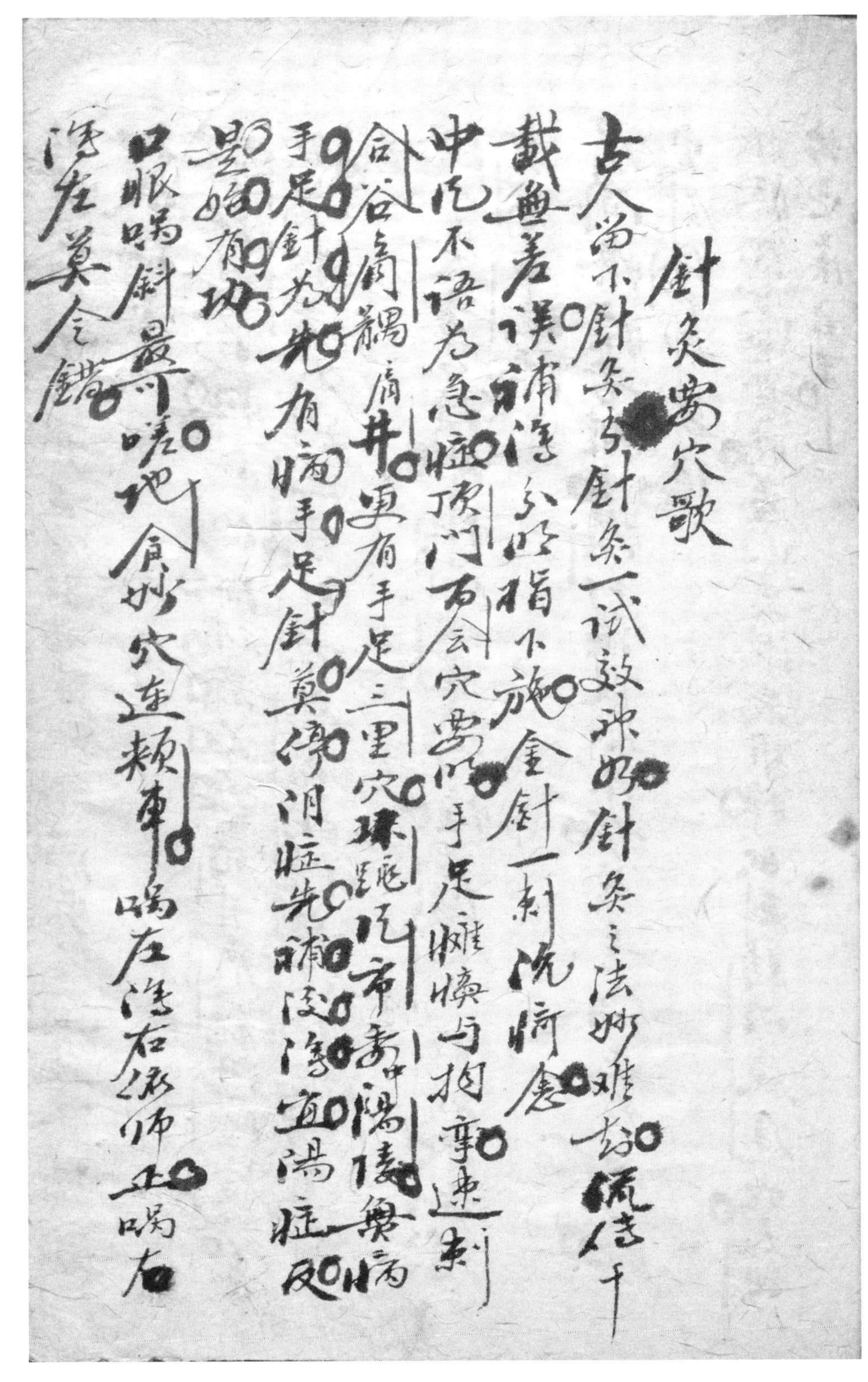

針灸要穴歌

古人留下針灸方，針灸一試效神妙。針灸之法妙難知，須信千載無差謬。補瀉分明指下施，金針一刺沉疴愈。中風不語為急症，頂門百會穴要取。手足癱瘓與拘攣，速刺合谷肩髃肩井穴，更有手足三里穴，環跳風市委中陽陵泉。手足針為先。肩痛目痛手足針莫停。消症先補後瀉，直陽症反。暑暍肩痛攻。口眼喎斜最可嗟，地倉妙穴連頰車。喎左瀉右依師正，喎右瀉左莫令錯。

口噤不語亦可憂。合頰車人中求。承漿合谷俱宜瀉急刺
挫閃痛莫留。
四肢麻木及風痺。痛瀉。麻補。最相宜。肩井肩髃曲池合谷
腕骨肩髃背及手足三里。風市環跳陽陵泉。因病施針莫狐
疑。
偶爾失音言語難。啞門天突穴可痊。舌緩太淵及府求舌強
少商二間添。
眉間疼痛苦難當。攢竹沿皮刺不妨。若是偏正頭疼症。
更針絲竹空安康。
眼疼忽然血貫睛。羞明更澀最難掙。只刺睛明魚尾穴。太陽
出血病自寧。

心火炎上兩眼紅，迎香穴內刺為通，若將毒血搐出後，目內清涼始見功。

頭風眼疼並鼻淵，上星穴內刺無偏，偏正頭風有兩般，有無痰飲細推觀，若然痰飲刺風池，倘無痰飲合谷安。

不聞香臭從何治，迎香穴內再評攻，先補後瀉分明效，一針未出氣先通。

耳聾氣閉不聞聲，痔痒蟬鳴不快情，紅腫生瘡須用瀉，宜從听会用針行。

頸項強疼難回顧，筋急不舒風邪干，先向肩井明補瀉，後針風府即時安。

孩子驚風刺印堂，急瀉慢補須後效

穿。

脊背强痛瀉人中，挫閃腰疼亦可攻。更有委中穴，腰間諸痛任君攻。

腎弱腰疼不可當，施為行止甚非常。若知腎俞二穴處，艾火頻加体自康。

九種心疼及脾疼，内外二関間使大陵。三脘建里亦可虐加。尭臍作疼天樞灵，又刺氣海丹田関元。胸腹脹滿期門章門攻。

痴呆之症不堪調，不識尊卑神門攻。心邪癲狂横作刺，尺澤間使陽谿隨。瘂言不开，針大陵。多乌更向百会中，盡哭百会水溝穴。盡笑溝缺豁大陵。水溝 列缺 陽

腿膝無力身难立○原因风湿致伤残○倘尋二市穴能灸○步履
悠悠漸自安○
髋骨能醫兩腿疼○膝頭紅腫不能行○必針膝眼膝関穴功效
須臾病不生
膝盖紅腫鶴膝风○阳陵二穴亦堪攻○阳陵針透大收效○紅腫全消
見異功○
寒湿脚氣不可熬○先針三里及阴交○再将绝骨穴見刺○腫
疼登時立見消○
腫红腿足草鞋风○須把崑崙二穴攻○申脉太谿如再刺○神、
醫妙诀起疲癃○

咽喉最難禁，穴法由來未審詳，挖後頸穴尋由多，
加艾火印自痊。
牙疼痺之苦於齦，頰車曲池二間佳，若患翻胃並吐食，中魁奇
穴莫教偏。
咽噎之疾心煩擾，百會曲池間使療，若患血出兩湧泉，更添
大陵太淵通里調。
喉痺之症急從難，必用金針疾始安，尺澤二間大陵連渠，
頰車少商合谷天突廉泉。
寒痰咳嗽更兼咽，列缺二穴最可攻，先把太淵一穴瀉，多加
艾火印收功。

婦人吹乳疼難消，吐血風痰稠似膠，少澤穴內明補瀉，應時神效氣能調。

九般痔漏最傷人，必刺承山效若神，更有長強一穴是，呻吟大痛穴為真。

大便閉結不能通，照海承山太谿中，更把支溝來瀉動，小便不禁陰陵泉委中。

七般疝氣取太敦，穴法由來指側間，諸經具在三毛處，不遇師傳隔萬山。

勞宮穴在掌中尋，滿手生瘡痛不侵，心胸之病大陵瀉，氣攻胸腹一般針。

哮喘之症最难當，夜間不睡氣遑遑，天突妙穴宜尋覓，
中着艾便宜康。
水病之候最难熬，腹滿胸虛脹不肯消，先灸水分並水道，後針
三里及陰交。
婦人赤白帶下難，只因虛敗不能安，中極補多宜瀉少，灼艾
还須着意看。
脾泄之症別無他，天樞二穴刺休差，此是五臟脾虛疾，艾火
多添病不加。
口臭之候最可憎，勞心只為多苦情，大陵穴中人中瀉，心得
清涼氣自平。

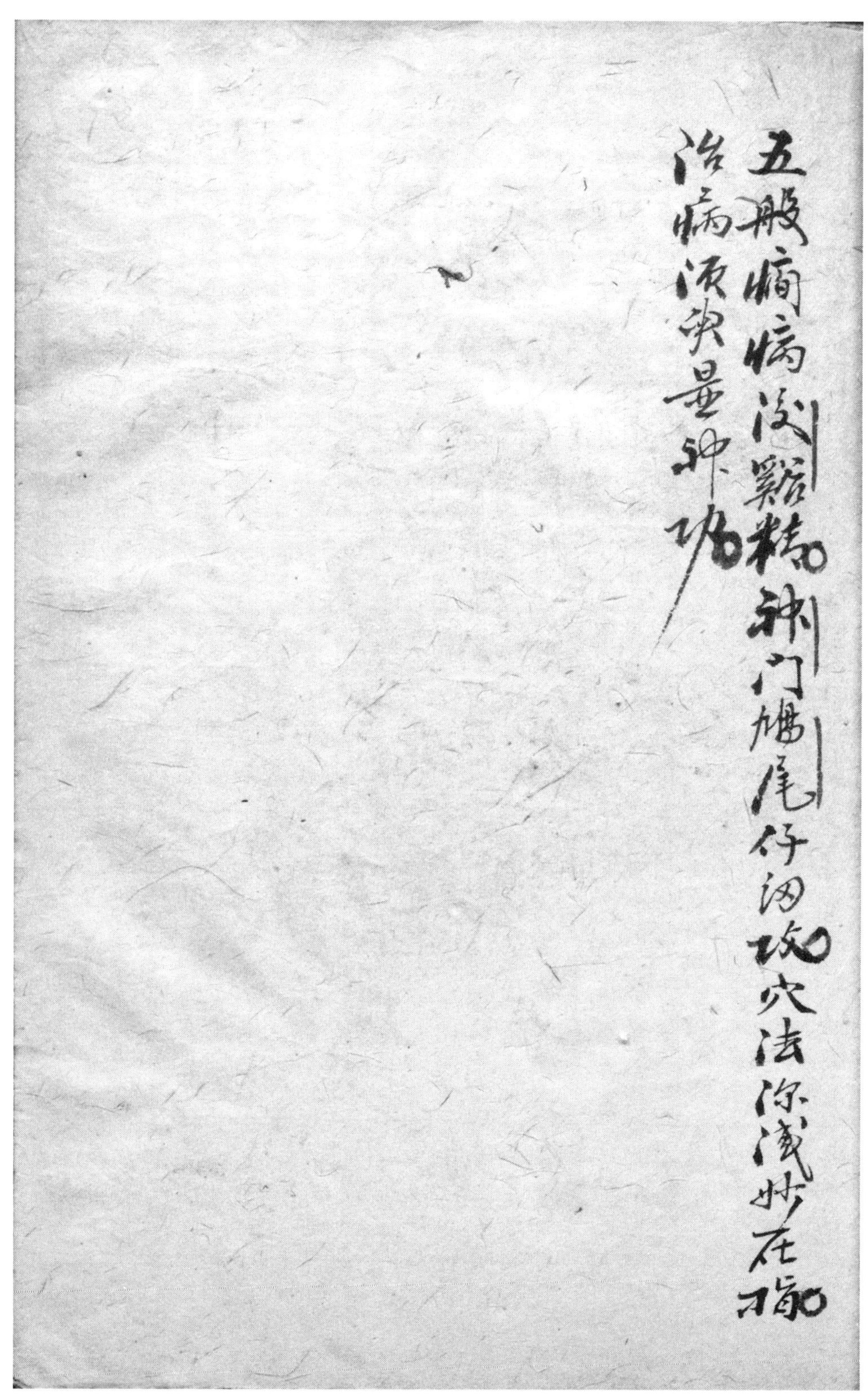

五般癇病後谿精。神門鳩尾仔細攻。穴法深淺妙在指。

治病須臾是神功。

十五脉絡歌

人身脉絡一十五，我今逐一從頭舉。手太陰絡為列缺，手少陰絡即通里，手厥陰絡為內關，手太陽絡支正是，手陽明絡偏歷當，手少陽絡為外關，足太陽絡號飛揚，足陽明絡豐隆記，足少陽絡為光明，足太陰絡為公孫，足少陰絡名大鍾，足厥陰絡蠡溝配，陽督之絡號長強，陰任之絡為屏翳，脾之大絡為大包，十五絡名君須記。

五臟募穴

中府肺募　巨闕心募　期門肝募　章門脾募　京門腎募

按難經云陰病行陽故令募在陰腹曰陰募皆在腹

五臟俞穴

俞猶委輸之輸言經氣由此而達於彼也

肺俞三椎下各掾寸半　心俞五椎下各掾寸半　肝俞九椎下各掾寸半　脾俞十一椎下各掾寸半　腎俞十四椎下各掾寸半

按难经云阴病行阳故令俞在阳背曰阳俞皆在背

八會

腑会中脘　脏会章门　筋会阳陵泉　髓会绝骨

血會膈俞　骨会大杼　脉会太渊　氣会亶中

经外奇穴

左金津右玉液二穴◎在舌下两旁紫脉上是穴

捲舌取之治重舌腫痛喉閉 三棱針出血

八邪穴 在手指縫中 治諸症紕散手背諸瘡熱毒症邪 針一分沿皮向後二寸半

八風穴 在足十指縫中 針五分 灸七壯 治脚氣紅腫紕散諸症

中魁二穴 在中指第二節骨尖屈指得之 灸七壯 治反胃吐食

十宣十穴 在手十指頭上去爪甲一分每一指各一穴 治亂痧用三棱針出血

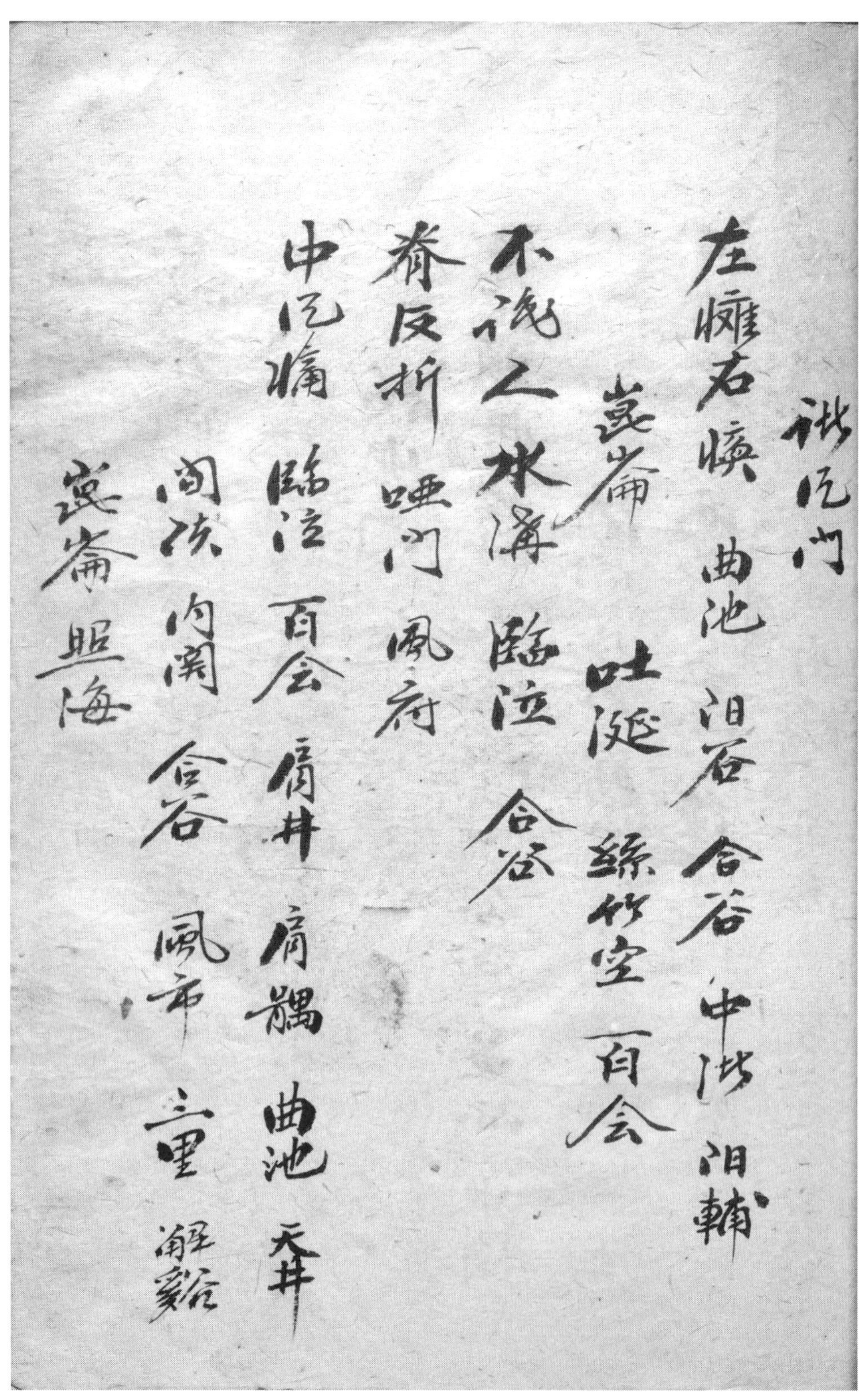

諸風門

左癱右瘓　曲池　陽谷　合谷　中渚　陽輔

崑崙　吐涎　絲竹空　百会

不識人　水溝　臨泣　合谷

脊反折　啞門　風府

中風癱　臨泣　百会　肩井　肩髃　曲池　天井

間使　內關　合谷　風市　三里　解谿

崑崙　照海

瘖瘂　支溝　復溜　間使　合谷　魚際　靈道
口噤不開　頰車　地倉　承漿　合谷

傷寒門

身熱頭痛　攢竹　大陵　神門　合谷　魚際　中渚
液門　少澤　委中　太白
汗不出　風池　魚際　經渠俱瀉　二間
咽噦　百会　曲澤　間使　勞宮　商邱

咳嗽痰喘門

咳嗽　列缺　經渠　尺澤　魚際　少澤　前谷

嘔吐　大陵　太淵　通里　曲澤　胃俞　肺俞

痰喘　曲澤　大陵　神門　魚際　三間　商陽

積聚門

肺積在右脇下名息賁　尺澤　章門　足三里

心積名伏梁起臍上上至心下　神門　後谿　巨闕　足三里

肝積名肥氣在左脇下　肝俞七壯　章門三七壯　行間七壯

脾積名痞氣橫在胃臍上二寸　脾俞　腎俞　通谷　章門此之文

足三里亦治乜吐

腎積名賁豚生臍下或上下無时　腎俞　關元　中極　涌泉四五壯不可太過炷好發粒大

氣塊　脾俞　胃俞　腎俞　梁門　天樞

心脾　胃門

心腹疼　曲澤　間使　內關　大陵　神門　太淵

腹脹　天隆　陰市　三里　陰陵

翻胃　先取下脘　後取三里瀉胃俞　膈俞百壯

中脘脾俞

噎食不下　勞宮　少商　三里　中魁在中指第二節尖

心邪癲狂門

心邪間癲狂　攢竹　尺澤　間使　陽谿

狂言不樂　大陵　多言　百會

喜笑　水溝　列缺　陽谿　大陵

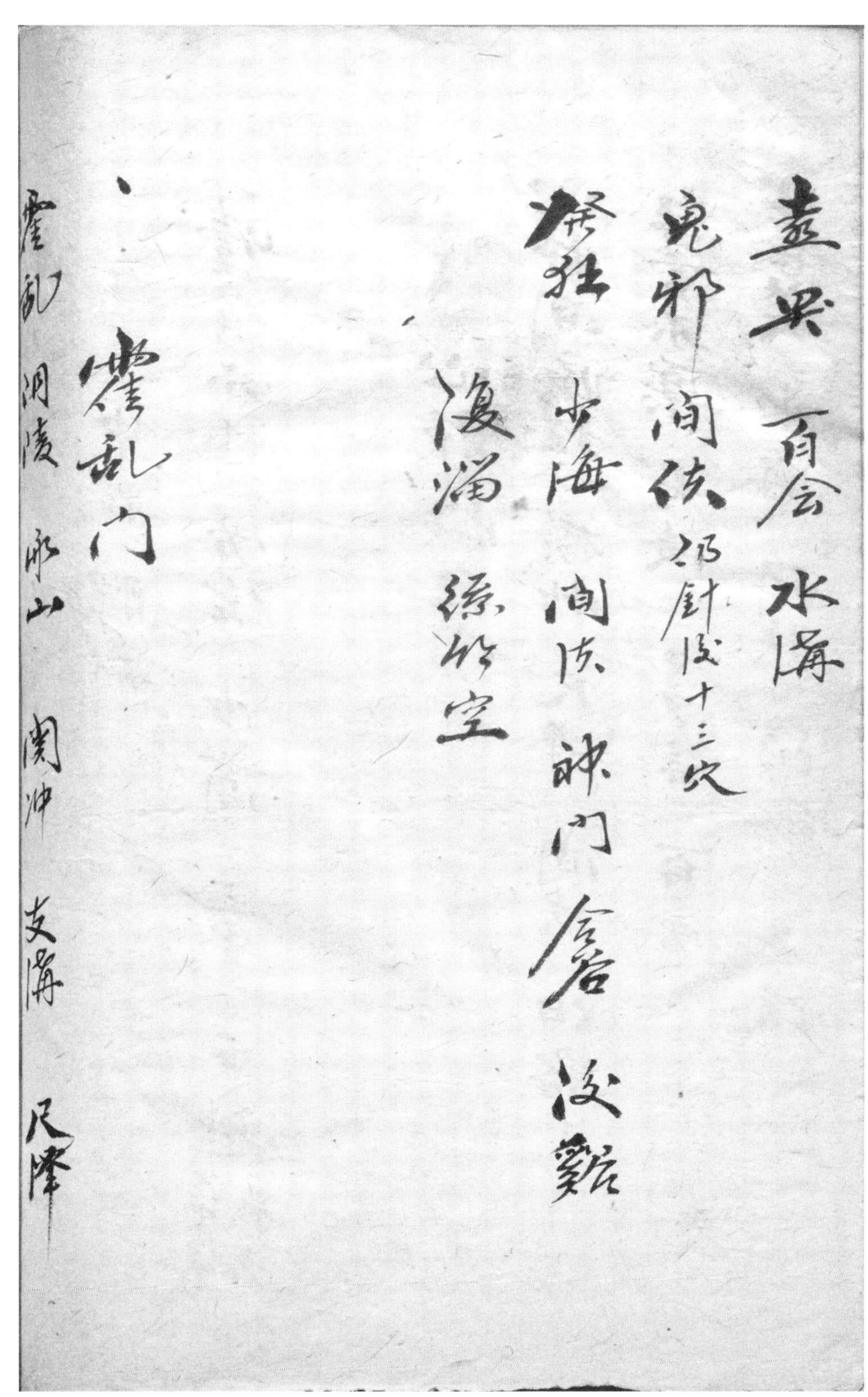

善哭　百会　水溝

鬼邪　間使　仍針後十三穴

癲狂　少海　間使　神門　合谷　後谿

復溜　絲竹空

、霍乱門

霍乱　陰陵　承山　関冲　支溝　尺澤

三里　楼節刺委中穴

瘰癧门

瘰癧　百会　经渠　前谷　頭臨　腕骨

腫脹门

浑身浮腫　曲池　合谷　三里　三阴交

水腫　列缺　腕骨　合谷　间使　阳陵

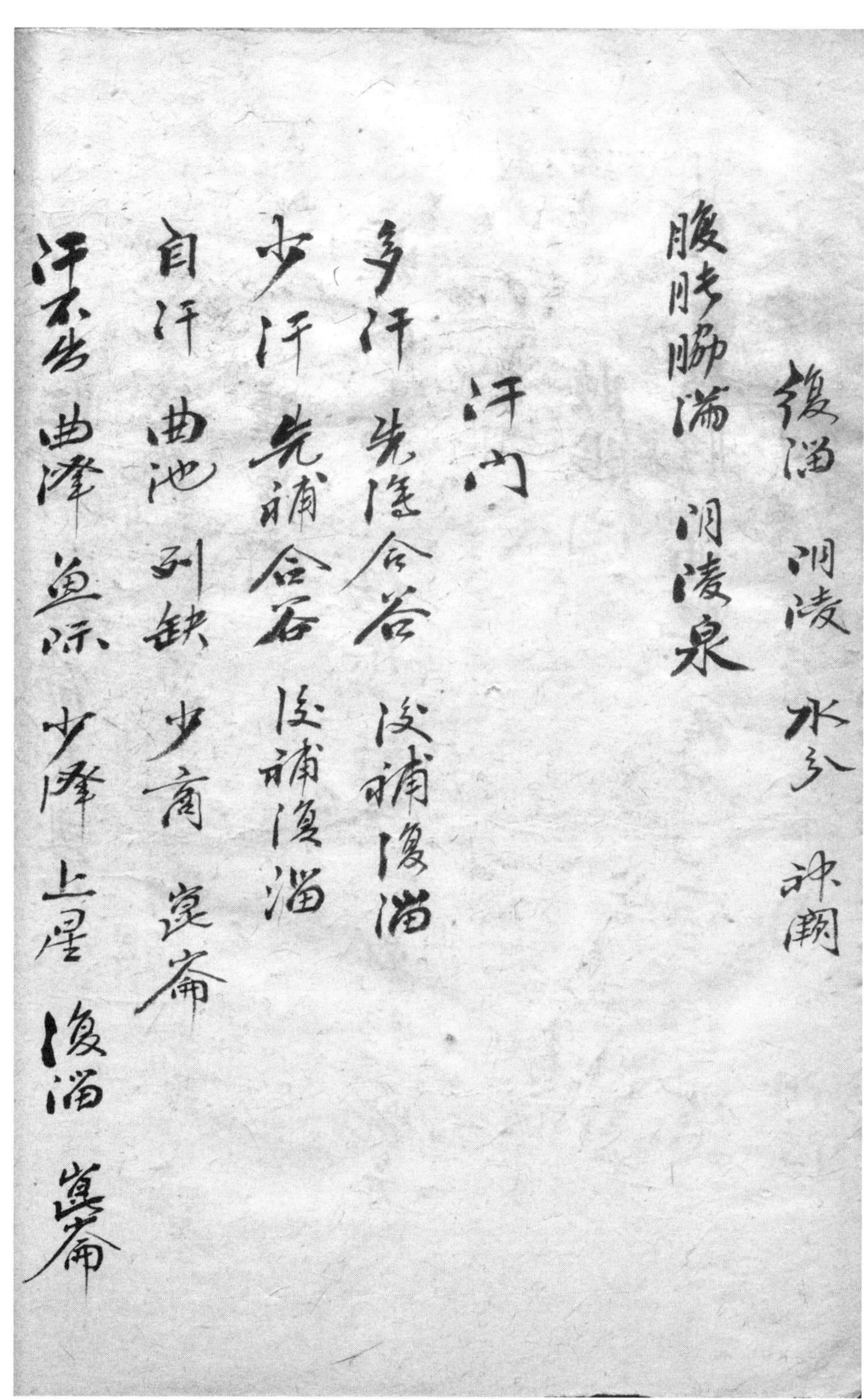
復溜　陰陵　水分　神闕

腹脹脇滿　陰陵泉

汗門

多汗　先瀉合谷　後補復溜

少汗　先補合谷　後補復溜

自汗　曲池　列缺　少商　崑崙

汗不出　曲澤　魚際　少澤　上星　復溜　崑崙

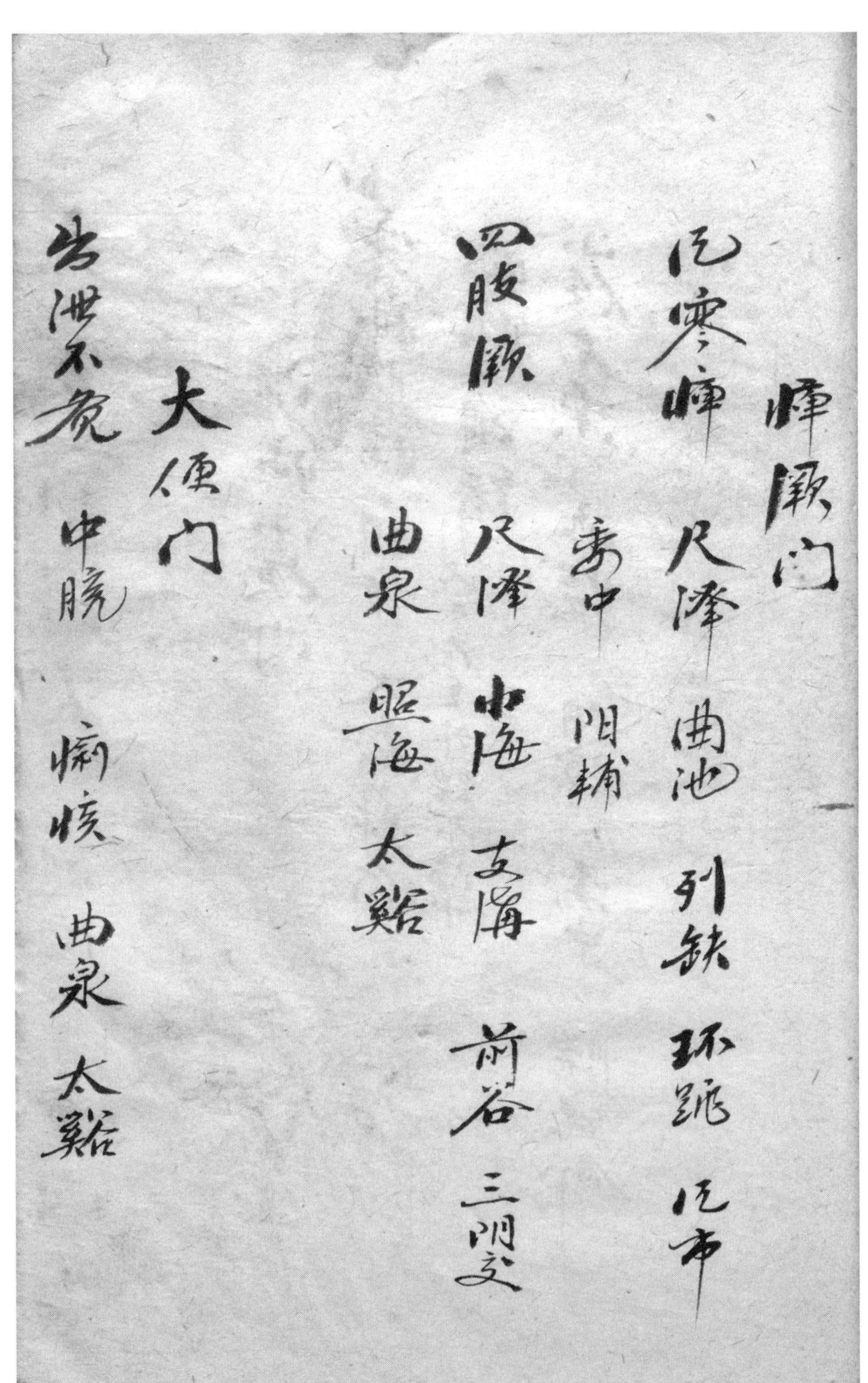

痺厥门

風寒痺　尺澤　曲池　列缺　环跳　風市

委中　陽輔

四肢厥　尺澤　少海　支溝　前谷　三陰交

曲泉　照海　太谿

大便门

出泄不禁

中脘　陰陵　曲泉　太谿

大便不通 承山 太谿 照海 章门

阴疝小便门

寒疝腹痛 阴市 太谿 肝俞

疝瘕 阴蹻 此二在足外踝下陷中

小便不禁 承漿 阴陵 委中 膀胱俞

頭面門

頭痛及偏頭痛偏正頭風　百會　上星　風府

風池　攢竹　絲竹空　合谷

頭腫　上星　前頂　大陵出血　公孫

面腫　水溝　上星　攢竹　風池　支溝　間使

面痒腫　迎香　合谷

咽喉門

喉痺　頰車　合谷　少商　尺澤　經渠

大陵　二間　前谷

單鵝　少商　合谷　廉泉　天突　金津　玉液

喉痛　風府

耳目門

耳鳴　百会　听会　听宫　耳門　商陽

目赤 大陵 合谷 液门 上星 攢竹 絲竹空

目痛 阳谿 二间 大陵 三间 前谷 上星

鼻口门

鼻塞 上星 臨泣 百会 前谷 合谷 迎香

鼻流清涕 人中 上星 风府

唇動如虫行 水溝 唇腫 迎香

口喎眼喎　頰車　水溝　列缺　太淵　合谷

二間　地倉　絲竹空

口噤　頰車　支溝　外関　列缺

失音不語　間使　支溝　靈道　魚際　合谷

復溜

舌緩　太淵　合谷　衝陽　崑崙　三陰交　風府

舌強　瘂門　少商　魚際　二間　中衝

牙疼　曲池　少海　陽谷　陽谿　二間　液門

頰車 內庭

胸背脇门

胸滿 經渠 阳谿 後谿 三间 间使 阳陵

三里 曲泉

胸脇疼 天井 支溝 间使 大陵 三里 阳輔

心胸疼 曲澤 内関 大陵

肩背疼 肩髃 肩井 曲池 阳谷 関沖

脇満 章门

手足腰门

手臂疼不能挙 曲池 肩髃 少海 液门

太渊 列缺 合谷 外関

手臂麻木不仁 天井 曲池 外関 经渠 支溝

阳谿 腕骨 合谷

手臂腫疼 曲池 合谷 中渚

五指比疼 外関 手掌指疼 少商

手掌背急不能握物刺 合谷 腕針瀉之 痳針補之

兩肘拘攣刺曲池 疼瀉 痳補

兩腿如水 陰市

兩腿行動不能舉步刺髖骨 疼針瀉 拘攣補

兩腿膝疼 內疼針膝関 外疼針膝眼瀉之

兩腿股癱瘓 疼內疼針血海 外疼針風市瀉之

兩腿痳木瀉曲池補髖骨 [illegible]補

脚氣疼痛不能行履 先除曲池次除承山灸又

比丘墟行間

脚背疼痛難以行步刺太冲除之

脚背發熱生瘡紅腫疼痛刺八風手背生瘡刺八邪

氣滿腰疼不可俛仰或剉氣腰疼一切暴疼刺人

中除之委中出血承漿除之立疼

五種腰疼除尺澤立效未愈崑崙穴

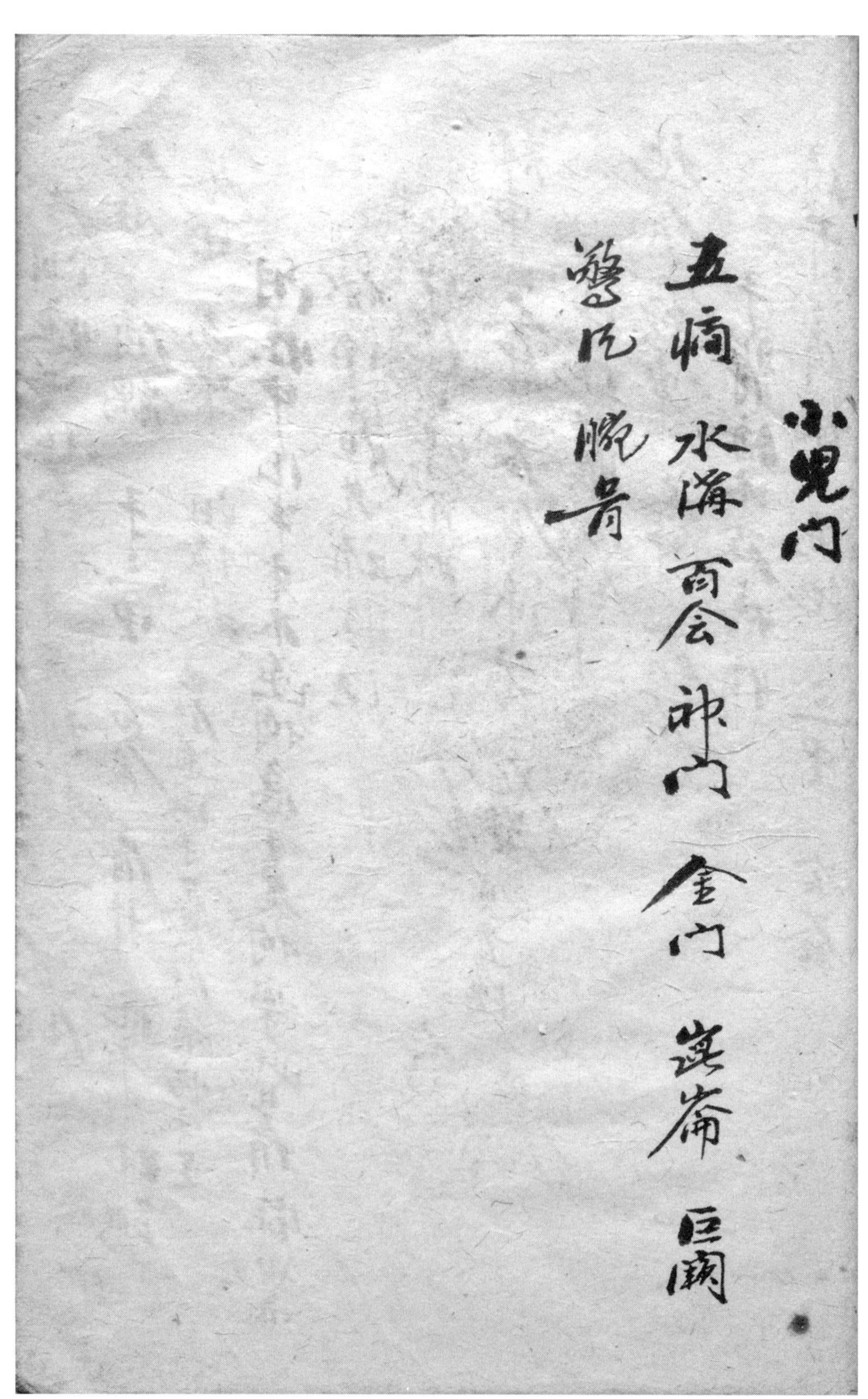
小兒门
水溝 百会 神门 金门 崑崙 巨阙
腕骨

涓症中風不語手足癱瘓者　宜針

合谷　肩髃　手三里　百会　肩井　風市　環跳

足三里　委中　陽陵泉　先針無病手足後針有病手足

涓症中風半身不遂拘急手足拘攣此是涓症也

依治之但先補後瀉

中風口噤不開

頰車　人中　百会　承漿　合谷　俱宜瀉

中風口眼喎斜

地倉　頰車　人中　合谷

手背麻木及疼痛

肩井　肩髃　曲池　三里　合谷

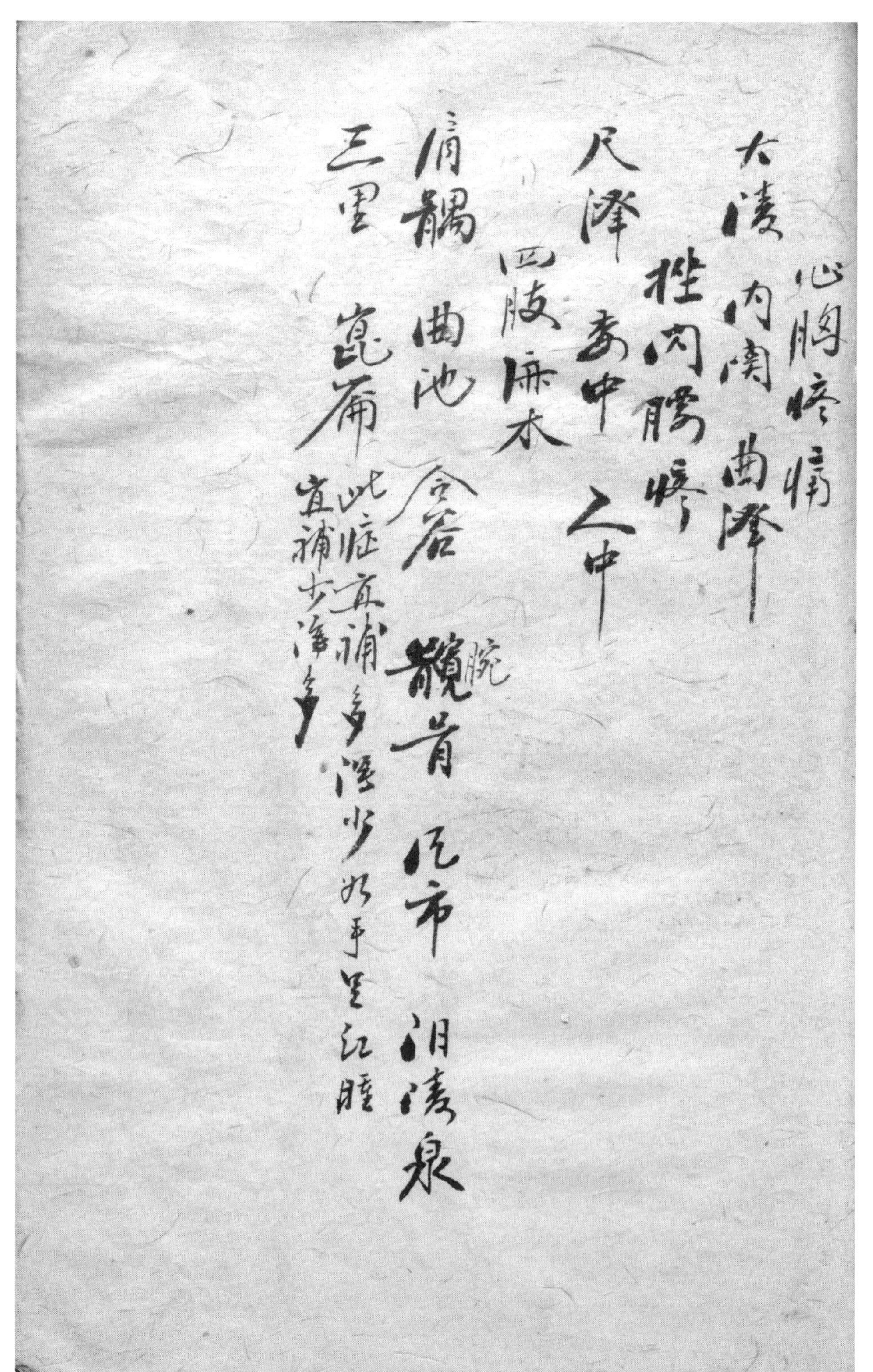

心胸疼痛

大陵　内関　曲澤

挫閃腰疼

尺澤　委中　人中

四肢麻木

肩髃　曲池　合谷　髖（腕）骨　風市　陽陵泉

三里　崑崙　此症宜補多瀉少如手足紅腫宜補少瀉多

頭面肩背胸腹諸要穴

神庭穴　在直鼻上入髮際五分灸七壯禁針治頭風等症

上星穴　在直鼻上入髮際一寸針三分灸三壯治頭風面腫鼻塞目疼痰瘧寒熱

百会穴　在巔頂端中容豆許去前髮際五寸後髮際七寸針二分灸七壯治小兒脫肛風癇中風耳聾鼻塞等症

風府穴　在項後髮際上一寸大筋内宛宛中針四分禁灸灸之令人失音治頭痛鼻衄咽喉疼

啞門穴　在項後入髮際五分宛宛中仰頭取之禁灸灸之令人啞

治舌語蹇滯

睛明穴　在目內眥頭外一分許針一分禁灸治眼目紅腫

泣出泪常流痛症補瀉

攢竹穴　在兩眉頭小陷宛宛中針三分禁灸治眼目疼痛

頭腦昏悶

絲竹穴　在眉後陷中針三分瀉之禁灸灸之令人目小無見

治頭疼

聽會穴　在耳微前陷中動脈宛宛中開口取之針三分治

耳聾等症

風池穴　在後項顳顬骨下入髮際兩邊各二寸横邊針一分灸亦治頭風傷寒等症

頰車穴　在耳下八分近前曲頰端上陷中側卧開口有空針四分治口眼歪斜等症

迎香穴　在鼻孔旁五分針三分禁灸治鼻塞

地倉穴　在俠口吻旁四分外近下有脈微動針三分半灸又此治眼口歪斜

水溝穴　在鼻柱下溝中央針四分治脊膂強痛昏迷不醒人事一切腰疼決生死

承漿穴　在頦前唇棱下宛宛中開口取之針三分

肩井穴　在缺盆上大骨前寸半以三指按之中指下陷中是止可針五分治頸項不得回顧肩背疼痛

肩髃穴　在肩端兩骨間有陷宛宛中舉臂取之針八分治肩疼痛

大椎穴　在脊骨第一椎上陷宛宛中針五分

風門穴　在二椎下兩旁各一寸

肺俞穴　在三椎下兩旁各一寸灸百壯

膏肓　在四椎下一分五椎上二分兩旁各三寸半灸百壯

心俞穴　在五椎下两旁各二寸灸七壮

膈俞穴　在七椎下两旁各二寸灸三壮

肝俞穴　在九椎下两旁各二寸灸七壮

胆俞穴　在十椎下两旁各二寸灸二十七壮

脾俞穴　在十一椎下两旁各二寸针三分灸三壮

腎俞穴　在十四椎下兩旁各二寸　前与臍平

腰俞穴　在二十一椎下宛宛中　自大椎至此折三尺　針八分灸七壯

期門穴　在乳旁一寸半直下又一寸半　針四分灸五壯　治腹內寒胸腹膨脹氣攻心脇

乳根穴　在乳下一寸六分陷中仰而取　針三分　治一切哮吼喘嗽等症

章門穴　在臍上二寸兩旁各六寸　灸七壯　治食不化脇疼　在肋梢側

膻中穴　在兩乳間折中陷之葉針灸七壯治氣喘膈脹心疼嘔吐

鳩尾穴　在巨闕上一寸臍上七寸針三分禁灸治心腹疼
此穴难針取氣多令人夭若不可針

巨闕穴　在臍上六寸五分針六分灸七壯主治心疼等症

上脘穴　在巨闕下一寸臍上五寸針八分灸二十七壯治氣塊停積飲食不化

中脘穴　在臍上四寸針八分灸二七壯治翻胃吐食心腹脹滿氣疼吐血積塊等症

下脘穴　在臍上二寸針八分灸二七壯治男婦氣血凝滯心腹滿

囱

建里穴　在臍上三寸針八分灸二七壯治腹内走氣升難

蛋癥上走下心氣攻脇

水分穴　在臍上一寸水病灸之大良禁針針之水盡即死

治男婦急水蠱症

神闕穴　臍中是禁針灸百壯治泄利不止

氣海穴　在臍下一寸半宛宛中針八分灸七壯治諸般氣

痃[illegible]腹疼痛等症

石門穴　在臍下二寸針八分灸二七壯孕婦禁針治腹脹

水腫

關元穴　在臍下三寸針八分灸百壯治泄痢積及遺精

白濁等症

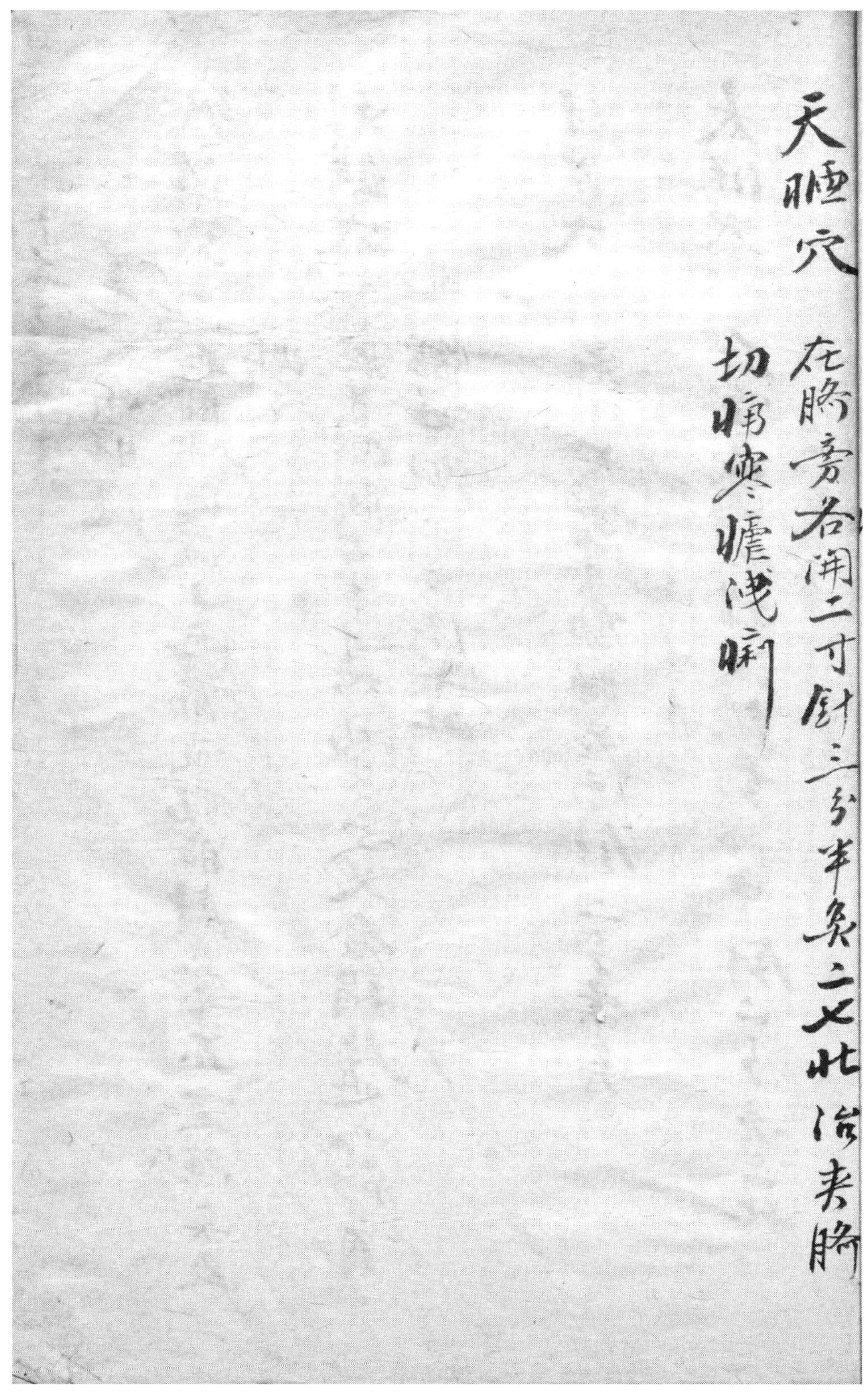

天樞穴

在臍旁各開二寸針三分半灸二七壯治夾臍切痛寒瘧洩痢

十二經要穴

手太陰肺經

尺澤穴　在肘中約紋上兩筋間動脈針三分不宜深灸五壯

列缺穴　在手側腕上半寸以兩手交叉食指盡處兩筋骨罅中針二分灸七壯

經渠穴　在寸口陷中動脈應手針二分禁灸

太淵穴　在掌後內側橫紋頭動脈中針二分灸三壯

魚際穴　在大指本節後白肉際針二分禁灸

少商穴　在大指內側去爪甲角如韭葉許針一分宜用鋒針出血禁灸

手陽明大腸經

商陽穴　在食指內側去爪甲如韭葉針一分灸三壯

二間穴　在食指本節前內側陷中針三分灸三壯

三間穴　在食指本節後內側陷中針三分灸三壯

合谷穴　在大指次指岐骨間陷中針三分灸三壯孕婦勿針

陽谿穴　在手腕中上側兩筋間陷中針三分灸三壯

三里穴　在曲池下二寸按之肉起銳肉起針三分灸三壯

曲池穴　在肘外輔骨屈肘橫紋頭陷中以手拱胸取之針七分灸七壯

足陽明胃經

伏兎穴　在陰市上三寸起肉上正跪坐取之針五分

陰市穴　禁灸　在膝蓋上三寸拜而取之針三分禁灸

梁丘穴　在膝上二寸兩筋間針一寸灸三壯治兩膝紅腫
腿内疼痛

三里穴　在膝蓋下三寸胻骨大筋内坐取之針八分灸
止百壯

犢鼻
陰市穴　膝臏下寸下胻骨上俠解大筋陷中針三分灸
三壯

足太陰脾經

三陰交　在内踝上除踝三寸骨下陷中針三分灸三壯

陰陵泉　在膝蓋内側輔骨下陷中屈膝取之膝横紋頭下是穴針五分灸五壯

手少陰心經

少海穴　在肘内廉節後大骨外去肘端五分屈肘回頭取之針三分灸三壯

靈道穴　在掌後寸半針三分灸三壯

通里穴　在掌後一寸陷中針三分灸三壯

神門穴　在掌後銳骨端陷中針三分灸七壯

少衝穴　在小指內側去爪甲角如韭葉針一分灸一壯

手太陽小腸經

少澤穴　在小指外側去爪甲角一分陷中針一分灸一壯

腕骨穴　在手外側腕前起骨下陷中有歧骨罅縫針二分灸三壯

陽谷穴　在手側腕中銳骨下陷中針二分灸三壯

委中穴　足太陽膀胱注
在膕中央兩筋間約紋內動脈應手針八分禁灸

承山穴　在腨肚尖下分肉間陷中針八分灸五至七壯

崑崙穴　在足外踝後五分跟骨上陷中針三分灸三壯

足少陰腎經

太谿穴　在內踝後五分跟骨上有動脈針三分灸三壯

復溜穴　在內踝上除踝一分踝後五分與太谿相直針三分灸五壯

手厥陰心包絡經

曲澤穴　在肘內廉大筋內橫紋中動脈針三分灸三壯

間使穴　在掌後橫紋上三寸兩筋間陷中針三分灸五壯

內關穴　在掌後橫紋上二寸兩筋間針五分灸三壯

大陵穴　在掌後橫紋中兩筋間陷中針五分灸三壯

勞宮穴　在掌心屈無名指尖盡處是針三分灸三壯

中衝穴　在中指端去爪甲如韭葉針一分灸一壯

手少陽三焦經

關衝穴　在無名指外側去爪角如韭葉針一分灸一壯

阳池穴　在手表腕上陷中針二分禁灸

外関穴　在腕後二寸兩骨間陷中針三分灸三壯

支溝穴　在腕後三寸兩骨間陷中針二分灸七壯

足少阳胆経

环跳穴　在髀子骨下宛宛中側臥伸下足屈上足取之針

二寸灸五壯

風市穴　在膝上七寸大腿兩旁兩筋間垂手着腿中

指盡處陷中針五分灸五分

陽陵泉　在膝下一寸外臁陷中外尖骨前針六分灸

又此　陽陵泉上三寸犢鼻外陷中是陽關穴一名陽陵

髖骨穴　在膝上三寸先取梁丘為準兩旁各開五分針入一寸治腿上諸病

足厥陰肝經

膝關穴　在膝犢鼻旁開五分陷中是穴針透膝眼治腿上諸病

補瀉法

虛則補之實則瀉之

大指前進左轉為補退後右轉為瀉針左向左轉為瀉向右轉為補針右向右轉為瀉向左轉為補提針為熱插針為寒女人反是

下針之法爪而切之出針之法搖而退之催針之法動而進之行氣之法循而攝之搓而去病彈則補虛肚腹盤旋捫為穴閉

行針指要歌

或針風先向風府百會中或針水水分俠臍上邊取或針結針着大腸泄水穴或針勞須向膏肓及百勞或針虛氣海丹田委中奇或針氣膻中一穴分明記或針嗽肺俞風門須用灸或針

痰先針中脘三里間或針吐中脘氣海膻中補番胃吐

瘀一般瘀針中有些少人知

九部人神禁忌歌

一臍二心三到肘四咽五口六在首七脊八膝九在足輪流

順數忌針灸

十干人神禁忌歌

甲不治頭乙在喉丙肩丁心戊脾腹當己脾庚腰辛是膝

壬腎癸足莫妄施

十二支人神禁忌歌

子目丑耳寅在胸卯鼻辰腰巳手中午心未足申在頭

肩膝戌膝亥是頸

四季人神歌

春秋左右脚　冬夏在腰臍　四季人神處　針灸莫妄施

四季避忌日

春甲乙　夏丙丁　四季戊己　秋庚辛　冬壬癸

針灸忌日

辛未　乃扁鵲死日　白虎　月厭　月殺　月刑

手決

春夏先深而後淺　先冬先淺而後深

禁針穴歌

腦户顖会及神庭玉枕络却到承灵顱息角孙承泣
穴神道灵台膻中明水分神阙会阴上横骨氣衝針莫
行箕门承筋手五里三阳络穴到青灵孕妇不宜針合谷
三阴交内亦通論石门針灸應須忌女子終身孕不成外
有云门並鸠尾缺盆主客深暈生肩井深時亦暈倒
急補三里人还平刺中五臓胆皆死衝阳血出投幽冥
海泉顴髎乳头上脊间中髓傴僂形手魚腹陷阳
谷内膝膑筋会及腎经腋股之下各三寸目眶関節皆通
詳

禁灸穴歌

哑门风府天柱擎，承光临泣头维平，丝竹攒竹睛明穴，素髎禾髎迎香程，颧髎下关人迎去，天牖天府到周荣，渊液乳中鸠尾下，腹哀背后寻肩真，阳池中冲少商穴，鱼际经渠一顺行，地五阳关香中主，隐白漏谷通阴陵，条口犊鼻上阴市，伏兔髀关申脉迎，委中殷门承扶上，白环心俞同一经，灸而勿针针勿灸，针经为此书叮咛，庸医针灸一齐用，徒施患者炮烙刑。

針邪秘要

凡男婦或哭或笑或哭或吟或多言或久默或朝夕嗔怒或晝夜妄行或口眼俱斜或披頭跣足或裸形露體或言見鬼神如此之類乃飛虫精靈妖孽狂鬼百邪侵害也欲治之時先要愉悅。謂病家敬信醫人醫人誠心療治兩相喜悅邪鬼方除若主惡砭石不可以言治醫貪財不足以言德

書符。先用硃砂書太乙靈符二道一道燒灰酒調病人服一道貼于病人房內書符時小天罡咒

太乙靈符

念咒

先放氣一口次念天罡大神日月常輪上朝金闕下覆
崑崙貪狼巨门祿存文曲廉貞武曲破軍輔弼大周
天界細入微塵玄黃正氣速赴我身所有凶神
惡煞速赴我魁之下毋動毋作急急如律令
定神○謂少停病人各正自己之神神之不定勿刺
神已定可施
正色○謂持針之際目無邪視心無外想手如握虎
勢若擒龍
禱神○謂臨針之時閉目存想一会針法心思神農黃
帝孫韋真人儼然在前密言從吾針起

病不許復乃病穴呪曰大哉乾元威統神天金針到處萬病如拈吾奉　太上老君急急如律令

呪針○禪下手入針時呵氣一口于穴上默存心火燒过用力徐徐插入乃呪曰郡氣玄真萬病不侵経絡接續龍降虎升陰陽妙道插入神針針天須要開針地定裂針山須便崩針海還應竭針人疾即安針鬼惡藏滅吾奉　太上老君急急如律令攝

大呪曰○手提金鞭倒騎牛唱過黄河水倒流一口吸盡千江水運動人身血脈流南斗六星北斗七星太

太上老君急〻如律令

孫真人針十三鬼穴歌

百病癲狂所為病針有十三穴須認凡針之体先鬼宮次針鬼信無不應一一從頭逐一求男從左起女從右一針人中鬼宮停左邊下針右出針第二手大指甲下名鬼信刺三分深三針足大指甲下名曰鬼壘入二分四針掌後大陵穴入針五分為鬼心五針申脈為鬼路刺入三分宜火針第六却尋大椎上入髮一寸名鬼枕七刺耳垂下八分名曰鬼床針要温八針承漿名鬼市從左出右君須記九針勞宮為鬼窟十針上星名鬼堂十一陰下縫三壯女玉門頭為鬼藏十二曲池名

鬼腿火針仍要七鋥々十三舌頭當舌中此穴須名是鬼封手足兩边明对刺若逢狐穴只單進此是先师真妙訣狂猖惡鬼走無蹤

一針鬼宮即人中入三分、二針鬼信即少商入三分

三針鬼壘即隱白入二分 在足大指内側去指甲韭葉許

四針鬼心即大陵入五分 五針鬼路即申脉針火三分 在外踝下五分

申脉在外踝下五分陷中

六針鬼枕即風府入二分

七針鬼床即頰車入五分 八針鬼市即承漿入三分

九針鬼窟即勞宮入二分 十針鬼堂即上星入二分

十一針鬼藏男即会阴女即玉門頭入三分

十二針鬼腿即曲池火針入五分

十三針鬼縫封在舌下中縫刺出血

男子先針左起　女人先針右起　單日爲陽　双日爲陰

陽日陽時針右轉　陰日陰時針左轉

蒸臍治病法

五靈脂八錢生用　青鹽五錢生用　乳香一錢　没藥一錢　夜明沙二錢微炒

地鼠糞二錢微炒　葱頭乾研二錢　木通三錢　元寸少許

右爲細末水和蕎麵作圓圈置臍上將前藥末二錢放

於臍内用槐皮剪錢放於藥上以艾灸之每歲一壯藥與

錢不時添换依後開日時　立春巳時　春分未時

立夏辰時　夏至酉時　立秋戌時　秋分午時

亥未辰時，冬至寅時，此乃合四時之正氣，全天地之造化，灸無不驗。

艾灸補瀉

以火補者，毋吹其火，須待其滅，即按其穴；以火瀉者，速吹其火，開其穴也。

灸火先後

資生云：凡灸當先陽後陰，先上後下。

貼灸瘡膏藥

用白芷、金星草、淡竹葉、芩連、乳香、當歸、川芎、薄荷、葱白等，炒鉛粉、香油煎膏貼。

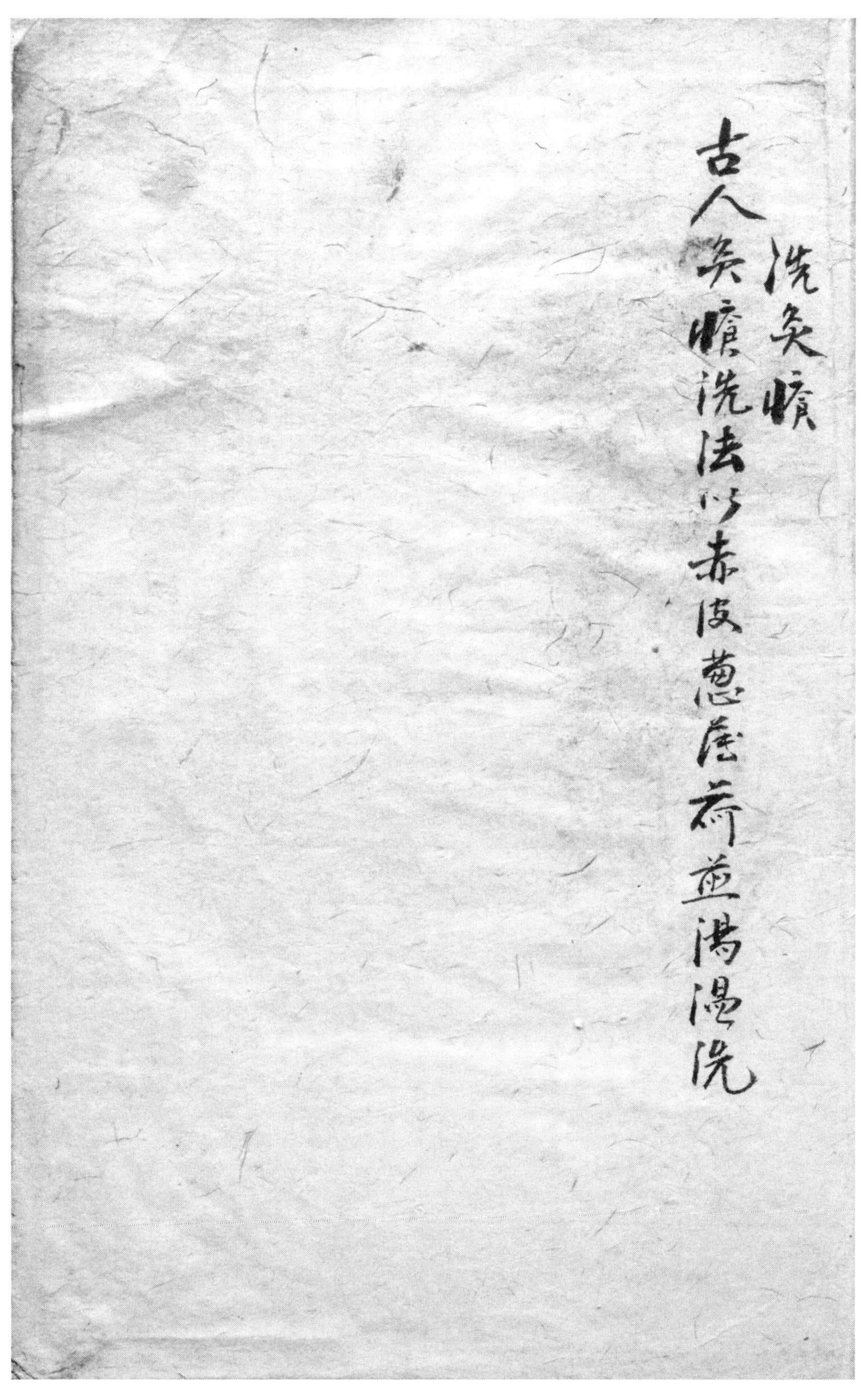

洗灸瘡

古人灸瘡洗法以赤皮葱薄荷煎湯溫洗

喉科秘傳三十六症

〔清〕鄭梅澗／著

提要

《喉科秘傳三十六症》，清鄭梅澗著，清嘉慶十二年丁卯（一八〇七）錢塘徐杲抄本。南京中醫藥大學圖書館館藏，開本高二十點九厘米，寬十二點四厘米。每半頁八行，每行二十五字。抄本文前喉科總論頁鈐有「漁隱」章。書口處題有三十六症目録，文後附有叙後。

鄭梅澗，名宏綱，字紀原，晚號雪萼山人，生於清雍正五年（一七二七），卒於乾隆五十二年（一七八七），安徽歙縣鄭村人，因其居處曰「南園」，後人稱之爲「南園喉科」，爲「新安醫學鄭氏喉科學術流派」代表人物，著有《重樓玉鑰》《箑餘醫語》等。

《喉科秘傳三十六症》内容源自《重樓玉鑰》，包含咽喉總論、諸風秘論、辨色論專看面色、壞症、喉科三十六症名、附三十六症歌訣、喉科三十六症形圖用藥要訣、手足氣針穴法、頭項氣針穴法、針訣、口傳秘訣、諸方、湯頭歌括、附喉癥應用方及叙後。其中「喉科三十六癥名」内附癥名、三十六癥歌訣以及喉科三十六癥形圖用藥要訣，詳細記録了喉科三十六癥的診治方法并配以圖片三十幀。此外還包含手足氣針穴法（附圖一幀）、頭項氣針穴法（附圖一幀）、針訣、口傳秘訣、諸方及湯頭歌括，所載諸方中包含紫正散、地黄散、開關散、銀鎖匙等方及一則煉人中白法。文後附有敘後、宋神長老喉症通治論、咽喉通治藥列、先祖秘傳曾憶父屬言等章節内容。

據本書「敘後」所考，清嘉慶十二年丁卯（一八〇七）十二月，徐杲與新安黄豈周論醫，論及咽喉病，豈周拿出此書，稱其爲同鄉鄭氏秘藏之本。書中所載喉科治療方法不啻爲「枕中鴻寶」。於是，徐杲連夜録成副本。封皮處題「千金易得，此書難求，珍之」，可見抄者甚爲珍視。（胡謙鋒撰）

目録

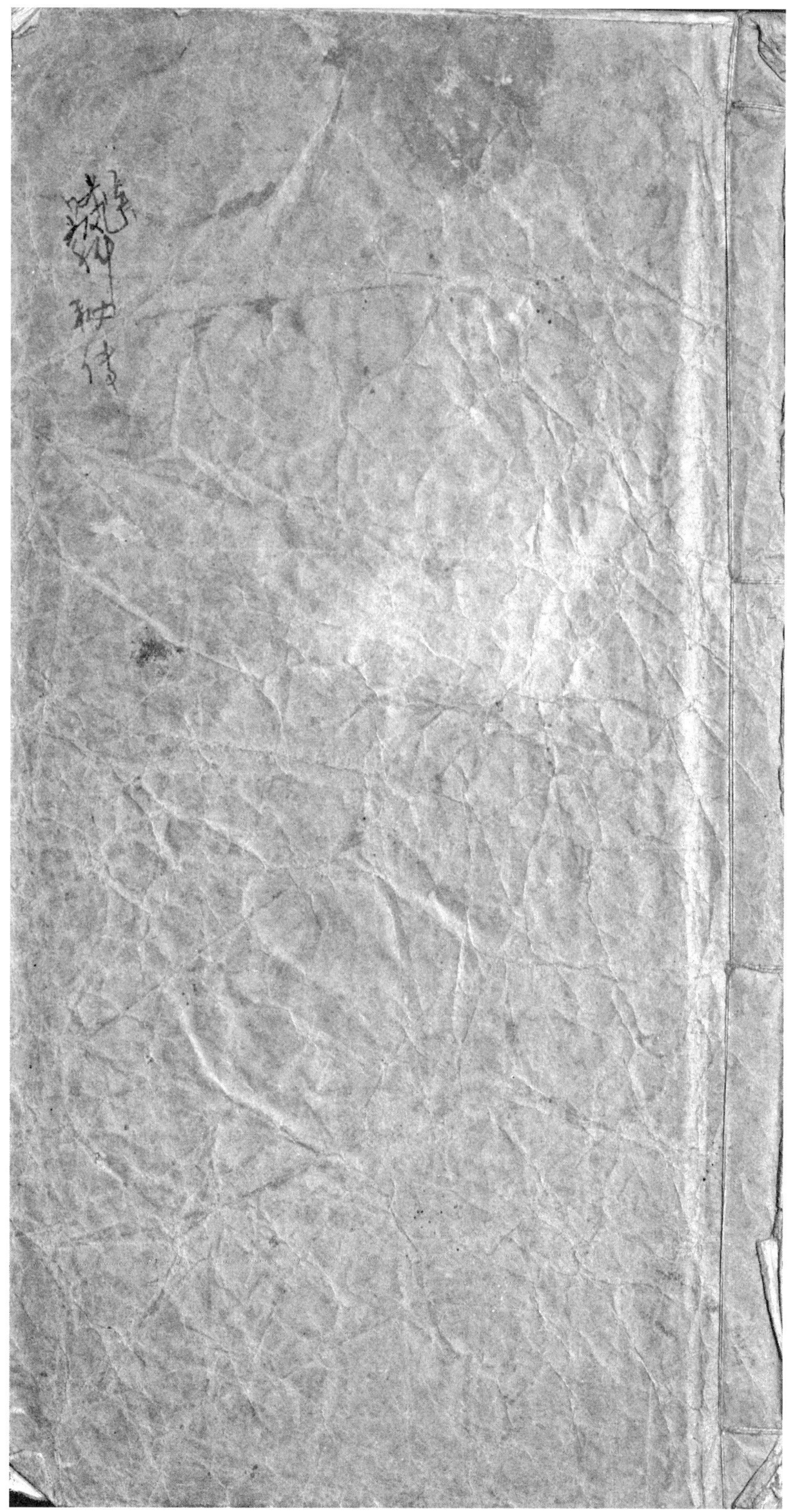
喉科秘傳

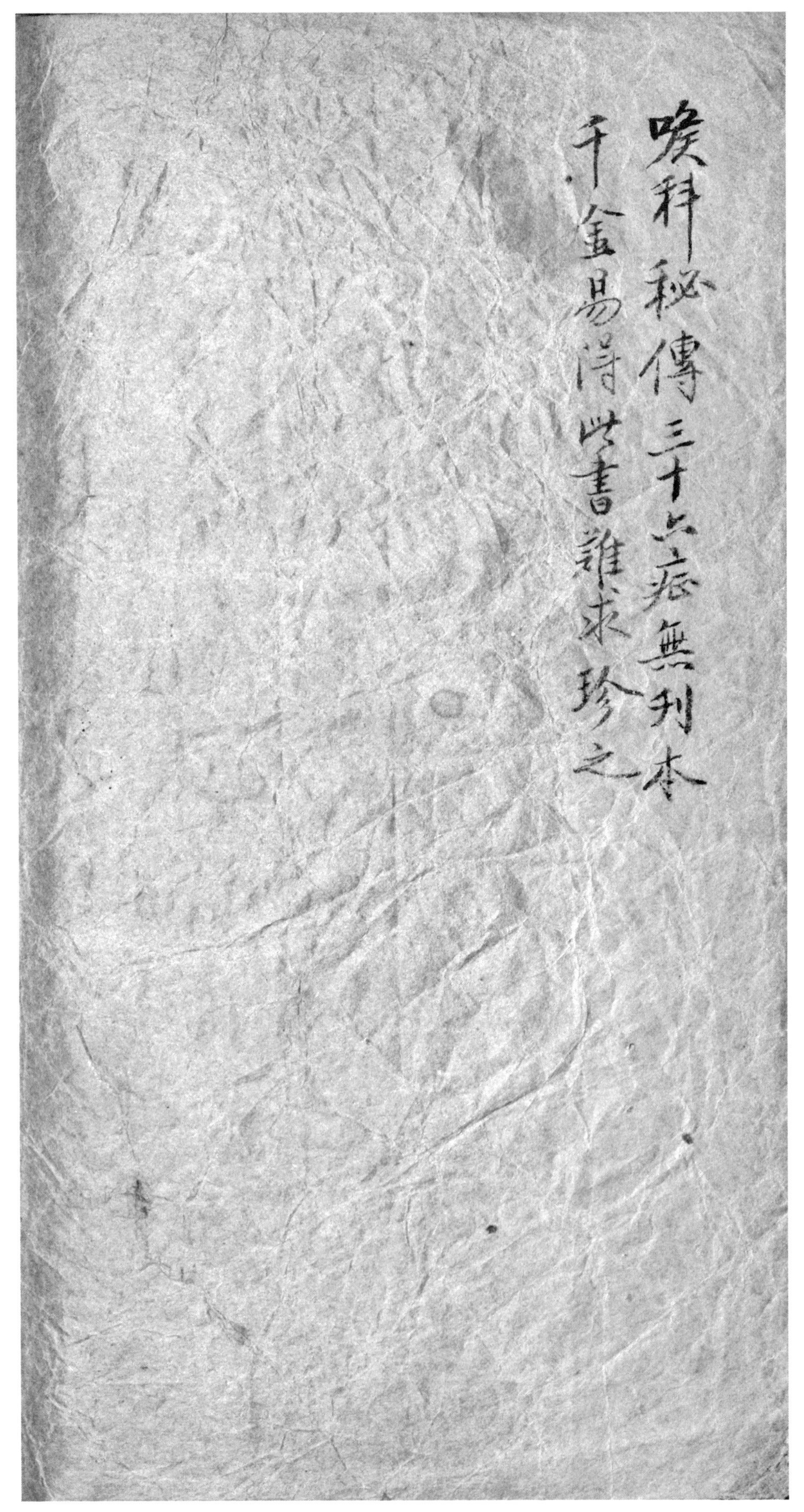

喉科秘傳 三十六癥無刊本

千金易得此書難求珍之

咽喉捴論

夫咽喉者生于肺胃之上咽者嚥也主通利水谷故為胃之係乃胃氣之通道也長一尺六寸重十兩喉者空虛主于氣息呼吸出入為肺之係乃肺氣之通道也凡九節長一尺六寸重十二兩故咽喉與並行其寔無异也然人之一身惟咽喉之地最為関要一氣之流行廸于上下五藏六府呼吸之經若藏府充寔肺胃平和則体安身泰一有風邪熱毒積蓄于内傳在經絡通在三焦氣血痞濇不滑舒暢故令咽喉諸症種種而發茍非見症隨治則風痰愈甚熱毒日深漸至喉関緊鎖水息不通幾何而不致于殞命也

大秪風之爲患好攻上而化瘓者三十六症内関咽喉爲第一也

諸風秘論

多有人云無非热症便服涼葯或悮用刀針枉喪人命者多矣若識症真先治後調理百發百中有可吐者有可下者可發散者可洗可漱者若識不真不可輕易如单鵞双鵞重舌木舌重腭双纏喉单纏喉爆骨搜牙諸症乃悪症也善疲則易治如双松子单松子双燕口帝中魚口斗底魚鱗落架穿頷諸症是善症易瘳如合架角架栗房瘰癧掩頸双搭頰单搭頰单燕口内外枝牙乘枕駒嘴懸痈魚腮咽嗆牙癰文喉邉頭奪食肥株子諸風如是善症善

疾但要認得症真隨輕重治之不可誤服凉葯若用刀針須要逐一对症先用葯降定然後下葯調理是何等症務在依方進葯未可速于求安輕者七日重者十四日方可取效即信心諸葯仍須仔細詳察大凡用葯由内攻者為上策取瘦攻上為中策沉為下策热重者合去内热用葯取病歸上若不是此則病入胃腸傳于心肺中輙变他症即庸醫之咎也故必要進葯数剤攔定風热攻上而不令其下方可應手切宜用心詳審慎毋輕忽為

辨色論專看面色

色青屬肝　合散血

色黄屬脾　宜消食
色赤屬心　合散血
色白屬肺　宜順氣
色黑屬腎　宜滋補
以上五色先治病症然後調理本經
壞症
喉内生風莫待遲　胸中氣急主傾危　更加心脇如刀刺
妻子親朋定别離　大小便中加秘結　病人魂魄去如飛
此是醫家真妙訣　敢言生死根君知

病人眼直口開時。氣出無收手散垂。若見此形宜速退
休貪茶酒枉狐疑。

又訣

翻唇魚口誤針時。不日黃泉世下兒。此病亦名沉惡病
盧醫遇此也難醫。

喉科三十六症名

斗底風　叉喉風　咽喑風　魚鱗風　雙松子　单松子
帝中風　雙蛾風　单蛾風　重腭風　木舌風　重舌風
雙燕口　单燕口　合架風　角架風　牙癰風　懸旗風

壞症　三十六症名　三

奪食風　魚口風　駁嘴風　魚腮風　雙搭頰　單搭頰
落架風　粟房風　瘰癧風　穿頷風　肥珠子　掩頸風
單纏喉　雙纏喉　邊頭風　乘枕風　坐舌蓮花　爆骨搜牙

附三十六症歌訣

斗底叉喉及帝中。咽瘡風並魚鱗生。雙松子過單松子。
駁嘴邊頭奪食風。重舌又遭角架慮。單雙燕口更難逢。
雙蛾本有單蛾別。搭頰雙單面不同。魚腮穿頷牙癰定。
合架掩頸珠子風。纏喉之症單雙立。粟房落架也難逢。
乘枕木舌加魚口。重腭懸癰瘰癧生。坐舌蓮花無二症。

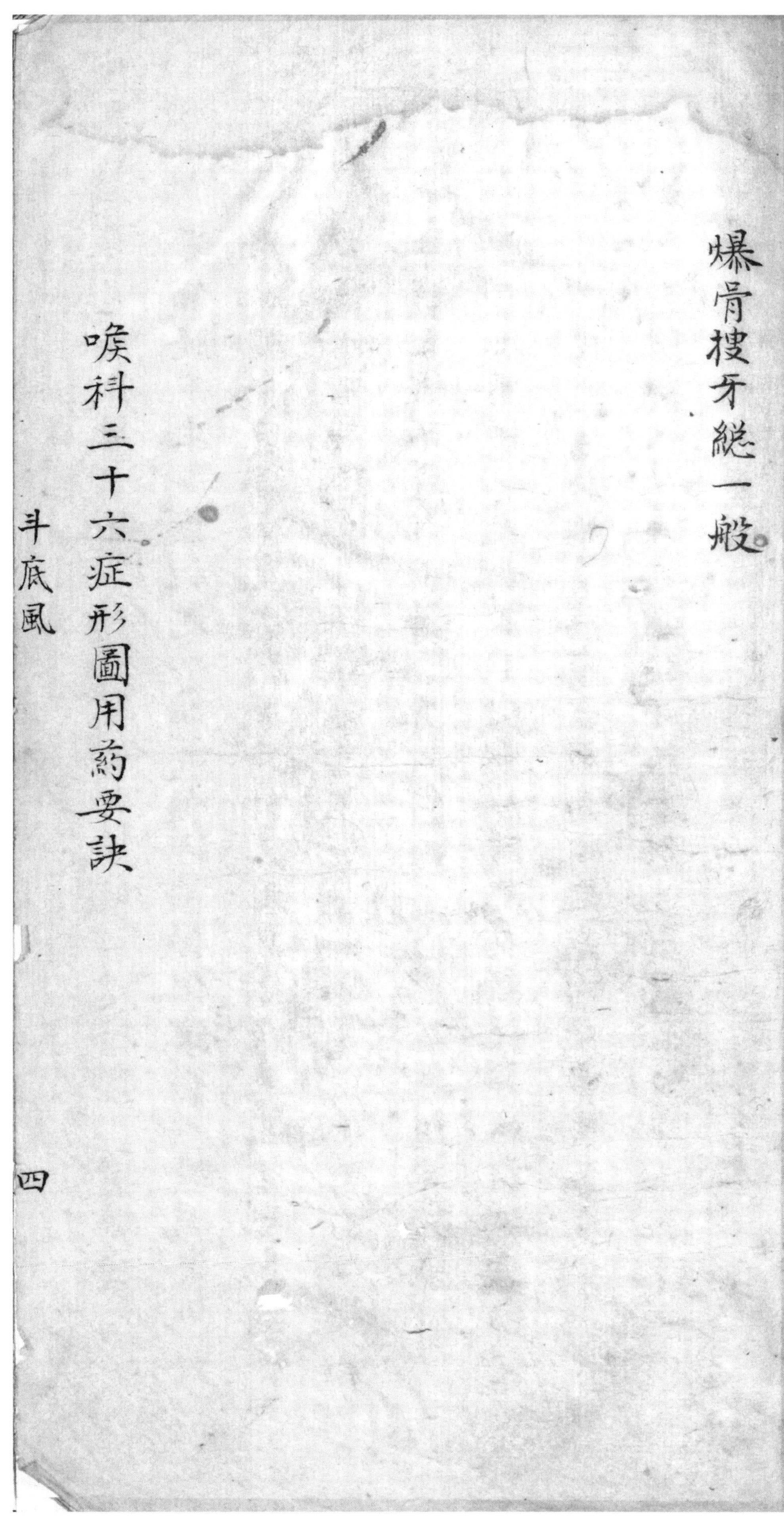

爆骨摟牙總一般

喉科三十六症形圖用葯要訣

斗底風

四

斗底風

男婦腌下生疾者初起水能過喉可治先用角药入摩風膏少許井水調含取瘦為重次開風路針三用氷硼散四用紫地散病極緊急水不能過遍身作痛氣急不能眠卧滿屋行走胸前紅腫如吐瘦之後不退者十無一生

此病初起吞嚥不下胸前紅腫漸至結喉一時难安要用破皮針々胸前青筋邊立效凡有此症者便見青筋

欲識人沾斗底風　十分紅腫在心胸
更加瘦壅咽喉内　施药無功命必終

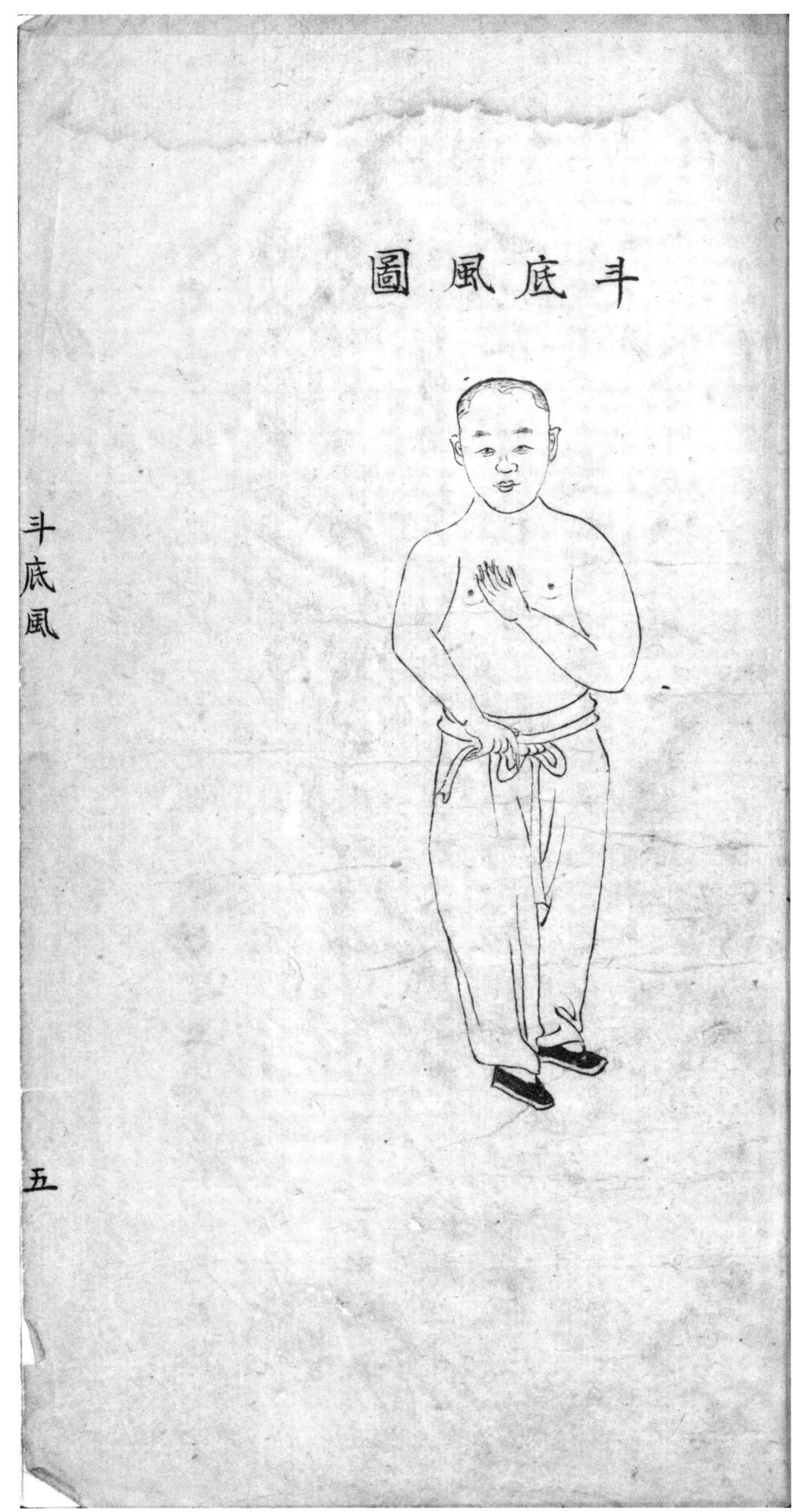

斗底風圖

斗底風

五

又喉風

喉頭生疾者極為急症初起咽喉作緊風痰上湧多有棉涎內緊外浮不能飲食漸至咽喉緊閉如叉叉住即是鎖喉急症若一二日不知醫治多致殞命宜先用冰硼開竅次用風路針三用摩風膏少許和角葯井水調嗆取痰並用角葯調敷頸外浮腫處四用紫地散如病勢已極不能開関者不治初起喉間作緊漸次內外皆腫頭亦浮大咽関漸鎖其患最速宜急治之

又喉之症最為殃　遲了三時命必傷
若能早依方法治　管教依舊進葯湯

附録

此症由七情傷内酒色過度或外感不正之氣初起喉之上下左右紅紫或小舌黑爛項浮瘦瘂聲响如潮氣喘直視額身大汗或瀉清水四肢厥冷或变腰疼肚脹服药無效乃不治之症也若脉至数分明十中可救一二先用萬年青或土牛膝皆搗根汁漱去痰涎後用吹药噙药或青魚胆汁亦善脉洪大七八至者宜服元参苓柏胆星防風独活杏仁蔞仁前胡山梔荊芥蘓子生地連軺枳殼如大便不行去荊防加枳寔青皮大黄等药如脉沉二三至者去苓柏梔蒡生地元参加柴胡前胡羗独等剤後如肺管脹塞咳嗽者加歸芎生地此症有用蝸牛搗白梅噙及服三黄湯而效者貴在臨症变通不可輕施刀針

乂喉風　六

咽瘡風

喉間滿口生者或黄或白或紅宜先用角葯次用風路針三用紫地散四用氷硼散即效

此病生咽喉中初起紅黄色漸变黑色不能吞嚥日久滿口成瘡審因風热成者可治若因内傷虚損咳嗽而發此症則不治也

喉症成瘡不為良　黄爛之時作禍殃

角葯頻施無退步　必然一变嘆黄梁

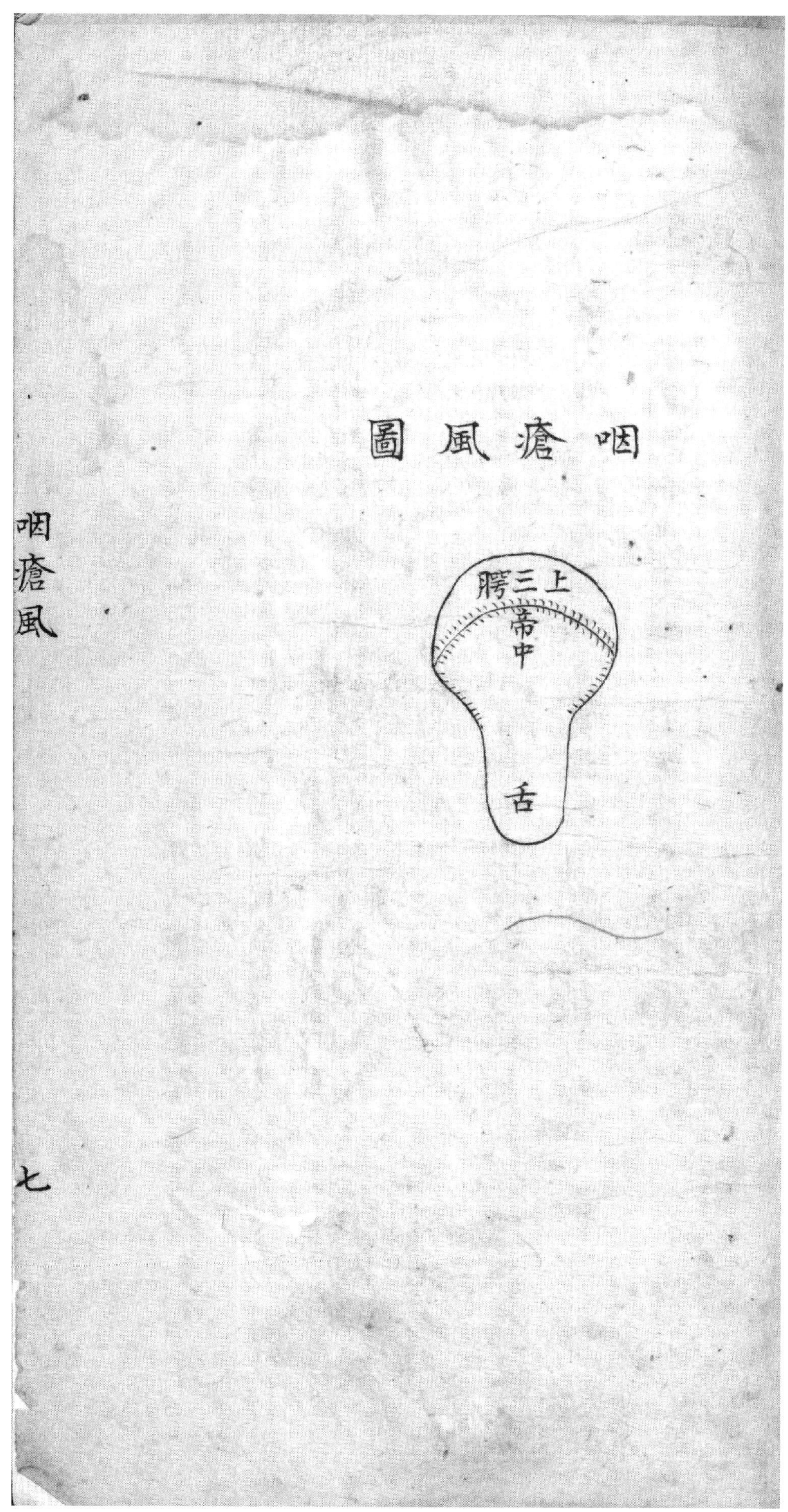
咽瘡風圖
上三腭
帝中
舌
咽瘡風
七

魚鱗風

生在帝中（即俗呼小舌頭）之下與松子風相似但微腫處起白点日久白点成鱗其鱗向下者是也先用冰硼散次用風路針三服紫地散四用角葯加摩風膏五用開関散此症極險难治〻治與溲松子同

此症初起未成鱗者尚可救治已成鱗而飲食到喉便作嘔逆者不治之症若因内傷咳嗽而發此症者無治

喉間忽而患魚鱗　多有醫人喚不真
識得真兮求愈易　即施針葯要頻〻

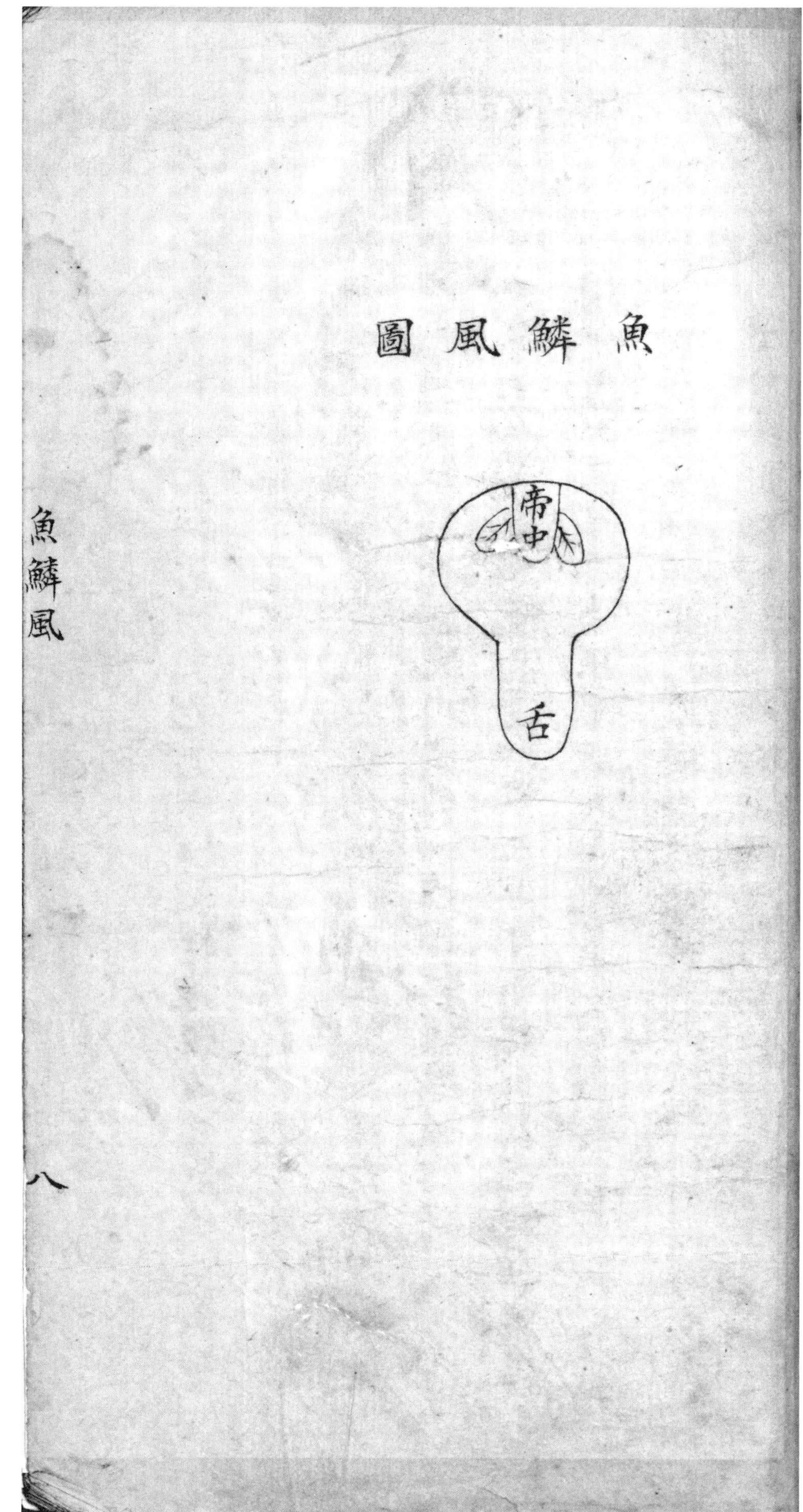
魚鱗風圖
帝中
舌
魚鱗風
八

淩松子風

其症喉下初生紅紫如栗壳逐時脹大起鱗向上者是也漸長如菉荳大有如松子一般若至黄皮裹住直至蓮子大者便不治矣先用紫地散銀銷匙開関散次用風路針三吹冰硼散四用角葯加摩風膏井水調噙取痰此症險而难治與魚鱗風相同

此症生在帝中下邊兩邊紅腫三二日外轉紅黄色就恐生鱗惟帝中上不可用刀誤用必致血流不止而死無葯可救

松子風生咽喉中　逐時脹大起鱗紅
莫言善症應难治　随即醫時尚有功

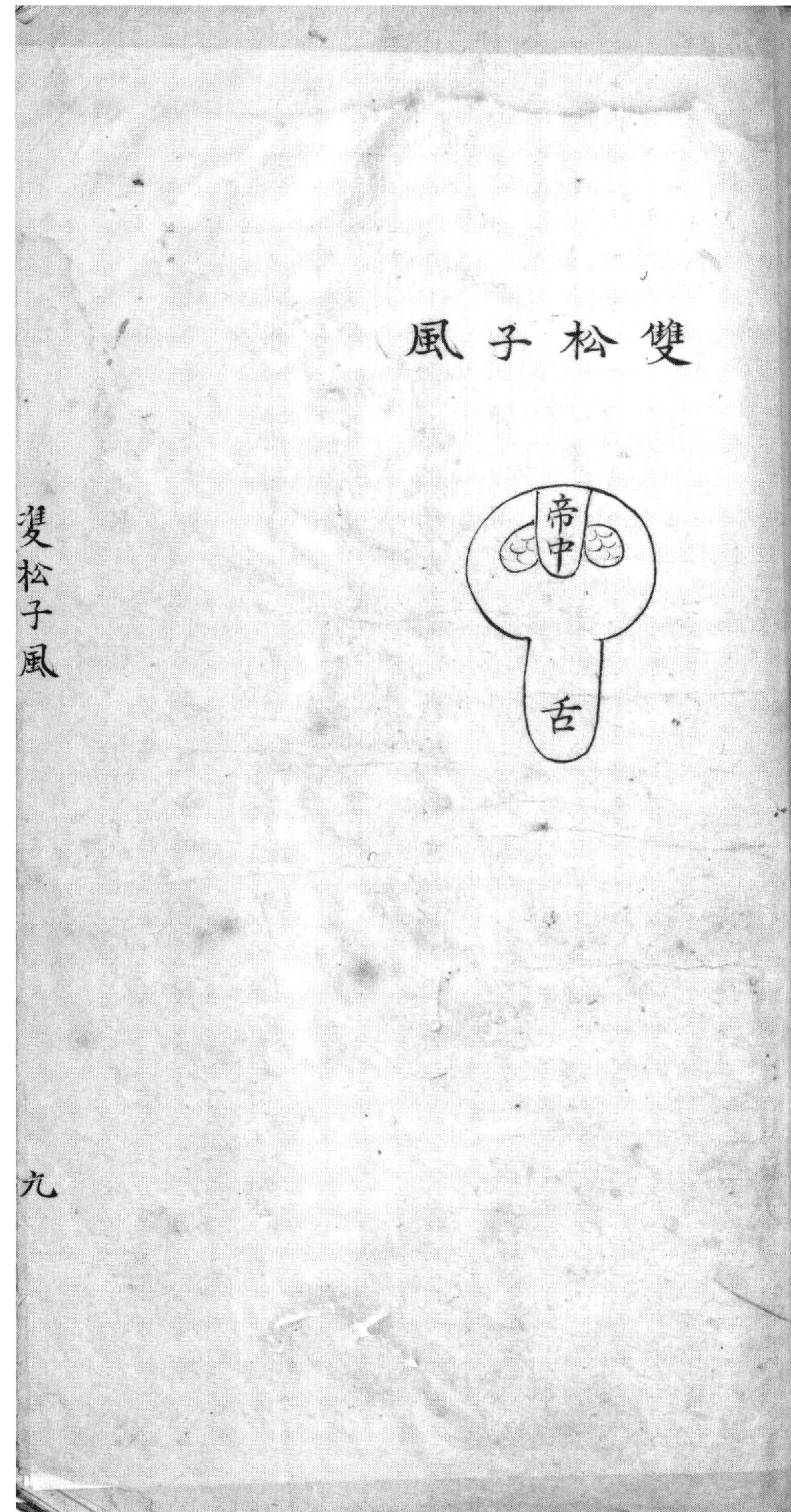
雙松子風
帝中
舌
雙松子風
九

单松子風

喉腌下单邉生者名单松子治法同雙松子

此症生靠帝中下一邉紅腫者左屬心右屬肺不宜刀針

单松之疾與雙松　一樣生時治亦同

諸葯頻敎施有節　自然漸漸能消紅

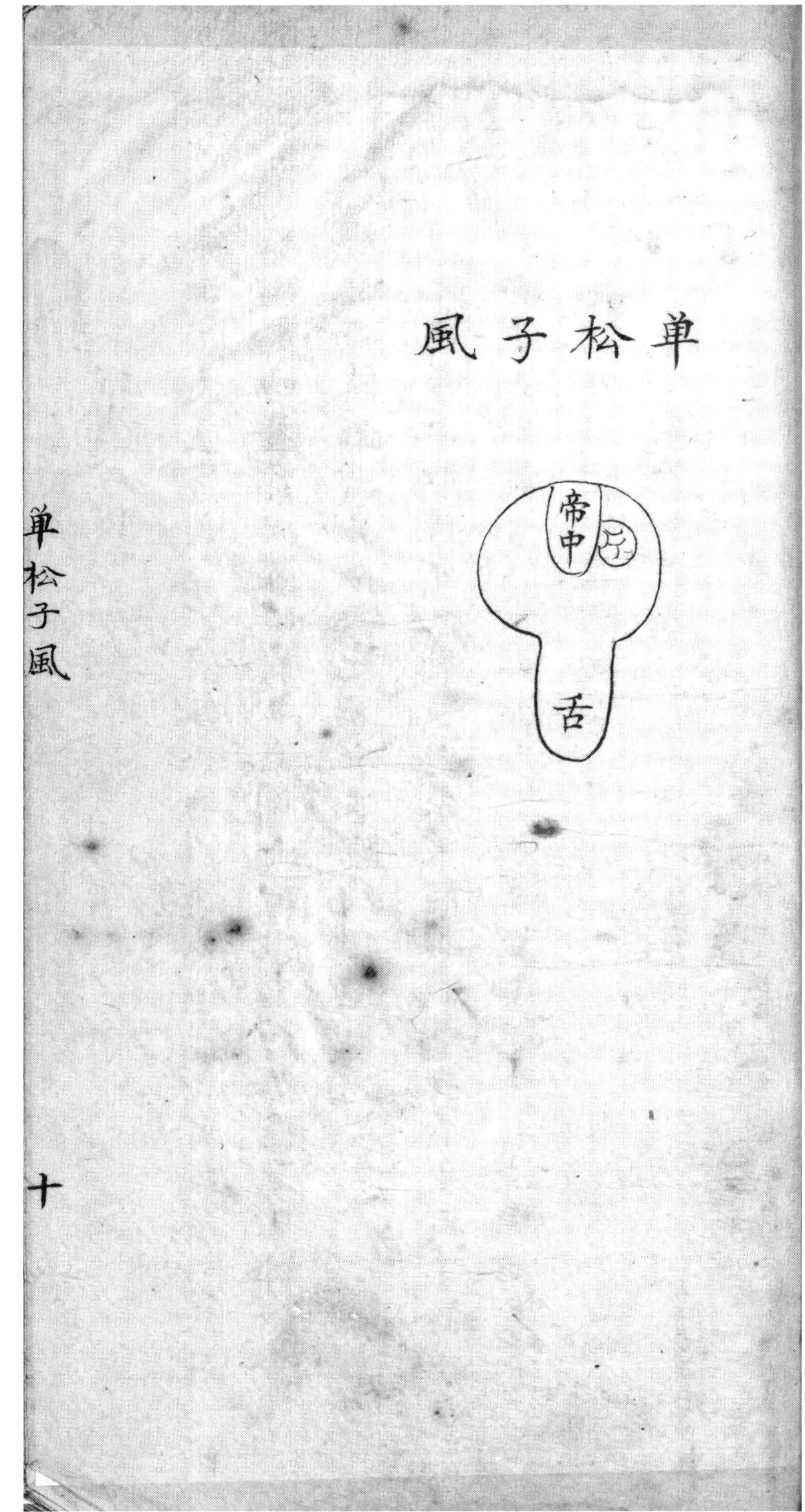
单松子風
帝中
舌
单松子風
十

帝中風

帝中腫大生瘦作痛不能飲食先用角藥取瘦次用風路針三用氷硼散四用紫地散如帝中黑爛一時难治切不可用刀針如誤用之必致血出不止而死百中不能救切記勿忽

此疾帝中紅腫日久漸長出來不能吞嚥竟有帝中出寸餘爛腰爛去半截者仍然無害只依方法治之自然見效若听庸醫妄動刀針千中千死矣

時人忽患帝中風　角葯頻施自有功

若過庸醫無見識　針刀誤施命隨終

帝中風圖

帝中

舌

全生集云此症名氣痷喉風多因怒氣致肝血不和肺氣壅塞火升喉間而發寒熱交作輕者土牛膝根汁漱含可愈重者須服牛蒡生地元參射干銀花荊芥防風連軺黄芩蔞仁前胡枳壳烏葯不鮮加胆星川連甚則大黄氣重加枳寔青皮

雙蛾風 附单蛾風 附喉瘤

凡咽間生兩枚癤毒在兩邊者名双蛾症較单蛾輕不可用刀先用角葯入摩風膏少許井水調噙法用鵞翎挑葯入喉間癤毒上閉口噙良久滿口痰出後視其癤毒似蓮子者用消芦散加江子仁七粒打碎薫患處如薫破後只用二味氷硼散如癤毒似帝面仍吐痰後只用三味葯吹不必加江子須用風路針後後用紫地散自然收功 附单蛾 如单邊生者名单蛾風左属心右属肺症較雙蛾重治法同若乳頭白爛者名為爛頭乳蛾

此二症生在帝中兩傍三花对照

附神通長老治法

此症多因房勞太過或嗜酒肉热物热毒積于血分腎水衰少而發亦能留根不時舉發者名脚根喉風初起必發寒热其形圓如筯頭發于関上者輕関下者重初起用土牛膝根即對節艸洗淨搗自然汁入米醋一二匙合口漫漱吐出痰涎服葯不離乎銀花枳殼前胡杏仁元参牛旁貝母丹皮生地射干防風獨活黄芩等葯大盛者加犀角川黄連大便秘結加大黄寒热不止加羗活一二劑可愈或延至日久不愈者体虛之故又或多服甘桔升麻太過及凉葯過度而誤者多难治如誤認寒痰

单双乳蛾　附

而用姜朴二陳等劑更难挽矣須間服紫金錠最妙再此症八日後宜用針凡針乳蛾宜針頭尾切不可針中間血色鮮者易治色黑而少者难治延久而成爛頭乳蛾必用紫金錠并煎劑

附喉瘤

喉瘤者形如龍眼紅絲相裹或单或双生于喉旁亦有頂大蒂小者不犯不痛或醉酒炙煿怒氣喊叫犯之則痛忌用刀針點氷硼散服益氣清金湯　方用桔梗三錢　黄芩三錢　人參　白茯苓　陳皮

生梔子　生甘艸　薄荷各一錢　紫蘇　夯貝母去心研　牛蒡子炒研　麦冬

各錢半　鮮淡竹葉三拾片　水煎食遠服

乳蛾紅腫在喉間。必欲求痊也不难。
角葯頻施兼服葯。敢言病者解愁顔。
单蛾風兮在一邊。初生㾾毒象如蓮。
三味頻加瘦吐後。再添紫地自安然。
如惡心瘦喘發泡者則死不治。

乳蛾風圖

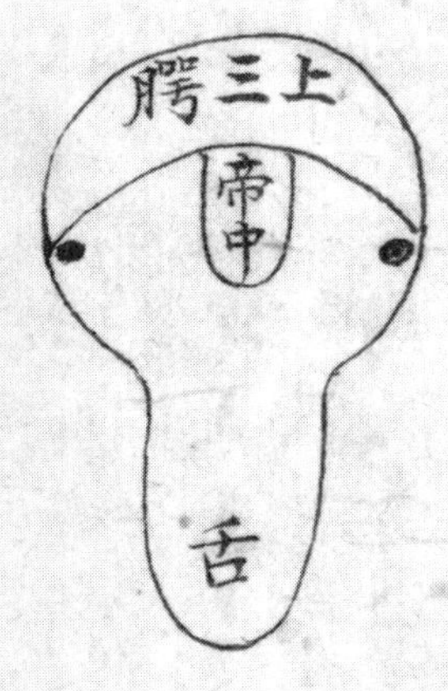

燕口風

舌根頭邊生在上腭兩邊左右俱有者為雙燕口单邊有者名单燕口腫上舌來不能吞嚥先用角药取痰次開風路針三用冰硼散四用紫地散如不能内消可用破皮刀出血

此症生在帝中上些旁邊赤腫〻連舌頭而舌頭不腫或疼痛者亦有之不能吞嚥刀法宜用于兩邊腫處切勿用于上腭間

燕口風沾在舌邊　須知飲食不能飡
若人識得針刀法　功效全收定不难
燕口生单不為殃　也要醫家仔細詳

識症須知兼玅治　針刀再用自無妨

燕口風圖

上三腭
中帝
舌

燕口風

十三

重腭風　又名蜂房症

上腭赤腫生瘦者是也中間不可用刀先用角葯取瘦次開風路針三用氷硼散四用紫地湯如或口耳鼻眼中有一處出膿血者此是病已日久入于七孔相穿之地腐則不治

此症生在上腭帝中之上紅腫不能吞嚥是為重症宜内消為貴如不能内消真腫至牙床邊宜用破皮刀出血若上腭中間乃七孔相通之所切不可用刀針

口内生瘡上腭浮　或兼時氣又須愁
若然孔竅流膿血　縱遇盧醫也不瘳

重腭風圖

金鑑云此症因心脾積热以致上腭生瘡形仝梅子外無寒熱內時作煩此属熱極忌針宜服黄連觧毒湯加桔梗噙紫雪丹

重腭風

十四

木舌風 附舌疔　重舌

舌頭腫痛生疫先用角藥次用氷硼散三用紫地湯

此病舌頭紅腫不能轉動且不能迎送飲食可用破皮刀于舌之下弦兩邊無筋處方可用刀出血刀宜直行不可橫施恐防筋必致縮舌若傷正中舌根處必血出不止而死

口內舌表生紅腫　便是沾來木舌風

大抵要痊多下藥　管教消腫見奇功

木舌風圖

上三腭
帝中
舌

霎舌者舌脹滿口痠涎極多不速救即死急用皂礬四錢瓦上煅通紅色放地上候冷研搽舌上即愈重舌木舌皆效服大承氣湯

舌疔者心脾火毒舌上紫泡如荳堅硬寒热疼痛應心急用川黃連〻子心、各一撮泡濃汁啣之吐噦無礙多換但得舌軟可保無患宜服蟾酥丸三粒及黃連解毒湯搽紫雪丹徐〻噙之

重舌風

其症舌尖底下又生一舌漸比正舌尤長以致正舌縮短或脹而紫不能轉動清涎極多先用角藥取痰次用氷硼散三用紫地湯可用破皮刀法用銅匙捺定本舌須以三棱針針其邊沿腫硬之處并舌下兩旁金津玉液二穴待紫血清涎出盡方可用藥

此症因積熱攻于心脾二經而發淺者一針可愈

重舌之風不甚祥　或左或右或中央
心脾二經多積熱　速施刀針定無殃

舌根腫脹者謂之重舌　舌脹而不柔和者謂之木舌

重舌風圖

上三腭
中帝
本舌
重舌

重者須服黄芩黄柏生地元參
射干花粉連軺銀花荆芥枳殼
獨活前胡痰甚加胆星全生集

坐舌蓮花風 附弄舌

舌下浮腫生疫初起一二片漸至二三片五六片有瓣如蓮花者旁片可用刀中間一尖者不可用刀先用角藥次用冰硼散三用紫地湯甚者外用氣針自然立見功效

此圖乃呵開大口舌舐上腭之圖形也凡人舌下中間俱有一筋直連上下腭以中間不可用刀蓋恐傷筋則誤人矣

坐舌蓮花六七尖　也知多有世人沾
莫道此是尋常症　日久之時最可嫌

弄舌者舌出過唇不能言語不時舔咂弄舌皆因五藏蘊積風熱勞役過度所致盖心脉係于舌本肝脈係于舌傍

坐舌蓮花

上合

舌尖

中筋

下合

故舌病者皆心肝二經之所主也脾壅則血上泛心熱則唇裂生瘡若風寒所中則舌捲縮而不能言如患者自手拔舌即不能收弄舌初起可鍼少商穴及手足少陰少陽以探生死出血易治出出黄水难治方用犀角生地防風青皮胆星銀花枳殻蘇子射干山梔連軺黄芩牛蒡等品漱以青魚胆搽以金鎖匙散

合架風

上下两牙床勾合之處生一紅核腫痛牙関緊閉不能開合先用角葯次用氷硼散針頰車二穴三用紫地湯可用消芦散薰此生在上下牙床根頭合縫處故口难開可用破皮刀開紅腫處其牙関立寛

合架風生齒盡頭　牙関緊閉痛难休
若然不識針刀法　此病如何便得瘳

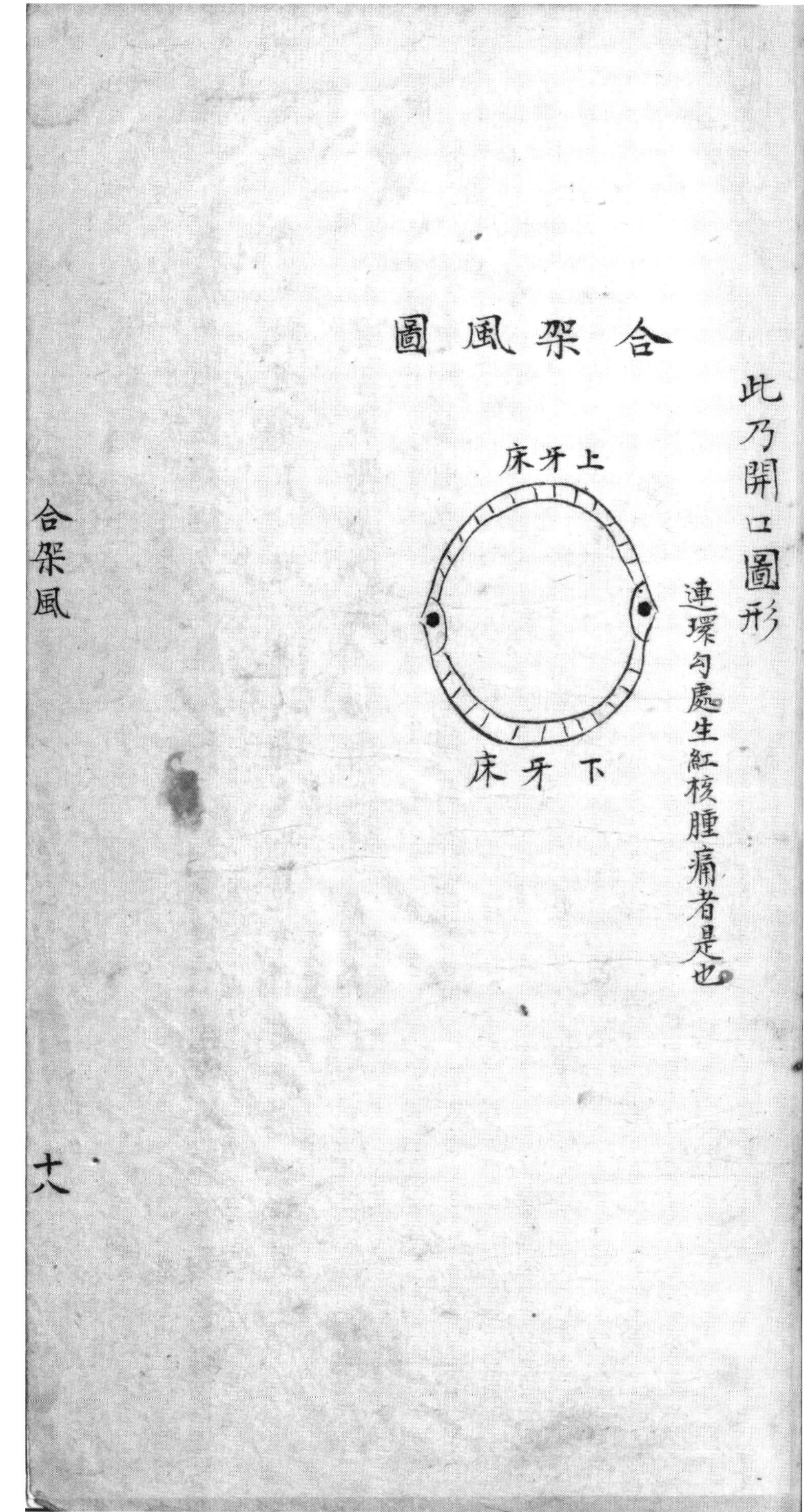
合架風圖
此乃開口圖形
連環勾處生紅核腫痛者是也
上牙床
下牙床
合架風
十八

角架風

上腭牙根盡處根上生毒浮腫以致開口不得閉口不便兩齒难合不能咀嚼有初起一邊延過牙二邊生者治法與合架風仝

風名角架不為佳　腫痛之時用葯搽
更刺血出為玅訣　何須再服紫河車

角架風圖

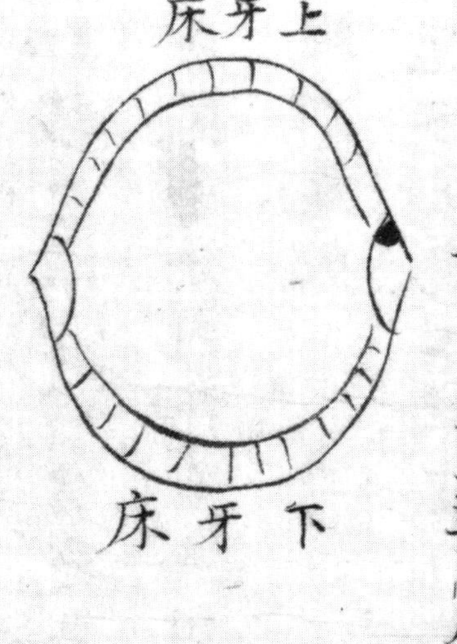

連環勾處上邊紅腫者是也

爆骨搜牙風

牙匡之上逐齒紅腫骨中極痛不可忍者名爲爆骨搜牙若至自破出血見骨或牙床腐爛齒落出膿者多致不治先用角葯又用消芦散薰次用氷硼散三用紫地湯或連牙床紅腫或外牙床紅腫或内牙床紅腫口内作燒生瘡名爲棲牙風治法亦仝但有面腫者或成栗房風各分内外治法相仝仍要挑出牙縫紫血菅子者方是就要挑断爲效

此症每齒腫處俱要用破皮針出惡血效若症在牙床内必挨腫起牙上者方可下破皮針

爆骨收牙寔可驗，聲聲叫痛苦难挨。
倘能遇此無誤治，到處隨收美名諧。

爆骨搜牙圖

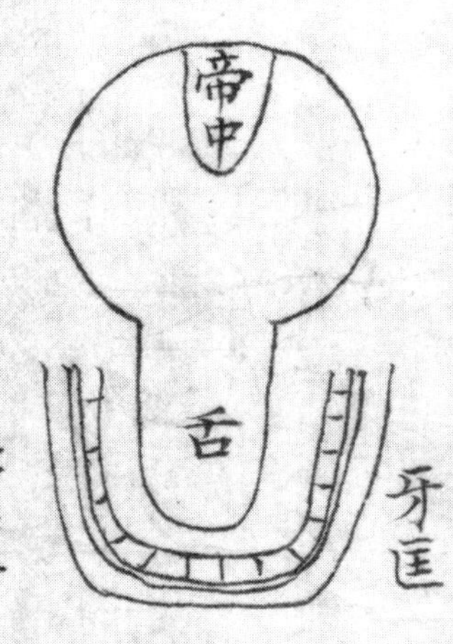

爆骨搜牙風

牙癰風

牙匡之下生癤毒或滿匡紅腫或一處紅腫皆係胃火所致也先用氷硼散有疫用角藥後用紫地湯

此症與樓牙全不過高低之分在牙床上高處為樓牙在牙床下底處為牙癰然有外生者內生者針癤毒上出盡膿血立效

牙匡生核名牙癰　上下生兮總是同

但用破皮針出血　更加角藥有奇功

牙癰風圖

金鑑云牙癰多由胃經热毒所致外候牙床堅硬腫疼寒热腮頬浮腫初宜服荊防敗毒散紅内消保命丹發散後宜涼血体虚者宜歸地丹芍等加入日久及過食寒涼必生多骨

牙癰風　二

懸瘨風

凡牙匡下浮腫爲外懸瘨，在牙根爲内懸瘨。紅腫如蜒蚰，漸次而長，先用角葯，次用氷硼散，三用紫地湯，後用消芦散，薰立效。如患症已久，白爛延至咽喉者不治。

此症可用破皮針，日久白爛出血者不可用。但外懸瘨善症易治，内懸瘨悪疾能傷人。

牙瘨浮腫号懸瘨，　外症易治内症危。
爛到喉間妨飲食，　仙家有葯也难醫。

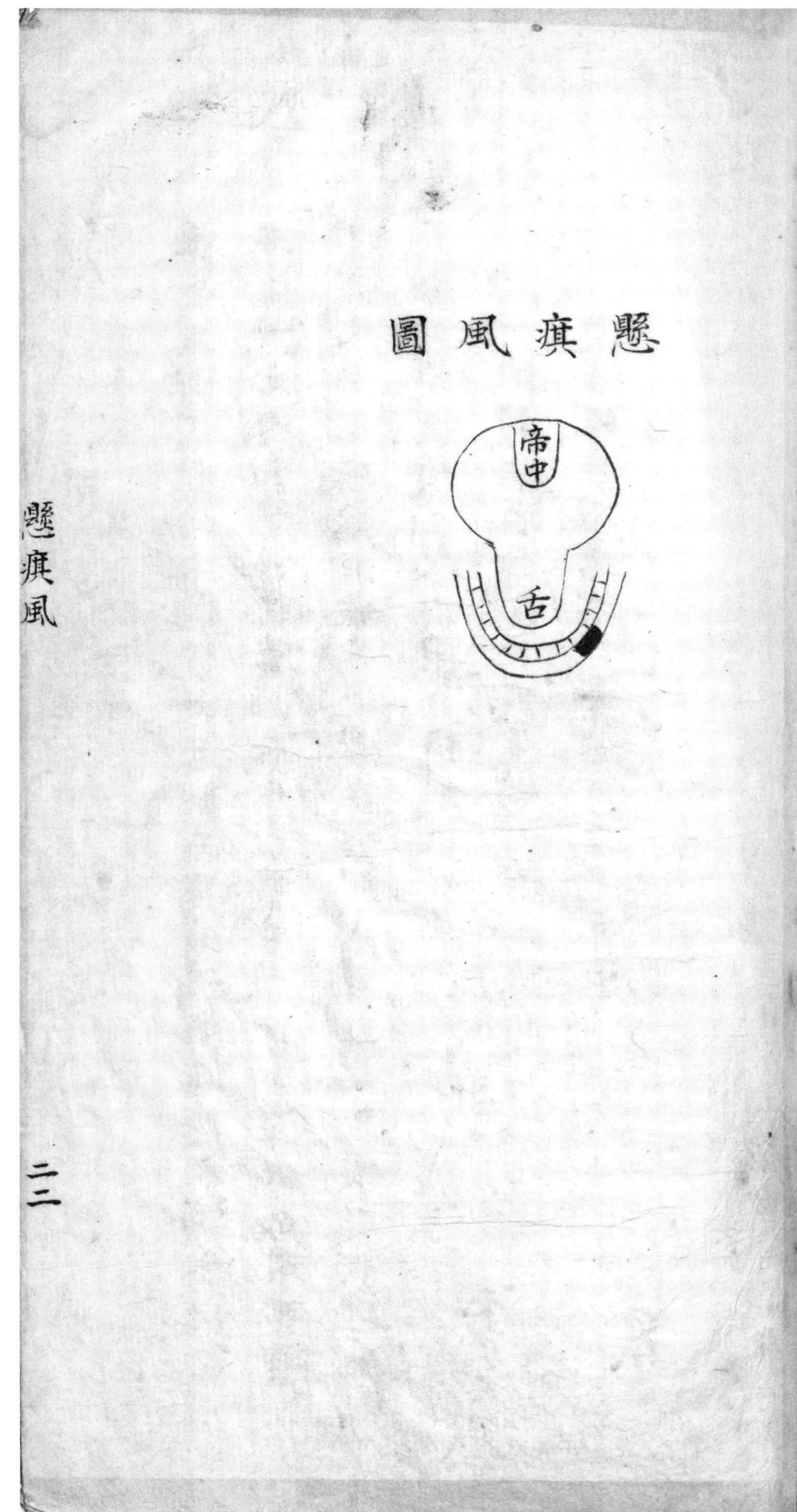
懸旗風圖
帝中
舌
懸旗風
二三

奪食風　又名槍食風

奪食風者因飲食大物猝起此症或在喉頭或上腭以及舌根左右生一血泡即時脹腫塞閉不能吞嚥用竹針々破出血不可嚥下或吹些氷硼散立效其泡若在喉間不能用刀只須用氣針々百會前項後項三穴内泡自消矣

一泡猝生名奪食　或生咽内舌三根
莫言此症难求治　會用針刀泡自平

奪食風圖

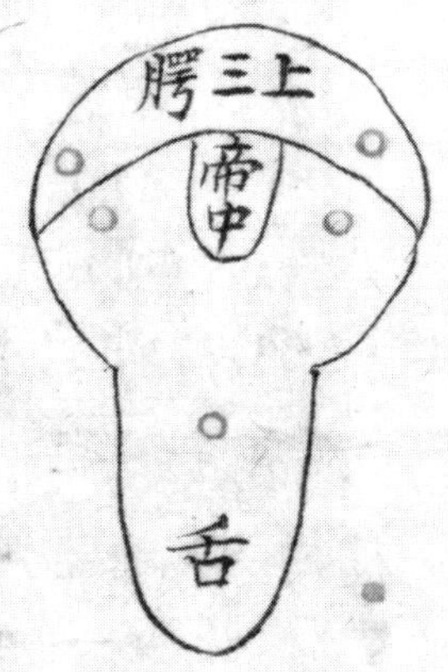

奪食風

二三

魚口風

上唇生一小瘡或有二三枚者初起紅腫漸至下唇面頬俱浮不可用破皮針如生在中者难治若上唇直長出者名龍唇發針兩鼻角有一症上唇生小白紅瘡干燥常用舌舐唇上亦不可針有一症唇上極痛入骨連頬目俱痛不可忍可别針鼻角　有一症不浮腫只口眼歪斜轉過一邊名為轉禍風此症却針合谷頬車二穴先用角葯再薰消芦散次用氷硼散三用紫地湯如生瘡起者切不可破皮針誤則身漸热骨節疼痛不治

此症初起紅赤作痒後起小黄泡切莫挑破　凡如上諸症以

前載諸葯治法外以角葯調敷爲主

魚口生來一邊浮　心家有热夜間潮

痰氣上冲醫者急　莫教臨此有崎嶢

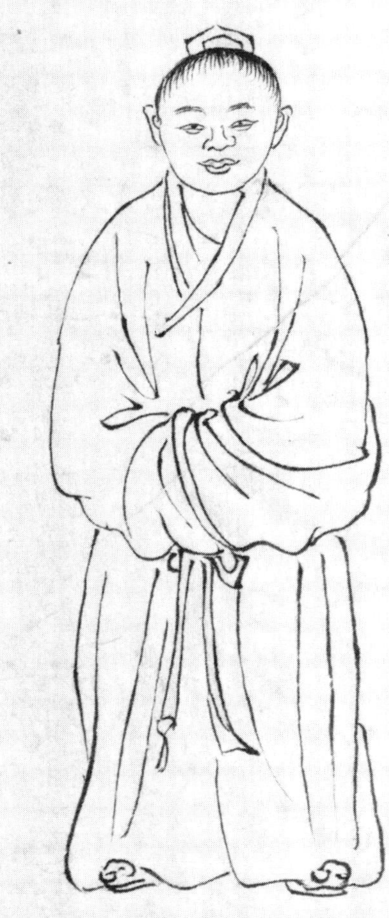

魚口風

二四

驢嘴風

下唇生一紅瘡，逐時腫大，可用消芦散，薰次用紫地湯，再用氷硼散立效。

此症初起紅腫，漸至下唇長出，可用破皮針破即效，但須兩旁腫。

驢嘴風兮在下唇，逐時腫大不堪評。
若然作痛如刀刺，角葯頻施保安靖。

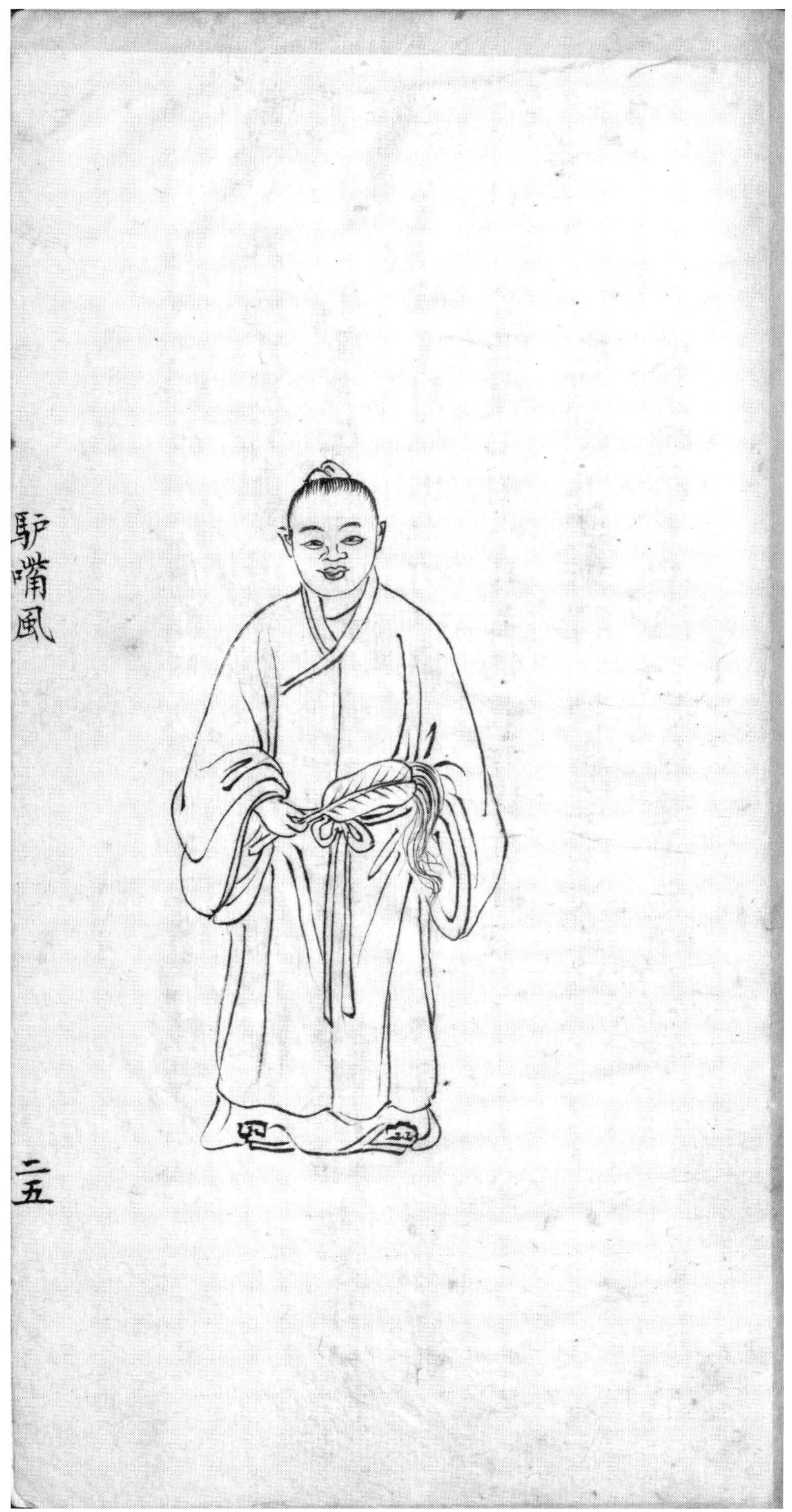
驢嘴風
二五

魚腮風

凡両边腮赤浮腫痛爲双魚腮亦有一邉腮腫者爲单魚腮可用角葯可用針再薫消芦散服紫地湯吹氷硼散效

此症生在酒腮邉先用角葯外敷如逐日紅腫盛極者方可用破皮針砭出血仍以角葯敷之延至日久腮穿而出膿者内則當服蠟凢丸外用生肌散可許奏效

魚腮瘦染在斯時　腫痛难當只自知

須請明醫乗早治　若教遲慢定傾危

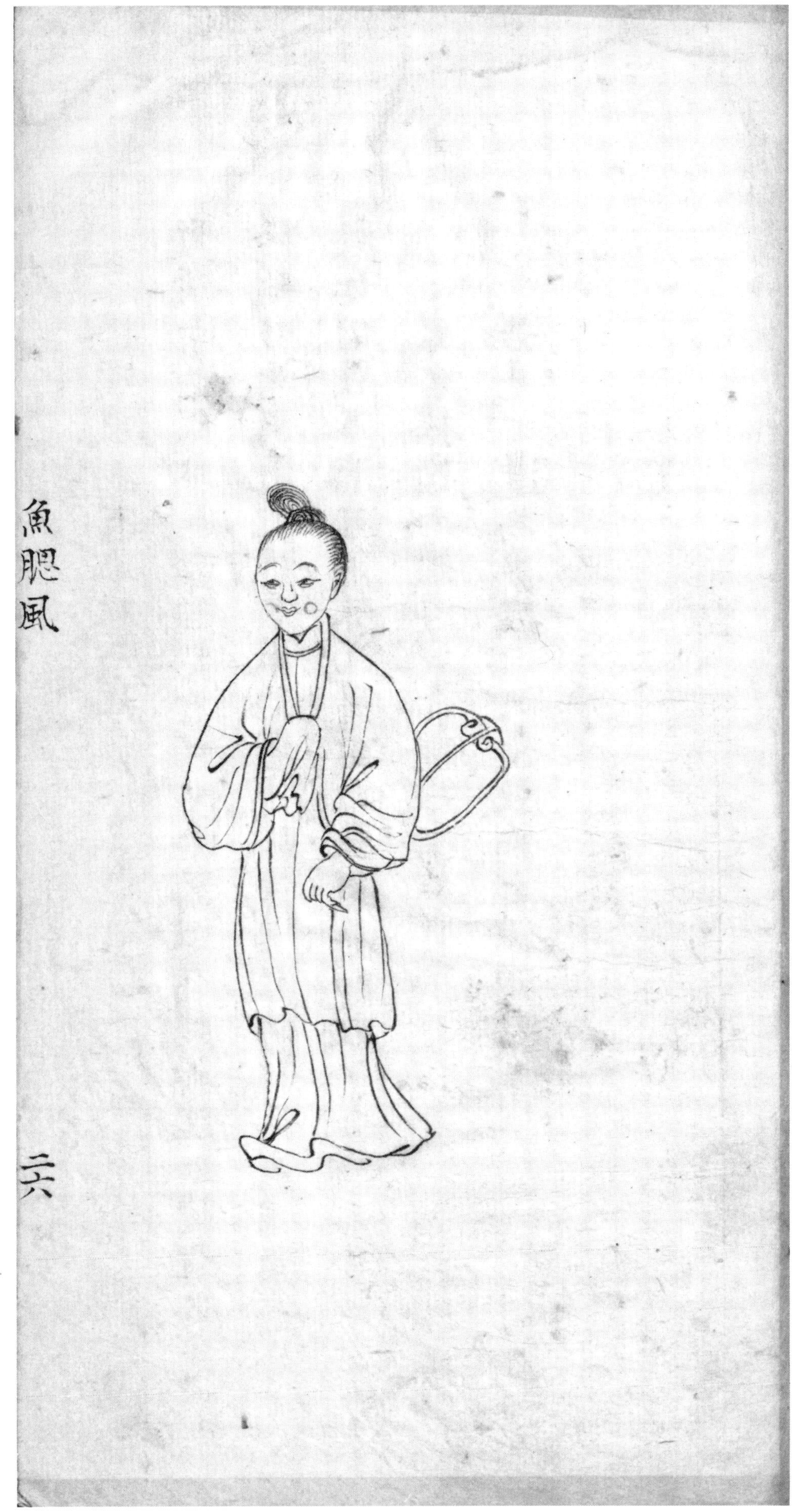
魚腮風
二六

搭頰風　有单双二症

面頰两邉或单邉赤腫要看口内牙床上有腫無腫如腫者不是搭頰乃牙風也宜作牙風治審是搭頰宜服紫地湯先用角葯外敷如仍腫不消可用破皮針出血敷角葯即效

風名搭頰两頰浮　赤腫难當筋自抽

若見一邉為单搭　只須敷葯自然瘳

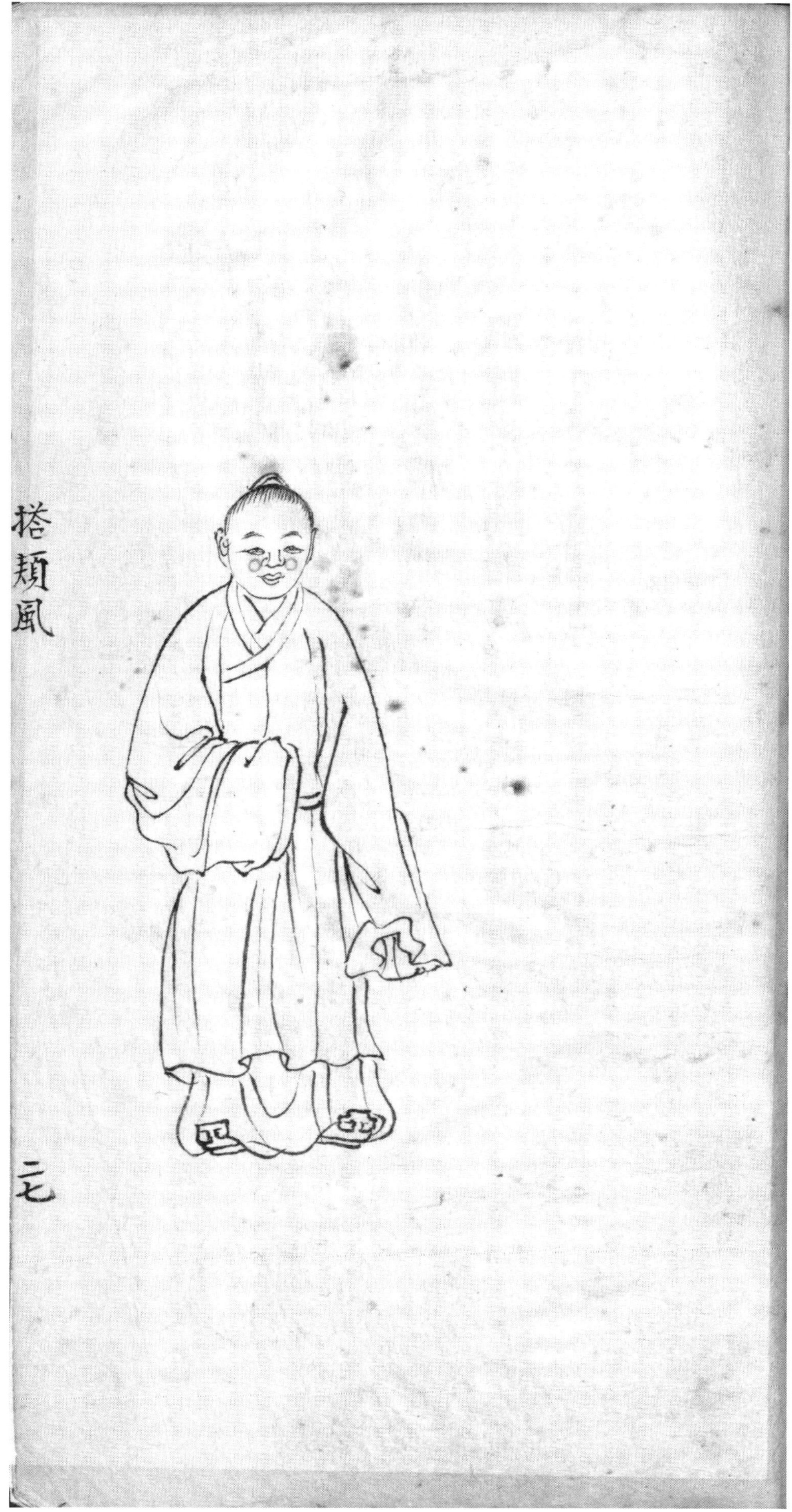
搭顋風
二七

粟房風

滿面先紅生出粟米黄瘡，久則合成大泡，先用洗葯並角葯敷泡上，次用紫地湯。

此症初如粟米時，未可針破，合成大泡時，可用破皮針，令針口向下，流盡膿血即愈。

風號粟房滿面生，或成大泡痛难容。用刀得了真方法，安心奏效不用驚。

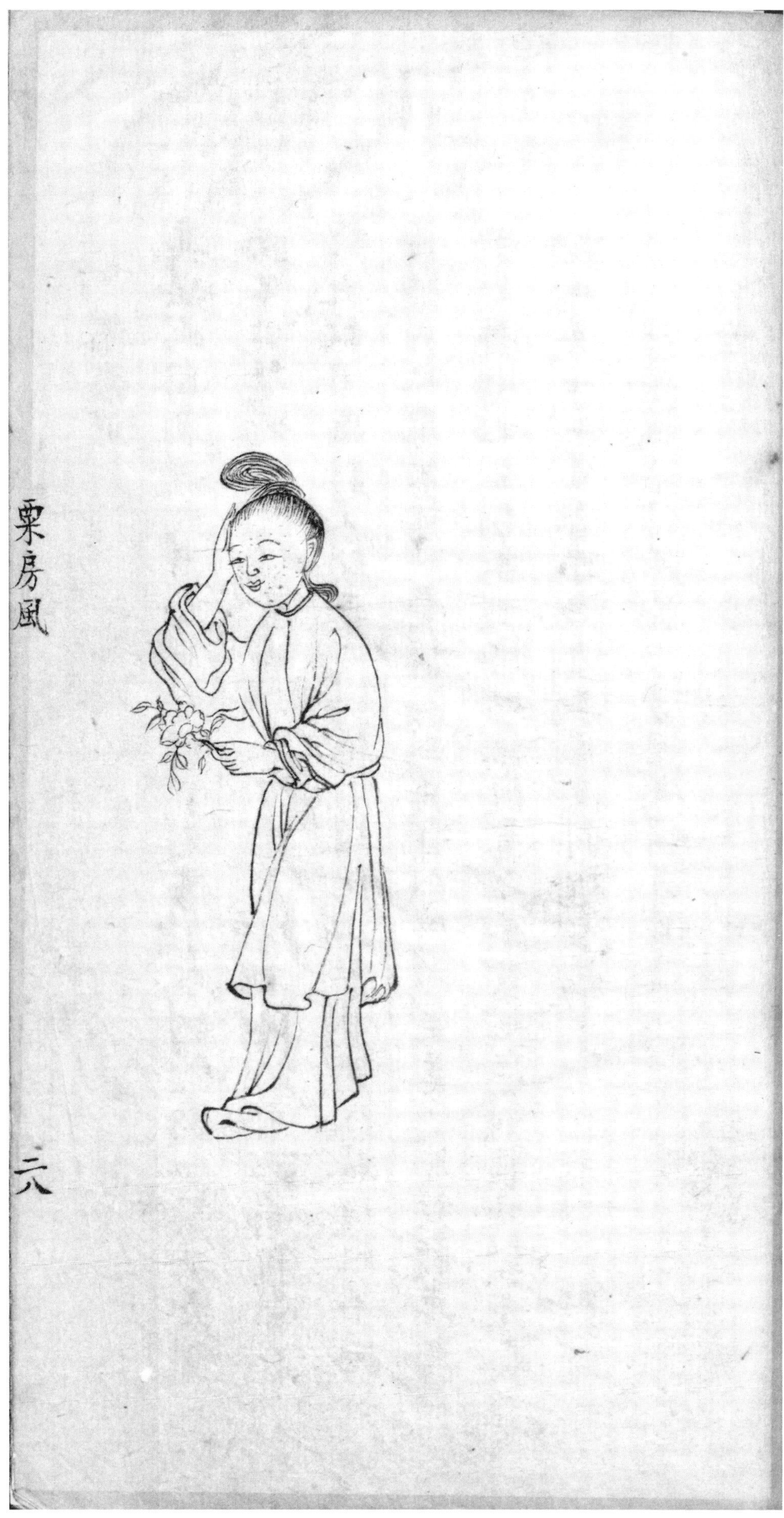
栗房風
二八

落架風

其症或因酒後或因大笑或因呵欠落了下頦不能合架口大開而不能嚼物者此症皆因上熱下虛氣虛不能約束机關筋骨不收之故用氣針〻頰車二穴將下頦托上手巾兜住然後以手揣其搭勾之處不可一毫稍偏令其自合後以生姜一片放頰車上用艾圓灼之左右各一壯以杜復落之患然此症如能用拿法更妙以其一二日者可治過三日後則难治也

落架風沾信不良　多因失順自遭殃

若能匡合全无事　不合定作餓鬼亾

外科正宗拿落頦法令患者正坐以兩手托住下頦兩大指入口内納槽牙上端緊下頦用力往肩下捺開関竅向腦後送上即投関竅絹兜頦束頂上半時時解去若不抜拿法口含烏梅一個良久自合揔不若拿法最敏最妥

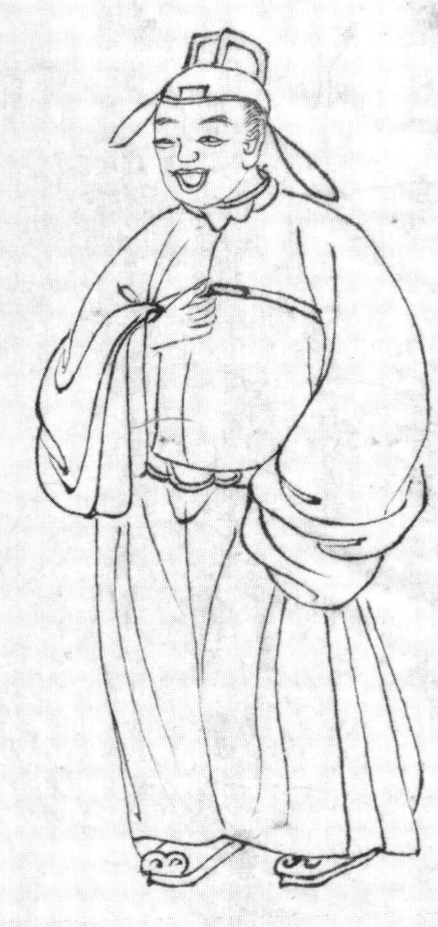

落架風

二九

瘰癧風

滿面浮腫生梾用紫地湯開関散外用角葯敷搽

此症自面上生起紅腫成小瘉漸至滿頭皆生挨次針破效

瘰癧風形如梾生　又全瘉毒一般形

多道此症由寃債　只在醫者指下分

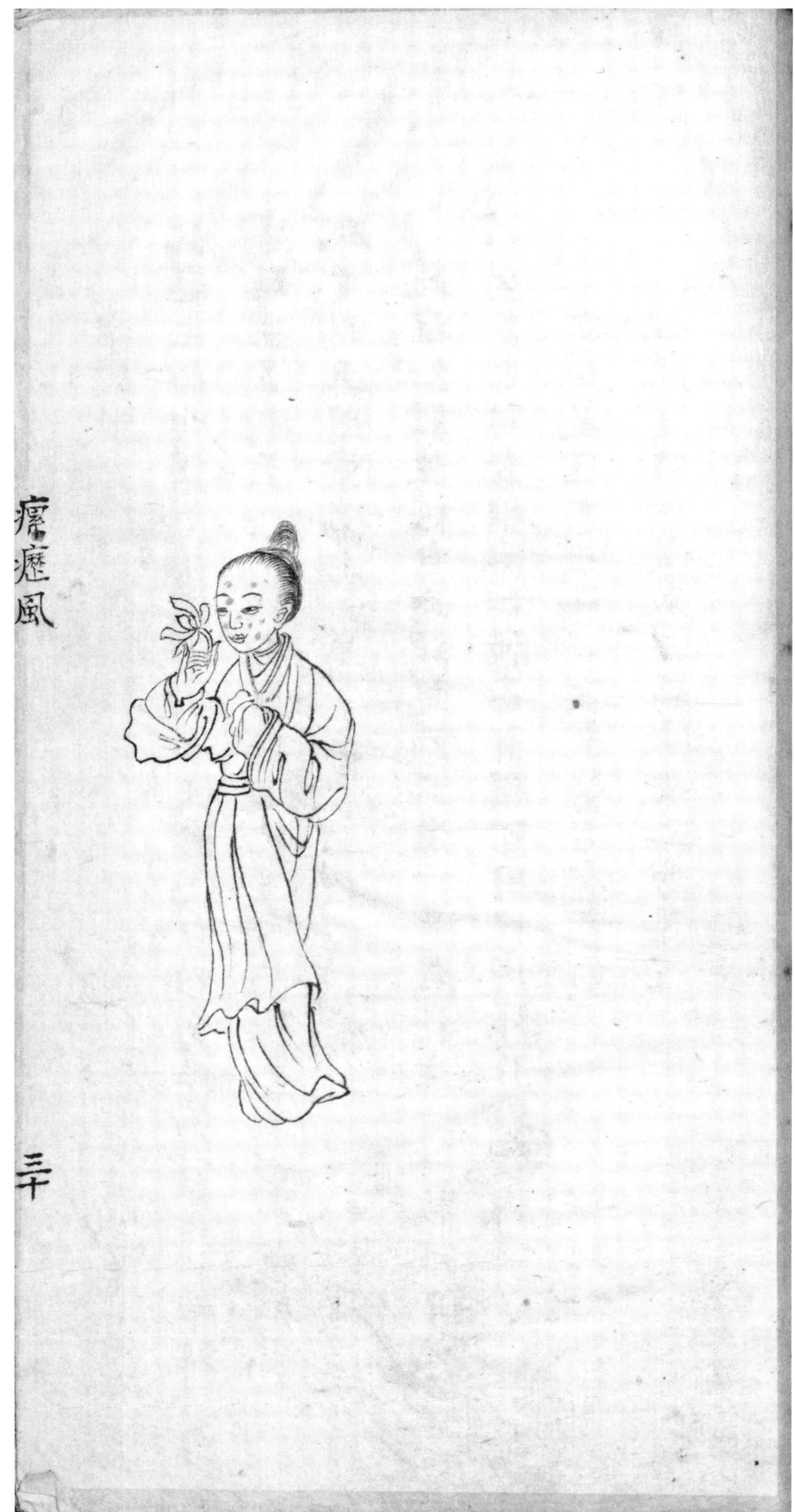
瘰癧風
三十

穿頷風

此症生在兩腮下初猶瘑毒日久透入口內多至不治其初起時逐時生多漸至八九枚亦爲难治先用角葯敷之薰以消芦散用破皮針再用紫地湯

此症紅腫生柍自兩頷起或只生一邉者初生一二枚可日久生多自穿者难治如腫甚有膿可用破皮針不離敷葯

穿頷風症亦何祥　欲求醫治有奇方

但將角葯頻敷潄　病者安心勿恐惶

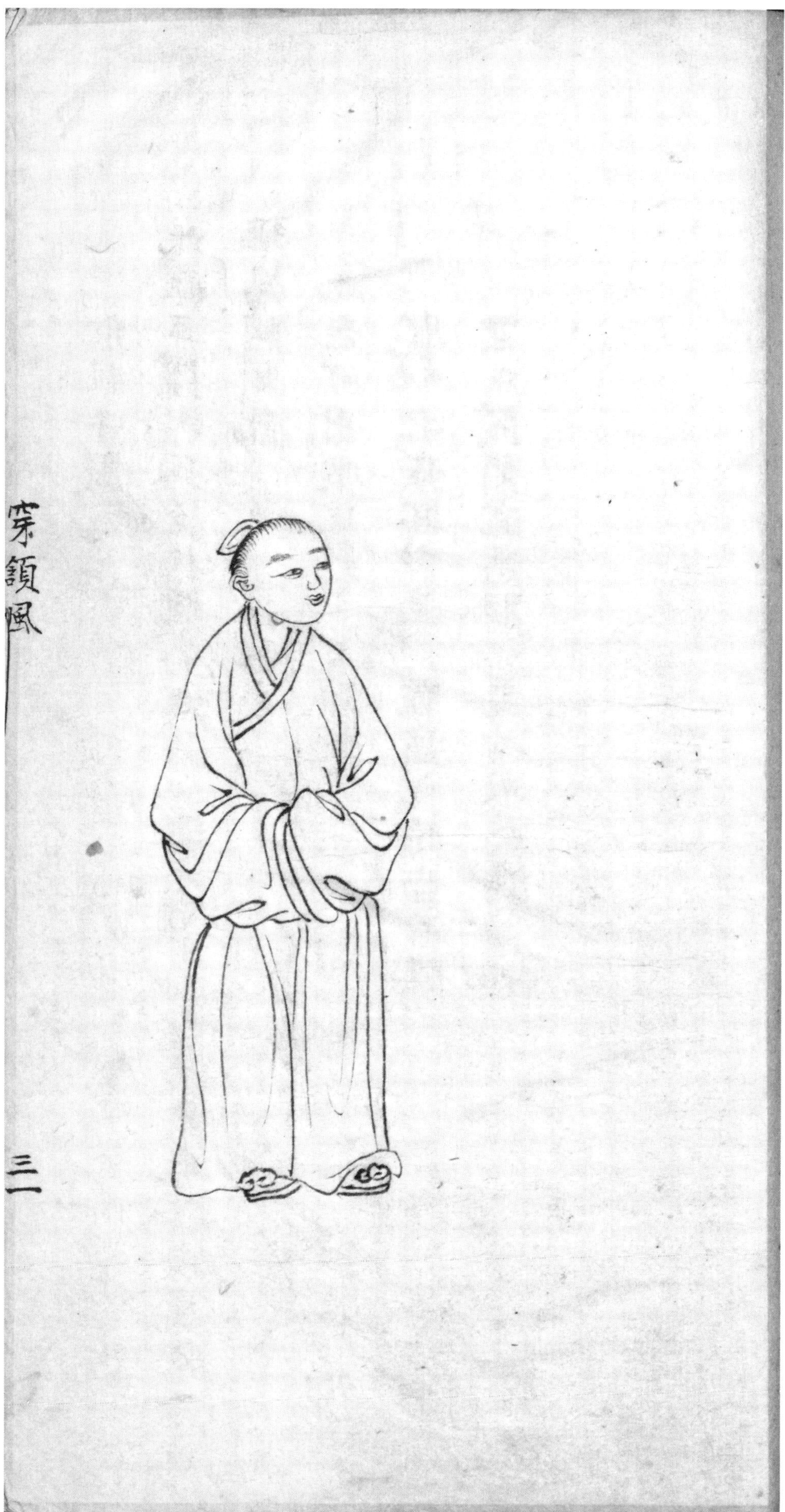
穿頷風
三一

肥株子風

此症耳墜上浮生核腫痛或只一邊生者外用角葯敷搽内用紫地湯開關散

此症可用破皮針〻上即效

肥株之疾耳㽲生　腫痛之時苦不勝
紫正開關宜急服　更加敷葯病隨輕

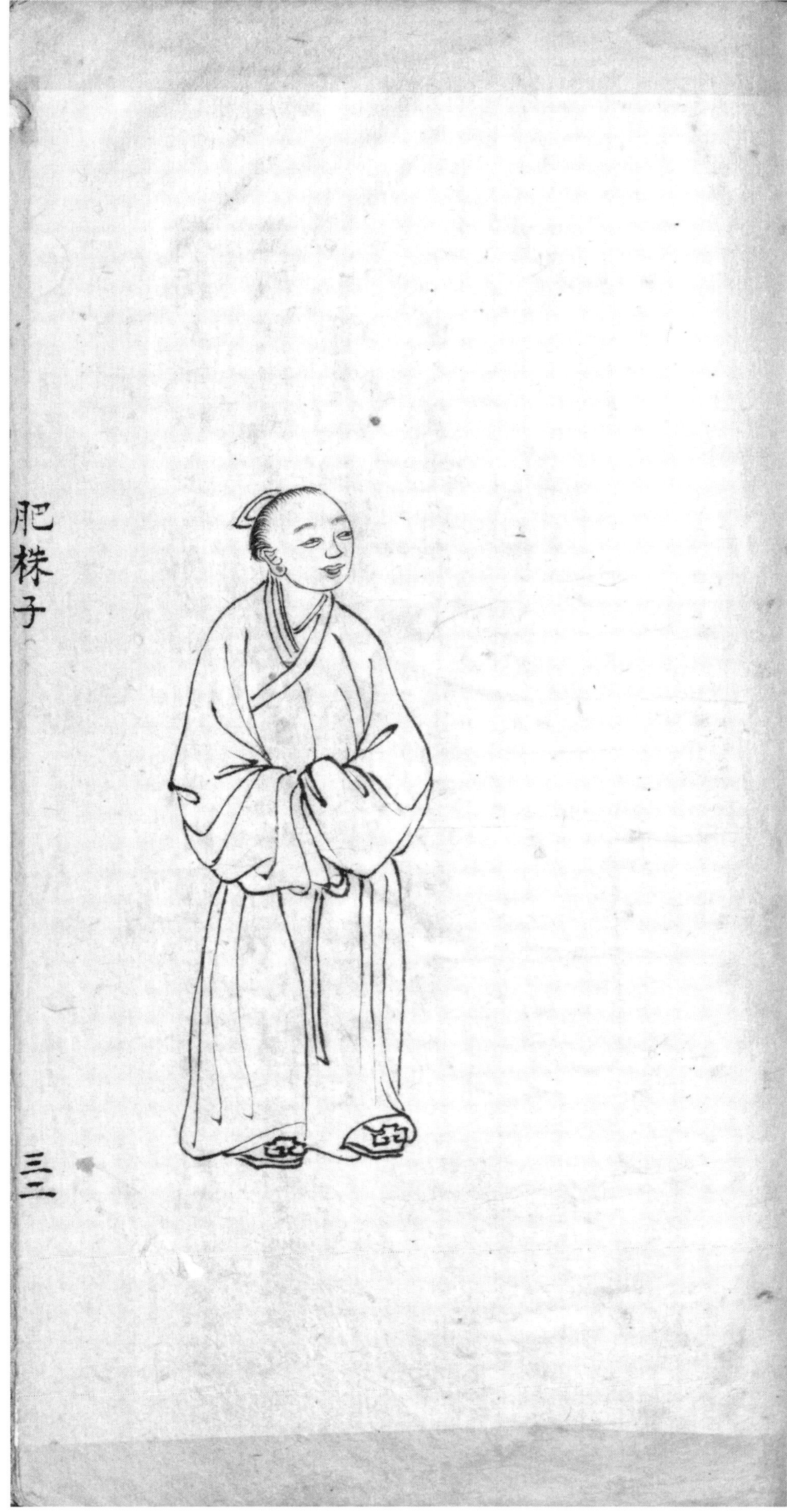
肥株子
三二

掩頸風

項頸上浮腫生瘡癤或兩邊俱生或只单邊生者先用角葯敷搽並服紫地湯若腫上頭面浮大赤腫甚者可用破皮針〻腫處效

項頸俄沾掩頸風　或然赤腫或生瘡
世人莫説病來小　服葯无功命必終

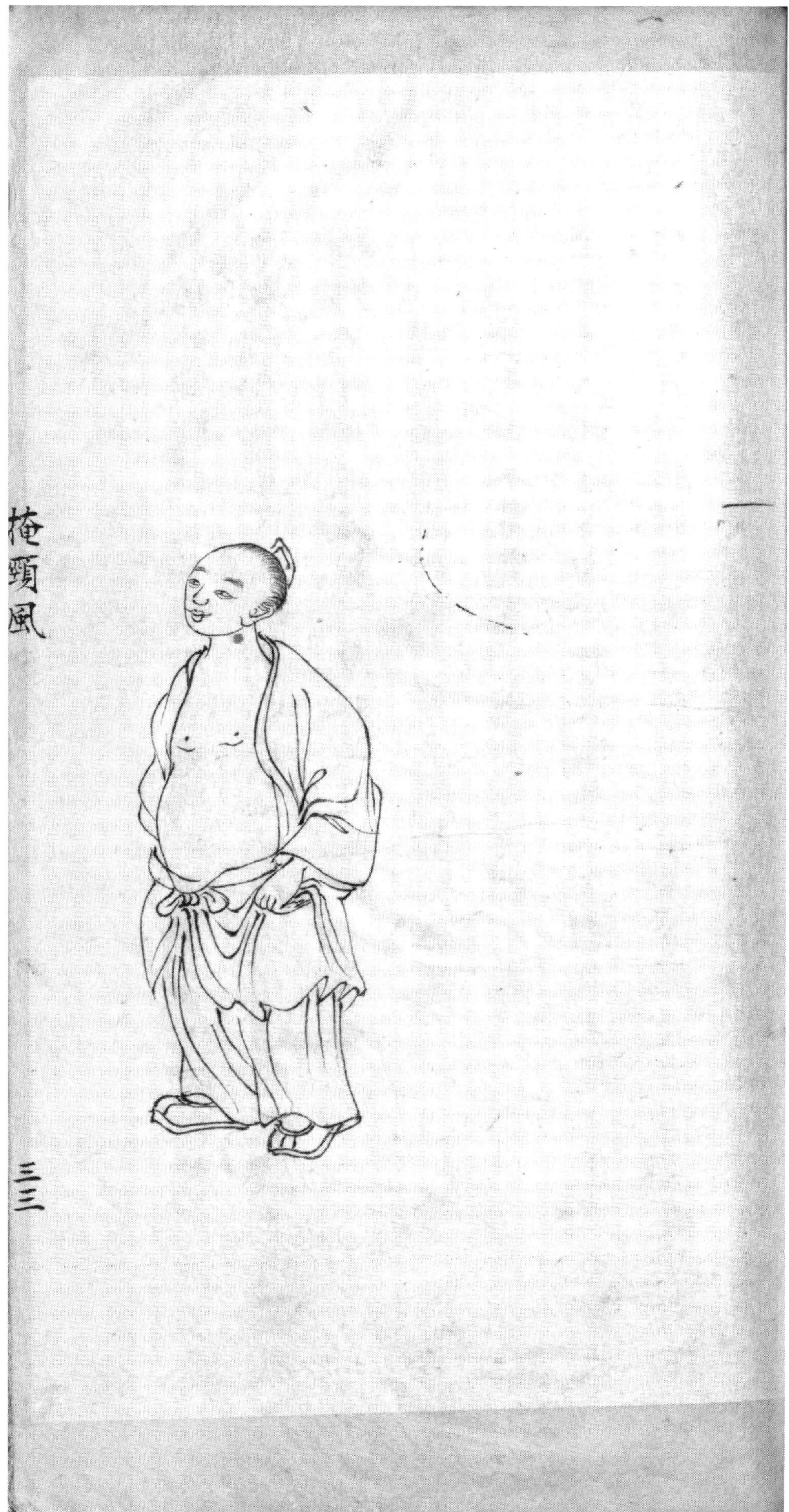
掩頸風
三三

纏喉風　有单双二症

此症外頸腫繞至咽喉亦皆塞滿先用角葯冰硼散紫地湯不速治必死若覺且痒且痳是也若至頸項頭頂遍腫者須速用開風路針不可用破皮針　单双二症同

纏喉痒腫速如飛　若至无聲治已遲
氣无出入鼻竅塞　盧扁授訣不可醫

全生集云此症多由心肝火熾腎水不潮熱生痰痰生風寒熱大作初起耳下紅腫甚則堅硬結喉单邊者輕左右者重湊頭對下結喉男子延至結喉下不治女子延至胸膛不治如喉中痰响如

雷者亦不治也因其紅絲纏繞喉間故名

蔞仁　丹皮　車前　羗活　防風　白芷　連軺　黄芩

前胡　牛旁　紅花　獨活　銀花　枳殻　胆星　荆芥

元参　煎加紅内消服再服錠子藥　四五日後即以當歸白芍川貝黄柏生地丹皮見效甚速

又有一種發于腮邊者名穿腮　發于地角者名穿喉　發于耳後者名發頤皆屬疫毒初起破血消疫降火最忌燥熱之藥并忌刀針回藥忌貼膏藥多用服藥吹藥為妥

簡便法　活人甚衆神方也 大全

生明礬五分研細　鴉子清調匀灌之

纏喉風

三四

邊頭風

此症一邊頭痛欲裂可針先用開関散紫地湯然必下虛之人致

有此疾合用補葯以紫地湯加四物如頭痛加白芷

此一邊頭疼腫宜針風池二穴又以破皮針〻挾上

邊頭疼痛苦不休　病者何須兩淚流

敷葯不靈宜補剂　管教腫痛立時瘳

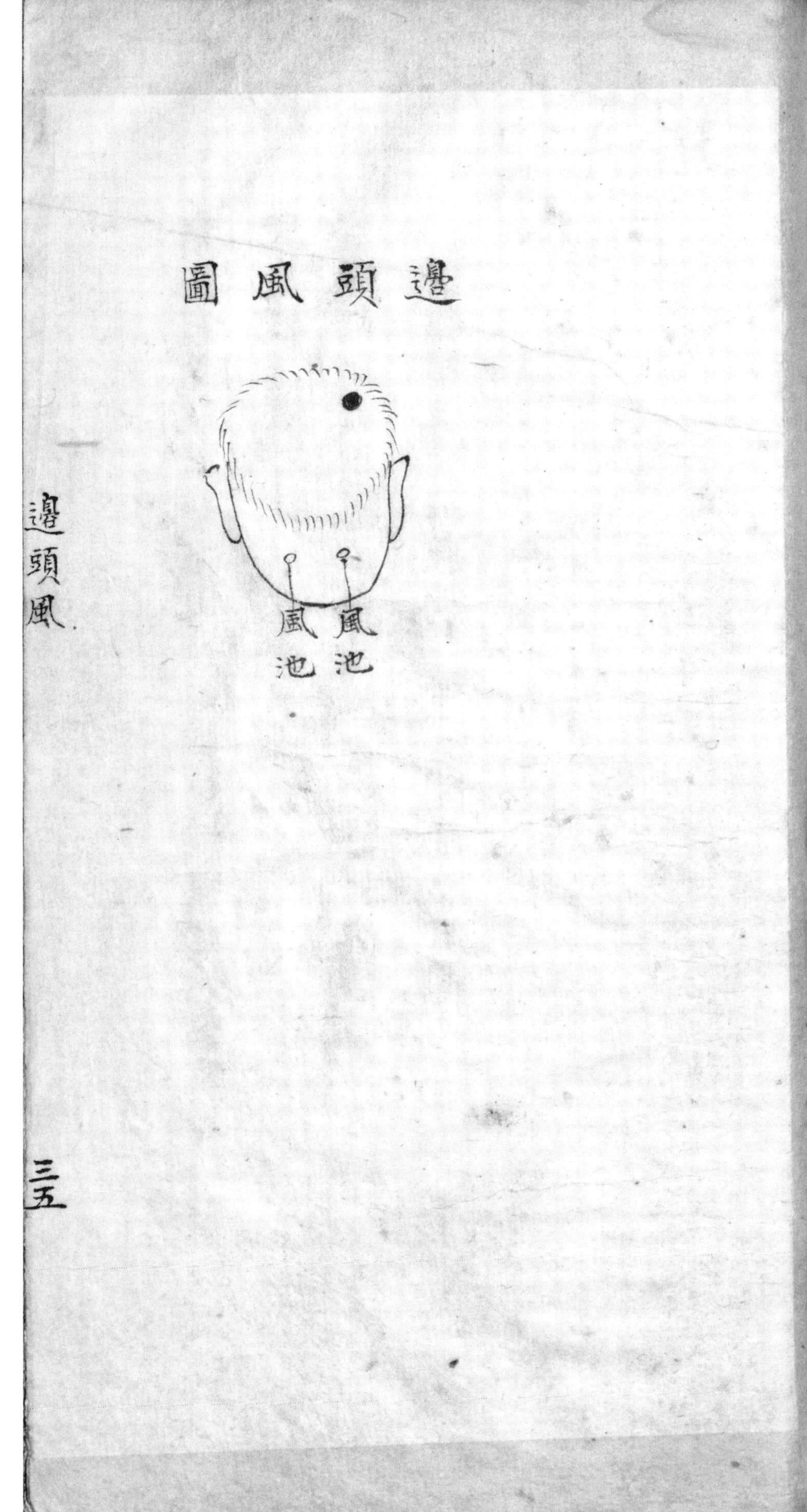
邊頭風圖
風池
風池
邊頭風
三五

乘枕風

乘枕風者腦枕腫痛可針用開關散紫地湯取效如神如腦後紅腫生瘋毒者可用破皮針出血效

乘枕風生本不奇　又名枕發却难醫
但須急急加敷藥　紫正開關服不離

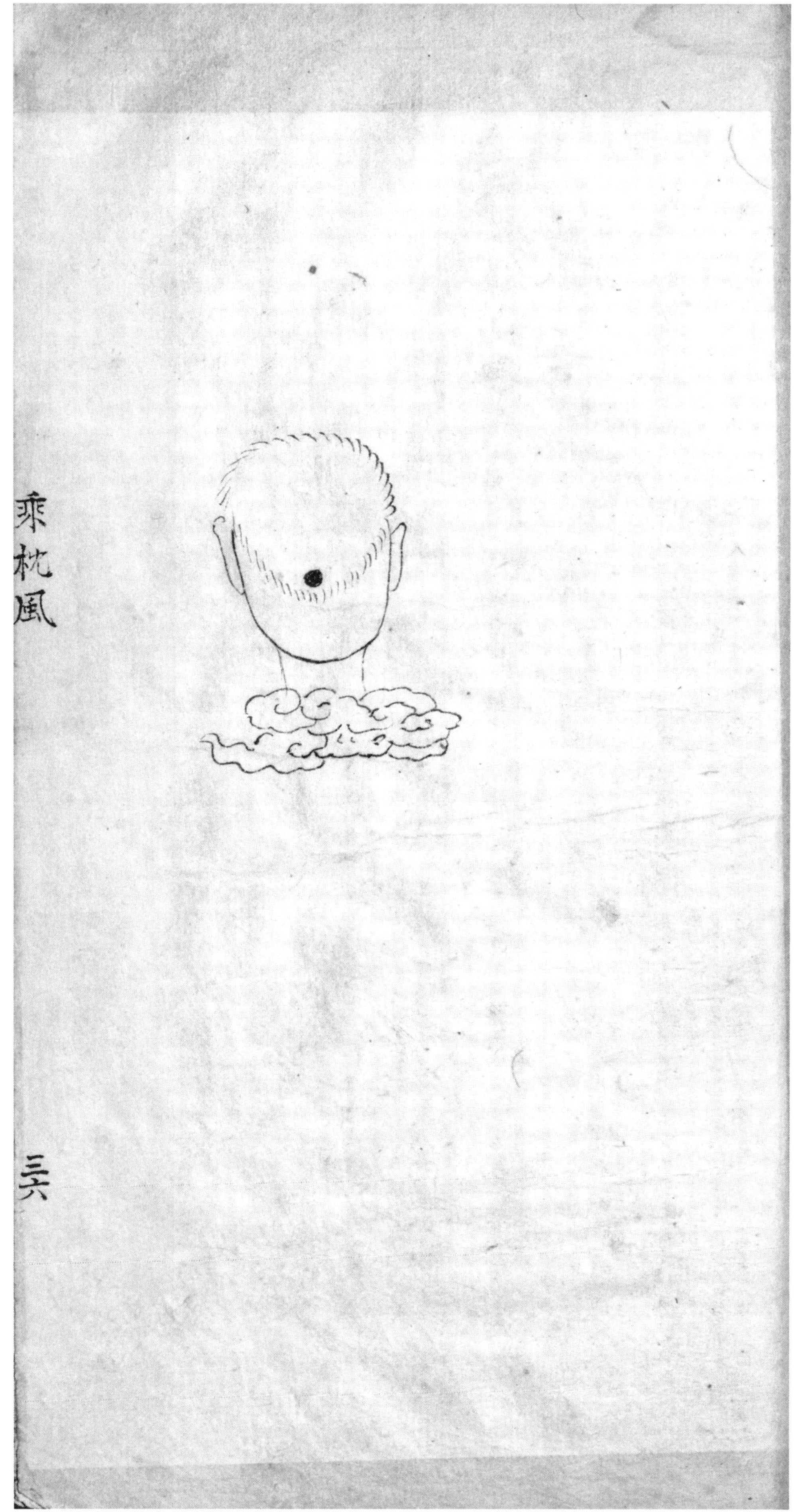
乘枕風
三六

凡腮邊先起一核即生疳者的係此症

走馬牙疳

走馬者言其速疾也失治則死夫齒屬腎之餘主一身之元氣與胃相通一受热邪其氣即奔上焦初作口氣甚臭名臭息次而齒黑名崩砂甚則齦爛名潰槽热血迸出名宣露至于牙脫名腐根既脫不能復生矣故名曰走馬宜服蘆薈消疳飲外用人中白散氷硼散見紅内血外流者吉多患在瘄痘後及飲食毒食或傷寒雜病瘧疽而成有破腮穿腮破唇者仍可治之 牙疳五不治

齒落無血　腮崩唇破　黑腐不脫　臭氣異常　身热不退

若見山根穴發出紅點者百不救一以内潰故也

附餘 凡喉閉滴鼻必令患人安卧以枕墊其大椎骨下此秘法也

喉閉緊閉諸葯不開用馬蘭頭汁滴入鼻中良久自開

合谷穴用針後用筷子畧敲令微血出

凡喉風誤服凉葯墜下胸膈不安者用冷水調角葯噙心頭即止

但用水劑宜蒸不宜煎

牙縫出血不止名牙宣用綵棉燒灰存性搽上即止

鼻出血不止用梔炭蒸水服下即止

噤口風

每先用開路針四指再針鼻角鼻流人中脚板心惟湧泉穴可用

手足氣針穴法

攅行即額絡上　鼻角在鼻兩角　頰車在耳墜下畧離一分鼻流在鼻孔口爲二穴　曲池在外肘骨動窩處　肩井在肩之上　曲澤在手灣内横紋盡處　少商在兩大指甲外邊離韭葉許　少冲在小手甲下外邊　陰陵在靠膝内畧上些骨動處左右同　陽陵在膝外畧下些屈窩處左右同　合谷在虎口之内軟肉上總义處

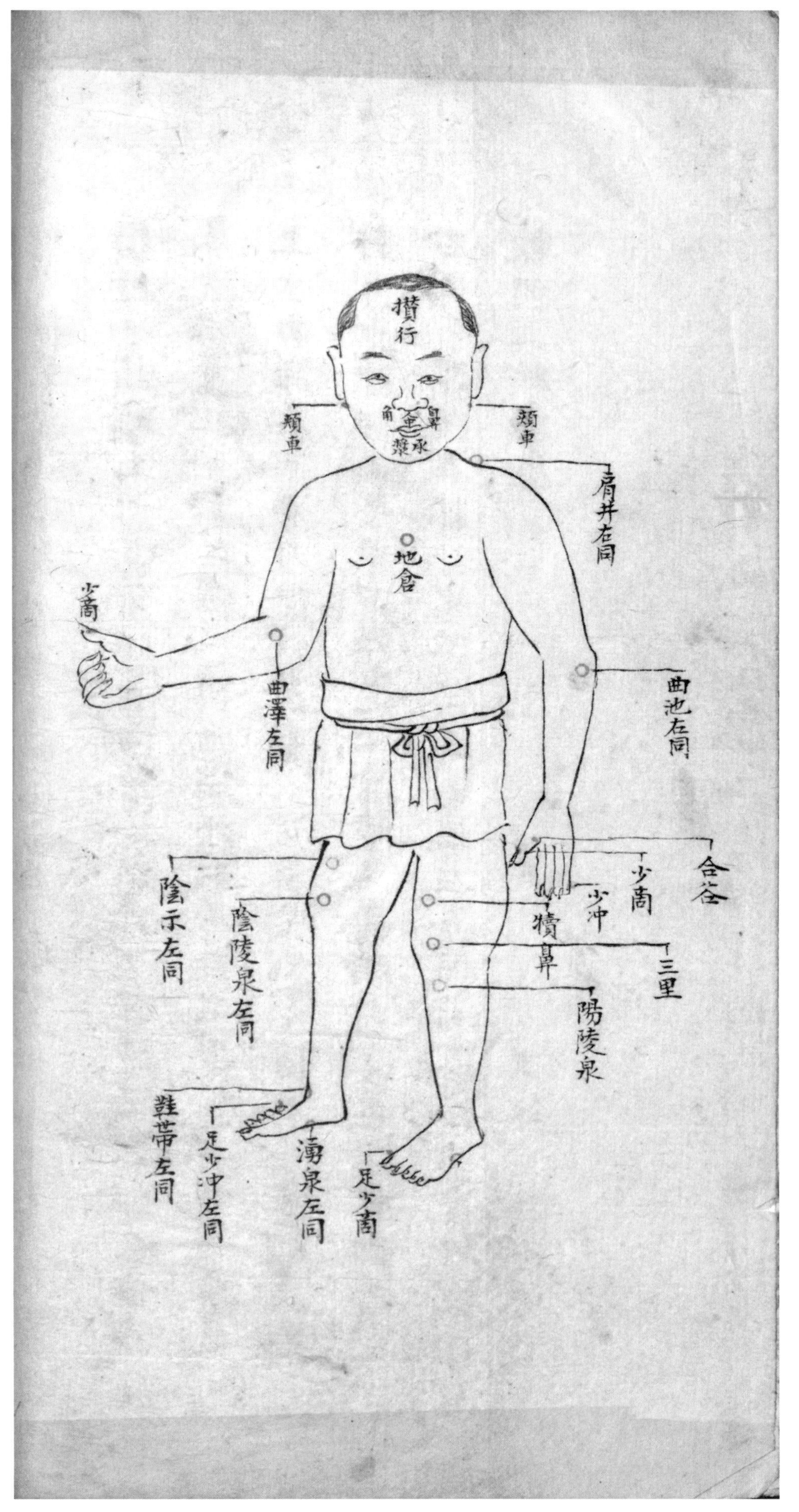
攅行
頬車
頬車
承漿
肩井左同
地倉
少商
曲澤左同
曲池左同
合谷
少商
少冲
犢鼻
三里
陽陵泉
陰示左同
陰陵泉左同
鞋帶左同
足少冲左同
湧泉左同
足少商

頭項氣針穴法

齊眉一寸為神傳又上一寸至上星再上一寸五分為顖會再上一寸五分至前頂又上一寸五寸至百會再上一寸五分後頂臨直下窩處為火窩坑畧下些以耳唇相對為風府橫開兩邊一寸五分窩處為風池臍下一寸為氣海婦人兼患陽症者先以火醮此臍下一寸五分為丹田男子兼患陰症者以火醮此

凡言一寸者以患人手中指之中一節至兩斷紋為界以艸量準用之

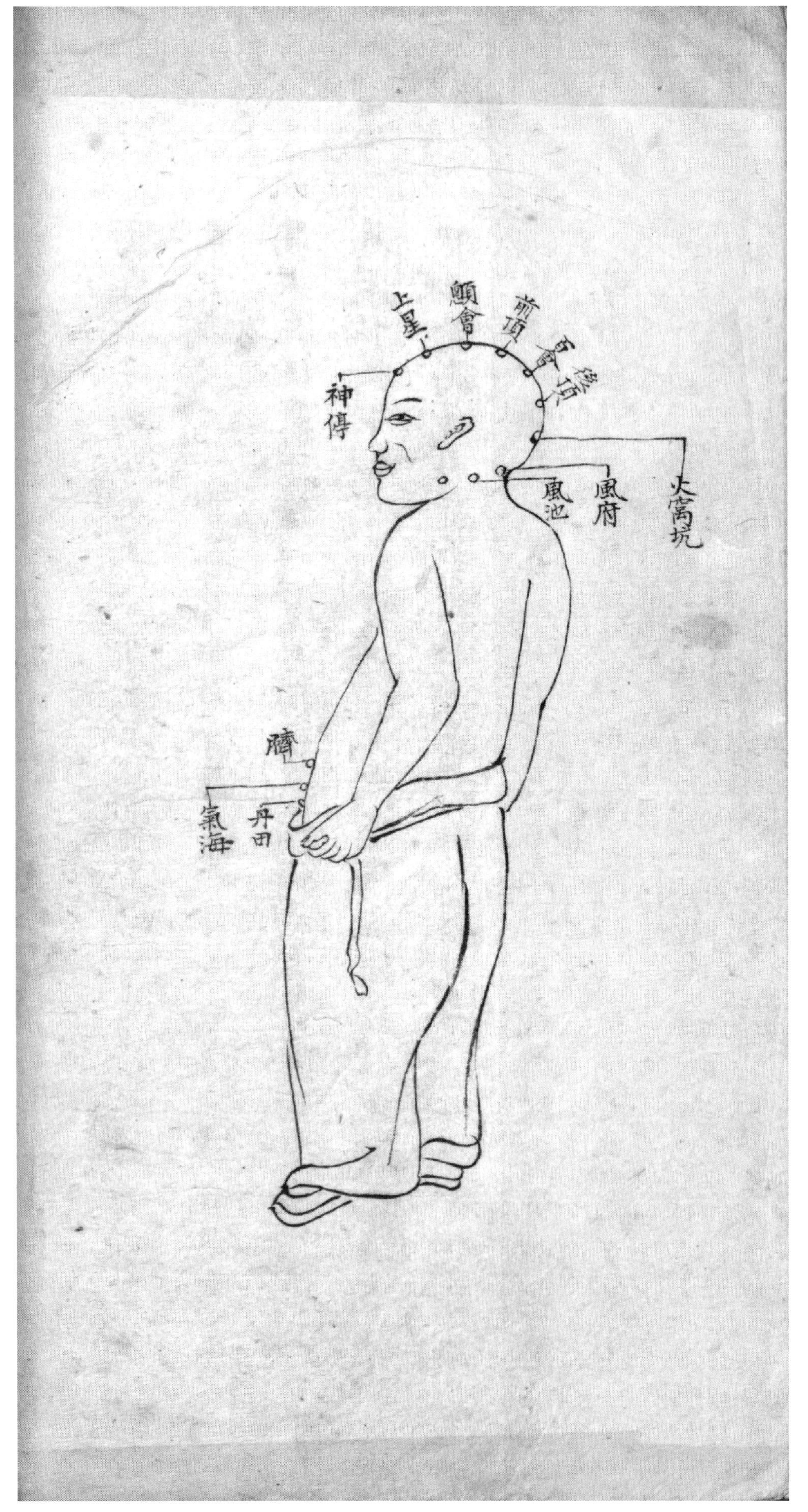
上星
顖會
前頂
百會
後頂
神停
風池
風府
火窩坑
臍
丹田
氣海

針訣

凡喉風諸症皆由氣血閉澁以致風痰上攻結爲毒熱宜用針法以開導使氣血通利風痰自散兼有諸葯奇方種〻調治之安有不效故氣針誠爲諸葯之先路針喉之玅訣也功效可勝言哉如臨諸症先從顖會百會前頂後頂風池二穴頬車二穴針過又從少商合谷、曲池各依針法此爲開風路針初針只以男左女右並留火窩穴、風府肩井曲池陽陵陰陵足少商諸穴不可先針用盡一過喉風極重之症兼以前法針過風毒仍不少退者次日復視其症可用前法復針即可加針火窩坑風府肩井陽陵陰陵足少商等穴並左右同穴逐一對針自無不效至于人中鼻流諸穴乃中風者用之惟鞋帶二穴極救小兒驚風之症亦可用火焠者此諸穴法宜思熟審詳臨症不可輕忽焉

口傳秘訣

以上諸風俱惡寒發熱頭痛或大便秘結小便赤濇用紫正散與地黄湯兼服不可離能順氣散血有痰用冰硼散頭痛加紫正散開關散口燒作渴加銀鎖匙口内用角葯噙口外用角葯井花水調搽夫開關散者乃清頭目止痛紫正散者疏風順氣地黄散能消腫退热銀鎖能已渴除热心煩热極加犀角湯冰硼散治咽喉

脹塞疏風利痰而惟角葯之功最能追取風痰且消热毒假若喉風極盛之症必加摩風膏少許其力更爲神速蓋本科所定諸方總以攔定風热攻上而不攻下然後隨症治之惟修合諸葯之法並不見火皆生用之若夫開關針法非口傳心授斷不得其真傳雖有方書其亦安所用哉今尚秘而不傳隣近雖有數本皆公之同好惜抄之本耳祈識者珍

口授秘訣　　四一

諸方

紫正散

紫荆皮二两去筋　防風五錢　荆芥穗五錢　北細辛三錢

地黄散　又名内消散

生地黄二两切片　赤芍五錢　紅内消二两去節　丹皮五錢

以上二散合服即紫地散不離薄荷燈心為引

紫地湯即此二散蒸服　第二日加後三味

桔梗　連翹　甘艸各等分

孕婦去丹皮加四物湯　咳嗽加連心麦冬　知母　桔梗

口渴加銀鎖匙　熱盛加犀角　潮热加紫胡　黄芩
下虚者加四物湯　頭痛加白芷
開關散附歌
川芎五錢　北細辛二両　白芷一両
銀鎖匙附歌
天花粉二両　元參五錢　薄苛一両
氷硼散加麝名氷射散附歌
硼砂一両　氷片六分　牙硝三錢風化硝更妙　麝香四分　青黛任用
開關後次日及体虚頭暈腫毒漸消者皆宜去麝

辛烏散 又名角葯附歌取瘦要葯

艸烏尖一两 赤芍梢一两 紫荊皮一两 柴胡五錢

荊芥穗五錢 北細辛五錢 桔梗五錢 連翹五錢

赤小荳五錢 牙皂角五錢 甘艸五錢 生地五錢

共研細末井水調噙 如瘦盛極者加摩風膏少許其力

更速外可敷內可漱以荊芥同煎水洗

如懸癀風加漂南星末少許 又上方加防風五錢 紅內

消五錢入前葯内和勻

摩風膏附歌

川烏尖摩濃汁入角葯燈心炭　用時約三四茶匙

消蘆散附歌此方因患者不肯用刀以此薰之雖破其收功則遲

紅內消即紫荊皮一両　芦茱根二両去皮　唐蜜根一両即紫荊皮根

金毛狗脊五錢　右用米醋同入厚小瓶內上用厚紙固煎

瓶上取一小孔如筋頭大對腫痛處薰之如未破加江子仁

七個細查本艸綱目別名。惟何首烏赤色者名紅內消。又查瘍醫大全紫金皮別名紅內消。此方無用首烏之理。宜從大全爲是。但既用唐蜜根。又似赤首烏亦是。候查

鎮驚方附歌

桔梗　甘艸　梔炭　山葯各等分　上氣者加陳皮　共爲細

末米糊爲丸如蓮子大硃砂爲衣薄荷燈心湯化下

第一丹方附散凡誤用刀血流不止者以此治之

乳香（去油）一錢　没药（去油）一錢　硼砂一錢　血竭一錢

右為細末每用少許吹入刀口處血立止

蠟礬丸附散每服二錢白湯送下

乳香（去油末）錢半　枯礬（末）五錢　黄礬蠟一两　没药（去油末）錢半　右以黄占入

礶碗隔水煎化入三末攪匀衆手急丸如桐子大

生肌散附散每用少許吹入患處

輕粉二分半　兒茶二分半　赤石脂一分煆醋淬　硼砂二分半　冰片分

乳香（去油）三分　没药（去油）三分　化龍骨一分煆醋淬　右研極細末

真功丹又名神功丹凡附敎孕婦患此雙喉下結喉之處後增入此方

氷片六厘　硼砂一錢　牙硝二分　芦甘石一錢　熊胆一分

右末如腫毒漸消去硝用刀後只用氷硼二味此方因孕

婦忌用氷射墮胎故去射減氷

二味氷硼散附敎

硼砂一錢　氷片二分　共末如欲分色或硃砂或青黛加少許

六味地黄湯　凡患者愈後此方主之

熟地三分　山葯四分　萸肉八分　茯苓八分　丹皮六分　澤瀉六分

四物湯

生地黄二钱 當歸一钱 川芎五分 白芍藥八分

初起煎方附歌看症加減小兒体弱減分

生地八分 防風八分 紫金皮六分 赤芍六分 細辛三分

荊芥八分 丹皮六分 甘艸三分 加燈心五七寸為引

二味散

紅毡子一錢 氷片三分 以上各吹葯務研極細不可洩氣

以上各水劑俱宜蒸服不宜煎

蘆薈消疳飲附歌治走馬牙疳

羚羊角一錢 川連一錢 甘艸三分 升麻三分 桔梗

銀柴胡　蘆薈　元參　牛蒡　梔仁

胡黃連各五分　生石膏二錢研　薄荷八分　淡竹葉五片

此葯用水煎服再以韭菜根煎水洗漱症重者加分両

人中白散又名神功丹附歌治走馬疳并痘疳各疳

人中白二両　兒茶灰燥一両　氷片五分　薄荷六錢　黃柏六錢

青黛六錢　共研極細一日吹七八次涎外流者吉無涎則

毒裡不治病也

外附四要奇方

起死散

薄荷二分　氷片二分　麝香一分

回生散

氷片二分　硼砂一錢　紅毽子一錢燒灰

續救命散

氷片二分　人中白一錢　硼砂一錢

煮針刀法

川烏　草烏　甘草　各等分煎水煮約一炷香取起候干

用角葯包藏听用　輕症只用鵰毛管削尖代刀刺之最

妥此管即做箭羽截落者箭鋪有賣

秘製蜒蚰霜梅又名白霜梅

専治一切喉科風痰牙關緊閉或灌或含或漱無不神效

紫荆皮　赤芍　白芷　川烏姜汁製　山梔　全虫　麻黄

防風　桔梗　羌活　艸烏姜汁製　黄芩　菖蒲　當歸

荆芥　甘艸　薄荷　南星漂　姜蚕　黄連　黄柏

細辛　川芎　皂角　半夏製　蟬退　柴胡　川貝

右葯二十八味各秤二錢共為細末　青脆大梅子壹百個

食盐四两　青盐四两　五月五日早辰将青梅拌匀二盐入磁

瓶内醃半日至午刻入前葯末預捉蜒蚰愈多愈好仝入瓶

内再拌以後將梅子日浸日晒收盡汁爲度晒干另貯磁器
包藏听用每含一個則毒涎盡行吊出其喉立寬百發百中
貴其葯無重價貧富俱可修合施送濟人濟已以備不時之
需其功不能盡述

煉人中白法

取多年溺壺者爲佳其次則馬桶内者亦可揀取大塊放磁
盆内洗過置屋上任其風霜雨日仍須不時翻轉傾去積水
或磁盆底側鑿一小孔亦可如此一二年取起收藏或煅用
或生用愈陳愈妙 如煅微煅可用過煅則無力矣

湯頭歌括

紫正散
地黃散
開関散
銀鎖匙

紫正散用紫荊皮　防風荊芥細辛齊
地黃散內生地黃　赤芍內消丹皮加
二散薄荷燈艸引　桔梗連翹次日方
孕婦去丹加四物　咳嗽須知麦桔鑲
熱極必加犀角引　作渴添銀鎖匙良
愈後專用六味地　補脾培本勝仙方
開関散內用川芎　白芷細辛三味逢
銀鎖匙內用元參　天花粉與薄荷分

冰硼散　冰硼散内両硼砂　六分氷片四分香
三錢牙硝真正用　青黛無分任尔鑲

辛烏散　艸烏赤芍紫荊皮　柴胡荊芥細辛齊

即角葯　桔梗連翹同赤萓　皂角甘艸生地支

摩風膏　摩風膏磨川烏尖　灯艸煅炭両並連

消蘆散　消芦五錢是金毛　二両芦柴根並随
唐容内消倶一両　醋薰腫處代針刀

鎮驚方　鎮驚方内桔梗甘　山梔山葯任君忝

第一丹　第一丹中四味還　乳香没葯両般堪

仍有硼砂并血竭　專治針刀誤用丹

蠟礬丸

蠟凡中用乳香凡　黃蠟爲君没葯加

生肌散

生肌輕粉兒茶赤石脂　硼砂氷片乳香施
没葯繼行龍骨劑　可塗患處即生肌

二味氷硼散

一錢硼砂二分氷片　掩人耳目青紅听編

真功丹

六厘氷片二分硝　一錢芦甘硼砂髙
熊胆一分真功用　專醫孕婦勝射消

初起煎方

八分生地與防風　紫荆赤芍六分同
三八細辛荊芥進　丹皮甘艸六三通

湯頭歌

五寸灯心爲引子　起時煎劑妙无窮

附喉症應用方

清咽利膈湯

清咽利膈喉痛消　疎風清熱防連翹
荊防梔桔參連艸　銀花芩薄大黄調

甘露飲

甘露飲清內熱侵　面赤咽干生液津
天麦冬芩生熟地　枇杷斛艸枳茵蔯

鼠粘解毒湯

鼠粘解毒酒毒閉　桔梗青皮能降氣
升芩花粉艸元參　梔連翹葛朮防地

廣筆鼠粘湯

廣筆鼠粘喉癬干　初痒生苔裂痛添

生地元參花粉貝　連翹射艸白姜蚕

益氣清金湯

益氣清金肺熱攻　治喉成瘤元眼形
陳蒡苓蘇苦桔貝　麦冬梔薄艸參苓

補中益氣湯

補中益氣芪术陳　升柴參艸當歸身
虛勞內傷功獨擅　亦治陽虛外感因

歸脾湯

歸脾湯用术參芪　歸草茯苓遠志隨
酸棗木香龍眼肉　煎加姜棗益心脾
怔忡健忘俱可却　腸風崩漏總能醫

導赤散

導赤生地與木通　草稍竹葉四般攻

口糜淋痛小腸火　引熱仝歸小便中

敘後

丁卯歲嘉平朔後九日偶與新安黄子岂周論醫因次及咽喉予謂近今烟喉一症鮮有善于醫治真不因誤致殞厥命岂周因手出是編云係其鄉鄭姓秘藏之本不啻枕中鴻寶因暑月曝書始就其寓以覽是書因袖歸竟一夜之力録成副本鄭爲吾鄉巨族而好藏書是書誠所有千金易得此書難求八字今吾與子當共秘之予卒讀之下其中治法與近世殊僅且參及針刀之法俾開風以疏因表以解真可内經木鬱達之火鬱發之之義備以詳審義理因之濟世所謂躋斯民于壽域者是書之功顧不偉哉是

呵凍抄錄并識其緣起於左俾不沒吾友之善心云爾邑同谷沆
孫慎齋邑同其字也為人慷爽不羣卓犖有大志世為新安名族
因鬻業寓杭于日與之訂交爰是為敘
嘉慶歲在強圉單閼之元脩月望前二日錢塘徐果頤斉甫識城
東覺昕書会

宋神長老喉症通治論

夫病之發必有其源醫能得源而治無不克效矣所謂源者乃受病之源及新久虛寔緩急之源也其得源之法在于望聞問切之中喉症書中原無脉理今予依脉得效之法畧呈管見則如单蛾双蛾氣癟之類其脉洪大而寔其人氣粗而躁此有餘之症也用葯則以散風下氣清火消痰之劑若脉洪大而浮軟无力或弦緩而澀其人氣委而静此不足之症也用葯則以凉血生血滋潤消痰之劑以上論虛實兩大法門切勿誤認或純見陰脉陽脉又當舍脉從症倘熱病而用熱葯火熾喉閉寒熱疼甚或舌脹而木伸縮不能飲食難

進其脉洪寔有力大便不行者下之若洪弦無力而浮者宜凉血行血為主過用疎風散火之劑致変别症則難治矣又有一種急走遠路脱力傷肺喘急難舒以致喉痛舌脹地閣下腫突如鎖喉之狀寒热不止痰涎汹湧六脉洪大而芤面色微浮發黄初服防風通聖散継之凉血生血順氣潞脉之劑又有似喉症而非喉症者其喉亦痛牙関緊閉胸肋疼痛或腹脹痛四肢厥痛或受重傷用力太過瘀血凝滞當以活血破瘀下之為要初起可救過五七日不治又如弱症喉癬之症雖属肺為主病亦有兼他經而起者假如喉間紅瘭作痛是肺經火盛之故也若頸項之筋或左或右

作脹而梗氣悶不快者是怒傷肝氣左関脈必長大而洪當清肝火舒筋涼血為主羚芩歸柴牛膝之類若兼右関微弱弦緩脾胃亦虧多用苓芎此肝脾仝病也喉間紅瘰作痛其舌紫色刺瘰作痛作木干枯此心経血衰虚火熾盛憂思過度所致左寸浮洪犀連為主佐以歸芎乃心肺共病也喉間紅瘰作痛唇焦口燒胃火上升主以梔芩佐以歸薯此肺胃共病也喉間紅瘰作痛舌干口苦湯水不進更兼滑精肺腎仝病水衰火炎両手尺脈洪數無力知柏六味急服無疑以上論五藏虚症若肺経獨病者多因吐血嗜酒以致氣血耗散嗽重喘急瘦多聲啞睡臥不倒其脈浮洪肺部更甚

通治論 二

當以貝苓苡薯犀芩知柏歸芎地丹麥蒡等劑更有六脈沉隐神脫氣散飲食不進步履不前盜汗自汗肚腹溏瀉死無疑矣又有格陽喉痺皆由色慾過度泄瀉傷腎多服涼藥所致其症驟起迅速所謂緩起非寒驟起非火是也六脈微弱全無滑大非温補命門不可如八味地黃丸之類是也若老人喉間紅瘰作痛言語不便舌生刺瘰腫脹木破乃水少火炎當壯水為主若小兒痘瘄後患喉症當以犀連敗其熱毒參芪术草切不可用除此之外用藥與大人相仝至于婦人胎前患喉症者先以安胎為主次以涼血為佐氷麝等藥切不可用產後未滿月者須歸地補血青枳下氣射

蒡元參元胡銀花以消腫少佐芩粉以清熱紅保二丹少用休多吹噙等葯尚須忌之如經期而患喉症破血下氣為主如宜涼血者須少加紅保二丹大都咽喉頭面火浮于上最宜清降不喜升散蓋火得升愈熾非火抑宜發之義經曰高者抑之正謂此也痊愈之後須服犀羚貝母膏以杜後患更慎飲食恐其留根不去變症莫測也

前論乃鶴菴先生一片救世婆心立論並無泛語皆喉症要秘之訣當熟讀而審思之

長邑九起源

咽喉通治用葯列

夫咽喉之症外因惟風火痰三者而已先以下氣清痰繼以清火凉血若不分先後混亂用葯必難見功今列大槩于左

防風　前胡　丹皮　獨活各一錢　杏仁　蔞仁　山查各三錢

車前　木通各八分　两帖後加山梔錢　胆星錢　生地二錢

火不退加黄芩錢以紅保二丹仝服其病自愈常以犀羚二角加入煎劑　牙関不開加細辛一分

疔瘡根脚加地丁艸八錢服保命丹

頸間痰毒加象貝　艸河車　猴姜　并光明散

若延至日久難愈，用活大蝦蟇一隻，口內灌入硃砂五六分，
泥裹煅炭，研末服之，自消矣。
初起忌甘桔升麻，恐疫涎上湧，喉閉則難挽矣。更忌半夏生
姜、蔥、韭、藕汁、梨汁、童便等品。

用藥例 四

弱症喉癬

此症因酒色過度憂抑勞役所致外候喉間紅筋紅瘰漫延無頭不閉不腫氣出如常口內只覺干枯噦津則痛又如麦芒刺痛次生苔蘚色暗木紅燥裂疼痛時吐臭涎妨礙飲食皆由多食炙煿藥酒五辛等物以致胃火薰肺而成初起忌刺是補宜服鼠粘湯并專治噙藥清心寡慾戒食厚味發物或者十全一二若失調治致生黴爛延漫開大疊起腐皮旁生小孔若蟻蛀蝕之狀故又名天白蟻多致不救聲啞瘦多盜汗不止者亦不治

廣筆鼠粘湯

生地二钱　貝母二钱　元參　生甘各弍錢半　鼠粘子酒炒研　花粉
射干　連軺各二钱　白姜蚕炒一钱　竹葉二十片　水煎服
六脉洪數内虛血熱也量加丹皮白芍黄芩黄柏銀花當歸
嗽重加杏仁前胡知母蔞仁火盛加犀角黄連柴胡肝火加
羚羊角吐瀉加白朮茯苓胃水衰加杞子五味山葯知母作
嘔停酸少加砂仁
此症初起可加荆芥防風枳殼日久者不宜用
此症若吐黑瘦者乃中煙毒也只將米仁煮粥日服之
專治喉癬噙葯有歌

氷片牛黄各一分胆凡三倍三分八雄八分精白梅三枚去其核雄等硼茶砂兒各八分山豆根七味蒳粉三錢七入梅共搗作丸噙為丸十個噙十日喉癬方中此獨尊虛火不宜補與刺摠然醫愈不除根

清靈膏　治喉間紅絲如戈窑紋又如秋海棠葉背紋即喉癬也

玉丹二錢用明凡一兩仝硼砂一錢牙硝一錢仝煆至輕白為度　元丹八分即灯艸炭

薄荷一錢　貝母本　甘艸炭六分　百艸霜六分　氷片三分

右研極細蜜生調噙化隨津嚥入方出嵩崖尊生書

又一種熱症喉癬亦有紅筋紅癟或微有疙瘩在喉之兩旁但一起即覺不和也弱症之緩宜服凉血地黃湯

喉疳 金鑑

此症一名陰虛喉疳初覺咽嗌干燥如毛艸常刺喉中又如硬物嗌于咽下嘔吐酸水噦出甜涎淡紅微腫微痛日久其色紫暗不鮮頗如凍榴子色由腎液久虧相火上炎爍肺薰喉腫痛日增破爛腐衣叠如蝦皮聲音嘶啞喘急多痰臭腐蝕延其疼倍增妨礙飲食胃氣由此漸衰而虛火益盛煩躁者服知柏地黃湯若吐酸嘔涎者服甘露飲加川黃連便燥者兼服潤燥膏面唇俱白不寐懶食者虛也宜歸脾湯加酒炒川黃連腫者吹紫雪散腐吹八寶珍珠散按方應病十全一二否則難治此與喉癬皆係虛損故最

難瘆

萬氏潤燥膏

猪脂煉熟對和煉蜜候匀凝挑服二匙日用三五次

甘露飲

天冬　麦冬　黄芩　生地　熟地　枳壳炒　石斛

生甘草　茵蔯　枇杷葉去毛蜜炙　水煎食後服

舌痟附瘰癧風

此症由心脾毒火所致最為險惡生于舌上初如荳次如菌頭大蒂小故又名舌菌疼痛紅爛無皮朝輕暮急急用北庭丹點之自然消縮而愈若失于調治以致焮腫突如泛蓮雞冠等形舌本短縮時津臭涎再若怒氣上冲忽然崩裂出血不止久久延及頸頷腫如結核堅硬轡痛皮色如常頂輭一點色暗木紅破津黄水腐如爛棉雖破而堅硬腫痛仍前不退名曰綿潰甚至透舌穿腮湯水漏出是以又名瘰癧風也蓋舌本屬心舌邊屬脾心緒煩擾則生火思慮傷脾則氣鬱鬱甚而生斯症外勢頗類喉風但喉風咽

喉常腫湯水難嚥此症咽喉不腫湯水可下因舌不能轉動送送
硬食以致胃虚成怯初起服導赤湯加黄連虚者歸脾湯熱甚者
合清凉甘露飲服便溏者服歸芍異功散頷下腫核初起用錦地
羅以醋磨濃汁敷之潰後宜水澄膏貼之此症至此百無一生矣

清溪秘傳北庭丹

番硇砂　人中白各五分　瓦上青苔　瓦松　溏雞矢各一錢

右葯裝入傾銀罐内再覆一確鹽泥固封入炭火煅三炷香
待用研細加射香氷片各一分先用磁針刺破舌菌用丹少
許點上再以蒲黄盖之

爛喉風癬

此症皆因棉花便毒疳瘡餘毒未盡而結于咽喉其症之狀周圍起紫暈而腐爛〻〻上則鼻平陷爛下則飲食不進而死初起不覺十日後方知若体虛者嗽重聲啞瘦多則難治矣當以清熱凉血補脾之葯為主体壯寔者宜服百寶丹二三十服

白芍　生地　花粉　牛旁　元参　銀花　黄芩

黄柏　防風　射干　丹皮　角刺　茯苓

嗽重加蔞仁杏仁知母米仁山葯

热重者加犀角川黄連　服八九帖後服犀角貝母膏

啞瘴喉風 附酒毒喉閉

此症頗類緊喉由肺胃蘊熱生疫外復感風邪與邪熱相搏湧塞咽膈之上而成斯疾初起咽喉腫痛牙關緊急湯水難嚥語言不出此屬險候急用雄黄解毒丸化水用細筆管吹入鼻孔直達喉內作嘔令吐候牙關開後用鵝翎蘸桐油厘許探入喉中攪去風痰方服清咽利膈湯噙牛黄丸如面紫舌青唇黑鼻流清涕爪青目淚者不治　又有酒毒喉閉薰蒸心脾喉腫色黄面赤目睛上視以桐油探吐治用鼠粘解毒湯吹紫雪散

喉菌 又名喉蕈

此症因多食膏粱炙煿厚味，熱毒積于心脾二經，傳肺，薰喉，結成如蕈之狀，色白或微紫，雖不大疼，硬有礙飲食，漸至大極不治。令一人扣胸捧住其頭，撑開牙床，用熱鐵烙〻之，經烙即消。若針刺之軟如猪肝，微痛出血亦可。倘日刺日有，漸如蜂窠者不治。

服方

犀角　黄連　黄芩　丹皮　射干　姜蚕　連軺

銀花　紅花　生地　牛蒡　枳殼　元参　獨活

黄柏　赤芍

如年幼之人患此難用針烙須服丸葯日久自消

即于前方加　元胡索　防風　荊芥　前胡　山查

天花粉　梔子

喉珠

係腦門生一紅絲如髮懸一黑泡大如櫻桃掛至咽門如用刀點破即死取杜牛膝活根搗汁以好米醋二三滴和匀滴入鼻中三五次絲断珠破吐出痰血立效

懸癰喉風

此症亦因憂思抑結而成其症之狀小舌垂下寸許上腭生一紫泡疼痛異常急于片刻之間可用鷹毛管或鵝毛管削尖刺出紫黑血立瘥其血甚毒不可嚥下審非喉珠可刺又切勿誤傷小舌致血出不止而死服菊花葉汁一碗再噙牛黄丸煎服荆防敗毒散加鬱金地丁半枝蓮其效更速

慢喉風

此症因平素体虚多怒多思過食五辛而成其發緩其色淡其腫微其咽干舌胎滑白大便自利六脉微細唇如磬色審非濕火定

是虛症若午前痛者服補中益氣湯加麦冬元参桔梗牛蒡子若午後作痛作渴身熱足冷者陰陽兩虛也忌用苦寒宜少陰甘桔湯以宣達之若面赤咽干不渴者其脈必虛大以甘露飲服之兼用氷硼散加元丹吹之

少陰甘桔湯

桔梗錢 甘草生錢 川芎 黄芩 陳皮 元参 柴胡各六分

羌活 升麻各四分

甘露飲見喉痏 餘見應用方

傷寒喉閉

此症乃少陰受寒傳入肺經上通咽喉以致作痛其起猝暴雖口燥舌干而不渴脉必沉微手足厥冷身不熱喉不腫乃寒症明矣以蜜炙附子片噙之覺安者須服四逆理中等湯

此症傾刻而起前無毫恙者然不常有須于傷寒書中繹之

猝然聲啞 又名卒瘖

凡人平日無恙猝然如啞吞吐不利乃寒氣客于會厭也宜蜜炙附子片噙嚥忌用苦寒之劑

又捷法用蛇退裝入烟管當烟吃之立能退腫神効無比

喉科急救三法

薰法　牙関緊急葯不能入急用此法

用巴荳肉牙皂為末捲入粗帋作條點火吹息以烟薰入病人鼻内牙関自開　或加萆麻子或單用巴荳一味

刺法　牙関不関刀針葯餌無由而入

先将患者手臂向下抹四五次用柳葉扁針〻兩手少商穴

穴見前圖

捽法　牙関緊閉又畏刀針可用此法

急分開病人兩邊頭髮捽住頂髮一把盡力拔之其喉立寬

以上三法乃喉症緊要之訣故首列之後所集方皆係先輩試過神應之方並無濫收宜預修合以應不時之需

喉症神方　治一切喉症屢試屢驗真神方也

雀甕即毛蟀虫窠要榆樹上生者須要帶子焙干研五錢　人指甲瓦上炙脆研式錢

帶子壁錢即蟢子窠五六月中採取則有子炙干研壹錢　白直姜蚕炒脆二錢

燈芯炭壹錢　冰片式分五厘　共研和勻每用少許吹患處日五六次

牛黄解毒丸　治一切咽喉急症以及肺癰疫喘咳嗽心膈迷悶不能言語湯水不進小兒熱疫驚風無不效大能清心豁痰

鎮驚墜火功難盡述

牛黄三分　青黛一兩　氷片五分　雄黄水飛五錢　兒茶灰燥三錢

硼砂五錢　薄荷三兩另研　胆星灰燥四兩另研　一方胆星不用

右為細末，和勻，生蜜調成一塊，磁盒收貯，蠟封口，不令洩氣。臨用旋丸芡寔大，噙化嚥下，一夜噙二丸，小兒量减。

紅内消散　孕婦忌服。專治無名腫毒，止痛，未成即消，已成即潰，亦治咽喉之要藥。

大蜈蚣去頭足，切段，仝米炒，米黑為度，去米不用　辰砂水飛　乳香水煮去油　没藥箬皮上烘去油

川山甲炒脆　象貝母　血竭　雄黄水飛，各等分　射香少許

共研細末每服七分小兒三分仝煎劑吞服酒下亦可

保命丹 即錠子 葯孕婦忌服功仝太乙紫金錠

山豆根 一月五錢 熬汁听用　麝香 三錢　川文蛤 三兩　水飛 硃砂 二兩

去油 千金子 一兩　紅牙大戟 一兩五錢　水飛 雄黃 一兩　毛 山茨菇 一兩

冰片　珍珠　琥珀 各三錢　金箔 三十張

以山豆根汁打糯米粉薄糊杵千下為錠每三分至五分之則

百寶丹　專治楊梅結毒

牙皂 一兩去皮弦　銀花 三兩　硃砂 五錢

右為細末每服五六分將土茯苓三兩水三碗煎至碗半調

集方　十三

和對分作上午下午二次服二十服效方見聞服猪油麻油以潤藏腑肌膚忌茶酒牛羊麵食蔥蒜等物

八寶珍珠散

兒茶　川連　川貝　青黛各一錢五分　紅褐煆存性
鉛粉煆飛　黄柏　魚腦石微煆　琥珀末各一錢　人中白煆二錢
硼砂八分　氷片六分　射香三分　牛黄五分　珍珠五分放豆腐內煮三炷香取出另研極細
各研極細和勻吹入喉內爛肉處

雄黄觧毒丸

雄黄水飛一兩　鬱金一錢　巴荳白肉十四粒去油打去油成白霜

共研細末每服五分醋糊丸黍粒大津唾送下如不能者水研灌下

紫雪

生石膏末 寒水石末 滑石各一兩先煎汁去渣入後葯 灵磁石一兩碎仝三石煎

羚羊角 犀角 木香 沉香各五錢 元參二兩

甘艸一兩 丁香 升麻各一兩入前汁煎濾去柤令淨

再煎濃入提淨朴硝三兩六錢文火慢煎水氣將盡候汁欲凝傾入磁盆內下硃砂三錢研細入氷片三錢

如治溫瘟症用四石各用四兩八錢以射代氷加金箔百張

秘製加味碧雪　專吹喉痛并治热瘦吐血火丹每服一錢

石羔　寒水石各搗碎四两先煎汁後入　生甘艸四两　薄荷十六两

蒲黄五两入前汁内浸一日夜次日加水五大碗煎至一碗

濾渣令淨文火熬成膏取起入提淨朴硝八两重湯煮化露

月下結成氷入青黛一两為末放磁碗絹袋盛懸掛當風無

日處愈久愈佳凡口舌生瘡咽喉腫塞絶妙

水澄膏

硃砂二錢　白芨　白斂　五棓子　鬱金各一两　雄黄

乳香去油各五錢

右為細末醋調濃以厚帋攤貼之

清咽利膈湯

牛蒡子炒研　連軺　荆芥　梔子生研　防風　桔梗　元參

金銀花　黄連　黄芩　大黄　朴硝　薄荷　甘艸各一錢

淡竹葉二錢　水二鍾煎八分食遠服

鼠粘觧毒湯

鼠粘子炒研　桔梗　青皮　升麻　黄芩　花粉　生甘艸

川黄連　元參　梔子生研　連翹　葛根　白术　防風

生地　水煎食後服

益氣清金湯　集方

十五

桔梗　黄芩　人參　茯苓　陳皮　梔子生研　荷薄
甘艸生　紫蘇　浙貝　麦冬　牛蒡炒研

補中益氣湯
人參　白朮　黄芪　甘艸　當歸　陳皮　升麻
柴胡

歸脾湯
人參　白朮　黄芪　茯神　甘艸　當歸　遠志
棗仁　木香　龍眼　喉症中用宜去木香姜棗

導赤散

生地　木通　甘艸稍　竹葉

熱痛喉症最妙方

六七月間捉帶子壁錢七個　花色蜘蛛兩個　以髮扎縛用明凡七分罐内溶化投入二虫炙至凡枯冷定研末吹之或单用窠蟢子不用丸上炙脆研末吹但捉二虫須用鉗〻取不可被其所咬〻則大毒令人遍身生絲急用雄黄明凡等分研末擦咬傷處

輕症不必用刀針煎劑以此吹之兼治口瘡

通用吹藥

風化硝　用秋中老冬瓜切去一頭去子瓤納朴硝于内仍用切落瓜頭蓋之竹釘〻住繩絡掛當風處候皮上生

出即是
鎗硝用鵞毛刷下白硼砂等分灯心炭　黄柏　青黛
各減半氷片少許　共研細末吹之

走馬牙疳

用茅艸屋上艸内虫形如蚕而色白其名曰慈灶搗爛敷牙根上即愈如無鮮者平日收取晒干研末听用亦可

一切牙疳　治一切牙疳極妙

採新鮮銅青艸即倍呼酸津艸搗自然汁煎干研末加氷片研勻搽之

又奇效方　凡大人小兒牙疳爛嘴齒極者其效如神

大黄二不生研　菉荳粉二不　丁香卌粒　研匀以開水調塗両足心

牙痛奇方　如兼火痛者加氷硼散和匀擦之

五棓子開一小孔去蛀屑入食盐紙包煅末擦之極玅

跌磕齒傷穿破舌心　立即止血真神方也

杏仁霜　蒲黄　月石　等分研末貼其上下

骨刺哽喉

威灵仙万煎濃汁拌砂糖如干糊狀時時挑嚥緩緩听其自下不数次順下矣

馬鳴散　治痘疹後走馬牙疳及一切疳皆可敷之兼治牙宣牙癰牙虫牙風

馬鳴退煅炭叁錢　即蚕三眠時所蜕之皮也如無用蚕子殼代之炒酥可用煅炭則功力薄矣

射香少許研勻搽之如治疳瘡加輕粉乳香末各少許

食積口疳　如敷冰射諸藥愈延開血愈出者勢愈凶者是也

鷄肫皮　研細末敷之

玉屑散又名五馬破曹散

蘓薄荷三两另研　官硼三錢半　雄黃三錢飛　兒茶　木　冰片三分

黑龍膏 元祐五年自春至秋蘄黄二郡人患急喉痺十死八九速者半日一日而死黄州推官潘昌言得此方救活數千人也其方治九種喉痺急喉痺纏喉風結喉爛喉遁虫虫蝶重舌木舌飛絲入口每温酒化下一匙或掃入喉内取惡涎盡為度後含甘草片

大皂莢四拾挺切 水三斗浸一夕煎至斗半後入人參末半两 甘草末刃

再煎至五升去柤入 無灰酒一升 釜煤二匕煎如餳入瓶封埋地中一夕用

金鞭散 治痈瘡頭穿牙落

抱退鷄子殻白皮包活土狗一个放入大蝦蟇即蟾蜍口内

草縛泥固煅過取出研末貼之

吹喉奇方 婦人油頭上帶残黄梔花陰干去蒂研末加氷吹之

滿口痰涎諸藥不下奇方 用菜油灯盞下盤残油去渣灌入口

内数匙必吐如不吐再灌俟口角流出用新布揩之其喉自開

解服生雅片方　胆凡五分　雄黄五分　共研细末用菜油一茶鍾滚水一碗攪和灌之少頃得吐即愈用無不驗仙傳方也

凡吃雅片人最怕下利〻帶黑色能食最难醫治多致傷命如初覺便溏用猪胰作羹過飯吃自然積化而愈　倪秉廉先生傳

凡覺服雅片者急先灌菜油一碗使毒不流走又多食飴糖甘以緩之

口瘠牙齦血大出諸藥不止者專方

銅青方塊者五分 入黑大棗内煅 人中白微煅生者亦可用

烏梅肉炒脆五分 川山甲片炒五分 同研極細敷之

喉痺腫塞喘息不通須臾欲絕

用絡石藤細葉者好壹兩水煎細細呷之

牙疼方 不拘虛火實火俱可搽

生石羔壹錢 細辛壹錢 兒茶五分 川連壹錢 氷片弍分 共研末

虛火加人參叁分 虫痛加樟氷五分

凡喉症硼砂含嚥大能瀉熱利膈消腫清咽化痰故氷硼散為喉科

之要方也

柳華散 治喉瘡並治口舌生瘡走馬牙疳咽喉腫痛等症

真青黛　蒲黄炒　黄柏炒　人中白各一兩
冰片五分　硼砂五錢

金鎖匙　治喉症痰涎壅塞
火硝五分　雄黄二分　殭蚕一分　硼砂五分　冰片一分

先祖秘傳草懷父原言

蚵斗散 靈捷、 专治暑天小兒熱疵、多生於上、係於在三陽之首、此散搽之極ゝ

蝦蟇 田鷄 是三月初、旬、摑于甕內、製法埋之走路人多處、石板下、若無人走處、要具、待六月去、起、其時蝦蟇田鷄及澄清、于於上搽之、清陰乾速搽、到何處陰乾、何處妙不可言喻、

專治無名腫毒極效

活蝦蟇只 即蟾俗呼華蠣

製法將蟾膛、用磁鋒劃開、去出肚腸、蟾尚半生半活、死則無用、于蟾按腫毒上、使其凸上凹下、待時數刻、腫消毒散、妙極ゝゝ

尤氏喉科

〔清〕尤存隱／著述

提要

《尤氏喉科》，清尤存隱著述，抄本。南京中醫藥大學圖書館藏。六卷，框高十八點八厘米，寬十二點六厘米，藍絲格，四周雙邊。每半葉九行，行約二十字。書中鈐印二枚，書皮處鈐印爲「恩湛一字允若」，卷首處鈐印爲「允若顧恩湛」。是書曾爲民國醫家顧允若所收藏。顧允若，名恩湛，民國時期江蘇吴縣（今屬江蘇蘇州）之名醫，編有《顧氏醫徑讀本》。後記有「蓉洲録」字樣。

尤存隱，江蘇無錫人，生卒年不詳，清代喉科醫學家。其醫事活動，大約在清康乾（一六六二—一七九五）年間。尤存隱世代爲醫，尤以喉科遠近聞名。其祖父尤仲仁，字依之，爲明代醫家，以喉科聞名遐邇。據干祖望先生所考，尤仲仁先祖是御史周清外甥，周清曾「替一位蒙冤獄的人平反，此人在感恩之下，贈以十七張喉科外用秘方給周。周死後，由其外甥尤姓者所得，尤即以此業喉科醫」。明嘉靖至清康乾年間，尤氏醫名揚於無錫、常熟、蘇州等地，患者皆聞而往之。尤氏喉科臨證經驗豐富，醫術益精，并彙集成書，代代相傳，其書内容，不斷得到充實。至尤存隱時，其書漸趨完善，其又結合平生臨證經驗，整理完稿。此書傳至無錫沈金鰲、常熟陳石泉等人之手，使尤氏秘方流傳四方，以至於傳抄者衆多。

全書六卷，卷一爲總論，闡述作者對喉症輕重安危的認識。卷二爲辨症，以個論形式討論喉痹、乳蛾等三十多種咽喉病（包括口腔病）。卷三爲治法，介紹了内治、外治等各種處理方法。卷四爲吹藥和煎劑，爲尤氏家傳秘方。卷五爲製藥秘法，介紹了多種方藥的製作方法、過程與要求。卷六爲良方、附喉症圖和增補《内經拾遺》，引用多種文獻，搜集他人若干效方，并附録三十五幀喉症圖、喉症十二字藥方、喉症歌與咽喉藥品。

是本見載於《中國中醫古籍總目》，未見其他館藏。該抄本字體工整、雋秀，并繪有喉症圖。（胡謙鋒撰）

目録

[一] 鵝：當作「蛾」，後同。

[一] 注：此標題爲編者補。

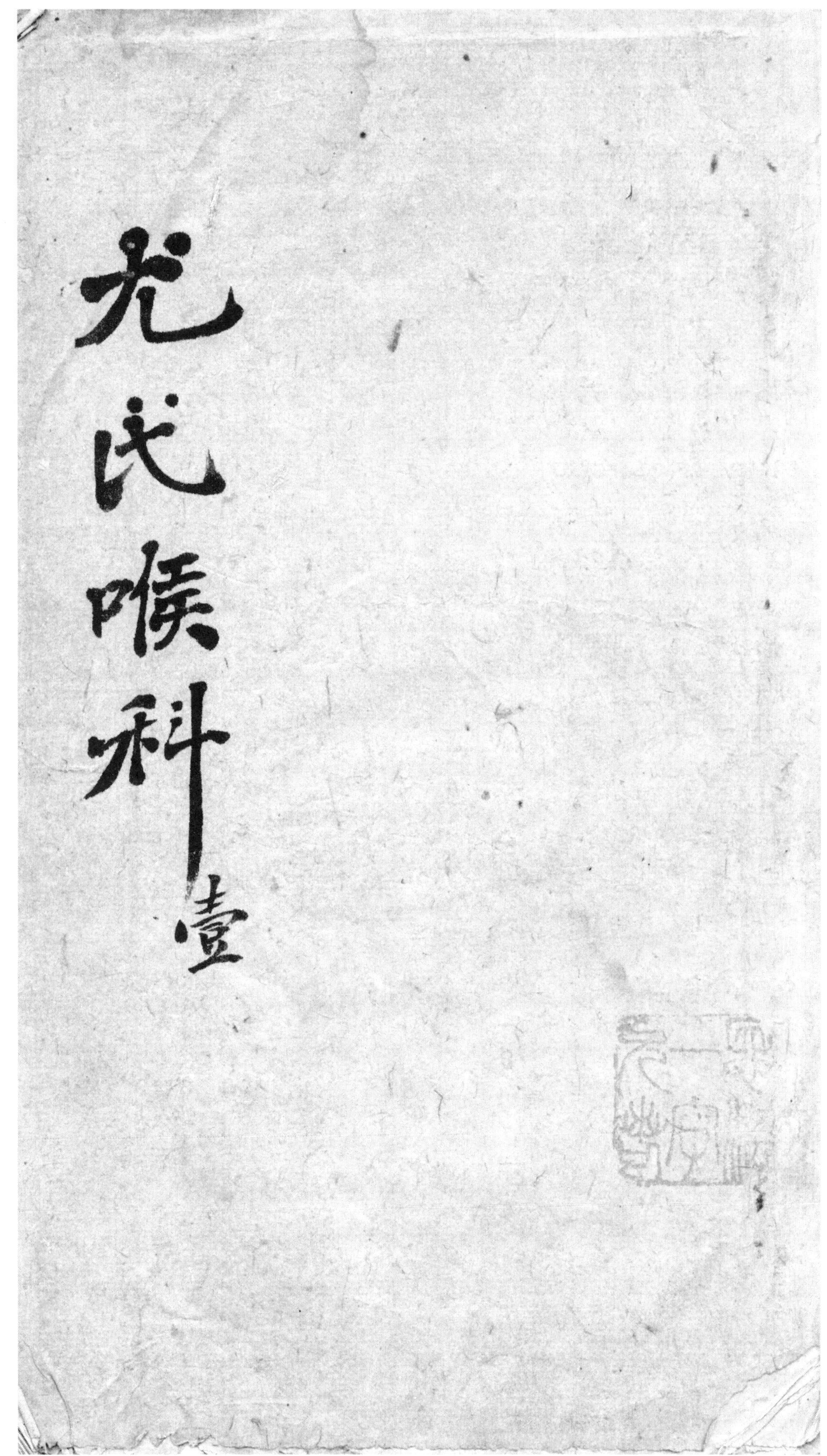
尤氏喉科
壹

尤氏喉科

錫山尤存隱著述

尤氏喉科卷一

錫山尤存隱著述

總論

咽喉爲人身呼吸飲食之門户，方寸之地受病危險。其症雖繁，大要總歸于火。葢少陰少陽君相二火，其脉並絡於咽喉，故往往爲火症之結聚。君火勢緩，熱結而爲疼爲腫；相火勢速，則腫甚不仁，爲痺；痺甚不通，則痰塞而死。故經云：一陰一陽結，謂之喉痺。火者，痰之本；痰者火之標故言火則痰在其中言咽喉則牙舌亦包羅於內矣 火有虛實虛火因飲酒太過或因忿怒或因色慾火炎上攻咽膈乾燥必二便如常少陰脉微治宜補虛降火不宜純用寒藥取效目前以致上熱未除中寒復起毒氣乘虛入腹胸前高腫上喘下洩手足指甲青黑七日以後全不進食張口如魚而死

實火因過食煎炒炙煿薰熱積毒其症煩渴二便閉塞風痰上壅發爲喉痺必先期三日胸膈不利脉弦

而數治宜先去風痰後解熱毒

治喉症最忌發汗悮人不淺

或砭針出血即汗之義

若寒傷於腎及蒂中腫者尤不宜針（蒂中即喉花也）

醫通論喉痺惡寒必有表症應用表藥與發汗不同

内傷虛損喉嗆失音者無法可治

喉症一寒戰即發發後身凉口不碎又無重舌或二便俱利不可認作熱症皆由陰氣虛寒而發其痰不可用盡此痰即身内津液所化與熱症乳鵞纏舌之

疫毒腫在一處必以流盡毒涎而愈者不同若有流盡則精神竭而必斃（先以藥吹或用水漱之法使喉一通即便服藥）（第一劑和解第二劑即施溫養補濟之品設三四日後再發寒戰或心痛骨疼脅痛等症皆屬難治）

喉症發時牙關緊急舌喉俱漲口碎而臭或有重舌及上有黃屑者發後下午再發寒熱二便閉澀即作熱症用石羔敗毒散主之然爲亦易愈之症（此段合下兩段看）

如漸起三四日後而寒熱者雖極亮亦不爲害（即前症）惟有症未減而牙關反不緊急唇不腫而紋如好人者不治（即前症）舌腫滿口者不治

舌色如胡兎如茄子如砂紙者不治或連重舌發寒熱猶可治

舌以筋按之其色雪白起筋即紫紅色此身內血已

死然口臭猶可生

尤忌口渴氣急痰多而稠如兎膠者死期已速

一頸項俱紅腫者亦極危也

面紅帶色紫面青帶白神氣少者俱不救

不語者死畧能語者猶有可生之機

面青少神喜坐低處者亦難治

喉花爲蒂中性命所関舌下紫筋爲舌繫下通腎白

腫不治傷之即死

附録施先生論

凡纏喉風及一切喉症去痰太多則内必虚即如陰症傷寒一般必用人參加肉桂補起火来方可醫治欲引火而上行也

唇白者不治頭面項腫不妨如紅色腫至胸前此毒氣攻心也不可救

痰去太多則精神已竭病雖似好飲食如常不知者以為全愈殊不知少頃即發譫語脉細必死

如未發譫語用蓡桂可救氣急不治喉聲如鋸不治病久寒戰骨痛不治今日寒戰明日死唇如蒲桃肉色不治醬色不治病久與醫人同坐衣冠若無病者見其唇上有疲如桃膠粘不出一語即刻死唇如硃紅漆色不語者醫至終日即能語先寒熱而後發者極重寒熱全喉症齊發者亦重先發喉症而後寒熱者輕雖病勢重亦必生此指驟發者喉症有生發二端凡生喉症者多活發喉症者多死生者何以漸

而起者是發者何即驟然而發者是驟發者重漸起者輕蓋驟者乃周身之病也故重漸者指一處而言也故輕此提綱挈領之語

醫通論

喉以候氣咽以嚥物咽則通水穀接三脘以通胃喉有九節通五臟以系肺並行兩異

經云喉痹者喉中呼吸不通言語不出天氣閉塞也

又云咽嗌痛者咽喉不能嚥與食地氣閉塞也

喉痹嗌痛者咽喉俱病天地之氣俱閉塞也

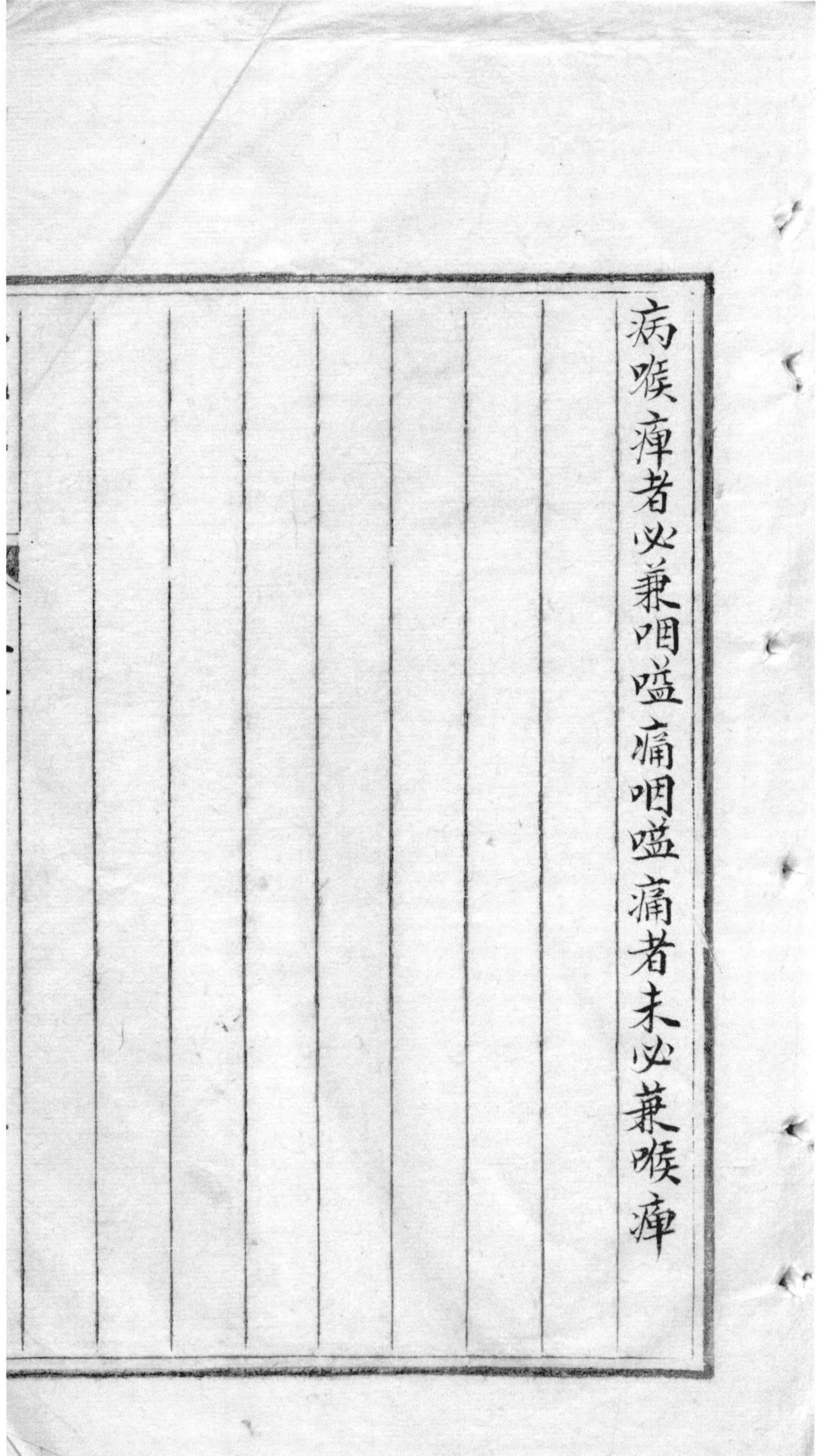

病喉痺者必兼咽嗌痛咽嗌痛者未必兼喉痺

尤氏喉科卷之二

錫山尤存隱著述

辨症

喉症屬痰屬風屬熱，皆因鬱火而兼熱毒致生。乳鵞等症，大要去風痰，解熱開鬱，其症自愈。惟喉痺爲重症。

喉痺即纏喉風，其症腫甚，不仁，項上皆腫，麻痛而痒。因心中躁急而發，先兩日必胸膈氣緊，出氣短促，忽然咽腫，喉痛，手足厥逆，頭如絞轉，熱結於內，腫𦡓於外且麻且痒喉中紅絲纏緊手指甲面色手心壯熱喉腫而大風痰壅盛如拽鋸之聲是其喉也最爲急症初起一日即治乃可若過一日夜後目直視喉中如雷鳴者不治探以燈火近患人口邊即吹滅者不治若喘急額汗危在旦夕纏者自頭纏繞赤色寒熱寒喉風喉痺聚毒痰涎稠窒而發寒熱關上可治關下難治乳鵞有單有雙有連珠者多因酒色鬱結而生初起一日痛二日紅腫三日有形如細白星發寒熱者凶四日勢定治三四五日可愈其症生於喉旁右屬肺

左屬心一邊生者爲單兩邊生者爲雙二白星上下相連又狀如纏袋者爲連珠单鵞輕雙鵞重連珠又重也

醫通云乳鵞者腫於會厭兩旁多雙乳鵞一邊腫痛者名单乳鵞其暴發暴死者名走馬喉痺俱屬君相二火皆用急治法又云生於関上者易治関下者難治初起作寒熱用荆防敗毒散之亦表法也

爛頭蛾初起有血泡一個吐出鮮紅血後爛成窠

喉閉傷寒後發難治爲氣閉不通無形無聲喉菌因

憂鬱血熱氣滯而生婦人多有患之狀如浮萍略高而厚紫色生於喉旁難速愈輕則半月二十日重則經月月餘要在治者瀉法患者守戒忌口

喉癬此虛火上炎肺金火旺致攻喉間生紅絲如哥窯紋樣又如秋海棠葉背紅絲一般若飲食阻礙嚥痛雖不喪命亦難愈速如用藥遲延又不守戒忌口必生重症久不治喉啞失音而不救矣

喉刺多因先患癆病重症既久虛火上升榮血已竭其喉上腭有紅點密密如蟲咬斑深此係危篤將殂

慎勿治之以取謗怨

喉癰因過食辛辣炙煿厚味醇酒感熱而發屬肺喉間無形狀但紅腫而痛重者亦寒熱頭痛四五日可愈蝨舌喉癰肥人感熱性躁者往往多生此症凡舌下生如小舌樣者爲蝨舌如連喉腫痛爲喉癰不痛者非癰大抵蝨舌而兼癰者重舌舌下生小舌即蝨舌也其色或紅或紫又名雀舌小兒胎毒亦有患此者蟬舌亦舌下生二舌是也

牙槽風初起先齒痛不已後即牙根肉浮腫紫黑色或出血久則腐爛而臭

牙漏即前症久而不愈齒縫中出白膿極難調治甚則齒落如落上左邊門牙者不治

以上二症皆屬胃火腎虛也齒乃腎之標骨之餘足陽明胃經之脉貫於齒上牙根手陽明大腸之脉貫落於齒下牙根屬胃熱有風寒亦有腎虛

牙癰一名牙蜞風初起有小塊生於牙根肉上或上或下或內或外其狀高硬

牙齩生於牙盡齩中牙關緊閉此症初起勢甚至夜尤甚然不難愈不害命也

牙鼜屬胃火如豆大或內或外無定處

牙宣齒縫出血上屬脾下屬胃實火上攻所致亦有
胃虛火動腐爛牙根以致没血常常滲漏不已
牙蕈生於牙根其狀紫黑色高起如菌狀此係火盛
血熱而兼氣滯
穿牙疔先二日牙痛發寒熱後痛不可忍牙根上發
一塊紫色者是
穿牙毒即前症初起未破爲疔已破爲毒其色紅者
可治其色青者不治
走馬牙疳或因胎毒或因痘後發毒攻齒牙根腐爛

或㾓殺人甚速鼻梁發紅點如珠者不治其色似乾醬一日腐一分二日則一寸故名走馬以喻也有齒者落盡而死

小兒走馬牙㾓及大人牙槽風俱要防齒落上并左門牙為牙中之王此牙一落則餘牙盡落最重難治若此牙不落則別牙雖落治之可生

馬牙係初生小兒胎内已受熱毒見風即生但看牙跟上有白色如脆骨即是此症初發出胎即打噴嚏含乳在口或吞或吐或吞而吮其病已深若不急治

入腹即死切勿認作黄疸之類出胎便當看視日日要挑至三四日病即成矣五六日堅硬難治甚有發而復發大約百日後不患此症

鵞口一名雪口初生月内小兒滿口生舌上白屑如鵞口樣故名其形如腐衣後變黄色則有鵞口黑者不治

崩砂疳口風自舌下牙跟上腫赤口内内作㬰音與瘖腫起作熱牙跟漸爛亦能脱齒牙爲患

連環疳口風自舌下起小泡初起一個又起一個甚

者三五七八個連珠生起

魚口風急病甚危口如魚汲水者不治

松子風口内滿喉赤如猪肝張口吐物則氣逆關閉不能飲食凶症也

蜂子毒或在瞼腮痒爛或在喉間舌下作胥色黄如蜂凶症

舌癰舌紅而腫大屬心經火盛地角亦紅腫舌黄舌上腫痛黄色亦屬心火

本舌舌腫大如煮熟猪肝不能轉動憂欝所致又有

一種生舌根下狀如白棗有青紫筋不能速愈初起不疼不發寒熱漸漸腫大初易愈遲則難全

紫舌漲屬心火内必煩躁悶亂結毒隨經絡所發或口内或喉或舌不拘定處

舌蕈屬心經多因氣鬱而生生舌上或如木耳或如菌狀色紅紫

懸癰生於上腭發紫泡者是也豆大紫泡可以針破之後用藥治又一種名懸棋蠱毒風上咯腫不食不下形腫如鷄卵惡症難治

頸癰胷前紅腫形在外亦欲内攻甚則喉腫閉出膿
面癰與前症相放又名獵頰風腮頰腫結牙盡處破
腫大柢皆屬鬱
托腮癰生腮下因過食厚味多飲醇酒熱毒所結而
生

醫通所載諸症附錄

急喉痺脉浮數而細微有聲如鼻有如痰在喉響者
此為肺絶之候速宜人参石羔姜汁竹瀝化開潄之
或先用獨参湯救之早服十全七八緩則十全四五

遲則十不一全

虛火喉痺用藥遵内經從治之法桔梗甘艸升麻人参防風羌活荆芥元参白术茯苓之類少加姜附爲引導須頻頻服之不可驟用寒凉俗未明此理峻用苦寒腫勢稍退言語畧通以爲獲效不知上熱未除中寒復生毒氣入腹漸至發喘不休不可治矣

血壅喉痺宜茜草一兩煎服能降血中之火或用馬鞭草搗自然汁醋和服或用射干片噙嚥汁皆破血之劑喉瘡或白或赤白者多痰赤者多血大率與口

瘡同例如薔薇根皮黄柏青黛煎噙細嚥亦佳
外感風寒喉痺或有瘡或無瘡通用甘桔湯加荊芥連翹牛蒡防風竹茹發之活人用半夏桂枝甘草各二錢五分加生姜煎湯服治暴寒中人咽痛用
天行特氣喉痺鄉村皆相似此乃天行運氣之邪治必先表散之大忌酸寒點下鬱其邪於内而不得出
其症有二
一屬火經云少陽所至爲喉痺宜仲景桔梗湯
或面赤斑者爲陽毒宜以陽毒諸方汗之一屬濕

經云太陰之勝火氣內鬱爲喉痺宜活人桂枝半夏甘草湯

或面青黑者爲陰毒宜以陰毒諸汗之

表症喉痺喉痺惡寒及寸脈細弱于関尺者皆爲表症宜詳寒熱發散之如水漿不得入口者解毒雄黄丸五六粒以醋磨化灌入口內吐膿出瘥然後與藥間以生姜汁蜆殼許嚥下益喉痺惡寒寒者皆是寒閉於外熱鬱於中姜汁散其外寒則熱鬱得伸而愈矣初忌胆礬酸利之劑點喉反使其陽鬱結而不伸又

忌硝黄等寒劑下之反使其陽下陽下陷入裏則死不旋踵矣東垣云寸脉不足乃陽氣不足宜用表藥提其氣升以助陽也然此言寸脉沉伏而實第小於諸部而有喉病者可用此法如果寸脉微小或元氣耗於上即是陽虚治之應如肺絶喉痺豈可更與辛散邪學者會意可也

下症喉痺喉痺不惡寒及寸脉實大滑數有力関尺者皆屬下症宜芒硝青黛等寒藥降之或白礬等寒劑收之東垣云兩寸脉實爲陽盛陰虚下之則愈故

用此法治急喉痺如鼓應桴或三部俱實亦可用其
法也
腑寒咽閉不能嚥　蜜附子
走馬喉痺暴發暴死屬少陽相火少陰君火並熾經
云一陰一陽結爲喉痺其脉出於肺氣右関多浮沉
俱實
宜辛散佐以苦寒鹹寒牛蒡山豆根射干黃連黃柏
知母童便蘇子麦冬貝母甘艸生犀角山茨菇桔梗續
隨子急治有吹法鐵法吐法

尤氏喉科卷三

錫山尤存隱著述

治法

凡喉症至五日而重如三日前症雖重尚未成膿藥能消散若至五六日患處多成膿縱使穿破必爛成窠爲難愈爛處須多用口疳藥多加龍骨珍珠

脉兩寸浮紅而上溢者喉痺也此痰火上湧脉亦如之初用翎毛蘸米醋攪喉中摘去其痰盞醋味酸能收其痰隨翎而出又能消積血

乳蛾甚而不散以小刀就蛾上刺出血用吹法以散火邪内服射干青黛甘艸桔梗梔子黄芩礬石惡寒大黄之類隨其攸利以散上焦之火熱若腫達於外者必敷以藥如生地龍韭根伏龍肝之類

走馬喉痺急治用胆礬樸硝牛黄爲末和匀吹入喉中

又法用明礬三錢巴豆七粒去殼仝煅礬枯去巴豆取礬爲細末吹入喉中流出熱涎即寬忌補斂升燥熱同三焦實

乳鵞不作寒口乾燥穢氣逆毒盛者宜辛散解毒
喉閉者宜先取痰解毒雄黄丸
腑寒咽閉不能嚥者用蚕附子含嚥亦妙
牙關閉者搐鼻取痰一字散
咽喉之脉兩寸洪溢上盛下虛脉忌微伏凡傷寒後
患連珠鵞及喉閉者不治其症喉項彊硬目睛上視
故多不治
凡患喉症非係急症一二日未必即發寒熱病上輕
緩若至第三日必發寒熱症必加重須問其大小便

通利否如二便利症必减此不過浮遊之火攻於咽喉宜内服消風清熱降火解毒之劑即愈若二便不通乃内有寔火非降火解毒重劑與通利二便之藥火何從而出症何從而解乎故症有重輕治有緩急也亦要問其頭痛如頭痛則兼傷寒爲難治之症

施云凡喉症俱要頭痛痛則可治不痛則難治何浔以頭痛必兼傷寒爲不治乎

凡喉症雖凶甚若發於外而不見死證者治之必愈

喉症惟纏喉風及傷寒喉閉爲最重難治

凡喉症必俟大便去後方可望全如大便閉結不可輕許其愈

凡喉症初起大便秘結宜大黄元明粉下之則火降而易痊若至五六日久不食而大便秘結用之立死

因病久胃氣已虛元氣已弱故禁用硝黄雖大便閉甚只宜蜜導等法此秘法也

凡喉症無痠者不治

凡喉症須吹藥四五管方可出痠必出痠三次可以全愈其出痠初一管藥必用金丹多爲要必直對喉

中重吹吹過急提出管恐痰乘藥嘔出故也
凡喉症先碎須用長内藥吹之後用碧丹
凡喉症初起一二日用碧丹漸漸多加金丹勢凶者金丹爲君或单用金丹方能鈎出頑痰
凡喉症一二日腫痛三四日勢定有形每到三日必發寒熱或頭痛刻刻吹藥總不可緩即可知生死在幾日之内矣
凡喉連胷紅腫此係肺癰必用蚤調劑藥加百藥煎爲要

凡喉中無形而上紅痛者燈草灰多用乳鵞亦宜多用
凡婦人喉症腫痛有因經閉致火上升而患者宜服通經藥經通而喉症自愈
凡喉症凶者面發腫白亮無光彩脉沉微無力是神氣外洩無陽之症斷不可治若面發紅腫脉洪大有力症雖極重是有元氣火氣盛治之易痊面上放光而色白者不治雖放光而色紅者可治此屢騐過因腫而放光也凡腮口內腫爛用筋縛絲綿蘸水輕攪

患處痛者用藥必愈若不知痛者即係死肉難愈

凡舌腫脹滿口吐舌在外難以納藥者用姜蚕牙皂製過爲極細末等分和匀用少許吹入鼻中牙關自開痰涎自出然後用筋捲綿蘸甘草湯潤其唇舌後用四味口疳藥多加上好冰片頻加吹自愈

凡吹藥非惟腫破患處要吹并四圍好肉上亦須吹之方不延開

凡舌上乾而難吹藥者或用蜜潤或用温湯濕之方可吹藥

凡口舌等症吹藥後如無涎或如乾橘囊者不治遇口舌爛腐血出者不治

凡治口疳用絲綿輕攪切不可用青布恐傷處致疼

凡吹喉內藥須用氣和平用管周徧為妙

凡舌腫大用生黃柏末加冰片敷之若出血炒黃柏末加冰片

凡患纏舌喉癰如大便閉煎藥內加元明粉大黃小便不利煎藥內加六一散此心法也

凡用碧丹看症兒冰片多於甘草將愈甘草多於冰

方

凡患牙癰牙跟紅腫牙関不閉口能開合若患牙齩則牙跟腫脹肉突出牙関緊閉口不能開先用碧丹金丹合吹牙跟外用黄熟香削成鑿子様漸漸撬進牙門則牙漸開即将金丹吹入患處

凡吹喉症如欲出痰加皂角末少許

凡治牙宣内扶脾清火之劑外用珍珠散止之

治単鵞雙鵞連珠鵞用碧丹五分金丹一分後用金碧二丹同吹出痰兼服煎劑左加黄連犀角右加赤

芍柴胡𤇾鵞則兼用之大便不通加枳殼元明粉俟
大便去則症自痊如至三日看喉内但紅腫而無細
白星即喉癰症
治喉癰碧丹金丹少許内服膏滋藥及煎藥自愈
治口舌喉内結毒用吹毒方之藥吹之或用氷黄散
内吹外敷
凡口碎口疳走馬胎疳痧痘後疳糜口一切症專用
黄袍散若爛牙疳同藍袍散仝吹
治小兒牙毒先用濕水青布攪净内以竹筋撥開牙

関将銀簪柄浅浅挑出血攪浄用口疳藥吹之立愈即不吹不妨

治小児雪口先用絲綿捲筋上蘸水攪去白翳用口疳藥吹頻攪頻吹自愈内服犀角汁或犀角觧毒丸

治小兒走馬牙疳初生胎毒口疳及大人糜口疳者俱用口疳藥加牛黄珍珠看輕重加减無不奏效

治頸癰面癰托腮癰等症防内攻須用碧丹吹兼服煎劑急用三黄散敷如腫硬不消因氣凝血滞或疲塊結而不散則兼陰症用姜葱汁調三黄散敷之若

加白蜜
治小兒丹毒用三黄散敷之
治上腭癮銀針挑破用口疳藥吹碧丹亦可
治走馬牙疳穿牙毒及極重口疳初生小兒胎毒口
疳口疳藥内加牛黄倍珍珠無不奏效若黑而腐不
臭者不治
尤論黑而臭爛者不治一概回絶施先生云此説固
然然又有可生者浮皮一層用筋裹綿輕輕刮去内
有紅色便可吹藥便可療救何得概以黑爛不治而

却之然攬法不可一刺少緩緩則直爛到底萬不可救矣又有先臭爛旋反不臭者不知者以爲向愈殊不知臭爛已過難救矣又云攬下者形如趣筋粘之不斷又云如筋攬不去用鵞翎輕輕攬之

凡小兒黄色瘖瘄如乾橘瓤者不治

治痧痘後口瘄口瘄藥内去黄柏龍骨加牛黄倍珍珠大抵遇極凶症難效者或欲速愈見奇加牛黄半分更多愈妙珍珠半分更多愈妙益痘後瘄非此不效餘症加之無不神應此秘訣也

治口疳重症口疳藥内加上滴乳石少許上好硃砂少許入孩茶内研極細此亦秘訣

治紫舌腫脹单用碧丹内服犀角地黄湯加減一二日可愈

治木舌重舌初起用金碧二丹後单用金丹吹之内服煎劑雖凶不害

治舌癰用金碧二丹各半吹在舌根内煎劑加黄連山梔犀角

治穿牙疔毒用金丹畧加碧丹吹内服凉血解毒降

大之劑已破用口疳藥加牛黄倍珍珠孩茶内服煎劑

治牙蕈用口疳藥吹兼用煎劑

治牙搖先用金丹後用口疳藥多加薄荷氷片煎藥内多加石膏連翹

治牙齩先用金碧二丹吹入牙跟外用黄熟香削鑿子樣法牙開再進金丹吹至牙齩腫塊自然消退

治牙癰即用口疳藥吹之自愈

治牙槽風用口疳藥加牛黄倍珍珠孩茶頻吹初治五

日紫色退至白色再治五日可長肉再五日方可望痊若成牙漏齒出白膿極難治調須戒酒色禁食一切毒物内服滋陰降火之劑外用前藥頻吹耐心治之可漸痊

治鎖喉風用土牛膝根擣汁服時仰面滴在鼻中到喉即好男左女右

治纏喉風最爲急症初起時即用金碧二丹頻吹在内服煎劑可救稍遲不治藥内須加牛黄

治喉舌瘡煎藥用犀角地黄湯加減喉内用碧十金

一勤吹

治壅舌用金丹吹舌根及舌下兩旁時刻不可間斷方能速愈

治喉菌初起用碧丹五分金丹一分後用金碧二丹二和吹亦須頻膏子藥兼服煎劑不可間斷久之自痊

治喉癬用碧丹頻吹膏子不時噙嚥再服煎劑內加土貝母下氣忌憂思憤怒酒色忌食雞魚蝦蟹羊鵝豬首肝腸黃瓜茄子一切辛辣炙煿引風動火之物

尤氏喉科卷四

錫山尤存隱著述

吹藥 噙藥附

碧丹 碧丹金丹玉丹三者世傳青藥黃藥白藥 玉丹百草霜燈草灰三味配成如瓦灰色

玉丹三分即製硝黃 百草霜半茶匙約半分 燈草灰一釐 甘草末三茶匙約一分

薄荷末二分 冰片半分多如尤妙至一分至

研勻入小磁瓶塞緊勿令出藥氣然此藥必須當時配過五日無則效設配過遇陰雨一日亦無效

凡春夏宜薄荷多玉丹少藥配成青色秋冬宜玉

丹多薄荷少藥配成帶白色此要訣也

先本加硼砂少許一分半左右如欲出痰加皂角末少許三分左右配藥時細要研好一味後再加一味同研方始匀稱否則恐其不和

金丹

提過鎗硝一錢八分 生蒲黃末四分用羅絹取細末去粗福色 姜蚕一分 牙皂一分半以上四味研如泼鵞黄色 加冰片一分再研極細

此藥可以留久雖經年亦可用惟冰片臨時加

此藥善能消腫出痰若遇牙齩𦧲舌穿牙疔毒專

用治之若咽喉等症則兼用碧丹看症輕重多少用
之症重者再加牛黄於本方内
如重症及喉風則用姜蚕牙皂二味輕則止用牙硝
蒲黄（牙硝即馬牙硝）碧丹消痰清熱解毒驅風固為良劑然
尚平緩惟此丹消腫毒除風熱開喉閉出涎痰最為
神效但喉症初起不宜多用金丹益因此丹直透入
内且善走散若初起即多用之恐症輕不能勝藥與
病反扞格不相入也
喉癌及单乳鵞輕症則单用碧丹若其他重症碧金

兼用須知先後多寡最爲要訣初起用碧丹九分配金三分吹過五管次則碧八金二次則碧七金三如重症則碧金各半用五次三次後痰涎必上壅然後用六碧四將管直對喉中重吹一吹隨即收管即吊出痰此要訣也　若症極重則用金八碧二尤妙凡初起吹藥一次即令病者低頭流出痰涎

口疳藥　即無長肉

薄荷末三分　孩兒六分　白龍骨末二厘　製黄柏末一釐

生甘艸末半分　珍珠末半分用新白者製爲末　白芷末二釐半不腫痛

用一釐如腫臨時加氷片二釐痛用三四釐

右藥研勻入磁瓶收貯

凡遇口碎及各色口瘡用此吹之　若初腫起而熱甚者多用薄荷取其辛涼發散也

若患不腫熱不甚且病久宜以長肉爲本方多孩茶珍珠龍骨配成紫色

凡一切喉症碎者亦用此長肉多孩茶珍珠龍骨

如遇走馬牙瘡穿牙毒及重口瘡初生小兒胎毒口瘡本方加牛黃倍珍珠無不奏效

若遇痧痘後口疳去黃柏龍骨加牛黃倍珍珠大抵遇極危症難效者或欲速愈見奇加牛黃半分更多愈妙珍珠半分更多愈妙痘後疳非此不效餘症加之無不神應此係口疳藥秘訣也

口疳重症藥内加上滴乳石少許上好硃砂少許入孩茶内研極細此亦秘訣也

膏子藥　即蠶調藥　凡喉癬喉菌須時時頻噙嚥之若重症兼服煎劑及用吹藥

薄荷末爲君　玉丹爲臣　川貝母爲佐　燈草灰　甘草　百草霜　冰片以上四味爲使　配成青灰色

先將玉丹百草霜研和後入燈草灰再研再入薄荷甘草貝母研極細方入冰片再研和白蜜調服

犀角解毒丸　治小兒雪口通治小兒諸瘡丹毒及痧痘後餘毒

犀角鎊二錢　樸硝二錢　連喬六錢　元參六錢　桔梗一兩　茯苓五錢　生地五錢　粉草二錢　青黛二錢　牛蒡子新者五錢

共爲細末煉蜜丸龍眼大每服一丸薄荷湯送下　蕪鷲硃砂爲衣

吹毒方　治口舌喉内結毒

薄荷一錢 孩茶二分 珍珠二分 硃砂一錢 甘草一分

牛黄一分 冰片一分 宜加天靈蓋一錢煅

共爲細末吹之如廣瘡結毒用上好膩粉少許

先本用輕粉非輕粉也

黄袍散 治口碎口疳走馬胎疳痧痘後疳糜口雪

口一切症

薄荷一兩 甘草三錢 黄柏三錢 川連三錢 片腦少許

共爲細末吹於患處

若遇爛牙疳要同藍袍散同吹

藍袍散　合黄袍散同吹治爛牙疳

銅青五錢水飛　生甘草五錢　香白芷一錢

共爲細末和匀

禁字吹藥

蒲黄二分　鎗硝九分　硼砂一二分　冰片一分　薄荷一分

共爲細末研匀吹

尤冲如加减祖方　治咽喉腫痛乳鵞牙皷等症

百草霜六錢　梅礬一兩　甘草三錢　訶子三錢去核麵包煨

片腦不拘多少　共為細末研匀吹

又方　治纏喉風塞喉風一切急症

梅礬一兩　生草三錢　薄荷一兩　珍珠六分　麝香少許

孩兒茶五錢嫩紅者　雄黃二錢透明者　琥珀六分　姜蚕四分要自死者去頭足炙脆為末

有時去雄黃加蒲黃　共爲極細末和勻

吴賜谷玉液上清丸　治風熱上壅頭目不清咽喉腫痛口舌生瘡服之生津化痰明武宗正德患喉痺進一丸立愈

薄荷十四兩　桔梗四兩　柿霜五兩　百藥煎五錢　砂仁四兩半

甘草三兩五錢　白硼二錢　福建青黛三錢　川芎二兩八錢

防風一兩八錢 冰片二錢 元明粉二錢

右爲細末煉蜜丸芡實大每服一丸不拘時噙化

十寶丹 口喉通用

薄荷一兩 孩兒茶二兩 牛黃一錢輕不必用 滴乳石四錢

甘草五錢 珍珠三錢症碎方加 冰片四錢 琥珀三錢症碎方加

梅雪丹一兩即製毒礬也

共爲細末冰片另研其梅雪丹出涎甚捷爲各禁方内俱可加亦可单用此秘法也

沈慕溪吹藥方　治牙齩七日愈舌根癋五日愈治重舌七日愈喉鵞三四日愈喉菌半月愈消腫用金玉二丹、破碎用碧丹

雞內金　掛金燈子　蒲黃　白芷　冰片另研

青黛　鹿角節灰　甘艸　薄荷

右九味共為細末吹之

冰黛散　治走馬疳及各色口疳

黃連五錢　黃柏五錢　青黛二錢　牙硝一錢　辰砂一錢

雄黃五分　牛黃五分　硼砂五分　冰片一分　用薄荷拭

淨患處吹或加胆礬銅青

麝胆散单走馬疳

麝香少許 胆礬一錢 銅青五分 枯礬二錢

共研細末吹之

玉鑰匙薰藥耑治牙關緊閉

巴豆壓油于紙上取油紙撚成條子點燈吹滅以烟薰入鼻中一時口鼻流涎牙關自開此秘法也

冰黄散通用禁方内吹外敷俱妙亦治丹毒并治口舌喉内

結毒

冰片少許 人中白一錢 蒲黄一錢 甘艸五分 青黛五分

黄連一錢五白硼五分薄荷一錢半樸硝五分
枯礬少許　共研細末
三黄散敷　治頸瘡面瘡兼治小兒丹毒
生大黄君生蒲黄臣牛黄佐冰片使
右爲細末用芭蕉根汁調敷患處或用側柏葉
搗汁和蜜調亦可
又三黄散　主治同上
生大黄一錢生蒲黄五分姜黄一錢冰片五厘
麝香三釐

白蜜調加薄汁姜汁二三匙或用芭蕉根汁或用側柏葉汁和蜜如前法如腫硬不消因氣凝血滯或痰塊結而不散則兼陰症矣姜薄汁爲要

搐鼻取痰一字散　醫通治牙関緊閉

雄黄一錢生礬一錢藜蘆一錢牙皂一枚蠍稍七個共爲末每用一字吹入鼻中即時吐出頑痰而愈

治喉痺極速方灌　出醫通

真鴨嘴　胆礬末　調醋灌之立效

本事治喉痺方灌　出醫通

白礬五分為末　鷄子清一枚　調勻灌入喉中立效

取痰解毒雄黄丸醫通　治喉閉

雄黄一兩研飛　欝金一兩　巴豆十四粒去皮油

共三味爲末醋煮麵湖為丸如菉豆大熱清茶化下七丸吐出頑痰立甦如未吐再服心頭猶熱灌藥不下即以刀尺斡開口灌口下咽即治

蜜附子丸噙藥　治腑寒咽閉不能噙用蜜附子含噙

詳景岳方因陣

驅腐丹 治藥不在多用凡糜口雪口畧畧用之并治爛牙疳

硼砂二錢 棓子二錢去蛀打碎炒黑 爲末和匀

走馬疳方 并治各色牙疳

人中白五分瓦上炙 青香花箬三分燒灰存性 薄荷五分

土鱉虫一錢瓦上炙存性 冰片二分

共研吹

醫通吹喉痺方

雄黃一錢芒硝一錢研細以鵞管少許數吹立散待腫甚而吹為妙

醫通吹雙單鵞方

火硝一錢半硼砂五分雄黃一分冰片一釐

研勻用三匙吹喉上即吐出痰涎而愈或鼻中吹入亦可

珍珠散塞藥治牙宣

龍骨二錢煅珍珠一錢烏賊骨二錢去殼三七一錢象皮炙脆五分

孩茶五分降真節一錢忌鉄沒藥五分硃砂五分乳香五分

冰片一分五釐

右爲細末將新棉花如指頭大捺成團蘸水再捺成扁蘸藥塞患處以指拉勿動一二次即止

煎劑

喉症煎藥主方

鼠粘子炒研　前胡　連喬　黑山梔　栝蔞根

枯黄芩　元參　桔梗　薄荷葉　甘艸

先本用金銀花發寒熱加柴胡頭痛加煅石膏

口渴加麦冬知母胃鬲飽悶加枳殼鬱熱而發

加芍藥川貝母去心研凡藥有心者能令人心煩必去心方好

景岳代題散治喉痺

月石一錢 石膏一錢 薄荷五分 胆礬五分 粉艸三分

姜蚕五分 氷片一分 皂角五分 西黄五分

舌症煎藥主方

山梔仁 甘艸 丹皮 灯心 麦冬 犀角

生地黄 連喬 黄連 赤芍 木通

如兼口舌必用煅石膏以瀉脾火女有鬱兼有

瘕加川貝母如便秘加硝黄枳壳凡病後忌用寒凉恐防大

躰

牙癰煎藥主方

元参　黑山梔　黄柏　甘草梢　生地

丹皮　地骨皮　知母　車前子　白芍

如熱甚加煅石羔為君炒黑升麻為佐有風加荊芥穗虛加熟地枸杞子去山梔仁如欲解毒加黄連連翹若穿牙疔毒則有消腫解毒之藥加紫花地丁甘菊花

景岳三香散　治牙跟腫痛

丁香　川椒取紅　冰片　蓽撥亦可加入

固齒將軍散

大黃二兩五錢炒微焦　杜仲二兩五錢炒半黑　青鹽一兩

爲末擦漱火盛噙之

清喉消毒飲

甘艸　荊芥　金銀花　連喬　黃連　薄荷

元參　山枝　石膏　牛蒡　防風　加燈心二十根

水煎食後服

蘇子降氣湯　虛陽上升者用之隨症加減

半夏粬五分蘇子五分甘艸一錢前胡二錢歸身一錢
厚朴一錢肉桂三分陳皮三分加姜棗煎

牙宣煎藥方

生地三錢荆芥一錢石膏二錢歸頭一錢麦冬一錢五分
丹皮一錢知母一錢白芍一錢山梔一錢赤茯八分
水煎食後服
如小便赤澁加木通　如大便加閉元明粉
若牙跟腐爛用長肉藥吹之　先本宜涼血清胃之劑
外用珍珠散此指實火而言也

若胃虚火動腐爛牙跟外用長肉藥内服扶脾清火之劑此虚火寔火之分也

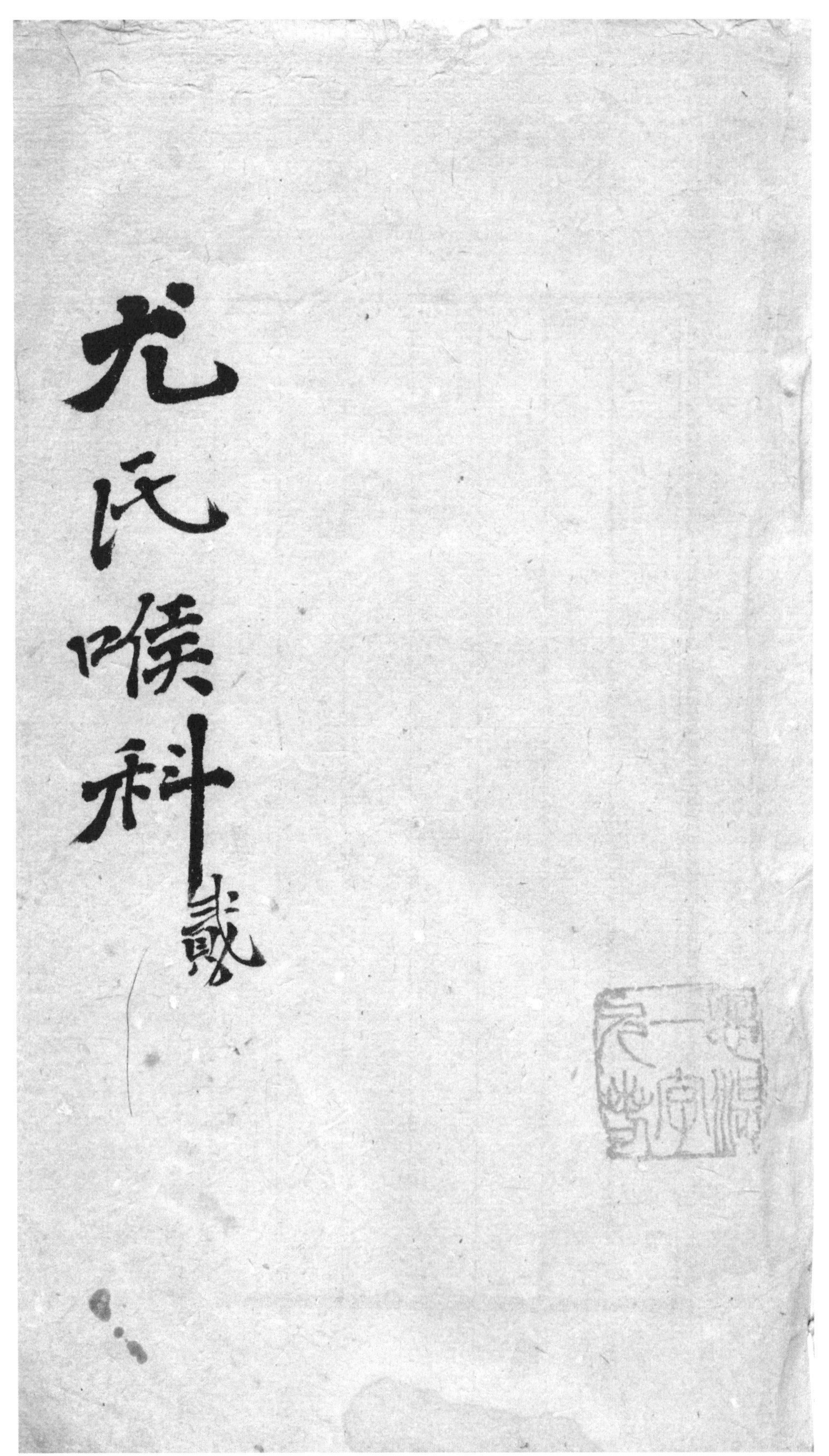
尤氏喉科
識

尤氏喉科卷五

錫山尤存隱著述

製藥秘法

製硝礬法　别名玉丹又名雪霜

先用生礬打碎如指頭大入傾銀罐内用烰炭火入爐煅烊以食筋刺入罐底攪之無塊為度次將上好硝打碎已投下約十分之三再將白硼砂打碎塊投下約十分之三少頃再投入生礬逐漸投下候烊盡照前投硼砂少許如是逐層漸投完直

待鋪起罐口高發如饅頭樣為止方駕起炭火燒至乾枯然後用潔淨瓦一大片覆罐上一時取起將牛黄少許為細末用水五六匙和匀以匙超滴丹上將罐仍入火内烘乾即取起連罐覆潔淨地上地上用紙襯罐上再合碗覆之過七日收貯聽用輕鬆無豎紋者佳如堅實有豎紋即不堪用或留作蜜調藥用煅時火候初宜緩火然亦不可太緩恐致礬僵不易溶化後必堅實有豎紋中間及後須用武火又如礬末溶盡即投硝硼必不能盡

溶化以致堅實有豎紋矣罐須煨透不令爆碎傾過銀者恐有鈂毒不堪用此丹宜多製預備愈久愈效

製鎗硝法

擇其明淨文理鎗硝者佳須長白如牙厚大者名馬牙硝先以湯溫蘸過綿紙挹乾仍用紙色好放灶上椒毛洞內五六日收其濕氣自乾白如霜雪或以稻柴灰置飯籮內以大塊放灰上以水漓過待其凝結盆內撈起置燒過熱灰上收乾照前紙

包好放灶上收濕氣倘平時不置急用須炒乾亦可硝用提過則味淡而性平且合藥可以留久須臘月天製為佳此金丹內用玉丹內不必如此製

製梅礬法　此名雪霜丹最妙

取青梅大而圓嫩而脆者先披下圓蓋好好去核將研細白礬捺實在內仍以圓蓋覆上以竹釘釘好過一宿明長用炭火煅之其青梅炭火燼則無用其梅肉斷過之礬輕白如膩粉味極平酸收貯磁瓶聽用

製燈草灰法 一名元丹

先取白淨者黃者不用鋪於淨桌上以清水噴濕使至心内潮濕為度將筆套之完固不碎兩頭厚薄相匀者用水濕管内以濕紙團塞緊一頭即將燈草捺成團塞入管内以筋搥實傾去水如此逐段塞滿再用紙塞管内入烰炭火中煅之視其烟絶及管内通紅即取起放淨磚地上須以水預噴濕地上用瓦覆之待冷取起刹去外面奪灰及紙團灰取燈草灰折開黑色成團者佳煅時勿令筆

套爆碎碎則無用不可煅過過則灰少無用又不可煅生生則不成灰亦不堪用此藥最輕煅時又難得法須平日多製以備急用

製薄荷法

須用蘇州龍腦者佳須用梗細葉小味辛涼者若梗粗葉大味薄者不堪用摘下淨葉併抽去葉上粗筋用青魚膽者入葉收之貯瓶聽用若不抽去筋則葉不出氣更妙危急症用此勝藥以示神異輕症不用膽汁亦甚效也

白芷看法

須堅白而細小者佳

製人中白法

取多年溺器一個用水灌滿置大爐上候滚傾出

如是五六次去盡穢氣然後鹽泥封固大火煅之

半日取起冷定去泥殼取溺器内泼紅者収貯聽

用久貯地上出火毒尤妙

秘製僵蠶法

擇其細直而腹小者爲雄若粗而腹大爲雌不用

將牙刷蘸水刷去石灰置瓦上慢火炙至醬色為度又要折斷中間無絲筋連者佳有筋者不用要去頭足

製牙皂法

取堅小不蛀者瓦上炙至色光明而脆爲度去其兩頭為細末聽用

製黃柏法

先揀厚者取片用荊芥穗為君甘草為臣煎濃汁浸片俟柔軟即取起攤瓦上慢火炙至金黄色如

有焦者去之再用蜜湯漉一次晒乾聽用

製百草霜法

須燒茅柴者方為百草霜須取其近鍋底者若鍋底鍋口邊俱不用先輕刮去浮面一層取中間一層又不宜重刮著底亦不宜用

尤氏喉科卷六

錫山尤存隱著述

良方附錄

高中憲方　吹雙单乳鵝並效

龍骨一兩煆灰　鹿角一兩煆灰　鈔灰一兩　冰片一錢五分

各為細末合和吹患處

張明珍方　得之尤氏云是秘方

白礬每兩入巴豆三錢仝炒枯去巴豆用

枯礬　硝石　白芷　薄荷　甘草　蒲黃

冰片　貝母　百草霜

九味各等分以治喉鵞神效不啻吕祖師仙丹及另醫一人不救將危急以孫方合投頃刻立甦

孫茂筠方　亦得之尤氏云喉症秘方

百藥煎十分之二　爪蒂十分之二署焙脆研　白丹十分之一原礬灰換

鹿角霜十分之一　牙皂十分之二署焙脆　蒲黄十分之二

燈草灰十分之二　常山十分之二　硝石十分之二與蒲黄仝研

硼砂十分之二　甘草約薄荷十分之一　薄荷十分之三與甘草仝

研不見火　　鈔灰十分之二　冰片

共十四味先將百藥煎為末次入白丹約百藥煎二分白丹一分次入薄荷約與上味各半每薄荷入甘草十分之一同研已上四味另貯壹器又可蜜調消痰咳嗽肺癰等症臨時加冰片餘藥每味約十分之二獨鹿角霜十分之一但看其狀之多少此方得之於孫茂菴孫宿食尤氏年久因得此方但孫方止有礬灰而無白丹以白丹代之誠神效矣且孫方合作一處而所

傳秘方作四處另放而用有先後多少以私窺之不如明傳之眞也但試用俱妙故并列後

竝列所傳秘方

白丹　百藥煎　鈔灰　元丹　生硼　冰片　六味為一瓶多用

薄荷　甘草　二味爲一瓶末後多用常用

蒲黃　硝石　二味為一瓶次用或獨或和

常山　瓜蒂　鹿角霜　牙皂

四味爲一瓶初多用

馬銘菊驗過方

熊膽二錢　胡黃連二錢　蘆薈二錢

蟾酥一錢　絲瓜蒂二錢　蟬脫三錢

硃砂二錢　冰腦一錢五分　麝香一錢

牛黃一錢　夜明沙一錢另方二錢　蜣螂無分量另方酒炙為君

龍骨一兩煅灰　紫土粉無分量　雞舌香或云安息香或云丁香

共十五味研極細末薄荷湯淨患處摻上其紫土粉即福建傾銀罐子形而大紫色未經火者

生用但馬爾時修合試之雖極神效却不識紫土粉爲何物未用也　馬銘菊云高處藥不痛而我修合藥痛未知何故因訪問高藥用人乳云

高冲香方　治走馬疳

青黛一分　硃砂一分　雄黄一分　麝香半分

夜明沙半分　乳香半分　瓦花末半分　末藥半分

蜣螂二個去頭足　蘆薈二分　面粉二分

右爲細末甘草湯化蟾酥爲丸如菉豆大用桃

柳湯淨患處人乳研一丸塗口及鼻中　張明珍云此高冲爷走馬疳方也然張未驗而馬驗過但人乳則又與馬所訪相符故并列之

口疳方

黄柏四錢　青黛二錢　甘草炙二錢　輕粉一錢五分

共為末吹

又口疳方

雄黄六分　輕粉三分　麝香一分半

共為末吹

又方

血竭　冰片

研細吹

又方

花箬分原者焼灰存性　冰片少許

研細吹

又方

石羔七錢　糖青三錢

共研細吹

又方

人中白少許單用

研細吹

走馬疳方

人中白一錢　麝香一分五釐　銅青

共研細吹

又方

人中白一錢　紫荆花一錢　氷片少許

共爲末吹之

專治雙單乳鵝喉疼牙痛仙方 治痔亦效

嫩黃瓜擇有刺者 不論幾條 皮硝

於端陽午時切開瓜頭挖去瓜瓤用皮硝裝滿瓜腹仍將瓜頭竹簽簽好將黃瓜繩縛掛宕比蔭俟瓜汗變霜刷下加冰片研末吹患處救命止痛即愈

景岳方

冰玉散 專治牙疳牙痛口瘡齒衄喉痺

生石膏一兩 硼砂七錢 冰片三分 殭蠶一錢

冰白散　專治口糜舌爛走馬牙疳等證

人中白　冰片　銅綠醋製　杏仁

又方

人中白七分　枯礬三分

又方

蜜炙黃柏一兩　人中白一兩　冰片一錢

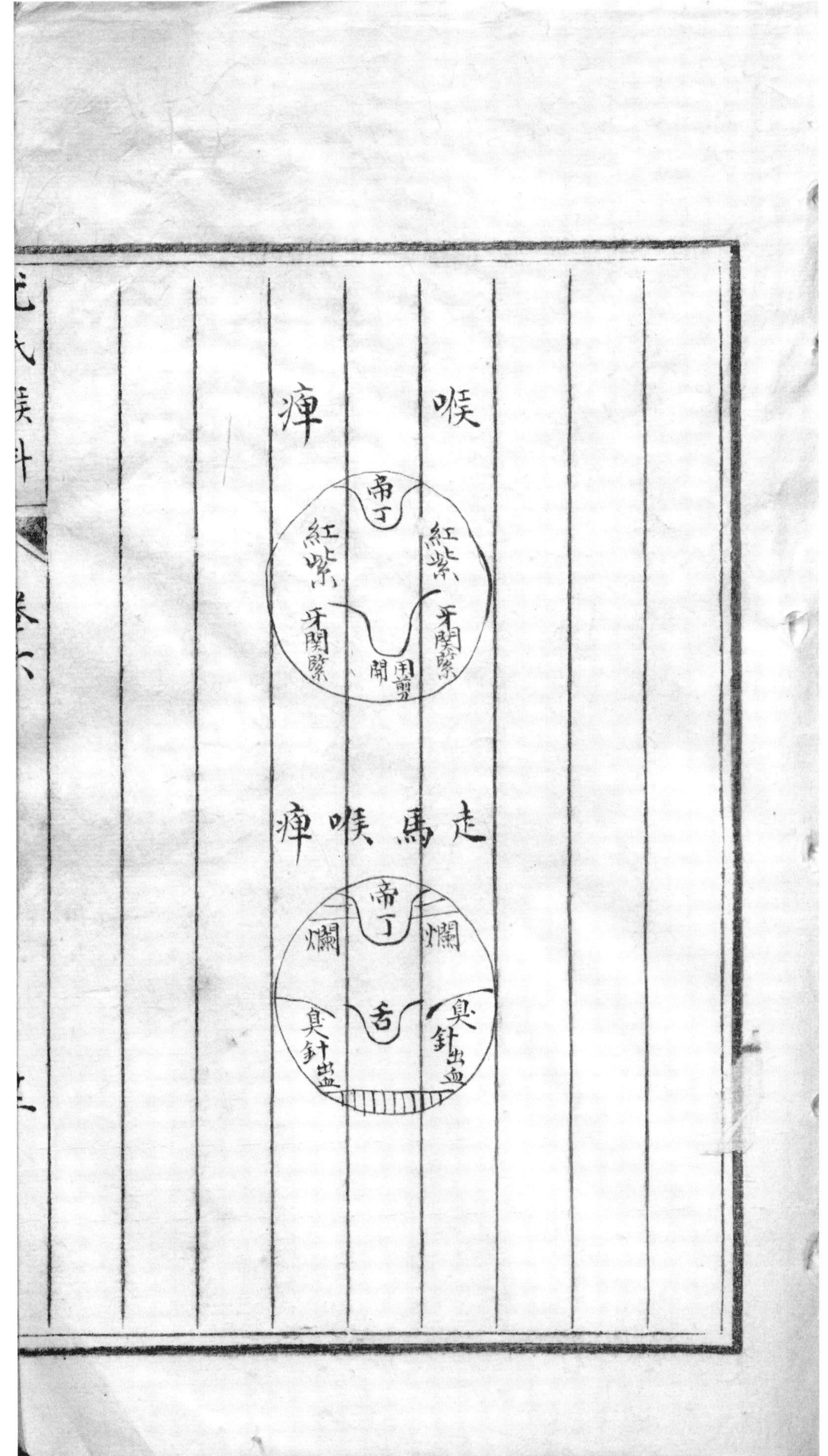
喉痺
帝丁
紅紫
紅紫
牙關緊
牙關緊
用剪開
走馬喉痺
帝丁
爛
爛
舌
臭
針出血
臭
針出血

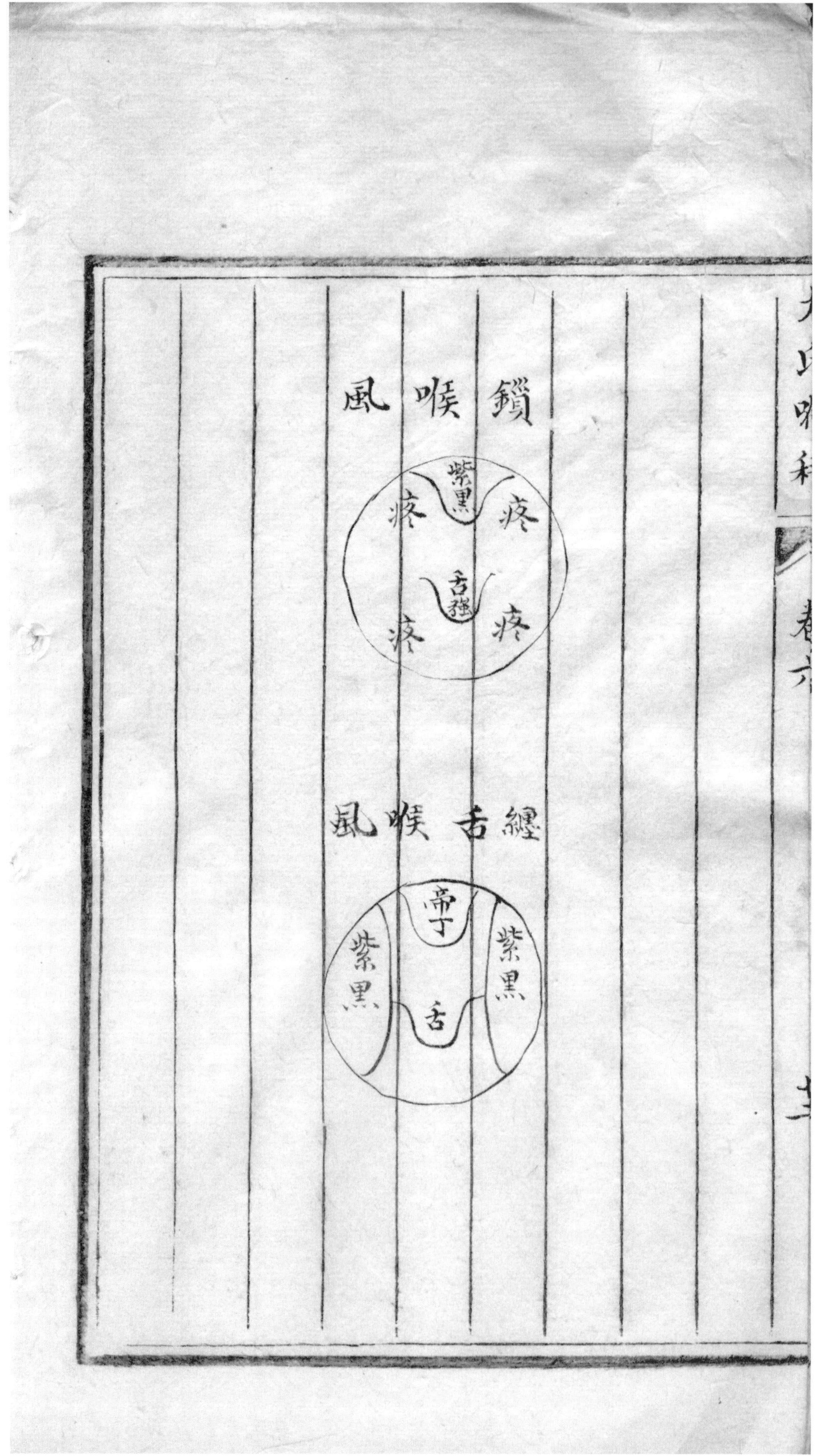
鎖喉風
紫黑
疼
疼
舌強
疼
疼
纏舌喉風
帝丁
紫黑
紫黑
舌

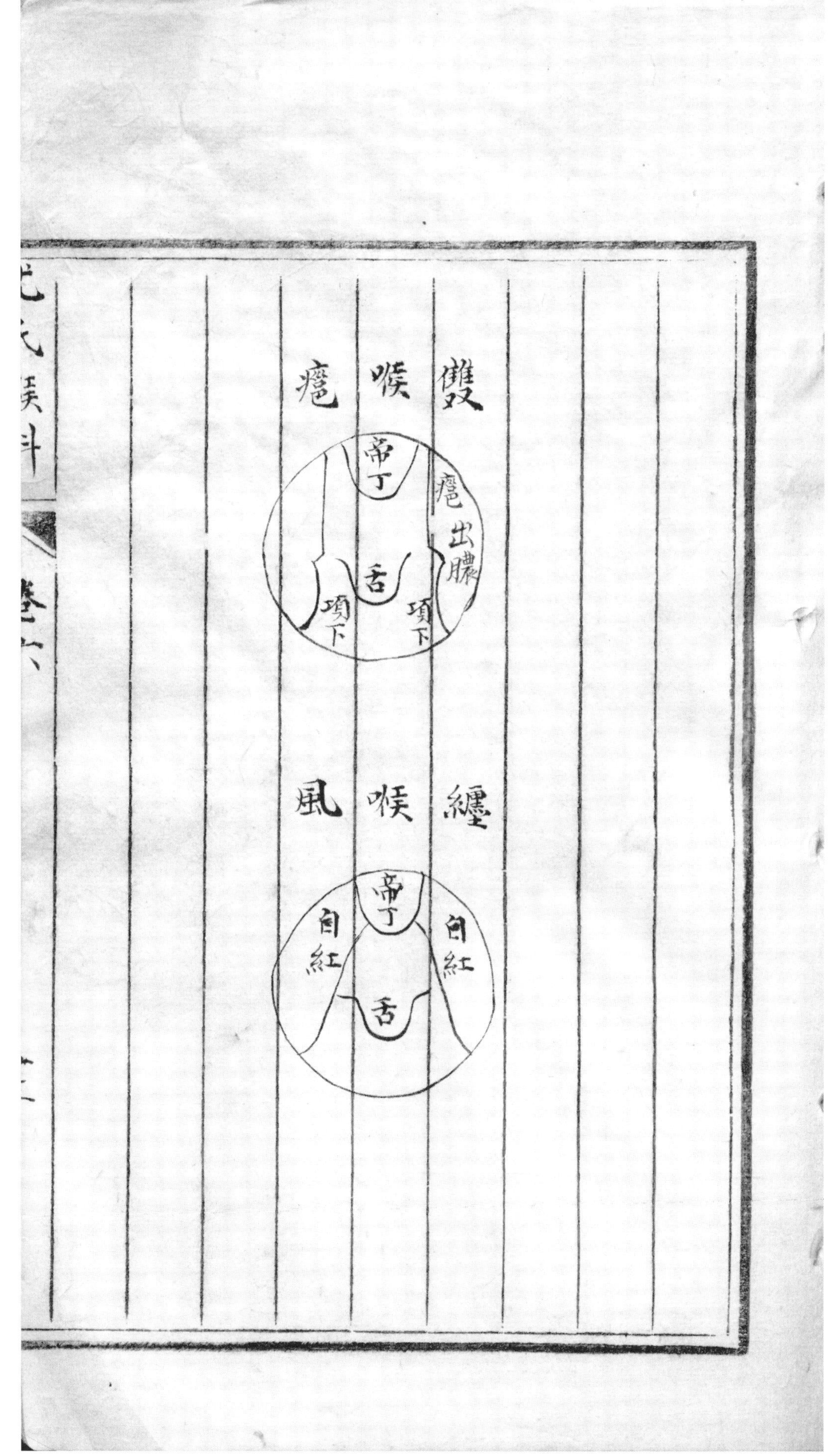
雙喉癰
帝丁
癰出膿
舌
項下
項下
纏喉風
帝丁
自紅
自紅
舌

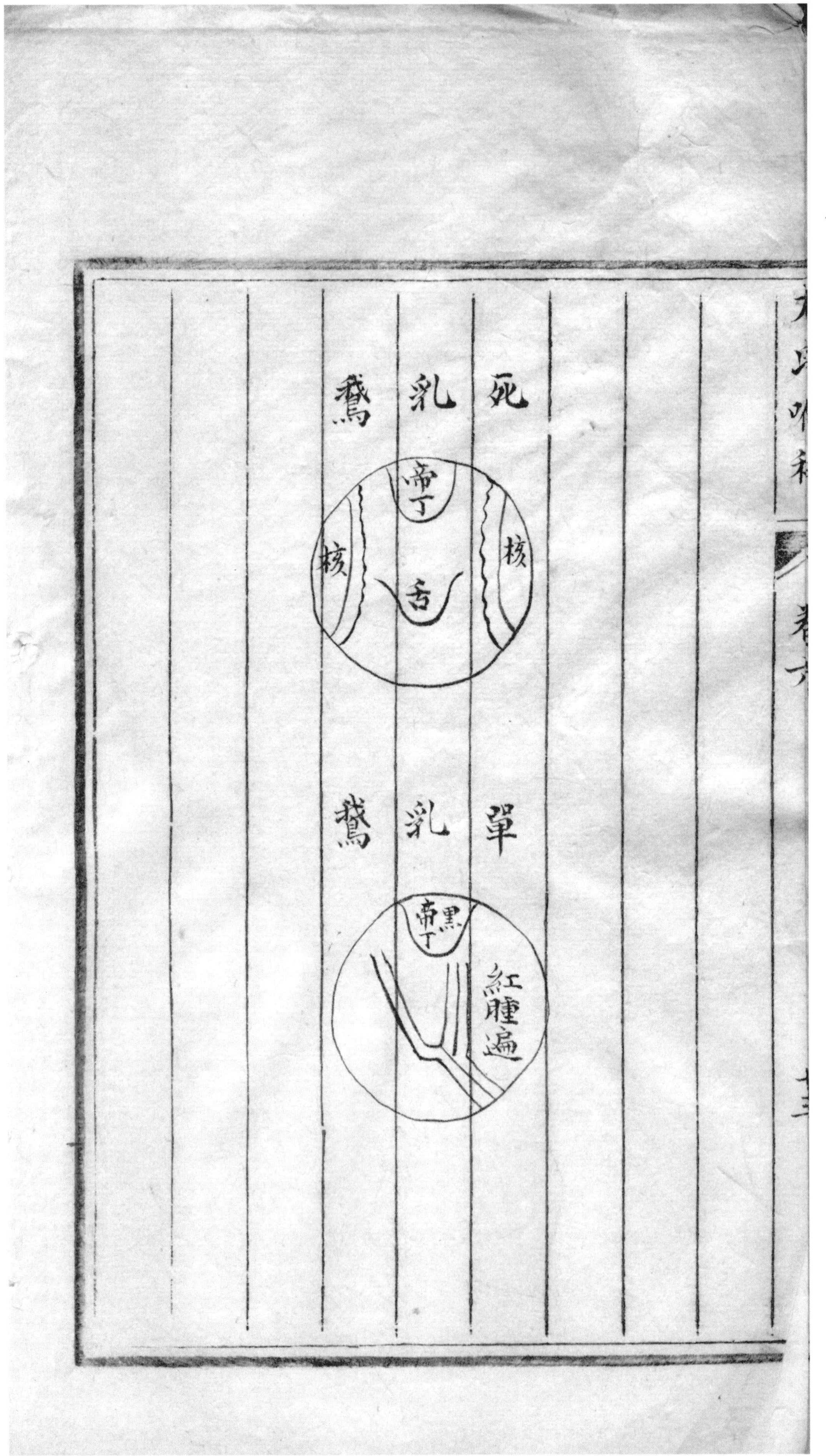
死乳鵞
帝丁
核
核
舌
單乳鵞
帝丁
黑
紅腫遍

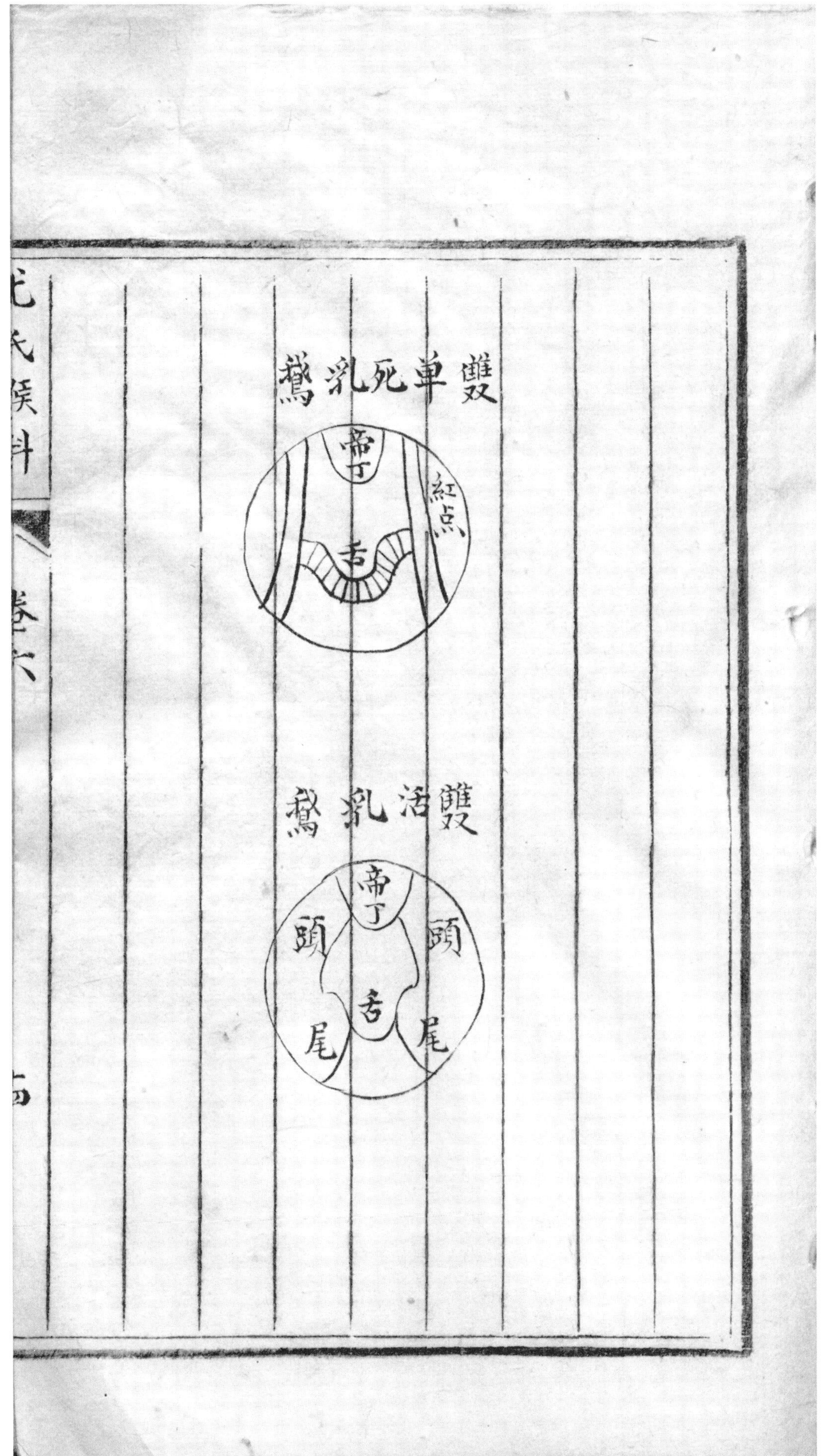
雙單死乳鵞
帝丁
紅点
舌
雙活乳鵞
帝丁
頭
頭
舌
尾
尾

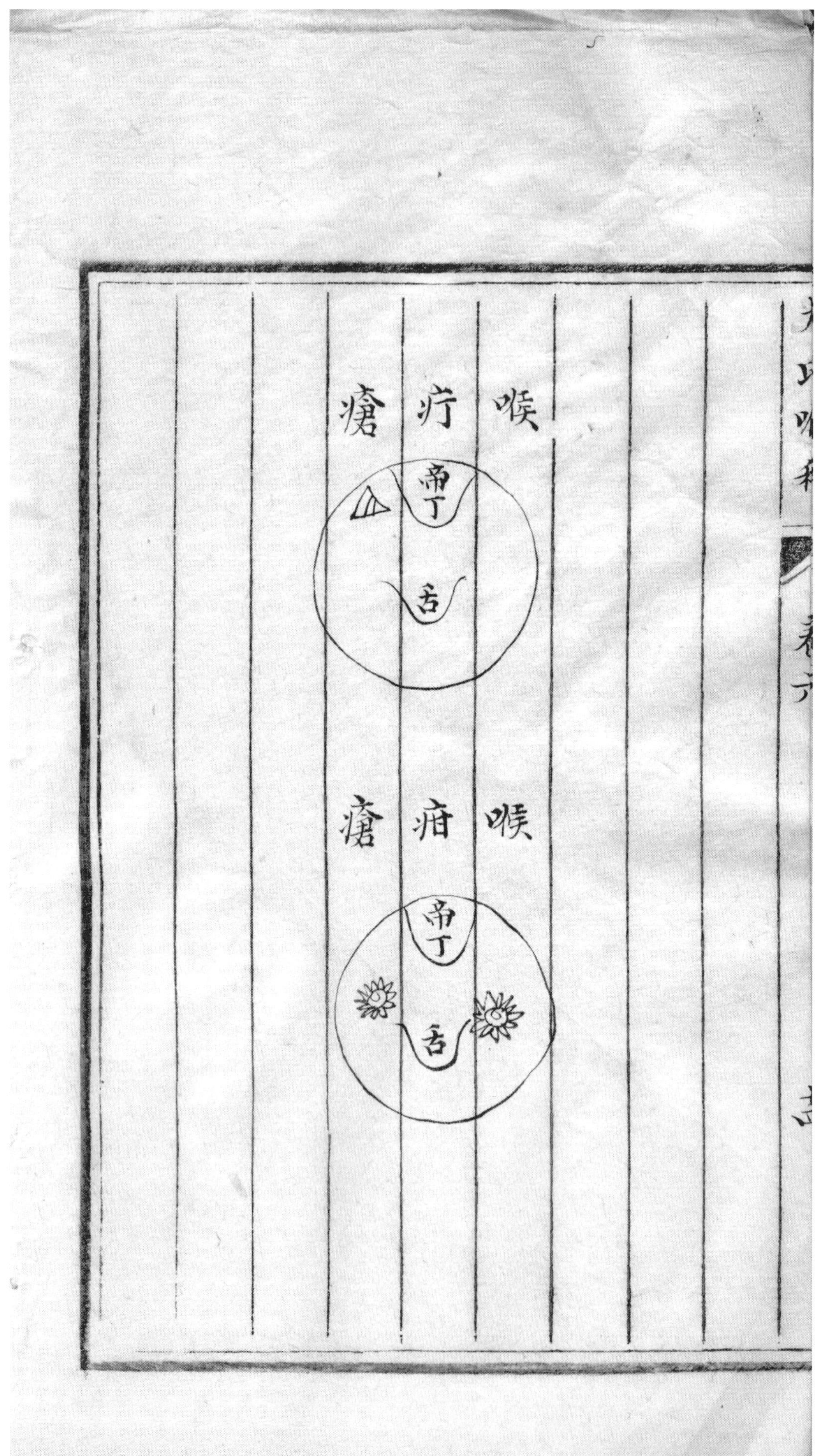
喉疔瘡
帝丁
舌
喉疳瘡
帝丁
舌

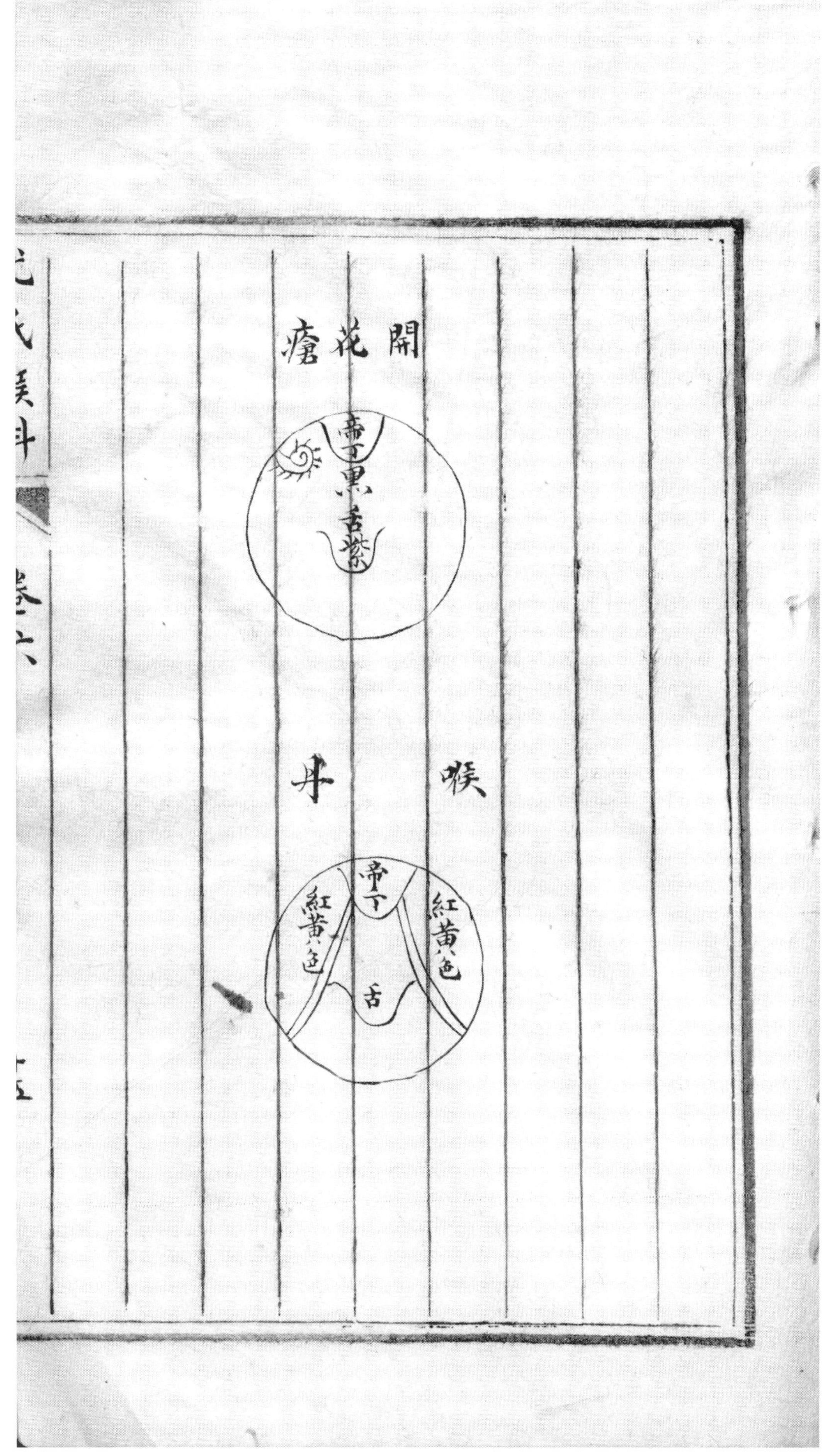
開花瘡
帝丁
黑
舌紫
喉丹
帝丁
紅黃色
紅黃色
舌

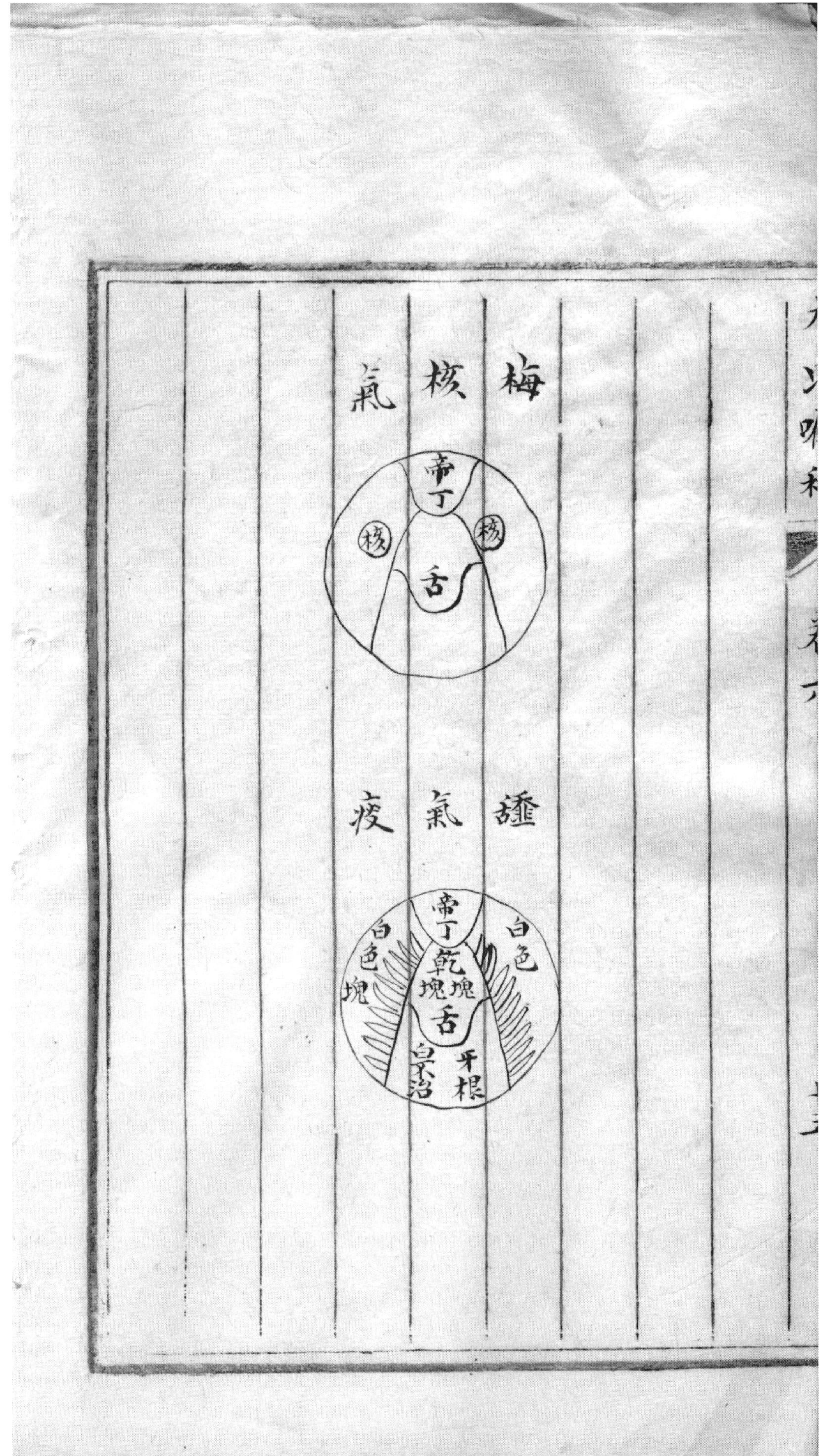
梅核氣
帝丁
核
核
舌
氣疫
帝丁
白色
白色塊
乾塊
塊
舌
牙根

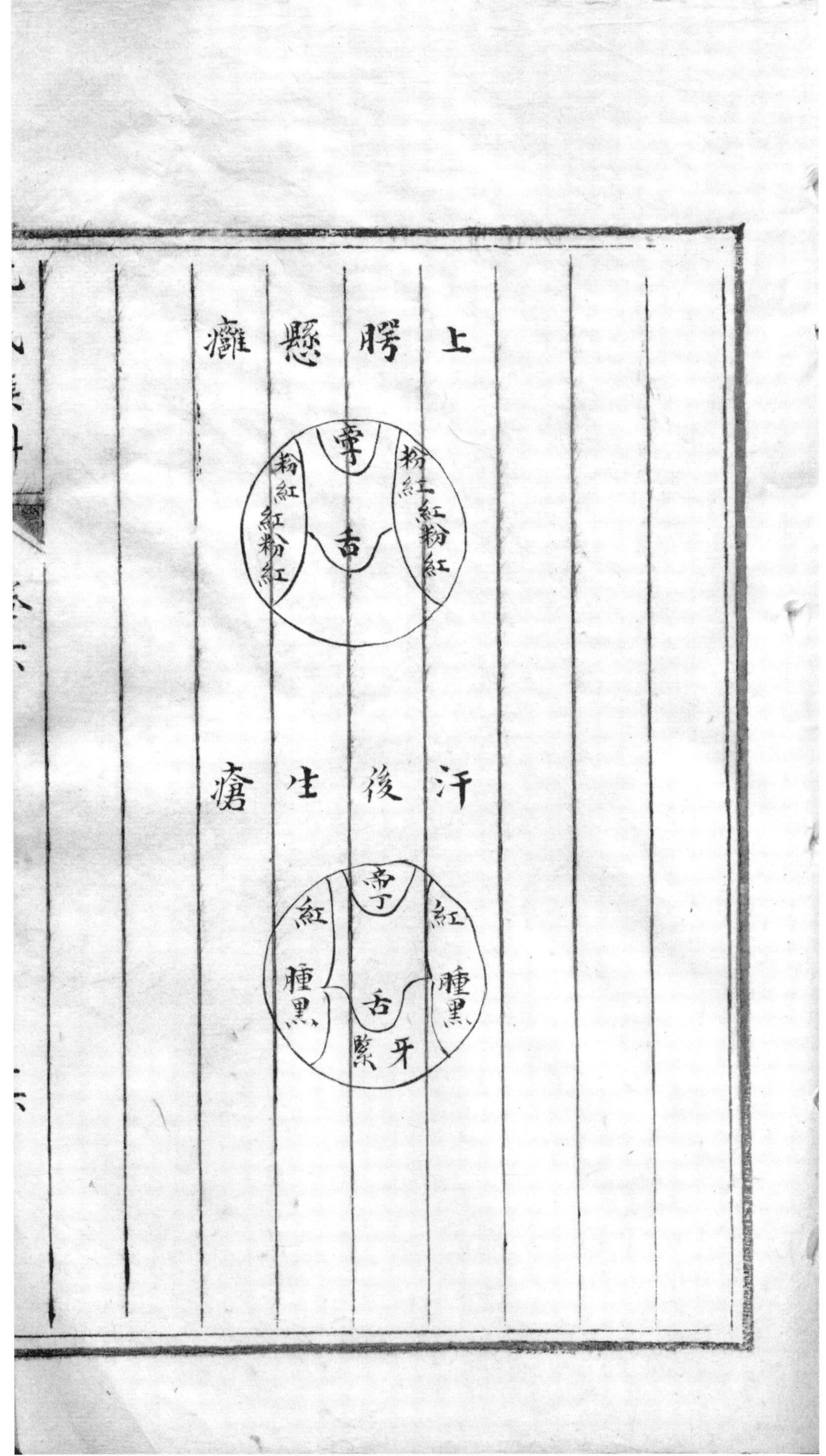
上腭懸癰
蒂丁
粉紅
紅粉紅
粉紅
紅粉紅
舌
汗後生瘡
蒂丁
紅
紅
腫黑
腫黑
舌
牙
縻

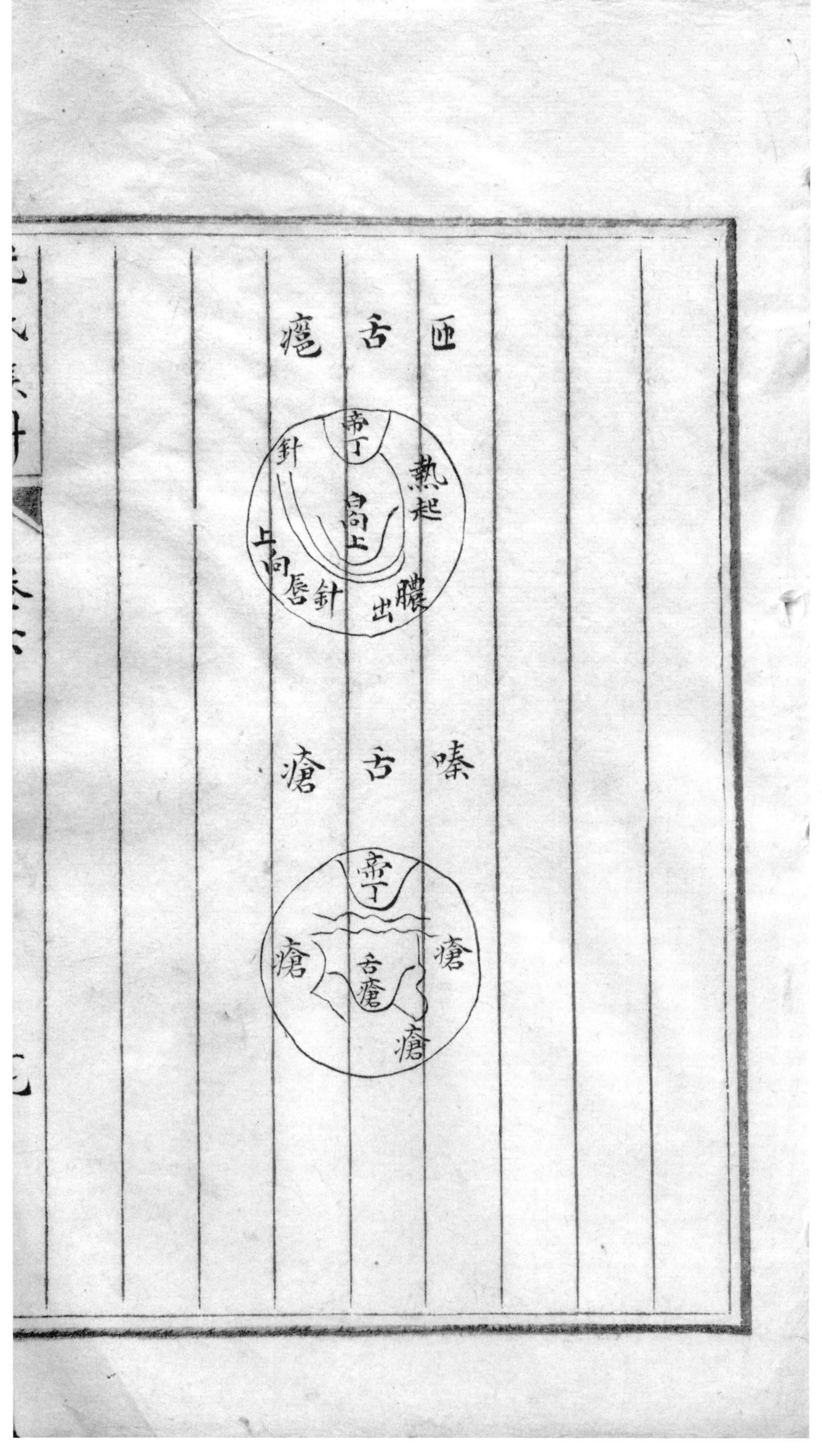
匜舌疤
帝丁
針
熱起
上向唇針
出膿
嗪舌瘡
帝丁
瘡
瘡
舌瘡
瘡

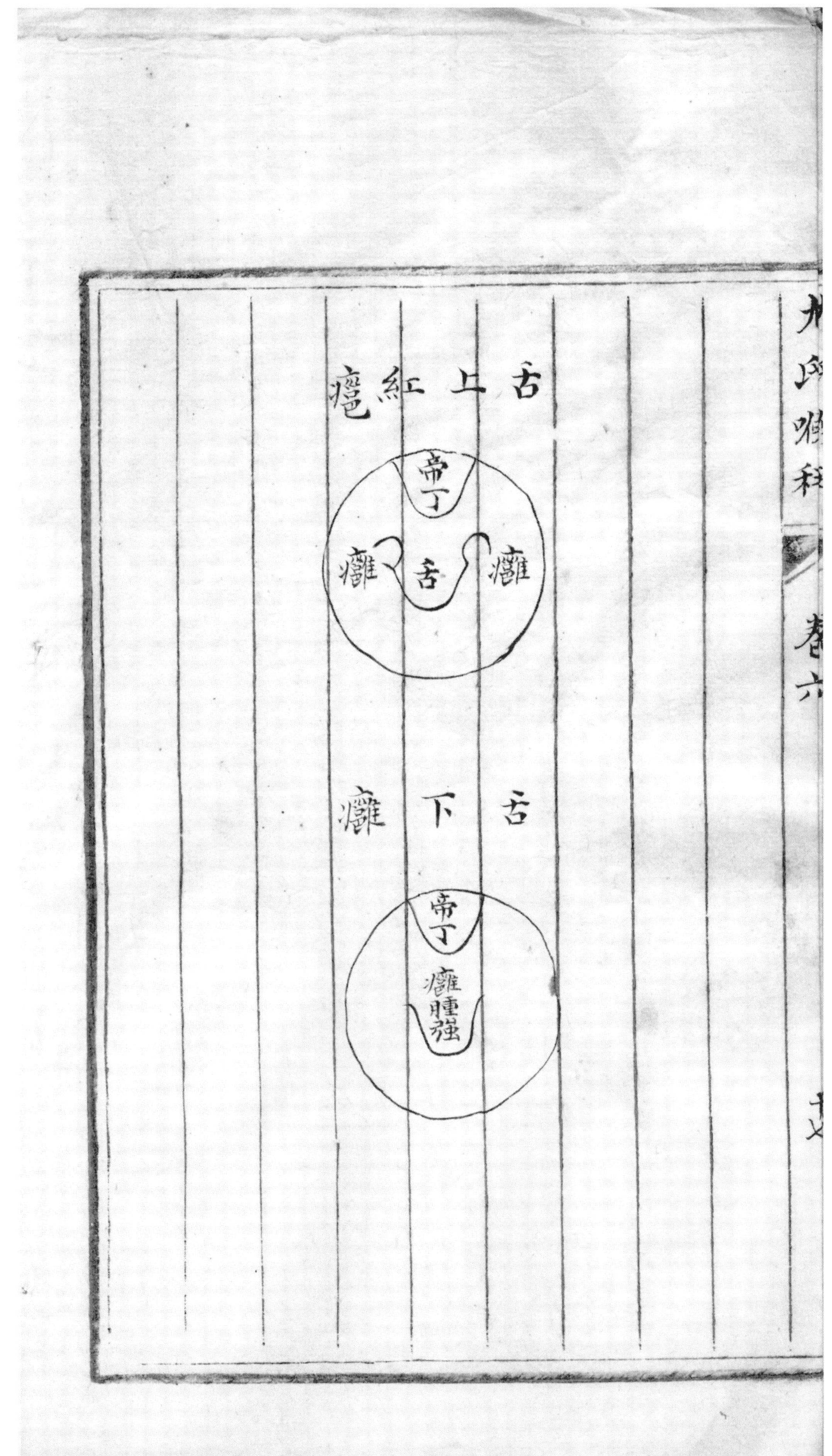
舌上紅瘡
帝丁
癰
舌
癰
舌下癰
帝丁
癰腫強

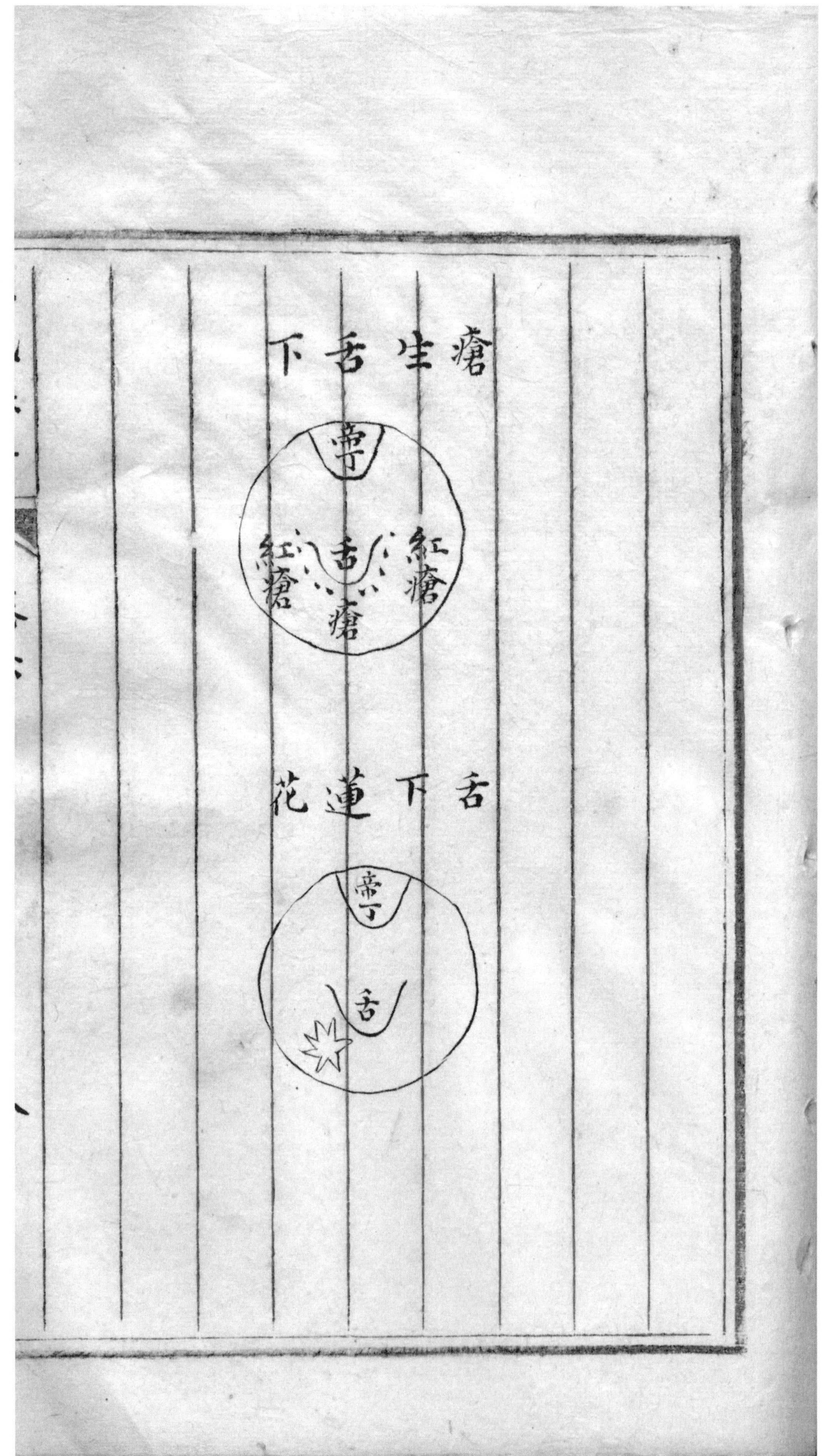
瘡生舌下
帝丁
紅瘡
舌
紅瘡
瘡
舌下蓮花
帝丁
舌

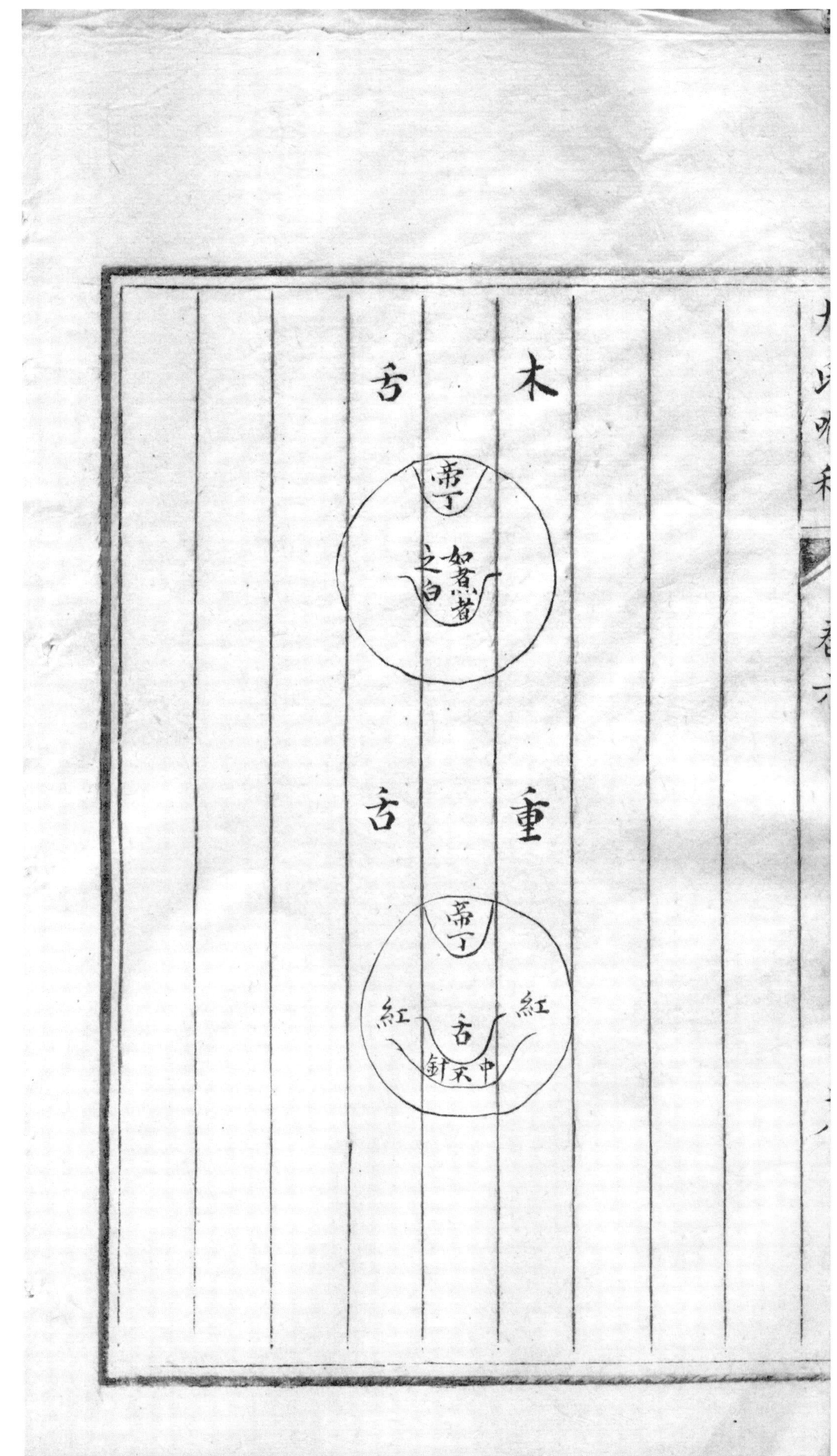
木舌
帝丁
如煮熟者之白
重舌
帝丁
紅
舌
紅
中不針

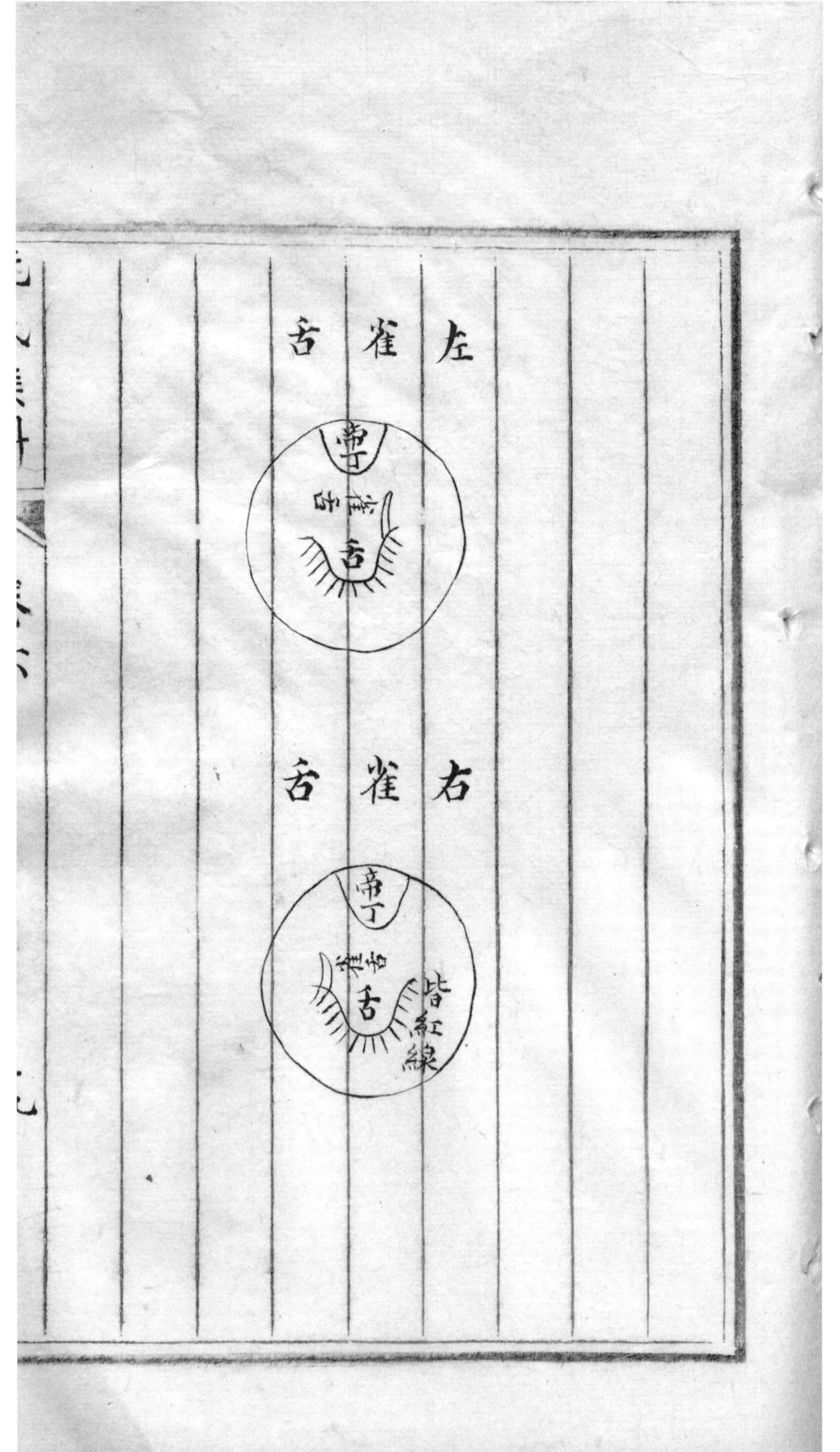
左雀舌
帝丁
雀舌
舌
右雀舌
帝丁
雀舌
舌
皆紅線

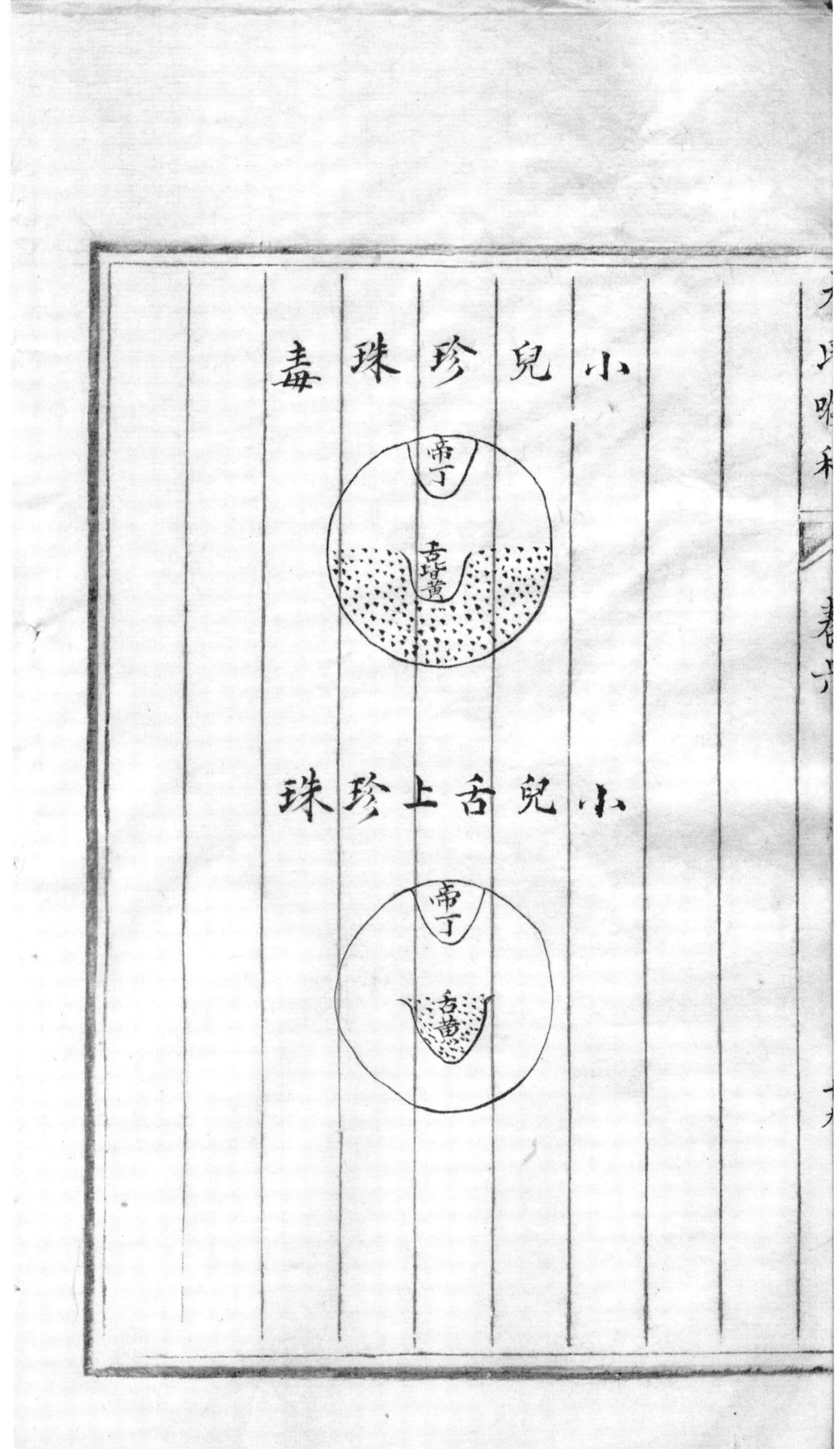
小兒珍珠毒
帝丁
舌根黄
小兒舌上珍珠
帝丁
舌黄

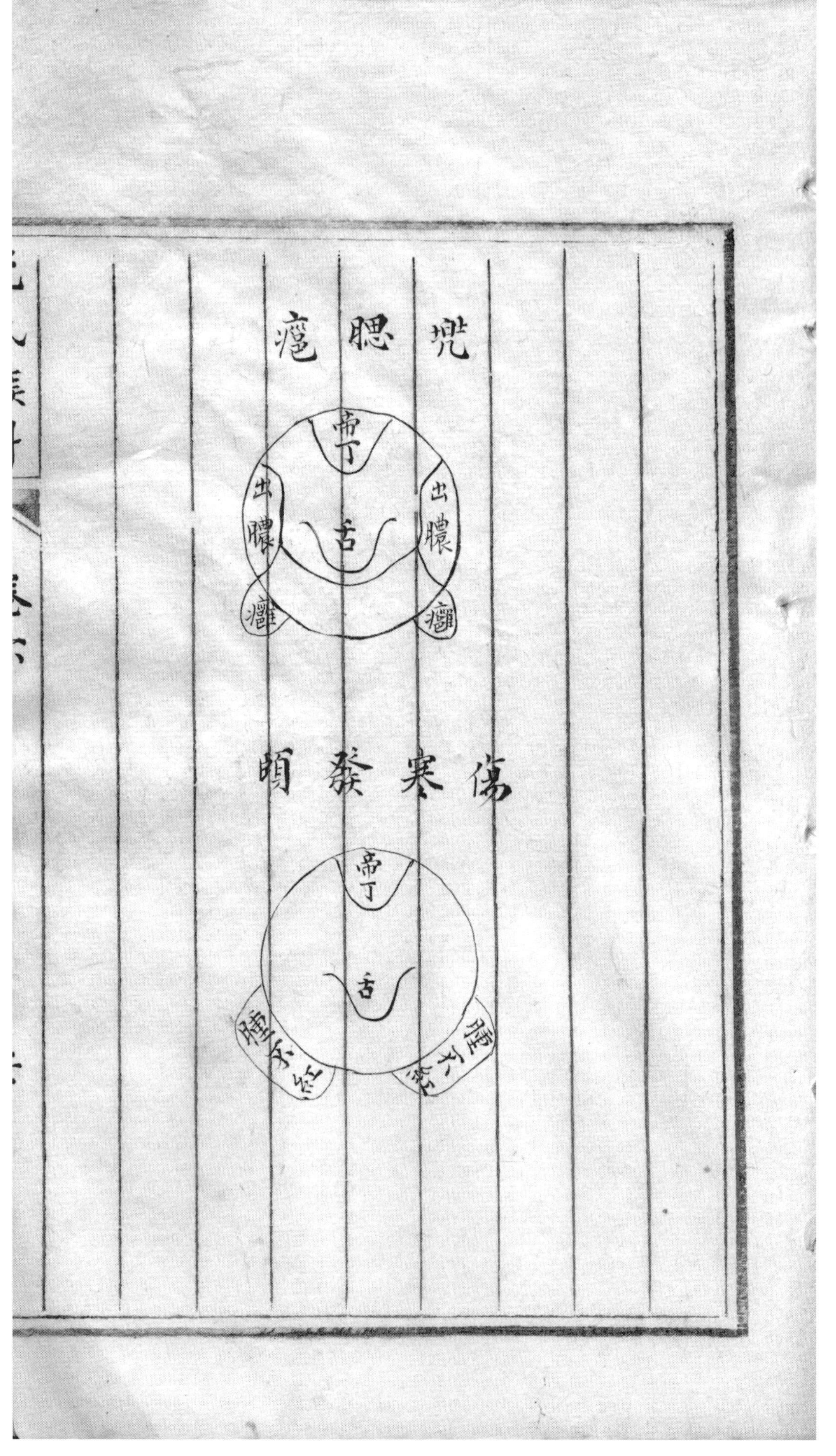
兜腮瘡
帝丁
出膿
舌
出膿
癰
癰
傷寒發頤
帝丁
舌
腫大發
腫大發

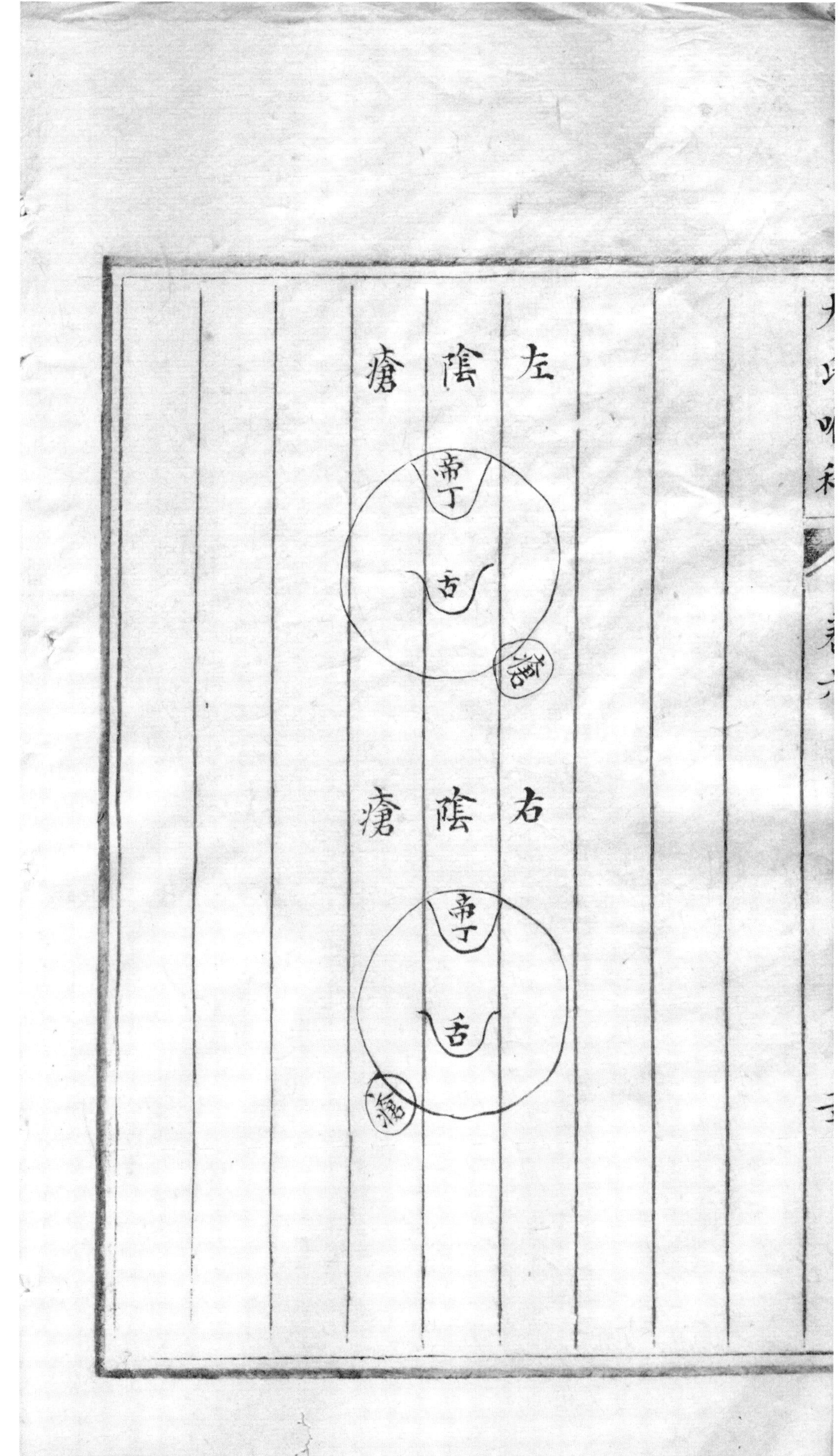
左陰瘡
帝丁
舌
瘡
右陰瘡
帝丁
舌
瘡

走馬牙疳

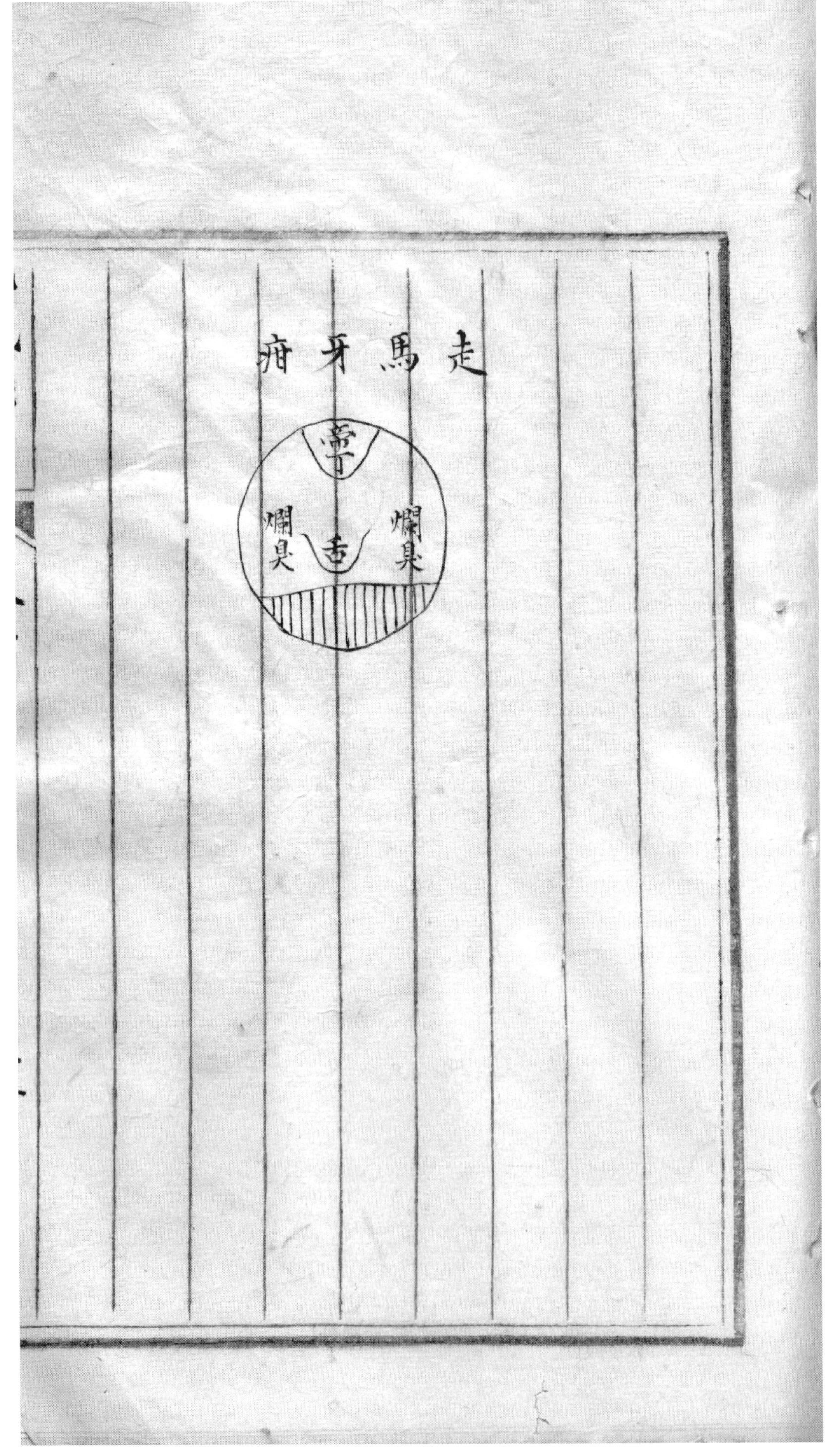

增補内經拾遺

陰陽别論曰一陰一陽結謂之喉痹一陰者手厥陰心包絡之脉也一陽者手少陽三焦之脉也二脉共絡於喉氣熱内結故為喉痹痹者閉而不通之象也用鴨嘴膽礬於青魚膽内陰乾為末吹入喉中一名吹喉散又名青龍膽

咽喉諸症歷攷湯方皆辛散醎軟去風滲解熱毒每用噙化嚥津法急於治標而緩於治本即喉痹急症亦然　陰陽别論曰一陰一陽結謂之喉痹一陽少

陽也一陰厥陰也厥陰之上風氣主之少陽之上火氣主之風火淫肺循絡而為喉痺治以牛蒡散時行風熱消咽喉壅腫升麻散至高之風熱解火鬱之喉腫白殭蠶得清化之氣散濁結之疫元參清上焦蘊伏之邪連翹消壅腫散結熱防風瀉肺經風邪芩連清上中熱毒甘桔載引諸藥上行清道急治標而緩治本也

元參升麻湯

元參一錢　白殭蠶一錢　連翹一錢

升麻八分　牛蒡子一錢　防風五分
黄芩六分　川黄連八分　桔梗一錢
甘草七分
仲淳治喉癬有貝母花粉生地竹葉無芩連
纏喉風症喉者氣之門戸上通肺氣熱閉於喉腫遶於外而頸大或麻或癢滴水不入一息不至命懸呼吸舍吹鼻通肺外治之法别無良策可救藜蘆南人謂之鹿葱忽地生花其性迅發力能透頂令人善嚏吐風痰雄黄性亦升發佐藜蘆之吐又能解藜蘆之

毒猪牙皂莢能開肺竅善嚔治喉痺之神藥　周文采曰累用救人百無一失備急加白礬宗奭曰佐皂莢之性過喉即吐涎以礬能分膈下涎也惟準繩再加蠍稍雖去肝風與肺經相遠三方止從聖濟備急功非淺也

聖濟透關散

雄黃　藜蘆去皮用仁　皂莢去皮弁子

右藥三味擣研爲散先令病者含水一口再用藥少許吹入鼻內即將口含水吐出須臾涎出

立愈

喉蛾　用土牛膝根又名喉閉草二三兩入人乳半杯同搗取汁令病人仰面用茶匙挑汁患蛾在左汁倒入左鼻内患蛾在右汁入右鼻雙蛾則入雙鼻每鼻約二三匙候汁至喉即吐痰痰盡愈

急救喉風　用土基牆上壁蟢窩數個瓦上焙乾研細吹之血散痰消立愈加入冰片五釐

牙疼　用蓽橃一分明雄黄一分冰片六釐共爲細末搽敷即止

虫牙　用韭菜子一大撮放爐内燒煙先將蘆管一頭紙糊喇叭樣收煙熏患牙其虫俱出温茶漱去

一切齒疼　用蓽撥細辛朝腦三樣共末指湛擦牙立刻滿口清涼低頭流涎温茶漱去莫嚥下三四遍愈

鼻出血　鼻不時出血不必服藥只用荸薺去皮放温茶内微熱多食即除根

又方　用新採柏葉煎湯代茶止血甚效且能明目清心即陰乾收貯罐内沸水冲飲

齒痛　用生明礬末微熱水拌濕擦齒每日兩三次永不間斷若再加些石膏末真仙方也

爛喉痧方

紅棗四兩去核帶皮炙灰　銅綠　明礬各二厘煅　雄黃七錢五分　冰片　麝香各二分　真西黃三厘

共爲細末吹患處一夜即愈

乳鵝方

黄蜂窩一個炙灰存性剝去外皮單取蜂子研末

末生翼者爲妙臨用時加入冰片一分將紙作管吹入喉間輕者吹一次重者吹三次愈

凡生乳鵝患者頭頂髮内必有血泡一箇用銀針挑破血出毒從外洩然後吹藥更效

又方

土牛膝根將人乳搗爛吹入如口不開者其鵝在左吹左鼻在右吹右鼻

又方

冰片麝香皂角各三分爲末吹入一破即愈危急

者用細磁鋒點破其効尤捷

又方

自己指甲左手三箇右手四箇將銀器燒紅放甲在內煅爲末男左女右吹入鼻內

又方

絲瓜皮炙灰存性吹入

治喉鵝已經氣絕心頭微溫者

老猪婆糞在冬天三九時候放瓦上日晒夜露七八日取下在炭火上煅至煙盡爲度以水調如粉

粥徐徐灌之能下總無不活

治喉風舌大如脬即時不救立死者

冰片一分 火硝三分 膽礬二分 青黛二分

僵蠶五分 硼砂三分

共爲細末吹之即愈

痧藥

牛黄三錢 麝香三分 冰片三分 硃砂一錢

雄黄一錢 火硝一錢 飛金三十張

喉症十二字藥方

子字號　治一切喉症潰爛長肉生肌

製元明粉五錢　硼砂五錢　硃砂六分

冰片五分

共為細末磁瓶貯用

丑字號　治一切腐爛不宜多用孕婦忌

雄黃飛一錢　膽礬煅三分　冰片半分

共為末用

寅字號　治口瘡如神

人中白五錢　青黛一兩　黑山梔五錢

冰片一錢　紫厚朴五錢大黑棗三兩去核包棗火煆切條

松蘿茶五錢

共為細末用如傷寒後口疳取坑磚一角煆研入二錢用

卯字號　治一切咽喉等症

鹿角霜一兩　硼砂五錢　冰片一錢

黃柏二錢蜜炙　雄黃二錢　枯礬一錢

靛花二錢　粉甘草一錢　川連二錢

元明粉二錢　雞內金一錢煅存性　銅青五分

鈔紙三張上寫某年月日合煅存性

共為細末用如口內臭氣加入人中白三錢

辰字號　治牙關緊閉

真膽礬冬月取青魚胆汁和礬匀成塊陰乾用陳者更妙

巳字號　治單雙乳鵝初起一二日用

牙硝一兩五錢　冰片一錢　硼砂五錢

殭蚕一錢　雄黃一錢

共為末用巳潰者勿用

午字號　治咽喉痰塞
牙皂一錢　川連三錢　枯礬一錢
共為末用時必須少許令人扶頭流去痰涎聲如
雷響以温水漱口小心用藥孕婦忌
未字號　治牙関緊閉不能進藥將此丹吹入鼻中
即開
雄黄二錢　朴硝五錢　硼砂一錢
共為末用
申字號　治一切咽喉去痰消腫

元明粉七兩　雄黄三錢

共爲末用孕婦並久病虚弱人忌之

酉字號　治腐爛疼痛

鷄内金不落水者瓦上炙燥研末有一錢加冰

片一分每兩加兒茶二錢研匀止痛收功

戌字號　專治腫舌蓮花舌餘不用

青礬一兩煅紅安地上去火毒用一錢　玄明粉三分

月石三分　冰片少許　麝香少許

共爲末用

亥字號 一名回生丹治牙閉緊閉通竅降疫起死

回生

明礬一兩 巴豆二十粒仝入傾銀罐内煅滾候礬枯去巴豆用礬每兩加小姜黄一錢麸糊為丸雄黄末二錢為衣如桐子大每服七粒姜湯下

喉症歌

喉痺

二火攻兮喉痺成或生左右小棋形鮮紅酒毒

光如鏡腫在腮顋風熱勝

治先用申及巳如不退用辰字吹之

喉閉

積日風渡喉閉看因生血泡在喉間忽然壅塞

櫻桃似針刺流涎病即安

治先用針刺破後用子丑二字吹之

内纏喉風

惡寒惡痛名陰毒内外五形氣短促胷前紅腫

作多寒若有紅絲鍼貴速

治先用巳字有紅絲者刺斷後用子字吹

外纏喉風

陽毒喉風身發熱腫連頭項目睛突氣粗短促

鼻煽張主去痰涎方可活

治用青金錠磨滴鼻中開竅以巳字并金丹祛

痰

喰食喉風

此症又名飛絲毒口中發泡牛黃逐躁極生痰熱

在心忽然喰食終非福

治先用丑字并子字吹之

啞瘴喉風

啞瘴風痰犯咽隔，口不言兮牙關塞，面紫唇青
冷涕流，風收痰降方無厄。
治用申巳二字前後吹之

弄舌喉風

身發熱兮口内腫，舌出時將兩手弄，必鍼患處
去痰涎，解毒疎風清熱共。
治用三稜鍼少商穴，後用子丑二字吹之

爛喉風

爛喉症頻頻熱，唇若塗硃，口内裂，看其患處淺

和深藥用牛黄與子月

治先用子丑二字和匀吹之後用酉字收功

单乳鵞

喉内腫如尧李形或左或右单鵞名此症醫早

能速退痰消毒散自然平

治先用巳次用子丑收功

雙乳鵞

雙鵝兩兩在喉間關上輕兮關下難其狀却如

紅李子輕消重刺去風痰

治用巳字不退宜針破再用子吹之

喉癰

七情鬱結病成癃六日之間可刺膿不治恐防成冷

瘻已先子後可收功

馬蝗風

痛而微白馬蝗風上腭生來並葉重形肉不腫仍

發寒熱速宜鍼刺自當平

治用申子點去瘀血再用子字吹之

連珠風

兩垇深處患連珠初起沿開白色餘日久旋生
八九點藥宜子丑病當除
治用子丑二字兼吹寅字

陰虛喉癬

癬症原因損肺餘斑生苔蘚若蝦皮時時發熱
頻頻嗽面赤聲嘶命可虞
治用卯字兼丑酉二字吹不減者不治

楊梅喉癬

楊毒結毒癬由生片白喉中穢氣聞白色變黃

纔可喜鬱金子丑共追尋
治先用子丑字日日吹之次以酉字吹收功
咬牙風
咬牙即是鎖喉風毒聚牙根胃火攻不治恐成
牙漏症閑開龍胆子収功
治用長字摻牙縫中不退再用子丑字吹之
牙疔
太陰脾土足陽明二火交攻疔便成患在牙根
如豆火排針點破即安寧

治先用申字後用子字

牙宣

此症由来因胃熱壅而宣露常流血藥吹酉字

未能除清胃煎来功效捷

治先用子字後用酉未二字血止

木舌

舌病心經受風熱忽然腫硬口難合看時左右

共宜針藥用梔連心火滅

治先用申字紫黑處用小刀刺出惡血次吹子

字

重舌

重舌頦下多浮腫肉色鮮紅風熱壅輕則消之

重則針申紅雲紫真堪用

治先用申字不退再吹戌字

蓮花舌

蓮花舌症是如何三舌攢成舌色枯戌巳併搽

宜更熟瀉心清火莫蹉跎

治先用巳字後吹戌字

重腭

身雖無熱由心勞舌上生来如小挑方用黄連

解毒飲吹宜氷片不須刀

走馬牙疳

小兒疳症屬於脾黑腐沿開臭不宜子丑牛黄

兼用卯穿腮牙落總難醫

治先以米泔洗淨次用子丑卯三字吹不應者

不治

痧痘口疳

痘餘痧後口生疳爛在牙牀痘毒傳若是因痧

生滿口須從心胃二經參

治法同前

咽喉藥品

主藥

桔梗　甘草

發散

防風　荊芥　羌活　薄荷　紫蘇

乾葛

祛痰

前胡　蘇子　貝母　瓜蔞霜

杏仁　南星

理氣

陳皮　枳殼　厚樸　蘇梗　木香

砂仁　香附　烏藥　梹榔　沉香

消食

山查　枳實　青皮　萊菔子

麦芽　神粬　莪朮　白豆蔻

解毒
元胡索　姜蚕　大力子

清熱
柴胡　黄芩　元參　天花粉
黄連　黄柏　知母　山豆根
犀角　射干　黑山梔

利小便
木通　澤瀉　豬苓　車前子
滑石

利大便　大黄　芒硝　元明粉

止嘔　藿香　丁香　茱萸　柿蒂

温中　附子　乾姜　肉桂

咽喉經驗秘傳終

新選吳山果居徐寅生青囊眼科

〔明〕徐寅生／著輯

提要

《新選吴山果居徐寅生青囊眼科》，明徐寅生著輯，月橋公抄本。南京中醫藥大學圖書館藏。框高二十三點四厘米，寬十四點九厘米，每半葉九行，每行約二十五字。書中鈐印三枚，首頁鈐印爲「允若顧恩湛章」，卷末鈐印爲「允若」。書第二十二頁有鈐印「大聚正記」字樣。據鈐印所考，是書曾爲民國醫家顧允若所收藏。顧允若，名恩湛，民國時期江蘇吴縣（今屬江蘇蘇州）名醫，編有《顧氏醫徑讀本》。據黄圖昌序文所考，是書約成書於明崇禎三年（一六三〇）。

徐寅生，明杭郡（今杭州一帶）人，生卒年不詳，曾任閫外團練州守。其學生韋明杰序中稱：「徐公寅生者，固博學鴻儒，素嫻韜略，奏績疆埸。」由此可知，徐寅生不僅善長眼科，而且文韜武略，精通兵法，曾輯注過兵家諸書。徐寅生《青囊眼科》一書，經由黄圖昌選正，韋明杰、韋超校正，朱明胤録閲。黄圖昌，萬曆四十六年（一六一八）進士，晋階奉直大夫，曾任陝西苑馬司正卿、山西澤州知州；韋明杰，崇禎元年戊辰（一六二八）科劉若宰榜，三甲二百三十名，字青岑，官江西萬載知縣。

全書未著目録，不分卷次。正文首頁以七十二問答爲始，介紹眼科七十二症病因、病機以及立法方藥。以歌訣形式記載「眼有八般熱症心訣」「眼有八般冷症心訣」「眼有八不治論」「八卦配五輪歌訣」「五臟總論」「五臟歌訣」。附有「五輪所屬之圖」「五輪所屬主病圖」等。著述五輪八廓主病訣、八廓受熱病因、八廓用藥訣、八廓受冷病因及辨證立法、用藥。

卷末題「徐寅生先生青囊眼科卷終」，并題「月橋公抄」，可見是書爲全本。《中國中醫古籍總目》未見收録。（周衛撰）

目録

[一] 此標題原無，據内容補。

[一] 蜜：當作「密」。

眼科青囊叙

余初任澤州牧明年門人鄭生者患目疾其人勤讀書嗜酒時維賓興應選從容道中衝冒風霜且壯年無好内旋日兩目俱瘴恙甚請澤州醫士各各輻湊調劑期年不痊或云患風霜者或謂嗜酒傷肝者或言失志歸鬱怒氣上炎者或云讀書疲倦神傷氣鬱者種種殊說病之深矣既將奈何余一日為公事從鄭生門經過遂試問之鄭生見余大慟曰承大人垂愛今喪明是絶物也余詢其病彼告之故更道醫生之碌碌余因曰有故人徐氏諱大任字寅生者杭郡人也為閫外團練守精醫眼科更善今駐劄京中自

澤州至都門約路一千餘里非朝暮事難以言訖即回厥州適徐公為王事奔走单騎十人猝至任所偶爾聚首歡如也今衙吏設筵于此山之亭酒闌道及鄭之病徐公高聲曰不難越二日詣鄭生家澤州醫士聞之畢至衆請醫案徐公曰病在腎虛耳宜補之座客胡盧而笑曰誤矣徐公曰不誤進数劑眼痒已去二三繼此不至十服兩目如故鄭生已造我庭而謁謝不勝矣奇哉幸也自後余嘗寢究其術徐公曰有青囊一部欲授諸梓人余曰諾爰記其始終云〻

旹
崇禎三年歲次庚午孟秋賜進士出身黄圖昌撰序

蓋天無明萬古如沉夜人無明一生如矇瞽故日月懸而明生人之兩目如之自陰陽失度風火不調則有爲雲爲霧以蔽其明自非精晰玄理烏能轉移造化使矇瞽輩撥雲霧而還其明哉岐黄之道眼科最精難若武陵徐公寅生者固博學鴻儒素嫺韜畧奏績疆埸奠安國祚已成一大明世界矣醫術其剩技也孰知青囊秘受神聖工巧罔不俱備運指間隨試輙效瞽者復明其回天手腕真功反齊民名甲海内豈云小補余今萬載聞江右多眼術自寅生出天下真無雙矣更欲梓之以廣其傳仁人用心不亦晉乎達爲良將隱爲良醫其功並垂不朽矣

賜進士第文林郎知江西袁州府萬載縣事古吴通家弟青岑韋
明傑頓首撰叙古杭徐寅生老師青囊眼科
昔年春將泛湖路經吴山有精舍茂林脩竹背水鏡山幽然惟鳥
鶴聲喧耳余浪踏閒数至園外見兩峰對揷緑水波旋又聞楼中
書聲朗朗每低徊留之不能去云有童候門余問若居亭主何人
耶童子曰昔為守府徐氏云云又問曰可求見否童子曰諾頃間
我先生晋襟褶衣手執其鬚飄然微笑曰欲見予者伊耶余曰唯
唯遂升堂行賓客禮命登樓茶火幾熄日將晡告别因下榻数視
几上惟兵家諸書或城守書或造火攻法或陣伍神變論俱秉燭輯

註不倦還視北窓有醫方一部余即問曰先生又精于醫乎答曰非云精也將以渡世尚不得其人傳之余因崩角塵拜而求曰弟子學醫久矣未得秘領勿克行世願先生私以教我何如先生慨然授余歸而行之救危症數人驟得盛名皆由此也明年先生復有眼科青囊藥性便明選囑余爲文余亦不善文特記實事書之蓋不忘其始也

旹

天啓六年歲次丙寅仲秋直隸保定興縣醫官門生張國榮百拜

叙

新選吳山果居徐寅生青囊眼科

原任團練州守倫武林吳山寅生徐大任　著輯
山西澤州知州進士友弟九如黃圖昌　選正
江西萬載知縣進士友弟青岑韋明傑　校正
山東魯邦宗室庠生社弟弘養朱明胤　録閲
浙江湖州長興邑庠生社弟徹凡韋超　仝校

一問曰。患者。何也。答曰。或因酒色。憂愁。思慮。悲哭。或因酒醉酸盐。血氣不均。肝經損動。則失明矣。

二問曰。眼若赤痛者。何也。答曰。五臟積熱毒。傳于肝經。肝受邪風熱。便散亂流發於目。故赤而痛者。服酒調散。

三問曰。赤眼而不痛者何也。答曰。肝之實也。肝者。血之所自藏。肝盛。則流注于目。四肢之氣上冲于眼。血侵瞳神。故赤而不痛也。宜服撥雲散。

四問曰。眼昏者。何也。答曰。肝虛也。肝屬木。木能生火。火發則木衰。火屬心。心主血。血灌于目。侵瞳神。故眼赤昏也。宜服瀉肝補胆之劑

五問曰。大眥赤者。何也。答曰。心實也。五輪八廓。大眥屬心。心為帝主。涖則旺。故大眥赤也。宜服三黃湯。

大黃　黃芩　黃連各等分

共為末蜜丸食後白湯送下

六問曰。小眥赤者何也。答曰。心虛也。心屬火。火乃土之母。土實則火虛。故心虛也。宜服人參茯苓遠志湯。人參去芦 茯苓 遠志去骨 酸棗仁 黃芪各五錢 桔梗 丹皮 官桂各五錢去皮 天冬去心 白蒺藜 菖蒲各七錢 上共為末，蜜丸，米湯送下

七問曰。眼有眵者何也。答曰。肺實也。肺屬金。金能生水。水滿則眵流也。白乃肺之精華。出淚結而硬者。肺也。宜服清肺湯方列于後

八問曰。眼有眵淚稀而不結者何也。答曰。肺虛也。肺受心火之邪。金見火而化為水。流眵淚。故稀也。宜服阿膠散。白茯苓 川芎 白术 阿膠各錢 當歸酒淨 陳皮各錢 甘艸錢 每服錢加姜三片棗三枚同煎服

九問曰○眼羞明怕日者○何也○答曰○脾實也○脾屬土○〻化○濕氣傳于
肺肝○〻受邪氣傳于目○肌肉膚熱難開○故羞明怕日也○宜
服蜜蒙花散○
蜜蒙花　羌活、菊花　石决明、蒺藜
木賊各等分　共為末每服三錢日後茶調下日服三次

十問曰○眼有視物不真○何也○答曰○脾虛也○脾胃屬土○因肝木剋土○
青黃相爭○黃不勝青○故視物不真也○宜服蒼朮湯○
蒼朮等分米泔浸　槀本去土　白芷等分　羌活等分去芦　川芎等分　甘草等分　細辛去苗　以
上共為末每服三錢姜三片葱三莖煎服不時傷風鼻塞
葱湯送下

十一問曰○眼有花花○如飛蠅之黑花者○何也○答曰○腎實也○宜服猪苓湯○猪苓　滑石　阿膠　澤瀉　各等分水煎服

十二問曰○眼有見風流淚者○何也○答曰○腎虛也○肝木生風○腎水不勝木木乃神之元○故迎風有淚也○宜服地黃湯丸○牛膝　石斛　枳殼　杏仁　防風　生地　熟地　共為末煉蜜搗爛丸每服五錢十丸盐湯送下

十三問曰○眼有赤筋侵睛者○何也○答曰○心火主血○肝木主筋○筋血侵于肝○流注于目○故血筋攀睛○宜服三黃當歸散○

十四問曰○眼有白膜侵者○何也○答曰○肺屬金金能剋木○木風邪在肺○

故白膜遮睛也。宜服連翹散。

連翹　甘草　黄芩　朴硝　梔子　大黄　薄荷　水煎服

十五問曰：眼有迎風痒者何也？答曰：肝經風邪燥動，即痒。宜服荊芥散。

荊芥　菊花　甘草　蔓荊子　香附子　蒼朮　石決明　白芍藥

共為末，每服三錢，黒豆湯調下，日三次。

十六問曰：眼有日間昏者何也？答曰：此疾有作于巳，氣旺，心肺壅痰實，時渾身發熱而昏也。宜服半夏丸。

半夏　南星各等分　硃砂三錢

為末，蜜丸，淡姜湯送下。

十七問曰：眼有朝晨昏者何也？答曰：此乃頭風攻于目，目乃六陽之首。

肝臟爲陰○早晨氣盛陰○自寅卯時木生風○故曰頭風攻注于目也○宜服蒺藜散○蒺藜七 甘草炙 茯苓 防風去芦 川芎 石决明七水炙研各五 當歸 芍藥十五 蒼术十五炒 蛇脱五炙 蟬脱去頭足共爲末每服二錢食後米湯調下忌食茶煎炒熱物

十八問曰○眼有夜間痛者何也○荅曰○陰毒盛也○經云陰靜氣動血○故散生陰道寒邪尅之○

十九問曰○眼有夜間昏者何也○荅曰○此乃腦損也○元禎之輪明爲陰道不歸于陽○在申酉戌時○中寒氣欲生○腦損風寒○所以至晚昏也○宜服炎八附穴○

二十問曰眼有日間痛者何也答曰陽氣獨盛經云晝則生在寅死在申見陰氣夜不痛而日痛也宜洗心散 白术炙一兩 白芍 麻黃 當歸酒浸 荊芥 大黃麵裹煨 甘艸炙各一兩 每服五錢水煎生姜湯薄荷各少許同煎服

二十一問曰眼有翳膜者何也答曰肺金熱也氣盛則熱血盛則寒肺盛則氣注瞳神故生白膜也宜服四順飲 大黃一兩五錢 川芎 梔子炒 赤芍 朴硝各一兩 當歸五錢 只壳五錢 共爲末每服五錢加生地三寸兼氣加香附子如痛加沒藥同煎食後服日進三次再服三黃丸

二十二問曰眼有白砲羅遮睛者何也荅曰睛之損者五臟六腑之源毒攻于外發壅于目生瘡膿血結砲抱羅于睛實也宜服蟬花散　茯苓　防風　石决明煅研　川芎　羌活　當歸　芍藥各壹兩　蒺藜八兩　蟬退一兩　菊花四兩　蛇退一兩以上共為細末每服三錢食後米泔水調下忌茶并諸毒熱物之類再加荆芥防風羌活百合蒸洗曬乾麦冬等味水煎日三次又菊花丸　巴戟一兩　蓯蓉一兩　枸杞

二十三問曰眼有瞳神倒者何也荅曰五臟之損也睛應五色内應五臟乃睛之根睛損是五臟損也宜服菊花丸見上還睛丸

二十四問曰眼青膜遮者何也荅曰乃外膜也瞳者腎水之源精之腑五臟蘊積血氣冲散于目肝木青故青膜遮也宜服

洗肝散　薄荷　當歸　羌活　甘艸　防風　菊花

梔子　川芎共為末每服食後湯調服　再服蟬花散

蟬脫　地骨皮　連黄　丹皮　蒼朮　菊花　龍胆草

甜瓜子共搗為末每服二錢用荊芥煎湯調下臨睡服大治時疾後餘毒上攻甚妙

二十五問曰眼有瞳神黄者何也荅曰此内障也五行應變升降為先血氣衰滯不能轉轍腎水不足故也宜服花椒丸

花椒　蒼朮　白茯苓　黑牽牛　巴戟　川芎　防風
枸杞　羌活為末蜜丸如桐子大用人參湯送次服夜明散

二十六問曰頭暈眼花見赤白散何也答曰血衰也氣血不週百脉不住六陽舉起頭昏眼花宜服芎蒼散　白朮　川芎
荊芥　薄荷　甘草各一兩　蒼朮三兩米泔浸焙　為末食後服　再服活血當歸散　當歸　藁本　川芎　白芷　紅花　羌活
共為末白湯送下每二錢

二十七問曰眼有不癢不痛赤而昏者何也答曰血氣衰經云榮衛不和也宜服和血補氣湯　防風七分　黃芪一錢　甘草五分

白芷亍 蔓荆亍 每服用新汲水煎八分服

二十八問曰眼有赤而熱痛者何也答曰氣盛故也氣盛則肺血不均宜服明目地黄丸 熟地考 防風 沒藥 羌活 菊花 硃砂名米 黄連 決明子 共為細末蜜丸服 又有洗眼方 銅緑 明凡 皮硝 當歸 黄連等分煎洗

二十九問曰眼有珠突出何也答曰五臟不和也目為陰陽之精魂魄之宗因五臟風熱盛積于腑蘊結不散故令熱毒攻注于目使睛痛如刀割珠子突出宜服收睛丸久則難治

三十問曰眼中有時見黑花者何也答曰腎虚也目者腎之精肝

氣津液積于中注于肝冲于目時見花黑待久變生翳膜宜服蟬脫散　菊花琥珀散

三十一問曰小兒眼生白翳者何也答曰肺壅疾盛實熱攻于肝致令瞳神損動黑睛散滿目故爲翳也宜服收睛丸　半夏丸　順肝丸

三十二問曰小兒多生雀目者何也答曰五臟蘊熱風邪侵血經絡不通營衛不和故也宜服熊胆膏　三黄丸　福千散

三十三問曰小兒眼生瘡者何也答曰風邪壅于腠理血氣傳流洗浴之時拭之未乾穢污侵睛逢邪即發發如粟米狀故

瘡也宜服三白散　白蒺藜　白菊花　白芍藥　水煎

服三黃丸　消風散

三十四問曰眼有內障何也荅曰凡眼不痛不癢不腫沉沉翳膜盲盲昏眩時時頭旋眼花視物不明羞明怕日等俱為內障宜服十全大補湯

三十五問曰眼有外障何也荅曰凡眼暴赤痛如針刺忽生翳膜眼珠突出者并血灌瞳神皆外障如是也宜服瀉肝散菊花散洗肝散

三十六問曰目有左右相轉者何也荅曰此乃血氣之邪氣攻沖

五臟不足為風邪所作熱氣相爭左右往来血脉盛衰所致也宜理氣血之劑

三十七問目之兩瞼皮赤爛者何也答曰風濕氣之所使也目者精華之宮營衛之源魂魄所聚陰陽之首經絡之宗風邪攻于腠理濕風相爭停于兩瞼目皮即赤爛也宜洗心散

三十八問曰目睛通黃者何也答曰此酒之毒或渴時飲酒如漿侵入四肢隨于經絡縱其往来上下致使血潮于目以酒之毒流注在眼而黃也宜服三　九

三十九問曰目患每常發者何也答曰此患因隨天地少陽旺復

得甲子陽明旺復得甲子太陽太陰旺復得甲子六十日
三百六日其氣一週令循太陰經受病復得來年甲子六
十日而發當令洗之如太陽受病則洗太陽膀胱是也

四十問曰目中拳毛倒睫者何也答曰乃肺之損也肺乃五臟之
華蓋主于皮毛經云一主肺損故毛落倒睫也宜地黄丸

四十一問雙目細着者何也答曰脾之損也脾主肌肉消瘦則飲
食少進或感風邪于腠理故毒攻于目有此症也宜有風湯

四十二問曰目中胬侵睛者何也答曰脾之實也脾者倉廪之官
肌肉之腑風毒攻冲肌肉因寒邪之氣冲于肝〻受脾之

邪傳于目故有胬肉攀睛之候也宜用三黄丸洗肝湯

四十三問曰兩目非時赤腫者何也荅曰乃風腫也肝之外候也肝虚不足冷熱相繼風邪相冲于目而瞼皮結而數日不開因風發腫故也宜服洗肝湯

四十四問曰眼有上星者何也荅曰此乃陰陽不和也陰陽之精魂魄之宗睥之外候也陰陽不和藴積熱疾歛于五臟之中攻冲于目故尔上星宜服三黄丸固精丸其星自落矣

四十五問曰目常見黑花昏旋者何也荅曰肝之虚也是乃肝之外候五臟之精華血氣不足故肝經虚不能榮于神而目

常見黑花昏明不定也宜服羊肝丸

四十六問曰目中黑珠上長出如豆者大形似蟹睛者何也答曰
腎經虛肝經旺水不能生木宜服洗肝散以去其熱
川芎 羌活 胆草 柴胡 牛蒡子 草决明 桔梗
赤芍 黄芩 連翹 山梔各一兩為末每服三錢煎服之
多不能漫初是乃老疾耳

四十七問曰目濇者何也勞動肺臟或啼號悲泣淚出太過液道
不閉使淚道乾枯臟腑勞熱傳于肝攻冲于目睛不牢而
目濇也宜服三黄丸

四十八問曰湯毒病後雙目漸昏何也答曰下元虛也五臟虛損脾胃不和肌肉未解勞動氣血使肝經虛以致双目漸昏宜柴胡湯　柴胡　黄連　半夏　厚朴煎服

四十九問曰生病後目常昏者何也答曰或服熱藥或炙火煎炒之氣味未去使風邪冲擊病後肝氣虛漸感風寒致于大升旺氣攻目故常昏也宜服菊散　白蒺藜　羌活　木賊　蟬脱各两　菊花　右為末每服米茶送下

五十問曰人有入水目昏者何也答曰冷氣至肝因水入兩足湧泉穴乃腎經也落于膀胱受邪故目昏也宜服猪苓散

五十二問曰孕婦目昏者何也荅曰此乃血氣耗散也孕娠少血養胎又血少不能養肝〻氣不足故昏也宜服椒紅散

五十二問孕婦産後目昏者何也荅曰五臟血氣皆虚婦人妊娠時當下血一斗三升肌肉寛緩骨散解真氣不節五臟不牢臟腑未安盖目爲五臟之根〻之苗裏故目昏宜服活血丸　當歸身尾两　生地两　淮川芎两　白芷两　羌活两　乳香三錢　没藥三錢　爲末蜜丸每服三十丸兼飲童便以白湯送

五十三問曰小兒痘後眼中有白星高起者何也荅曰胎熱也皆因胎毒未散之故有因初生沐浴湯冷穢濁入眼拭之未

淨故沖于肺經過痘揔發之也故眼有白星名曰白丁古来永不能好醫家亦不治

五十四問曰小兒痘瘡發于目者何也荅曰腹中飲其血氣以養胞胎穢濁行房過多侵沖兒臍毒在兒肚發痘餘毒歸于目故發痘瘡也宜用犀角清凉解毒湯　防風　荊芥　甘草　牛蒡子　犀角（不炙）煎湯服三四劑愈

五十五問曰小兒目生醫脹何也荅曰乃五臟腑之精華肝之外應小兒純陽感于風熱內有熱痰散于肺經沖昏于目交變成翳障也宜服蟬花散　蟬脫（去翅頭）　菊花（去）　白蒺藜（刺炒）

共為末每服二錢清茶調下

五十六問曰男婦有目昏如雀目者何也荅曰肝受積熱風邪使血凝滯不散陰陽不和以致此也宜服後明散　蒼朮刃米泔浸　谷精草刃地骨皮　草決明炒　黄芪　荆芥各五錢共為末每服二錢或為丸亦可

五十七問曰人有青盲眼者何也荅曰臟腑虛弱慾事過多内冷至極傷于肝胆血氣不通腎水不足故此青盲若見火光日光還可救治倘不見三光人影手指者永不能痊

五十八問眼有腫痛紅赤者何也荅曰或飛絲撞于眼中肺經受

邪腫痛宜用燈草攪擦眼皮掃磨数次再用好金墨磨水洗或青魚胆點或服三黄湯皆可

五十九問曰目内有流膿出血者何也答曰目者五臟之精華津液之道路也風邪尅于五臟熱淚相攻滯氣停于眼眥結成膿血腎經虛弱故有此患宜服救睛丸　生地　蒺藜　防風　羌活　石榴皮　枸杞子各等分　共為末煉蜜為丸每服三錢白湯送下

六十問曰目眇視者何也答曰臟腑之宗源受邪尅作攻冲于目血氣凝滯故也用防風　南星各等分姜製　甘草　黄芩各等分　加生姜三片水煎服

六十一問曰或針或割或去翳障疼痛不止何也荅曰目乃經絡之苗五臟之精經絡之道路動而血出不止損傷不定故疼痛不止也宜三白散 白芷 桑白皮 白朮 木通 陳皮 共為末每服二錢空心姜湯送下

六十二問曰目中打損被物所傷何治荅曰利血流聚上攻于目不能開瞳而痛又有淚下血氣所攻可用散血散 蟬退 川甲 各炒燒為末每服二錢猪肝煎湯下

六十三問曰目中常流冷淚者何也荅曰肝虛則木枯故冷淚不止宜服胡椒丸 胡椒一味不拘多少為末黃臘為丸如菉

荳大每服五十丸清茶送下

六十四問曰目有血氣貫瞳神者何也答曰因心火太旺忽怒氣傷肝鬱結不散故攻于目不知不覺而生也宜戒暴怒服

半夏　菊花　防風　細辛　川烏各五錢　為細末每服錢白湯送下

六十五問曰眼能近視不能遠觀何也答曰先天胎弱血不足而氣有餘血少氣多宜服地冬丸　生地　天門冬　枳殼

菊花各兩　為末蜜每服百丸半飽下

六十六問曰眼能遠觀不能近視何也答曰五臟〔氣不足而血有〕積有風毒餘氣少血旺宜服遠志丸　白茯苓　人參各兩　遠志　菖蒲各兩

為末煉蜜為丸硃砂為衣每服三十九米湯送下日三服

六十七問曰目之烏珠突出高起者何也答曰五臟積有風毒胆經虛肝火旺故有此患也宜服洗肝散　薄荷　歸身　羌活　防風　山梔　川烏　大黄　甘草　砂糖一塊　酸梅草不拘多少煎湯調服此病難好終身而已若然初起還有一二分可救

六十八問曰橫關內瘴何也答曰橫關內瘴甚蹊蹺上橫臉脊下微微厚處厚兮薄不疼不痛是根基此症最是難醫若逢妙手金針或可撥雲去霧然日近猶可遠則不治

六十九問曰黄膜上冲黄膜下生冲下兩輪猶如紙膜覆瞳神疼痛難忍何治答曰肝胃多停熱氣傳蒸慎口靜心服藥勤若能依此來調治萬里無雲日月明宜服犀角散　犀角　黄芩　羌活各　桑白　附子木　麦冬木　為末每服桑白湯下再服六神散　大黄　黄芩　防風　赤芍　川芎水煎服

七十問曰痘後不能出淚者何也答曰肺受風邪也如初患而迎風出淚服六神散倘痘後患此久者春夏覺好遇秋冬流淚不止如是到老永不能痊揔使服藥難以除根

七十一問曰眼有碧瞳何也答曰乃血之故也心生血肝藏受血

血冲于眼目以致如此宜用　靈芝丹　川芎　没藥　乳香各等
以上共爲末滴水爲丸每服七八十丸酒送下如遅血上難醫
書云不治

七十二問曰眼之下瞼皮癱下者何也答曰色慾太過瞼皮癱下
也速宜補腎爲主久則難治

眼有八般熱症心訣

脾熱眼皮高起　心熱兩眥赤膜　肝熱頻頻淚洒　胃熱兩
胞浮腫　膀胱熱生瘡　肺熱睛無光潤　膽熱浮生粟米
腎熱瞳神無光

眼有八般冷症心訣

腎冷視物昏昏　胃冷目似猫睛　肺冷白膜起障　胆冷瞳神大小　肝冷洒頻頻　脾冷不見人物　心冷昏昏怕日　膀胱冷眼睛黄

眼有八不治論

螺絲小蜂一不治　痘丁白丁二不治　蠏睛之眼三不治

錫光之眼四不瞳治　瞳神散大五不治　青風胆眼六不治

白風瞳眼七不治　緑風瞳眼八不治

八卦配五輪歌訣

眥頭小竅與心輪　週廻赤色應肝經　眼中白仁輪肺氣
烏珠一点腎水輪　上脾下胃兩胞是　三焦小眥實通睛
視物稀々渾似霧　時々將手拭瞳神　要知冷淚頻々下
此係肝經胆氣侵

五臟揔論

風輪應肝屬木　血輪應心屬火　氣輪應肺屬金　水輪應
腎屬水　肉輪應脾屬土

五臟歌訣

肝經　五臟皆歸目青黄各有冝色青肝洒淚肝熱爛双眸臉赤

風粟是肝病記中求

心經　熱心紅如血縈絲亂攻蓋明兼怕日浮腫是心中

肺經　肺病因何事双眸似霧籠膜如紗罩樣凉藥有成功

腎經　腎病皆昏黑虛浮不見人多因酒色過補腎效如神

脾經　脾是中央土皆因積熱生兩胞浮又腫瀉火得安神

五輪所屬之圖眼形

小眥赤則心虛

大眥赤則心熱

瞳神大而有窟者不醫

白肺之精　氣輪　金

黑肝之精　風輪　木

瞳腎之精　水輪　水

兩眥心之精　血輪　火

兩瞼脾之精　肉輪　土

五輪所屬主病圖

氣輪 風輪 水輪 血輪 肉輪

病因侵胃寒熱憂思法宜洗肺補脾

病因肝經熱毒喜怒生嗔宜洗肝補腎

病因酒色過度虛損所致宜補經

病因心經火熱驚恐宜洗心補肝

病因酒熱食毒風濕所生宜理肺補心

五輪用藥法

肺氣輪用　香附炒一兩　蜜蒙花一兩　甘草三錢　石決明銖　為末食後茶湯送

肝風輪用　當歸酒淨　天麻炒　桑白皮、　牛蒡子焙　為末每服三錢水兩鍾煎

腎水輪用　甘草炙　當歸酒淨各三錢　草決明煅三個　為末每服一錢空心麥冬湯送下

心血輪用　地黃三錢　赤芍銖　蟬脫錢　甘草炙錢　牛蒡子焙銖　為末每服水食後清茶送下

脾肉輪用　羌活　黃蘗　地黃　當歸各兩　椒子　菊花　千里光各銖　為末食後煑羊肝鹽湯調下同飲

論風熱毒氣眼訣

白睛　生黃障為風眼　生白障為氣眼　生紫障為時氣眼

生赤障為熱眼

黑睛　生黄肉為風毒眼　生赤肉為心經熱毒之眼生紫障為時毒之眼　生血障為熱眼

大眥　生紅筋為熱眼　上弦有障下生者為垂簾障

論腫眼訣

眼腫寒痛者為風眼腫如熱淚出者為血腫痒而赤者為氣腫是也

五輪八廓之圖形

廓		
天廓	傳道	大腸
地廓	水谷	脾胃
水廓	會陰	腎
火廓	抱陽	命 内絶陰陽為命門
風廓	養化	肝
雷廓	關泉	小腸
山廓	清净	膽
澤廓	津液	膀胱

八廓所屬圖

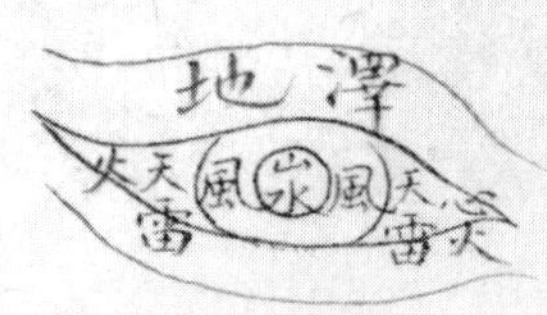

乾為天廓　傳道　屬大腸

坎為水廓　会陰　屬腎

艮為山廓　津液　屬膀胱

震為雷廓　養化　屬肝

巽為風廓　清淨　屬胆

坤為地廓　關泉　屬小腸

離為火廓　抱陽　屬肺

兌為澤廓　水谷　屬胃

五輪八廓主病訣

肺　抱陽廓主病在臉頭赤腫睛受凝血

胃　水谷廓主病在額角常痛目瘀受淚黑花

肝　養化廓主病赤筋胬倒睫拳毛

小腸廓關泉主病瘀肉侵睛

胆　清淨廓主病在兩眥痛痒淚出

腎　會陰廓主病眼目昏暗淚出

膀胱津液廓主病有血絲侵睛胬肉生于臉

大腸傳道廓主病目昏淚出多

八廓受熱病因

肝熱胬侵睛　宜理肝凉胆

胆熱生翳膜　宜凉腎退胆熱

心熱赤筋不散　宜凉心

肺熱胞瞼生瘡　宜凉肺退風熱

脾熱睛疼　宜凉胃

腎熱睛痒痛　宜凉心肺

膀胱熱生倒睫拳毛　宜理胃膈

大腸熱瞼生瘡　宜調和肺氣

八廓用藥訣

天廓清晨散　雀腦川芎薄荷香附川椒爲末茶湯送下

地廓洗輪散　白朮羌活牛旁子甘草當歸梔子爲末蜜調下

水廓磨鏡散　連翹谷精子石膏蟬退玄精石爲末蜜調下

火廓玄精石散　菊花夜明砂蟬退黄芩蜜蒙花茯苓爲末鹽湯送

風廓楮實子散　黄芩白朮木賊楮實子爲末蜜丸鹽湯送下

山廓地黄丸　川芎地黄歸身白蒺藜防風爲末蜜丸清茶送

雷廓神鏡散　當歸甘草蟬退黄連爲末蜜水調下

澤廓猪肝散　木通萊菔黄芩羌活爲末猪肝切開入藥以線札定米泔水煮熟食後湯送

八廓受冷病吕因

肝冷冷淚羞明　宜補腎和肝

胆冷昏昏瞼澁　宜用補藥

心冷冷不順氣　宜溫胃

肺冷因受風寒　宜散風補心

脾冷睛痛　宜溫脾生血

腎冷生黑花　宜補血補腎

膀胱冷拳毛倒睫　宜補三焦

大腸冷生眼昏　宜用熱藥

五臟用補瀉藥味

瀉心用大青黄連龍胆草生地玄參麦冬雄黄大黄〻連翹朴硝

補心用烏梅當歸酸枣仁枸杞子栢子仁石菖蒲五味子遠志

瀉肝用菊花大黄犀角羚羊角龍胆草石决明蟬退防風荊芥蔓荊子梔子槐花薄荷石膏柴胡牛旁子赤芍藥升麻玄參

補肝用當歸黄芪白术鹿角肉蓯蓉苡薏仁五味子五茄皮熟地

瀉脾用山梔石膏

補脾用陳皮黄蘗青皮川芎香附子姜桂訶子神麯

瀉肺用葶藶黄柏欝金防風桑白皮地骨皮牛旁子白芍藥玄參

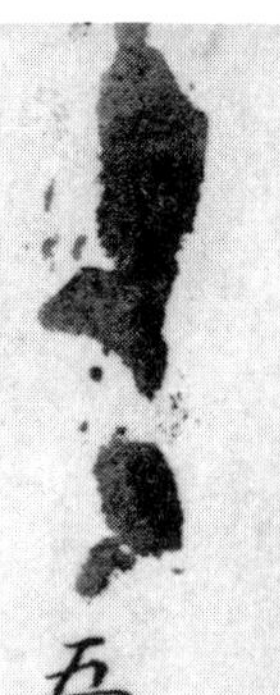

白丑

補肺用茯苓人參麦冬鐘乳石粉嘗石天冬石决白术苡米仁款冬花

補腎用杜仲枸杞巴戟鹿茸破故紙兎絲子熟地竹葉槐花青魚胆五味子

五臟所属五行輪廓貫通

肝經属甲乙木在眼為風輪貫清净廓胆經

心經属丙丁火在眼為血輪貫抱陽廓命門

肺經属庚辛金在眼為氣輪貫傳道廓大腸

腎經屬壬癸水在眼為水輪貫津液廓膀胱

胃經屬戊己土在眼為肉輪貫水谷廓胃經

五輪病症用方主治訣

血輪屬心主大小眥病宜服人參當歸飲通轉臟腑之氣血

人參當歸飲

人參　當歸　麦冬　生地　白芍　草菓每味共為細末每服禾水煎七分一日服三次服過五日後通轉自明

風輪屬肝屬眼中黑珠病睛疼色青淚出夜退晝增畏熱怕光視時青夜拂拂常似飛蠅眼前宜用清肝散等方

清肝散

柴胡　當歸　芎川　人參　地黄　白芍藥　黄芩　黄柏

知母水煎服

羊肝丸

人參　茯苓　白术熟地　為末用生羊肝一具先入砂盆内

以木搥搗爛次入藥末杵和為丸每服三十九一日三服塩湯送下

驅風散

川烏去皮尖煨　川芎　羌活　防風　荆芥　白芍　白芷　石膏煅

為末每服米茶調下每日三服隔三日仍一二三服三三九

丸次自然通轉臟腑之氣而病自愈

肉輪屬脾主眼上下胞病故胞腫白色而帶黄色常見飛絲繚亂如毛髪宜先服還光散次服四君子湯

還光散

大黄刄人參錢甘艸錢只殼各等為末每服錢加厚朴硝各灯心廿莖蜜糖湯送下每服三服隔三日不還光再服四君子湯

四君子湯

人參錢白茯苓錢白朮錢甘草三錢共為咀片作一劑加姜五片棗一枚水煎服

氣輪屬肺主眼白珠病淚出或痒或痛肺金實者多生白翳遮睛名曰氣障肺虛生膜薄者為膜厚者為翳皆名為障肺熱睛腫赤高突起或生努肉攀睛治宜清肺散

清肺散　當歸　白朮　白茯苓　白芍　防風　川芎　甘草各錢　地骨皮錢　麦門冬錢　人參錢　生地錢　為末每服錢　水煎服日三次

水輪屬腎主眼瞳神青綠冷淚頻出目前常見黑花簇霧氣紛紛視一如十宜服還睛丸次服化痰丸

還睛丸　川芎　桔梗　白朮紙包煨　甘草炙　木賊　羌活　防風

青葙子炒　密蒙花去梗葉　天麻　生地酒洗　熟地姜汁製　車前　蟬退

兎絲子　當歸　甘菊　白蒺藜去刺　以上各一兩爲末審丸如彈子大每服一丸白湯化下日進三次久處昏暗以熟地當歸爲君羌活防風菊花甘草爲佐

辯瞳神分形翳膜風毒等症

瞳神左邊散爲心虛右邊散爲胆損上下左右皆散者不治赤翳侵睛者爲熱瘴白翳侵睛者爲冷瘴上下有翳者爲閃門瘴瞳神有翳者爲胆風瘴毒氣瘴不醫若疼痛不止淚出不收此乃五心積熱毒冲眼也宜服敗毒散　川芎禾　白芷示　蜜蒙花禾　甘草木　當歸朱　菊花　連翹　獨活　羌活　升麻　黄芩

各ㄋ右分作兩帖水煎加葱白十根冷服

大復光明散治一切瞳腫昏朦疼痛隱澁浮翳白膜胬肉攀睛諸般眼症總要秘方活訣主方又附加減法

當歸木酒淨凡赤脉多而疼痛者為血盛用尾如逢午淡紅赤脉雖多而下疼者為血虛則用頭　黃栢木午去粗皮將一半酒炒一半鹽水炒　蜜蒙花木午去根葉如蜜蒙花則加倍　黃連木午以上四味為君

石膏木火煅過　防風木去芦　羚羊角木刮末用　菊花木去梗葉家菊花更好野者少用　白茯苓木去皮不痛者多用痛者少用以上五味為臣

柴胡木午　連翹木去根稜　石决明七分煅煅用　枳殼九分去稜麩炒去火毒用　蟬退七分溫水淨去頭足酒洗炒　黃芩心虛者炒瀉火用之實者補之也除煩以上六味為佐

生地七分酒淨　荊芥七分　車前子七分炒　青箱子外要淨炒　蒼朮五分米泔浸炒　羌活外　蔓荆子外炒過以手擦去皮膜用　木賊外去節童便浸一宿炒乾　甘草

三分

以上九味為使

有翳者加白蒺藜炒一錢半 夏枯草分根去 有翳而疼者加谷精草半 乳香一錢 沒藥一錢 赤而常痛者為實主方內去石決青箱子蒼术 蔓荊子加梔子赤芍酒洗炒 赤而不痛者為虛主方內去羌活 羚羊角加白术陳皮各分人參三錢 老而昏者為虛主方內去柴胡連翹車前子加川芎楮實子各八分去白炒 夜明砂半錢 大眥赤者為實主方內去木賊蟬脫加澤瀉紅花槐角梔子各分微炒 小眥者為虛主方內去羌活黃芩柴胡加黃芪天冬一錢 硃砂一錢以鎮心 怕日羞明者為腎虛主方內去青箱子石決明連翹多加密蒙

花羌活木賊　赤筋侵睛名曰胬肉攀睛為心實主方內去蔓荊子蒼朮蟬脫加牛蒡子白朮黃芩

浮翳白膜者為肺熱主方內去黃連茯苓柴胡只殼加麻黃去節朴硝恪　橫關外障如虹之橫者為精實主方內去石膏防風車前蔓荊子加玄參葶藶子各四分　混睛外障昏朦不明者為腎虛主方內去蟬脫蒼朮木賊連翹加杏仁石斛龍胆草各分

再加春夏秋冬之味按時而用治無不効

春主方內加香蘇散　香附末各术陳皮术去白蘇葉八分甘草下

夏主方內加五苓散　白朮　宅小八分豬苓五分肉桂五分去粗皮

秋主方内加金沸草散　旋覆花　甘草　麻黄去節　柴胡去芦　荆

芥穗　半夏姜汁製　赤芍各等分

冬主方内亦加香蘇散

小兒痘疹眼主方内加升麻三分　不退燕　木　以上藥咀片量輕

重加減作一二劑水一鍾半煎一鍾不拘時服

撥雲散治諸般眼疷

防風　荆芥穗　白茯苓　甘草　羌活　赤芍藥　獨活各等分

當歸　天花粉　黄芩各等分　桔梗　連翹　山梔　柴胡　薄荷

川芎　大黄五分[illegible]　蟬脫　白芷各[illegible]　石膏　生地　瞿麦各八分

淚出不止加木賊夏枯草各又有翳膜加白蒺藜木龍胆草分胆熱加黃芩玄參心熱加地黃口鼻加地黃　胃熱胞腫加防風白芷黃柏　肺熱睛赤加桑白皮　胆熱視物不明加蘆薈春夏秋冬四季兩加已載于上俱咀片一劑煎服用水煎

三山膏治火時

川芎　石膏　黃連各禾為末水調貼太陽穴四五次自愈

洗眼方　銅綠　明礬　防風　荆芥　黃連加人乳鍾半蒸洗

又方　黃連不拘多少人乳拌飯上蒸熟洗數次愈

三黃丸治三焦積熱

上焦有熱攻冲眼目赤腫頭項疼痛口舌生瘡
中焦有熱心膈煩燥不思飲食
下焦有熱小便赤色大便閉結
五臟俱熱即生癰疽癤毒痔瘡痔漏糞門腫痛或下鮮血皆可
用之又按

四季用藥輕重合宜法

春 黄連四两 黄芩四两 大黄一两　夏 大黄一两 黄連一两 黄芩七两

秋 黄芩七两 大黄二两 黄連三两　冬 大黄五两 黄芩三两 黄連三两

右研為細末煉蜜為丸每服七八十丸滾湯送下小兒亦服此

猪苓湯治眼見黑花飛者此乃腎實之故也宜服

猪苓　茯苓　阿膠　澤瀉各两　每服三錢水煎服

連翹散治白膜侵睛此為肺金剋肝木風邪熱在肺肺金旺剋了木子母相刑故白膜侵睛也

連翹　梔子　黄連　薄荷　黄芩　甘艸　桑白皮入蜜同煎

空心服再吃蜜蒙散

蜜蒙花散　治白翳膜之要方

菊花　杞子　石决明　羌活　蒺藜　木賊　密蒙花

各一两為末食後調服

菊睛花治睫毛倒拳此五臟損也

巴戟一兩 杞子三兩 肉蓯蓉二兩酒淨 菊花四兩 為末蜜丸每三十五丸
或五十丸塩湯送下次服還睛丸

還睛丸 川芎 蒺藜 甘草 白朮 天麻 木賊去節浸炒 童車前
歸尾 生地 熟地 蟬脫 兎絲子 菊花各等分 共為末煉蜜
為丸如彈子大每服一丸空心白湯送下

洗肝方治青膜遮睛此為外瘴也 薄荷 當歸 羌活 甘草 大黃煨 梔子
防風 川芎各等分 共為末每服二錢半飽時白湯送下 再服蟬脫散

蟬脫散 地骨皮一錢 蟬脫二錢去頭足 黃連二錢 白朮二錢 蒼朮一兩 菊花一兩 丹
皮一錢 甜瓜子半升 龍胆草一錢 以上共為末每服一錢 荆芥甜瓜子

煎湯調臨睡服

椒紅散治瞳神實倒者此為內瘴也

川椒　蒼术　白术　川烏　茯苓　黑丑　防風　羌活

枸杞子一两各　共為末蜜丸人參湯下每服五十丸一日三進

又治視物不真此乃是脾虛之症或丸或散俱可

蒼术五两　藁本一两　木賊一两　細辛一两　羌活一两　川芎一两　甘草三錢　上為末

白湯送下　如傷風鼻塞者葱湯送下

火時眼方

石膏三錢　梔子錢半　黃芩一錢　知母錢半　黃連八分　柏皮一錢　菊花三錢　甘草四錢

龍胆草八分 加灯心廿莖 水二鍾煎八分 食後溫服

點眼方并製法開左 如有瘴翳者用此方

石蠏一錢醋煅三次 石决明一錢 硼砂五分炒如粉 白者 炉甘石一錢 童便煅三次 飛丹五分水飛

螵硝六分水煑煅灰用 没藥油七分去 蕤仁二分取肉去衣去油研 硃砂五分 乳香油一錢去 血竭

牛射香一錢 琥珀五分 珊瑚一錢 瑪瑙一錢 雄黄一錢 枯凡 烎真珠五分 熊胆

一錢上研極細末煉蜜為膏臧貯磁瓶勿使出氣臨時点用

女貞膏 點暴赤腫痛瘴翳一切眼症

黄連 黄芪 黄柏 黄芩 連翹 薄荷 山梔各一兩 冬青葉

一藍 菊花梗一兩去 千里光一兩 蜜蒙花一兩 流水煎濃汁擠出將渣再煎

添蜜一鍾成膏配　炉甘石三黄汁浸淨用火煅淨末五分　硃砂

熊胆　血竭各錢　乳香　沒藥各二分　珠子一　琥珀　牛黄　冰片

射香各六分　硼砂三分　石蟹錢煅　白丁香一分　胡黄連錢炒　共研細末入前膏

内封固勿令出氣候用

八寶撥雲散　點眼治一切風熱腫脹及痛　即翳赤紅眼亦並治　昏暗不明生花瘴

爐干石一兩要無紅筋而潔白者童便煅　真珠一兩　胆凡一兩　大片腦半分　石蟹錢　石燕

醋煅五錢　硼砂一兩　琥珀二分　瑪瑙二分　辰砂錢　黄連錢　乳香錢　血竭五分

右為細末入磁器内先將冷水洗眼然後点藥良久自愈

點時熱眼方

玄明粉五分 牙硝一分 雄黃一錢 冰片一錢 射香一錢 共為細末點上即愈

點眼方 治障翳赤熱諸症

冰片二錢 真珠三錢 石蟹三錢煅 石燕三錢煅 熊胆二錢 琥珀二錢 射香五分 沒藥一分

夜明砂五分 金銀箔各二帖 乳香一分 黃連二錢 珠砂一分 硼砂一分 硇砂二錢煅

碗砂一分 青烟一分 石決明一分煅 黃丹五錢 炉甘石五錢煅 有翳肉加丁

香一分 為細末点之

踈風活血去瘴翳止痛煎方

枳殼 川芎 白芷 羌活 赤芍 甘菊 木賊 陳皮

草決明 蒺藜 荊芥 蟬脫 蔓荊子 柴胡 青箱子

紅花加灯心廿莖水煎服

羊肝丸

生羊肝一具 生地 當歸 川芎 白芍 黃連 蔓荊子 甘菊 枸杞子 黃柏 羌活 防風 荊芥 白芷 知母 蟬退 龍胆艸 草决明 兎絲子 木賊 甘草俱咀片為末將羊肝一具同生地衆藥一齊搗勻為丸每服六七十丸早晚白湯送下

治眼目昏花煎方

當歸个卜 玄參个卜 黃連个卜 知母卜 黃芩个卜 荊芥卜 赤芍个卜 防風个卜

桔梗七分水二鍾煎七分食後服

火眼煎方　黄連　黄柏　黄芩　大黄　梔子　連翹　防風

薄荷　柴胡　石羔　滑石　甘草菊花　木賊　蔓荆子

蜜蒙花　姜三片灯心廿莖竹葉七片水煎服

點眼方　用牛胆三個將胆水取出用射香三分芒硝和匀以筆筒入胆内將棍一梗懸在見風之處用大碗接着滴下之水點眼次候胆乾三兩日之後極其乾燥研爲細末點諸眼中無不効

吹落膜翳眼方

銅緑三分胆凡三分射香一分共爲末在右眼吹左鼻在左眼吹右鼻

如兩眼俱有一齊吹一日二次每用藥止好一厘不可多用

又煎方　防風木　荊芥木　羌活　白芷　黃芩　連翹　知母

白芍　梔子　生地　歸尾　丹皮　半夏姜汁製各木　茯苓木下

白菊示去葉　陳皮七下　川芎牛　紅花夕　黃連酒炒五下　蔓荊子炒下　谷精草夕

右咀片加生姜三片葱兩莖新汲水煎服

血灌瞳神散火方　家菊花　羌活　防風　木賊　柴胡　草

決明　白蒺藜　黃芩　黃柏　梔子　歸身尾　川芎　白

芷　熟地　白芍　細辛　甘草　加灯心廿莖水煎溫服隔日

再服

治久患雙目不明遠年近日内外瘴風熱昏暗拳毛倒睫一切眼疾俱効方

羌活治腦熱頭風　蜜蒙花治羞明怕日　石羔退熱　黃芩退熱　木賊退瘴翳　細辛能起倒毛　胡麻子起拳毛　川芎治頭風痛　蒼术開欝行氣　菊花明目去風　荆芥治目中瘡　藁本治偏正頭風　甘草和諸藥降火　白芷清利頭風

右十四味各一兩為末每服於食後臨睡用蜜湯一盞調下或細茶亦可日進三服至半月漸明一月後大驗再加當歸枸杞梔子連翹柴胡薄荷防風天麻吉梗各一兩為末蜜丸服

爛眩赤眼方

爐甘石無紅觔者不拘幾兩　先用童便或黃連汁浸二日焙

乾或以黃連當歸芍藥生地薄荷荊芥防風蔓荊甘草煎湯須濃仍將炉甘石再浸三日焙乾研細末加氷片三分和勻收貯瓶内固好勿令走氣臨用取點此乃眼科之聖藥也

治翳障羌活湯大人全用 小兒减半

麻黃根三錢 羌活一錢 防風八分 藁本六分 薄荷六分 當歸頭一錢 細辛六分 川芎五分 木賊八分 檳榔八分 荊芥穗八分 生地八分 花椒子去 黃連五分 黃柏一錢 知母一錢 水煎服忌食燒酒麸麵魚醒生冷椒料猪肉一切煎炒辛辣動火之味糟物油膩俱皆慎忌

徐寅生先生青囊眼科卷終　共三十五頁　月橋公抄

青囊遺集眼科闡奥

撰人不詳

提要

《青囊遺集眼科闡奥》，撰人未詳，稿本。南京中醫藥大學圖書館藏，開本高二十四厘米，闊十二厘米。每半葉十行，行二十二字，書中著有音釋和頁碼，後記有「共記七十六版」字樣，未見其他館藏。

全書未著目録，不分卷次。正文首載「五臟生成篇」「眼科七十二症用藥」「論五臟克應」「五臟瀉火藥性」「五臟虚實用藥法」「五臟受熱訣」「五臟虚實致病訣」七部分，從五臟角度論述眼科病因、病機以及治法。後以「七十問目病根源論」「五輪應五行」「太玄真人復論八廓」問答的形式詳述病因及用藥治法，其中「七十問目病根源論」與《明目至寶》卷一「明堂問答七十二證之因」問答内容相似，用藥治法不盡相同，《明目至寶》爲明楊希洛、夏惟勤合編，具體何爲源頭，不詳。再用「分七十二樣眼症」介紹治法、用藥。最後附「諸方彙集丸散湯丹膏」，把書中的方劑名以組方藥味以及用法的形式詳細羅列。書後附有眼科治法用藥歌訣。（周衛撰）

目録

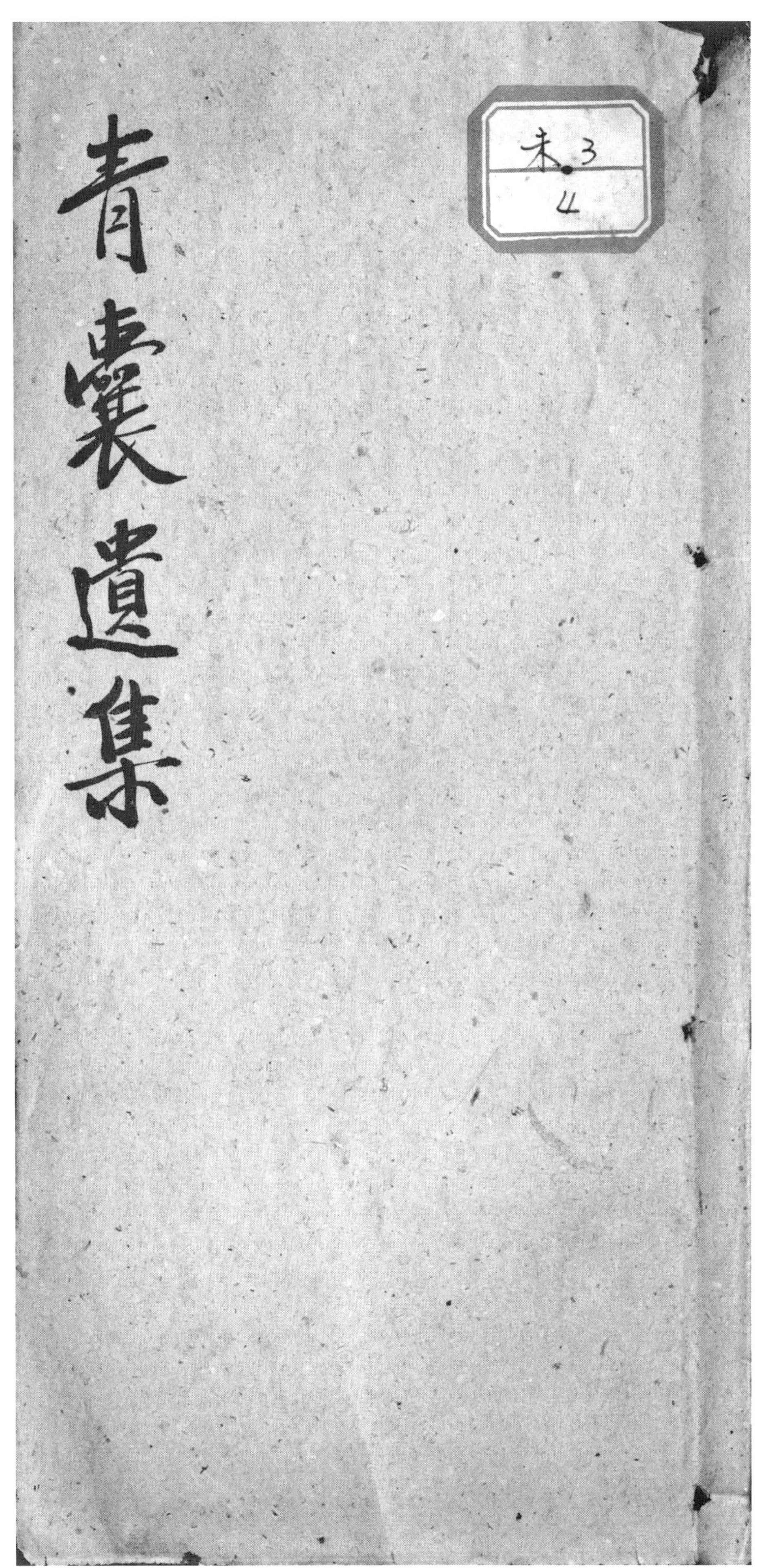
青囊遺集
朱 3
4

世壽堂

青囊遺集眼科闡奥

五臟生成篇經曰諸脉皆屬於目：得血而能視然五臟六腑精氣皆上注於目骨之精為瞳子筋之精為黑睛血之精為目窠之揔絡氣之精為白眼肌肉之精為約束裡擷筋骨血氣之精與脉并而為系上屬於腦後出項中故邪中於項因逢其身之虛而深入即隨眼系入於腦則腦轉腦轉則引目系急目系急則目眩以轉矣邪中其精而精之所中不相比則精散：則視岐視其則見兩物蓋目者榮衛魂魄之所常營神氣之所主也故神勞則魂魄散志意亂是故瞳子黑睛發於陰白眼赤脉發於陽陰陽合而為精神明矣故精神亂而不轉卒然見[illegible]常之

處精神魂魄散不相得故曰惑也苟或心事煩勞飲食失節勞役過度致脾虛弱心火太盛則百脈沸騰血脈逆行邪害空竅所謂天明則日月不明者是也且臟腑之精氣皆禀受於脾土貫於目脾者諸陰之道也目者血脈之宗也故脾虛則五臟之精氣皆失所司不能歸明於目矣心者君火也主人之神宜靜而安相火代行其令苟或中傷則勞乃妄行而目病生焉使不調脾胃及養血安神乃治標不治本也蓋目為肝屬木藉血以為榮精以為輔若非靜心保養精血何由而生故有紅障白翳者有迎風多淚有畏日羞明者皆因血衰過傷淫色重衣火炕熱蓄所致治法

暴赤者清心洗肝血虛者滋陰养血怒火者鎮伏肝邪翳膜者养肝去翳多泪者瀉肝去热羞明者補陰血以涼心又有久病氣虛或陰食勞役而昏花者當補助元氣恣情縱欲傷損精血而昏暗者或滋益腎陰使精血充溢自然明矣瞳子散大視物不明以小為大以長為短卒然見非常之變及行步踏空者乃血虛精衰也患此症宜靜心息慮戒酒遠色韭蒜葱薤并煎煿热物與夫損胃藥餌皆當禁忌若用苦寒藥必須酒炒又有雀目症遇夜不見

六難治

脉法　左寸脉洪數心火炎也関弦而洪肝火盛也

韭音九葷菜名

侮音武侵也輕也

眵音痴

泪與淚同

右寸關俱弦洪肝木挾相火之勢而來侮所不勝之金制己所勝之土也

治法丹溪云目病屬風熱血少神勞腎虛河間云在腑為表當除風散熱在臟為裡當養血安神如暴失明昏澁翳膜眵泪泪泪皆風熱也諸凡眼症此肝氣盛而發在標也宜表散以去之如昏弱不能視物內障見黑花瞳子散大皆裡也血少神勞腎虛也宜養血補水安神以調之

一瞳子散大皆辛熱之所為也辛主散熱乘之當除風熱涼血益血以收耗散之氣芩連苦寒除邪氣之盛為君歸

身生地黄、養血凉血為臣五味子酸寒体浮收瞳子散大地
骨皮天门冬瀉热補虚或用滋陰地黄、丸最妙
一久病昏暗以熟地歸根為君羌活防風菊花之類佐之不可服寒凉
一暴發赤腫以黄、芩防風為君以瀉火黄、連当归為臣以养
血羌活柴胡升麻白芷甘草為使白睛紅加白豆蔻少許
一肥人眼痛多因热風上壅宜防風羌活荆芥黄、芩以瀉湿热
瘦人多因血少兼热須用養血藥少加風藥当归生地黄、芩
川芎防風荆芥穗甘菊之類
一肝經不足而受風热攻目視物不明見黑花当風淚隱澀
難開或生瞖膜時行暴赤明目流氣散主之風毒上攻暴

赤膧痛隐澁眵泪以洗肝散風气攻注两目昏暗眵泪羞明以密蒙花散倒睫拳毛以防風飲子主之肝經蓄熱上攻目赤腫羞明多泪以蝉脱散

一勞役飲食不節致心火不休而生内障以蔓荆子湯或升麻湯主之眼赤腫白睛红多眵忌泪痛澁難開以助陽和血湯眼赤暴發翳痛以龍胆四物湯眼久昏痛或視物不明畏日以凉血明目湯生白翳以当归龍胆湯肝实热頭疼目脹眼赤心煩以柴胡湯

一痞眼流膿生障濕熱為痛以龍胆飲子主之赤痛羞明目怯風寒眼睫成紉眵糊澁眉攢腫鼻塞涕唾大便硬以

明目细辛湯，内障以復明散，肝热赤痛視物昏以羊肝丸。

一精气不足眼昏花者以益陰腎气丸，此壮水之主以制陽光也。目眶赤爛流泪或痒，晝畏日夜畏火以羊胆點法。瞳子散大視物不真，此精衰血虚也，以滋陰地黄丸。肝虚積热上攻，翳膜遮精，羞澁多泪以明目地黄丸。多泪多昏以益肝丸。

一肝臟虚弱水不上升，目昏暗漸成内障以杞苓丸主之。腎虚目昏或見黑花以甘菊花丸。黑白翳膜，呵欠，善悲，健忘，多泪噴嚏以撥雲湯。者翳膜昏花以猪胆膏常点。目少精光視物無力，睛痛昏花羞明，目中如穴，以神效黄芪湯。

嚏 音帶 鼻塞為之噴嚏

一雀目夜昏以夢肝散主之或用猪干一具白水煑点露
一宿食之再露一宿次日食之小兒疳眼翳膜羞明点以夢
肝散主之

眼科七十二症用藥

人眸有患當覩陰陽之虛实辨形色之盛衰審候定方須
分老幼而浮沉可見察微知著但分滑澁而逆順用明推病
目之宗者參太玄之精華研求秘典捴三十三方超悟震机
分七十二症地黄丸治混精外障驅風散除痒極難當尾
衝湙出清肺散以消除小眥赤脉犀角散而能愈黄（膿）膜上
冲羊肝散可治氷翳蝦深清凉散有効宣肺湯莫入水

著音注明也

衝音充通道也

鶻音魂入声

輪可挽消毒散面生風粟合疑溲目睛通星月聚散鎮心
丸得力傷寒後患逆順生翳退血散爲良羊肝丸還睛散
滑澁二障用宜三黄湯救睛散沉浮兩障甚精五風雷丸
早覓鎮胆丸川芎散黄風高風取驗二和湯夜明散枸杞
散遠志丸分治横関偃月四物湯退血散各効鶻眼振鷺碧
翳滿睛宣肺湯可救瞳人乾缺犀角散能和員翳内障
起坐生花黑翳如珠肝虚雀目補肝散補腎丸悉能取驗
兩瞼粘睛胎風赤爛風牽喎邪胞肉凝脂消風散五退散
盡獲平安白薇丸善止漏睛膿出洗肝散能平珠突出眶
鷄冠蜆肉蟹精神崇五臟積熱石决明散果効黑風柔風

青風內障羌翳白陷鈴羊角散可投轆轤枣花白翳黃風痛如針刺翳浮睛散　还睛散而能愈氷翳內障睛珠硬痛旋螺突出赤膜下垂通肝散而绝勝黑花內障凉胆丸而有効烏風內障瀉肝散而得安決明散上上神散小兒青盲可同用定心丸五黃散侵睛努肉以蒺行破傷撞打眯目飛塵退血散黃連膏剉炒暴赤時行風熱痒痛瀉肝散決明散極佳敗毒散龍合粉壽治眼胞瘡毒大通丸四君散偏翳血貫瞳人風赤瘡痍碧蝦散五退散而可洗胎前產後核糸散當歸散散宜散服安寧地黃丸拳毛倒睫偏宜遠志丸丁翳根深可療投劑既明於病症患眼何慮不光明

論五臟尅應

左目通乎腎臟右眼屬乎命門而應五臟外分五輪運本也时通流百脉是故春生萬物木旺之时肝氣盛而腎气衰夏令敷榮火气炎上心气旺而肝气衰秋令收成肺气旺而脾氣衰冬令归根水性乃金腎氣旺而肝气衰此子母生成之造化也相生相尅正理明源識五臟之盛衰知四时之造化有生以来皆資血氣血虚氣滞故目病矣氣血調和安有斯疾夫眼者肝之外候肝氣不和則瘀血灌睛肺气不和則睛珠澁痒脾气不和則睛流冷淚心气不和时睛常赤澁腎气不和昏蒙散大血輪受病察於心風輪受病察於肝水輪

六

受病察於腎氣輪受病察於肺內輪受病察於脾若夫
精神縱四肆酒色貪負多大冒寒暑過傷口味將息失度以
致肝胆受邪風攝養乖方因使膀胱襲冷气冬过温暖夏
太淒涼故陰陽毒气蘊於五臟而眼目暴赤疾發一時熱毒
气之發一日二日離丹田三日四日在脾胃五日六日在臟腑故
在肝多痛在肺多痒在腎瞻視不明在脾爛弦倒睫在
肝胆努肉扳睛在心三焦視物昏朦在膀胱頭痛流淚大
抵熱則淒涼气則順虛則補助又当辨其有餘不足
而治之有餘則当瀉火不足則当補元肝屬木心屬火腎屬
水火是木之子水是木之母虛則補其母實則瀉其子若

脩丸合散先当明乎君臣佐使倘漫用藥餌不惟悮人抑且損己

五臟瀉火藥性

黄連瀉心火　木通瀉小腸火　黄芩瀉大腸火

石膏瀉胃火　知母瀉腎火　黄栢瀉膀胱火

柴胡瀉肝胆火　黄芩梔子瀉肺火　柴胡黄芩瀉三焦火

柴胡黄連瀉肝胆火

五臟虚实用藥法

腎病宜補　肉蓯蓉附子為主　肺病宜宣　黄芩柴胡為主

益肺用　人参五味子為主　益氣用　人参木香丸主

論五臟受熱決

瀉心用黄連大黄梔子為主　涼腎用黑白牽牛為主

瀉脾用黄連朴硝為主

肝熱多因熱受風粘睛努肉攀双瞳瀉三之三黄散更刺肝俞即見功

胆經受熱感邪風睛暗兼瞳疼視物朦好服還睛美散督敷即日奏奇功

心熱皆因腎受風赤筋赤散血侵瞳但憑三味清涼散如撥浮雲見大空

肺熱皆因本臟風睛珠生淚翳攻之先分冷熱勻調氣服後阿膠用審蒙

脾經胞瞼受邪風　赤粟生來瞼損瞳　先用審蒙涼膈散　後宜薏苡永無踪

膀胱生熱倒拳毛　此痛皆因臟熱招　瀉脾通行經絡後　地黃丸服即時消

腎熱睛昏視不明　熱風擁血障汉睛　柴胡丸子猶宜服　下補丹

四上六淸

眼疾總論

五臟虛實致病決

兩目赤痛臟積熱　赤而不痛肝之實　赤而昏者肝之虛

大眥赤者心之實　小眥赤者心之虛　白眵多者肺之實

眵或稀者肺之虛　羞明怕日脾之實　視物不明脾之虛

花花黑花腎之實
白膜侵睛肺尅肝
日中昏者痰之攻
夜間痛者陰之毒盛
瞳人倒入血氣衰
頭暈目昏血之衰
血侵睛者肝虛熱
痛而躰熱榮之絡實
右赤傳左陰而旺
兩目赤爛風毒攻

迎風有泪腎之虛
迎風泪癢肝邪傳
晚間昏者宣膽損
浮翳遮睛肺之熱
青膜遮睛五臟熱
赤不痛癢氣之衰
久昏物遮衛之實
乍明乍暗榮之虛
左右相傳血邪攻
兩目遍黃疸之毒

赤筋傷眼心尅肝
早晨昏者頭風痒
日間痛者陽毒盛
胞螺突起睛之損
瞳神突者血氣滯
赤而痛癢血之實
痛而憎寒衛之虛
左赤傳右陽經旺
赤而澁癢風邪衝
兩目近視臟腑傷

妊 音任孕也

每年害發是天行　拳毛倒睫肺之病　目漸細小脾之積

努肉侵睛脾之毒　數年赤者風熱攻　睛珠脫出臟不和

眼前睛黑肝經虛　目絡飛血厥陰旺　兩目發澁藏府動

大病後昏藏不和　陽毒下虛陰毒熱　過水眼昏腎受濕

妊婦目昏血旺胎　產後暈昏血气虛　兒目赤爛貽風熱

兒目痘疹肝毒攻　兒目有障肝壅，兒目白障肺攻肝

兒目青盲肝經虛　兒若雀目肝不和　兒目生瘡胎穢濁

青盲有翳肝風熱　臉生風粟脾肺熱　瞑目之疾風邪剋

眼內出膿陰气攻　目若偏視臟腑衰　目若眇小血气滯

胆目之疾邪風衝　撞則生翳血脈損

九

七十問目病根源論

一問人患眼疾者何也答曰多因淫色、憂思、悲哭、煩惱、或食鹹酸辛辣、口味過傷、血气不匀、損動肝經、久即患成矣、

二問眼赤而常痛者何也答曰五藏積毒也、流傳於肝、肝受邪熱、使血气散亂、流注於目、故赤澁而痛、宜服　活調散

當歸散　四順散、八正散、洗肝散

三問赤而不痛者何也答曰肝實也、肝者血之源、其竅於目、肝實則血盛、流注四肢、沖貫于目、目受其血、故赤而不痛、宜服撥雲散　當歸散　導赤散　順肝丸

四問赤而昏者何也答曰肝虛也、肝木生火、火發則不滅、火屬

心〻生血〻灌於目浸漬瞳人故赤而昏宜用 苹干散

當歸活血散

五問大眥赤者何也曰心實也眥屬心〻者帝王之位權離宮之令故大眥先赤乃心受熱邪也宜用 三黃丸

菊花散

六問小眥赤者何也曰心虛也心爲臟腑之宗源上應熒惑屬火〻乃土之母土實則火虛宜用 硃砂膏 人參茯苓煎

定志丸

七問眵多凝結何也曰肺實也肺屬金〻生水〻滿則流金色白故多淚白之

經云泪夲于肺〻之津[illegible]出爲眵結而硬者宜用瀉散

八問淚不結者何也曰肺虛也肺金受心火之邪金見火而化水故淚常流而不結 宜用阿膠散 艾煎丸

九問羞明怕日者何也曰脾實也脾屬土土化濕濕氣傳于肝肝受脾濕上騰於目脾主肌肉熱壅難開眼屬太陽同真氣不勝其濕濕熱相爭津液澁結故羞明 宜用密蒙花散 千里光湯

十問視物不真者何也曰脾虛也脾土色黃肝木也青木剋土青黃相爭黃不勝青故目睛昏雜視物不真 宜用 蒼木湯 千里光湯

黑花有二症阻虛有暈大小不等如毛髮者昏灯花為金星狀內障也

十一問花花黑黑花者何也曰腎實也腎屬水腎者肝之母母實榮作子肝受腎之邪傳于胆胆乃目之經絡神水之源腎邪入目

星花有二症阻虛暈大小不等如是

故視物如蠅羽　宜用　豬苓湯　苦參湯

十二問迎風有泪者何也曰腎虛也肝木生風腎水不能勝風

素問曰淚者肝之液迎風淚出者腎虛也眵者出肺又液者出心流不竟者出于肝虛也

目乃神水之宗故迎風有泪宜用　地黄丸　石燕子散

艾煎丸

十三問赤筋附睛者何也曰心剋肝也心主血肝主筋筋者肝之候目者肝之司血侵于筋流傳于目積漸灌交故赤筋附睛宜用

有瞳人生赤筋至白睛者此是腎熱乜緣腎者火之經而化君火者也

三黄丸　當归散

十四問白膜侵瞳者何也曰肺剋肝也風邪入肺其經太旺金邪盛為白蒙積漸灌交是子母气化之元宜用　連翹散

蟬退散　密蒙花散

十一

十五問迎風淚痒者何也曰肝風之邪自傳其本經也風動即痒宜用　荆芥散　二霜丸散　青鹽膏

十六問日中昏者何也曰痰之所攻也在巳午之時真陽之氣太旺心火勝肺之壅塞痰盛時發暈而昏宜用　半夏丸　辰砂丸　桑螵蛸丸

十七問早晨昏者何也曰頭風攻注也頭者六陽之會肝臟爲陽晨乃陽氣盛寅卯時刻木生風故攻目宜用　白蒺藜散　川芎石膏散丸

十八問晚夜昏者何也曰腦損也腦者真元之首行於陰道不行于陽道申酉戌時寒氣所生腦損則風寒所至故晚昏宜

灸風府穴在頸後髮際上一寸大筋内宛宛中針入三分 可服補陰丸

十九問夜間痛者何也曰陰盛也陰經好靜陽經好動氣血散亂而行陰道寒邪對之陰氣旺在申故目痛止於寅時宜用 補陰丸 乳夭丸

二十問日間痛者何也曰陽盛也晝則生陽夜則生陰少陽胆經之旺在于寅絶于酉故日間作痛宜用瀉心湯

乳夭丸

二十一問浮翳遮睛者何也曰肺熱也氣盛則熱血盛則寒肺之熱氣灌注瞳人瞳人者目之根白膜者目之苗故肺熱則睛遮

宜用瀉肺湯 順肝丸 洗心丸 三黃丸

十二

泡螺翳有赤眼突出者有傷寒積毒逆睛热而突出者有小児疹疹突出者

二十二泡螺突睛者何也曰睛損也睛者臟腑之源臟府積毒外攻于目患生翳瘡膿血硬结其睛突出宜用

蟬花散　救睛散　真珠散　珊瑚琥珀膏

二十三问瞳人倒入者何也五臟損也眼有五色應五臟五臟損腎水不能勝則气血衰而荣衛滞故不能荣於目者宜用

救睛散　五補丸　夜光椒红丸　当帰鹿茸丸　地黄活血煎　麻黄者瓜湯

二十四问青膜遮睛者何也曰外障也目者精華之府五臟蘊積热气外攻于目目屬肝其色青故為青膜　宜用洗肝散

蟬脫散　决明散　復明丸

二十五问瞳人偏反者何也曰内障也五行應变升降爲母先血气凝滞不能荣于目故瞳人側倒宜用石斛夜光丸復明丸

二十六问頭暈目昏見星散乱者何也曰血衰也血者周流百脉血衰則百脉不旺六陽不舉頭爲六陽之首陽經不行故頭暈眼花宜用川芎散　當帰活血煎

二十七问不痒不痛赤而昏者何也曰气衰也荣衛不和白睛通赤隱澁難開多因过服凉剤真陽之气不能通气竅故昏赤宜用補陽丸　主經匀气丸順气丸通明蝉花散

二十八问赤而热痛者何也曰血实也經属陽絡属陰經主血絡主气气盛則肺壅血盛則肺实外應于兩目是血脉滞而不通

十四

宜用大黃當歸散　明目地黃丸　牡丹蒽丸

不退則爲血灌睛注瞳人也

二十九問血侵睛者何也曰肝虛熱熱也肝主目爲津液之路宗脈所聚邪熱客於肝肝之處血散流走于目故赤而侵睛宜用

補肝散　連翹丸　五灵旨散

三十問久昏如物遮者何也曰衛之實也衛主氣經曰衛上爲天榮下爲地清陽發腠理濁陰走五臟肝受衛邪侵于目故久昏如遮宜用木賊湯　連翹丸

三十一問痛而憎寒者何也曰衛之虛也衛爲陰榮爲陽經曰榮者肝之司衛者肺之府腎屬水爲肺之子肝之母衛邪來歸故目痛憎寒宜用附子豬苓湯　白朮散

三十二問痛而躰熱者何也曰榮之實也衛發熱榮發寒榮衛者陰陽之道路在上爲陽屬心與肺在下爲陰屬腎與肝痛而熱者邪在心少陰君火之化而發炎熱也宜用洗心散

鮮肌散　菊花餅子

乍暗乍明有隨心气在喜則明怒則暗也

三十三問乍明乍暗者何也曰榮之虛也榮衛爲气血之宗榮衛流利則气血相行榮衛交爭榮不及於衛則時明而後暗也宜用調气丸　當归艾煎丸

三十四問左赤傳右者何也曰陽經旺也陽中之陰心也陰中之陽肺也心經邪熱蘊積于肺肺受心邪傳於目左太陽右太陰故左目傳右者太陽經旺也宜用　木通湯　三黄丸

十五

搏

三十五問右赤傳左者何也曰陽絡旺也脉有陽經有陰經有陽絡有陰絡肺屬氣肺經系於右目右傳左者肺有邪热故絡旺宜用　瀉肺湯　橘皮湯　導赤散

三十六問左右相傳者何也曰血邪攻衝也肝臟不足爲風邪所使热氣相争左右往来脉有偏勝偏衰而往来相争也宜用當归芍藥湯　蚕砂散

三十七問赤而澁癢者何也曰風邪衝肝也肝者厥陰之經而化風邪内攻風热相搏動發澁癢也宜用

三二霜膏

三十八問兩臉赤爛者何也曰風溫（湿）所致也目者精華之宫魂魄

所聚血脉之源陽陰之首經絡之宗風邪客於腠理濕气相争
停于两瞼之間故赤爛宜用除濕丸　二礬丸用稀糊丸　麻黃省
風湯

三十九問目睛通黃者何也曰濕之毒也日夜餓濕浸入四肢隨
經絡流注上下往來至夜隨其血气朝于肝目引濕毒灌注
瞳人故通黃宜用　貫衆湯　雄黃丸

或病後新瘥血气不足
亦致時黃伏暑邪之气積
入于睛白輪亦有黃也

四十問不能遠視者何也曰勞傷府藏也日者肝之外候風
邪乘之使精華之氣衰弱故視不能遠宜用　補肝散丸
蟬花散

四十一問每年害眼者何也曰天行時令也冬至後得甲子少陽旺

十六

復得甲子太陽旺復得甲子陽明旺復得甲子太陰復得甲子
少陰旺復得甲子厥陰旺各六十日一歲其气一週
假如太陽經受病於來年夏至六十日發當隨令瀉之在某經即
瀉某經

四十二問拳毛倒睫者何也曰肺之損也肺者五臟之華蓋主
於皮毛肺經一損則皮皺而毛落故倒睫拳毛宜用　補肺湯
阿膠散

四十三問目漸细小者何也曰脾之積也脾主肌肉其經有損飲食
少養肌膚故使兒卵窖于瞼理致瞼緊目小宜用　人参
和脾飲　猪肝丸疑　麻黄省風湯

四十四問努而侵睛者何也曰脾之毒也脾者倉廩之官肌肉
多浮

努气而生
而不可割
宜增不时眼腫

之府毒氣攻衝肌而壅塞邪气冲于肝傳於目而故生努肉

宜用　三黄丸　防風散湯

四十五問數年目赤者何也曰風熱傷肝也肝主目風熱傷之則

目皆赤肌而虛怯則風邪熱气不去故積年不瘥也宜用　當歸活血煎

壯丹丸　麻黄省風湯

四十六問睛珠脫出者何也曰臟腑陰陽不和也目者肝臟之候

風熱痰飲漬於藏府之中陰陽不和蘊積生熱攻于目睛痛

甚故脫出宜用　救睛散　陰陽湯　五和散

四十七問眼前时黑者何也曰肝經虛也血气不足肝不能宗

于目神彩昏暗时常如紗帛之盖也宜用　椒紅丸　川芎散

十七

補肝散

四十八問目絡赤血者何也曰厥陰脈旺也其經起於足大指之端從之而上肝脈連于目繫其經血氣大旺况熱相乘赤脈往來於目故滿血宜用導赤散

椒紅丸

四十九問目澁者何也曰臟腑內動也或因哭泣過多致冷泪不止液道不閉臟腑虛弱邪熱通肝攻目傷其血氣故精不榮而澁澁宜用 補肝丸 二霜丸 二姜丸

五十問病後微昏者何也曰五臟不調也陰陽否塞血氣有勞則神光不輝花花昏暗血氣虛也宜用 橘皮煎 黄芪丸

羗活

人參芎藥湯

五十一問陽毒病攻昏者何也曰下之虛也臟為陰腑為陽久經洩利臟腑虛弱脾胃不和肌肉未鮮勞動氣血故肝臟内動而昏宜用 蒼朮湯 鱉甲柴胡湯 黃芪丸 椒紅丸

五十二問陽毒病攻昏者何也曰熱渴極也或服熳藥或曰針灸大病方退風邪衝擊新病復起肝氣大滕風火相乘故目昏宜用 三黃丸 瞿麥散 菊花散

五十三問過水眼昏者何也曰冷氣攻于肝也過水者兩足脛先濕脛下乃大谿穴下復溜穴下湧泉穴乃腎經也絡于膀胱其直從上通于肝水氣傳於肝故目昏宜用 附子豬

十八

苓湯　蒼朮湯

五十四問妊婦目昏者何也曰血旺胎也婦人以血養胎血不榮肝二氣不足即目昏也宜用　凌霄花丸　椒紅丸　伏龍肝散

五十五問產後昏暈者何也曰五臟血氣虛也產婦血出時肌肉纏骨節解筋脉伸施真氣不足則臟腑之根伐故血衰而昏宜用　椒紅丸　菊花散　當歸散煎

五十六問小兒未週歲目赤爛者何也曰胎熱也小兒初生時浴湯或冷穢濁不除或浴後拭之未乾風熱入於臉胞兩目兩目之眥故赤爛宜用　桑白皮散　黃連散　南星散

五十七問小兒痘瘡和背入目者何也曰兒在腹中飲食血

氣識濁隨此而受巳生之後須發痘瘡肝經受攻故入目宜用

犀角散　密蒙花散　蛇退散

五十八問兒眼障臣者何也曰肝之熱也目者肝臟之外應小兒純陽也外感風熱內有痰壅積于肝冲發于目故生翳宜用　蟬花散

菊花散　珊瑚瑪珀散

五十九問小兒白膜遮睛者何也曰肺壅痰熱攻肝也肝熱動傳黑睛急白漸漸散滿故目中皆白宜用　撥睛散　洗肝散

瑪珀散　半夏丸

六十問小兒青盲者何也曰臟腑虛也小兒臟弱內伏停飲涼物過極致眼不痛不赤全無障翳而不見物宜用　決明散

十九

人參菊花散

六十一問小兒雀目者何也曰小兒五臟蘊熱風邪搏血經絡凝滯陰陽不和榮衛不通使目晝明夜暗如雀瞑也宜用　熊膽膏　蒙菊散

六十二問兒目生瘡者何也曰風邪客於腠理血氣相搏于目蓋因洗浴之时拭而未乾濁濕侵睛遇風則發如粟狀連臉損爛成瘡也宜用　二礬丸　三白散　省風湯

六十三問青盲有翳者何也曰五藏氣血虧風熱所乘其睛雖無損瞳人內攻外溢發于目睛之間而生翳如蠅翅宜用　撥睛散　決明散　蟬花散　犀角散　密蒙花散

反

六十四問瞼生風粟者何也曰脾肺受熱也脾主肌肉肺主皮毛熱邪相搏肝經虛弱風邪乘此發於目瞼間如粟米之狀故為風粟宜用 麻黃散風湯 熨烙湯

六十五問瞤目之狀者何也曰瞤者流也邪風客於目眥津液乘之目眥常常發癢冷瞤流不絕宜用 錦囊散 艾煎丸

六十六問漏睛膿滿者何也曰風邪客于兩瞼津液乘之冷熱相攻瞳人內損故成膿汁滿下也宜用 救睛散 琥珀散 艾葉散 當歸活血散

六十七問偏視者何也曰風邪衝于臟腑偏勝（欹）偏衰陰陽不和故一目不見一目偏視宜用 救睛散 換金湯

六十八問眵目者何也曰風邪停飲經絡偏勝肌肉否塞血氣凝滯使目大小故眵目宜用省風湯即除濕湯也勻氣散

六十九問肥目者何也曰風邪衝肝五臟內池肝者達上運于目使瞳人灌注于外或白或青或黃或赤往來不定故謂肥目宜用五府丸三黃丸

七十問或針或刺或割取翳疼不止血不定何也曰目者五臟之源經絡之苗六腑之宗血脈之道若以物損之則痛血不止宜用三白散蟬花散乳香散

五輪圖

肺屬金為氣輪　肝屬木為風輪　腎屬水為水輪

心屬火為血輪　脾屬土為肉輪

廿

五輪應五行

大烏睛名曰風輪屬肝應東方甲乙木

小烏睛名曰水輪屬腎應北方壬癸水

大白睛名曰氣輪屬肺應西方庚辛金

兩眼角名曰血輪屬心應南方丙丁火

兩眼皮名曰肉輪屬脾應中央戊己土

夫肝者色青味酸屬木旺于春肝与肺相連左目納甲為陽右目納乙為陰明孔遍于五臟故風輪有病見於外若色赤黄乃是容熱停留在臟若色青黑是虚冷相干睛遂痛赤視灯火而有暈是風輪病也

廿一

詩曰 東方屬木木生風在臟為肝目竅中飢飽不勻生熱毒睛疼有翳主侵瞳

問曰風輪如何得病曰喜怒不常作力用勞或視雲中物或讀灯下書眼力既穷風輪內損其候皆頭赤痛眼內偏疼視物不明且不時作眩目久昏細宜服 羚羊角散

詩曰 兩瞼兩睛瞳雙睛白医翳遍暗中開却易明處是难同医附睛珠珠厶昏容痛不痛緣何不淚淚此症向曰風

夫心者色赤味苦屬火火旺于夏因大眥皱而起或赤腫痛乃有憂驚鬱怒不能散使風熱積毒睛內血灌瞳人大眥傳小眥或左先患傳於右皆血病也

詩曰 心火南方屬丙丁眼中流泪臟中停眥頭兩眦皆赤溢
覩物猶如在外行

問曰血輪如何得病曰因思慮悲喜煩勞而動于心熱攻血輪赤溢昏暗隱痛難開內生翳膜宜服 地黃散

詩曰 要得眼光明頻須護丙丁熱風吹面目毒氣攻睛
一身宜保重千金眼不轄（輕）火輪着經寒会復觀光明

夫脾者色黃味甘屬土土旺于四季每季各旺十八日脾主肉故眼有兩輪上下皮色黃腫是脾虛也或色赤兩眼生小塊熱壅不散名倫（偷）針或眩赤爛生瘡泪出不止有翳膜及黑花对燈火如隔霧是脾病也

詩曰太陽屬土主脾源積熱衝風胃兩纏上下兩皮皆腫

赤偷針為患古今傳

問曰兩輪如何得病曰多好熱物好食五味五辛內損脾外

侵眼腫皮胞廓經年不退盡日難開是謂兩輪病宜服

薏苡仁散

詩曰灯火痛無時疼中徹兩眉侵晨却清淨至晚兩淋漓

入夏皆因酒傷春色為飢皆頭生努肉此病只因脾

夫肺者色白味辛屬金金旺于秋肺主氣輪故肺色見于外

色赤而浮是气大腸客熱侵肺停留不散遂使睛疼浮翳生

叢塊侵瞳視物不明

詩曰　肺臟停留冷熱侵不覺兩眼色深沉但將涼藥宣宗
衛免使昏沉似血形

問曰氣輪如何得病曰凌霜冒雪愛飲涼漿肌体稍虛寒邪
內攻或痛或昏傳於白睛赤筋多澁見日如隔霧見物是凝
但不治定成白膜宜服白蒺藜散

詩曰　澁痛似沙塵尋常淚滿襟白睛生努肉赤腫灌瞳人
怕日偏憎夜羞明忌見灯皆頭多腫赤此病屬庚辛

䎎音點平声小耳垂貌

䀡音餡去声視也

夫腎者色黑味鹹屬水水旺于冬腎主水輪乃四輪之母故病
見于外色黃是客熱侵腎色赤而濁是虛損氣積冷䀡於腎
致生一医膜如浮雲散乱瞳人漸小或痛或昏

廿三

詩曰腎臟原來受熱邪上冲目內主生花紛紛如蝶交橫舞
莫待朦朧似霧遮

問曰水輪如何得病曰作勞用力慾火会熾大喜傷神大怒損志愛食泥麵好嗜五辛內損腎經侵于黑水致冷淚頻流視物不明每見黑花宜服枸杞子丸

詩曰視物如烟霧檯頭見太陽時時紅線起常見黑花光
色敗傳原氣風多入腦囊勿冷飡冷藥此是腎家傷

太玄真人復論八廓

問曰眼有八廓者何也曰八廓應八卦故古之醫者及上聖未常演一義因先天八卦之造化屬日月之幽明是眼為清淨之

竇也經脉相連細推之其名直叅天地水火風雷山澤曰名八卦問五輪為何有係八廓而無形曰配於天象其用清虛會正形相隨瞻視外应睛輪內通百脉其經有病形症驗矣

乾為天主大腸傳道廓

問曰天廓之病如何曰乾主陽蹻之脉或雲中視物灯下覌書多貪泥麵腥羶外受寒热致大廓內動生花昏暗难開不能辨物治宜 清神散

詩曰 傳逆多因是本經 肺風壅热濤風生 太陽通利居泥記 閉塞之时医犯明

坤為地主小腸関泉廓

問曰地廓之病如何曰坤主小腸之脉多因濕髮堆於頭項冷氣灌於睛瞳是以眼胘緊急瘀而內起治宜 洗輪散

苗

詩曰小腸之廓屬關泉　萬病皆從心臟傳　兩眥多生熱淚癢
好調經血自然安

坎為水主腎經會陰廓

問曰水廓之病如何曰坎屬陰足少陰之脈　煩勞大怒五役相
煩開胞騎驟地步用力失志多驚　因而昏暗時疼冷淚多濇
治宜　磨障丸

詩曰　腎俞受病曉源由　須是多貪更過憂　莫道時疼全大故
微微翳膜裹時眸

離為火主命門抱陽廓

問曰火廓之病如何曰離為太手少陰之脈　精神恐懼懷多抑

收

欝經絡而動因而二眥赤脉侵血灌瞳人熱泪如傾瞼赤羞

明治宜　玄精散

詩曰　内托真湯是命门眼花故乱色难分不能補腎調肝胆

赤脉交加兩眼疼

巽為風主胆經詩淨廓

問曰風廓之病如何曰巽屬胆足少陽經脉枕邊取穴辟之

開孔坐卧当風不能遮護致風輪損動頭暈目旋時多澁

癢兩目常昏治宜　諸实丸

詩曰視物依稀似霧中时将兩手拭睛瞳安知冷淚頻頻

不如是肝虛胆氣攻

廿五

震為雷主肝經養化廓

問曰雷廓之病如何曰震屬肝足陰蹻之脉飯後便卧泥後行房血脈精液閉塞風攻入肝竅致眥頭赤疼眼內生瘡拳毛倒睫治宜 水銀丸

詩曰 三焦和腑胆中藏 胃熱沖風犯日光 涼藥去时猶且可 若投熱藥病難当

艮為山主膀胱津液廓

問曰山廓之病如何曰艮為膀胱陰中之脉或硬物劃著或竹木尖刺損傷驚致血灌瞳人瞼眥隱澀目內生翳治宜

地黃丸

詩曰　膀胱屬水病原虛冷熱相攻本臟居時赤脈黄輪廓內
不逢妙手豈能除
兊為澤主胃經水谷廓
問曰澤廓之病如何曰兊屬陽明之脉春不宣解冬聚湯壺
好食脂肥多服煖藥熱毒內聚致腦血相攻如霧障多流熱
泪目昏開觀冷痛治宜煮肝散
詩曰　食物傷脾在胃中更加積熱兩相攻臉皮漸腫皆紅赤
不鮮胞中熱不通

風輪之病宜洗肝補腎　　血輪之病宜洗心涼肝

肉輪之病宜涼肝瀉脾　　水輪之病宜補肝補腎

氣輪之病宜宣肺補心

分七十二樣眼症

圓医内障 肝腎虚 合用鎮肝丸 犀精丸 聚星丸 化壶丸 濤金丸 捲雲膏

圓医如珠一點見日中差小暗中偏陰中看時若白大或明或暗不時然補肝散與補腎丸若受涼藥病受添此為肝腎虚而得明理根源第一先

水医内障 熱泪凝結 合用羊肝丸 瀉肝丸 分珠散

氷医如珠凍實堅陰觀陽者造会偏影然白透瞳内人疼時泪落苦受煎通肝散要心夏此為胆気若肝漯時医善坊

差悞撚指光陰豚似前

滑翳内障　腦睛凝结　合用羊肝丸　羚羊角散

滑翳如何安完徵含黄色無甚透瞳遮處暗牢拴繫問肝〻热風相散不疼不痒為佳還睛散是生涯調寄西江月下

澁翳内障　肺受热　合用宣肺湯　七宝散　白丸膏　细辛散　川芎散

澁医微〻白色或開或聚如花傍覌瞳子是烟霞無泪時疼〻痛加風热傷肝與肺還睛散服為宜只憑妙藥是生涯又调西江月下

散翳内障　肺热腦水结　合用四物湯　谷精散

磨風膏　宣肺湯　清金散　猪肝散

散翳如鱗蛋点胃胞粒〻東樣臉红赤爛是根源熱淚時

將添掩日夜睛昏痛苦總因肺熱為究还時散是神仙膏

取高覌遠見

浮翳內障　肝腎熱　合用化毒丸　还睛丸　三黄湯

清凉飲子

浮翳內障色如冰白光銀色貫瞳人此病而生來山暂三焦不

悦腦脂凝不痛痒無翳侵眷雪膏子点能明七仙散兼八宝

散细辛共以等灵

沉翳內障　肝胆壅熱　合用二和散

沉翳名為內障卯白藏黑水內無瑕日中細看似銀白兩眼　心
相傳流泪加早輕爽與晚又加靈寶丹可保光華救睛丹或羔去
散羊肝丸服却無差

橫翳內障　腎經虛　合用勻氣散

橫關內障甚蹺蹊上橫斜省不薄微厚處厚分薄處薄不疼
不痛是根基春雪膏點為奇還逐睛散作蜜丸異蓯蓉丸與枸
杞散麦門冬散却無疑

偃月障　腎因熱毒　合用定丸

翳如偃月膜微脂肝珠病症本來稀缺處薄若重處白瑕麻無
定不須匿瀉肝散急早施遠志丸子却為奇合特散與連翹

廿六

散急請良医莫待遲

枣花障　肝肥熱　合用谷精丸　分珠散　蟬花散

清金散　黄連散

肝胆停留熱與風痛如針刺病來攻團圓鋸齒形模樣覩物

如烟色々同枣花翳流泪昏早輕晚重実难容專心服餌近

睛散医士馳名実有功

白翳黄心　肝腎熱　合用谷精散　川芎散　鎮肝散

二和散　三黄丸子丸

翳如梭片白如弓一点微黄在翳心大小皆頭微赤色或时目

赤痛流々肝肺傷熱兒侵震　冬黑缺々見論若設數服近睛

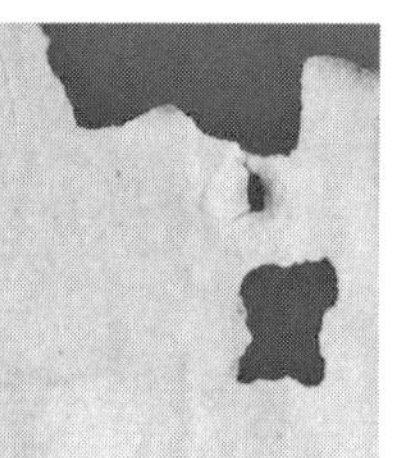

作

散谷謝三光日月明

黑花障　腎經虛　合用還睛丸　四物湯　灵寶丸

青金散

黑花翳狀色來侵　皆頭生病泪泚泚　飲食不貪常口苦　此名胆熱々風侵　如斯病要根尋　等閑藥餌不須尋　涼胆丸服方甚妙　靈散兩眼不生雲

五風內障　氣血虛

五行內障歸爲風　烏綠青紅及黑黄　変成白膜來遮暗　靜室閒居不見光　瞳人澀淚乾枯　頭疼冷痛實難除　還睛散是靈丹藥　鎮胆丸具說與知

廿九

雷風内障

雷頭風眼是頭風熱毒沖天右眼中風火入睛疼难忍叩地無門身不容光治頭風知妙手須服涼藥急〻通

驚振内障

忽然被打觸成寃変成白膜淚淹〻赤膜遮睛成久病三光不見苦憂煎心意静得安然住疼止痛要求歴太陽丹及川芎散 硃砂丹 薬莫遅延

緑風内障 肺肝虚 合用靈保丹 瀉肝散 青黛丸

瀉神散 川芎散

緑風初患有頭旋兩額相牽瞳内纏鼻梁陽得时〻痛紅

淹 音烟滯也

收

白花生在眼前肝熱左肺右边忽然兩眼痛難治决明散與羚羊

角服了光明去又去

烏風內障　肺受風熱　合用宣肺湯　四物湯　清神散

川芎散

烏風症染已定因來翳障生花吋々痒痛似雲遮漸々澁昏

無假此候肺經熱盛須知就實侵加瀉肝散服是生涯通醫了多

明俊雅

黑風內障　肝虛熱　合用鎮肝丸　祛毒散　清金散

蜜蒙花散

黑風病受何因腎風胆熱相侵綠風形症別各多時見黑花一

卅

相近若要分明快活羚羊角散為憑還睛散服是仙灵術

士声名播根

青風内障　血氣不足　合用鎮心丸　太陽丹　光明散

三花五子丸

青風眼緣何不疼不痛由他瞳人日擾緣何却有頭旋害

我漸至生尖上下從劳昏暗增加還睛散服千多羅羚羊角

散兼和

雀目障　肝臟虛　合用鎮肝丸　羊肝丸　救睛丸

捲簾散　春雪膏

雀目生来大腦人小兒患此且病名肝臟虛劳此此症点灯叮

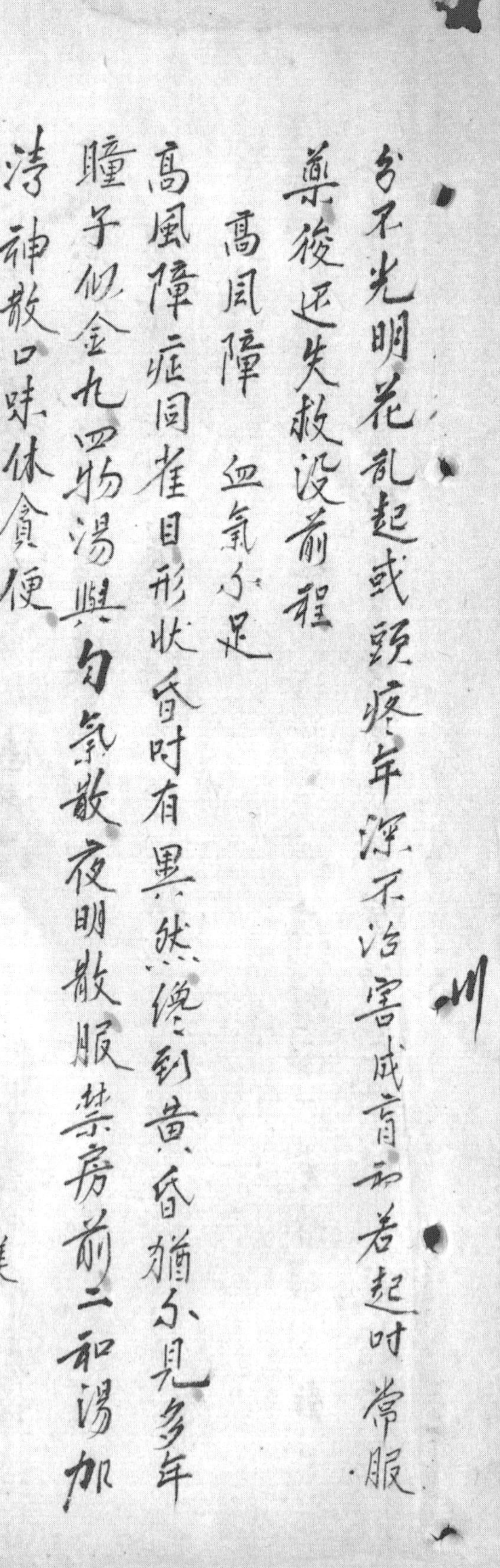
兮不光明花亂起或頭疼年深不治害成盲若起时常服藥後延失救没前程

高風障　血氣不足

高風障症因雀目形状昏时有異然緩到黄昏猶不見多年瞳子似金丸四物湯與白氣散夜明散服禁房前二和湯加清神散口味休貪便

黄風障　肝氣虚熱　合用洗心散　四物湯　美玉散

二和散　三花五子丸

肝虚也要識來因遠視近視不分明眼前差子翅翅起將來澁刺痛如針肝虚熱定心神補肝散服若神灵精脩雇製

如神散莫似從前枉用心

傷寒復患 肺熱血凝 合用宣肺湯 退血散 四物湯

美玉散 二和散

傷寒後患熱双眸瞳红赤爛翳生愁食毒過多生血壅上冲

兩泪病離婁異澁牙痛無休決明散服藥当褒等留未可神

膏点手抬日月指眉樓

混睛外障 醫虛陽氣弱弱 撥雲散 退血散 鎮心丸

青金散

混睛外障事多羅有泪迎風痒痛磨白睛光赤难開解或

睛好了又來公積熱毒痛來過年深睛変赤陰羅凝指赤路

橫紋樣地黃散服舞婆娑

兩臉粘睛 脾胃虛熱 洗心散 祛毒散 羚羊散

美玉散 清涼散

兩臉粘睛赤爛纏病因不治已經年痒極受疼沾此症眼生障

翳自來傳消風散浴洗煎更多妙藥點瞳邊黃連腦麝空

祛音區通也卻也散也

青洗翳如花厚祛神仙

胬肉扳睛 肺虛熱 宣（瀉）肺湯 糖煎散 搽藥散

磨翳膏 治之散

胬肉漫睛憂慮多或時赤爛皆頭邏如霞內障橫時過作

邏音羅遮也

旁用力已路蛇傷肝氣熱風磨更增痒痛病來瘥定心丸與

三黃散服了瀉散兩目和

膜入水輪　腎受邪熱

水輪膜入甚依稀瞳上生瘡實可悲症退精安瑕棄在瞳人（亦）

翳攝却难医光未絕性情恓宣腸湯却能存糖煎散與美

玉散牛蒡子也是医師

赤翳外障　脾肺積熱　青金散

無脈縱橫二眥中時時疼痛淚流衝受熱不知幾歲月漸生

血翳損双瞳着澁隆根朦朧撥雲散和退血散鎮心丸服亦

皆同

十医根深　心肝受邪　糖煎散　洗心散　（瀉）宣脾散

足　济

黄連散　青金散　非

丁翳根深病老心肝流滞不好致令疼痛走根苗灯下观瞻可考黑睛光看似脂膏却唤塵塩未掃仙方妙手性情高遠志丸見那討

黑翳如珠　腎氣绝　灵宝散　还睛丸　捲簾散　糖煎散

黑翳如珠撤粒疼痛受病哭泣腎虚積熱致由来形黑点点水滴善候观兮無泪林藥還浣用力補腎丸子要相随羚羊角散無缺

水蝦深翳　腎虚　還睛散　六陽丹　灵宝散　桃花散

三三

瑕深瞳内玄根長青色沉沉一樣瘖黑水而令疼痛甚日中不見白毫光五臟熱受其殃清涼散服後安康点洗不施其口訣尋思雖醜指微長

雞冠蜆肉　脾虛血滯　退血散　瀉宣肺湯　珍珠散

醫膏　川芎散

胞内生如蜆肉形鴆冠红色甚分明或青黑色須当眉痛苦难捱没意情光怕日又羞明原目客熱在脾经寬心口服决明散病去須教点復明

臉生風栗　肝血沖脾　退血散　瀉肝散　羌活散

痛膏　三花五子丸

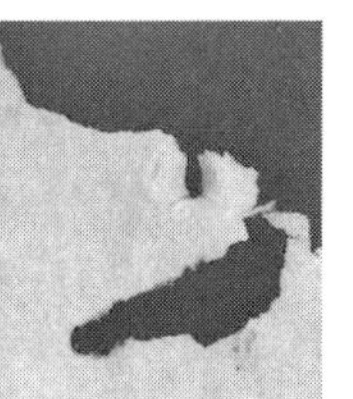

米粟生来在臉中或三或五出脏红赤白不堪疼痛苦堅而又硬痔形同肝熱壅瘀血冲針刀割出莫相逢消毒散餌宜常服蚕絲務要断其踪

胞肉凝脂　脾胃毒　糖煎散　清神散　二和散　蜜蒙花散

胞肉凝脂不易平皆因風熱苦相形致令胞腫如桃李頭痛時時熱泪仍清心散要安寧消風散服識原因好將妙藥點點神効通灵救得人

碧翳瞞睛　肺風壅滞　美玉散

腦脂凝结白睛停薄薄輕籠淡淡青或然旬日一回睛忽見時

又却明浮雲散見三星宣肺湯（瀉）行瀉潔真清金散與合

精散捲簾膏點客塵清

漏睛膿出　脾熱瓦毒　糖煎散　二和散　蜜蒙花散

漏睛膿出苦離宮心火炎炎瓦熱沖氣滯流傳于背眥結

窍（古文貧字）成膿汁出會窍經日久苦爲凶水輪條爾落胃中白薇丸服

須当早免使瞳人眼窟空

花翳白陷　腎經虛　防己散　瀉肝散　三花散　清金散

花翳漸繞瞳人點點恰似魚鱗砌成白陷不須嗔肝肺熱蔵

已定落後行房共枕酷愛煎炙（炙）茹葷先將膏點淚交飲鈴

[illegible]音哭

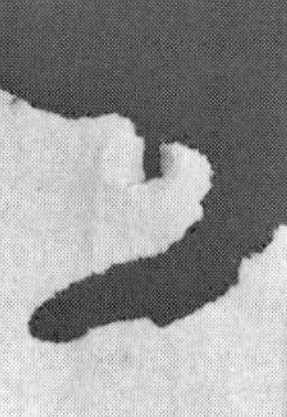

收

羊角散保命

玉翳浮睛　肝腎虛邪

黑睛突起白如霜浮障根盤不可当不痛不痒难治療不红不黑若無妨时泪出偶恓惶還睛散服漸安康負將藥點重〻洗定意寬心耐久常

黄膜上冲　脾胃热

從下生如偃月形黄色冲〻膜上睛此症因傷脾氣热莫令变作色青〻黄連膏點救灵羊肝散服漸消侵紫霞丹共熏宝散　珍珠散　竟障輕诗

他患生翳　五臟邪热　祛毒丹

三十五

偶然患地不覺忽然冲于輪廓朦朧漸漸翳來侵却見瞳人白長成看長春膏点得明退血散服能平青黛花與四物湯并目連翘散灵

逆順生翳　脾肺虚热　退血散　珍珠散　宣（瀉）肺湯

紫金膏　春雪膏

逆順生翳名症不知不覺障生成上垂下裹爲逆自下生上爲順不怕厚薄相親羚羊角散甚分明服去須臾安静

蟹睛痛　心肺受热　宣（瀉）肺湯　萬金　細辛散

春雪膏

水輪如豆出烏珠似蟹蝦睛不異殊腎虚受热各自差别經久

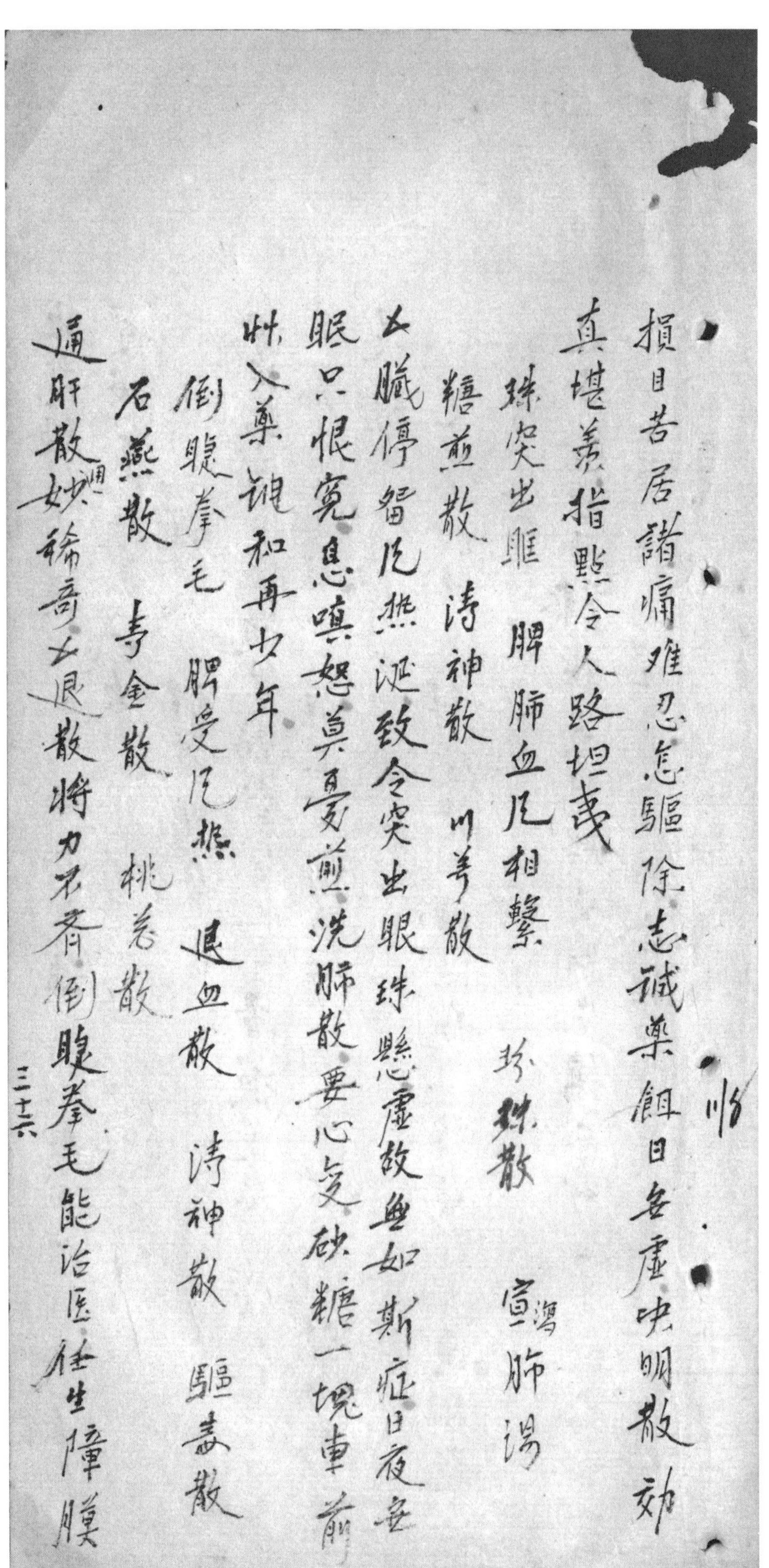

損目苦居諸痛難忍急驅除志識藥餌日無虛決明散効 怡
真堪羨指點令人路坦哉
珠突出眶　脾肺血凡相繫　珍珠散　宣瀉肺湯
糖煎散　清神散　川芎散
五臟停留風熱涎致令突出眼珠懸虛故無如斯症日夜無
眠只恨寬息嗔怒莫憂煎洗肺散要心受砍糖一塊東前
廿八藥餌和再少年
倒睫拳毛　脾受風熱　退血散　清神散　驅毒散
石燕散　青金散　桃花散
通肝散妙（通）稀奇五退散將力若脊倒睫拳毛能治医往生障膜

三十六

也能離類〻服莫生疑更將妙法與君知剪鐮洗除真要訣

更須藥餌鼻中吹吹

凡睾喎喎斜　膽臟邪凡

泪出類〻瞽瞼迫或時針刺似凡睾致使昏沉全沒翳不知

不覺病來纏如故候正堪憐只恐妙藥服安然消凡散用多

靈驗不見喎斜似年少年

凡睾瞼出　脾受凡　洗心散　豬肝散　連翹散

青黛散　磨翳膏

凡睾瞼出要緊泰詳太陽脾毒受凡傷來叶上下纏疼痛總

當一點實雖無紅赤色不能安但服去退散安然若點黑

音泰入声亦見也

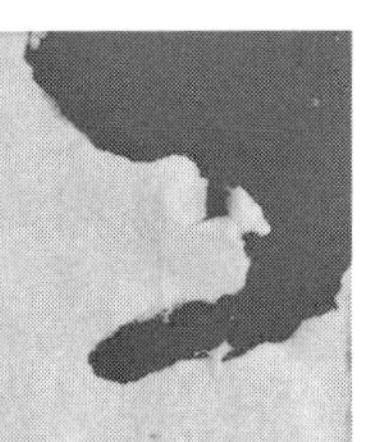

煤紅赤色不能除瘥莫思量

神祟〔祟〕疼痛　三焦熱　瀉肝湯　洗心散　退血散

川芎散　捲簾散　黄連膏

〔夜〕尋常無泪說根原忽爾如流似火煎太陽穴裡如針刺早輕

夜重福求全神祟傷聽君言有符賽愈莫埋冤至誠求服

決明散免生翳障得安然

旋螺突出　腎虛熱　藥黑豆　還睛丸　蟬花散

二和散　磨睛膏

生人在母目為光最貴光華腎水負〔負〕忽尔时常多冷淚腎

受熱毒苦哥煎紅赤翳旋螺大小痛極日久黄連妙用決

三十七

明通肝散安心早服莫遲延

鶻眼凝脂　胎受邪風　上虛下實

鶻眼凝脂是病胎其中積熱受風來舉目看燈轉硬起低頭濕淚苦難禁人宜散任安排好將四物湯早催連翹散服後蓉散天門冬散能除害

双目睛通　肝受邪氣　長春膏　牛蒡子丸

小兒双目雖睛通欲要看西卻望東此病腦中筋帶轉更兼肝臟受邪風鎮心丸早見功鎮肝散服去邪風靈寶丹真妙

又用春雪膏點不加蒙

轆轤轉睛　筋脉上注

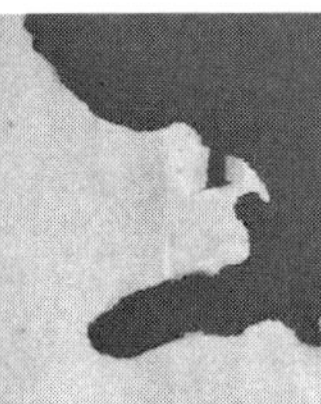

芴音物

轆轤睛轉是肝风積熱生來此候凶肝臟上下皆枸意眼中有色豈能沖血退散妙無窮退睛散丸有奇功聚寶丹與豬肝散牛蒡丸子早相逢

撞打破傷 血滯 四物湯 退血散 美玉散 黄連膏

打傷被刺爭差疼痛甚則风加朦朧看物似烟遮驚起瞳人不守含悪血流歸内瞼脅地蒲汁爲佳葱糖調貼不須差洪明散服無便

血灌瞳人 肝氣閉 四物湯 退血散 二和散 青金散

瞳人被血灌其中此症相加亦爲凶全無障蔽难分别疼痛如斯血不通肝氣閉損睛瞳紫荆皮用酒調同大通丸藥吋

三十八

吞服四灵散妙有奇功

睥目飛塵　瞖虚　糖煎散　青金散　退血散　黄連膏

眯目飛塵候最明　飘揚沙粃入睛輪　貼定轉睛疼且痛　致傷瞳子失光明　如斯疾早詢停穩　鵝涎詢法最安寧　白絹京墨施筋上　經方中驗用通灵

天行赤眼　三焦積熱　退血散　青金散　川芎散　应痛散

癘氣熱氣歸天行　更兼內熱積相成　溢淚睛疼并畏日　一眠開時一眼赬　瀉肝散服為先　柴胡煎下更加鞭（鞭）　湯洗當歸

眞古子若將藥点或宜然

眦

暴赤忽生　心火冲肝　美玉散　二和散　三花五子丸

心肝俱弄白人紅(紅)急然赤腫痛加攻甚則翳如梅片白輕舖

赤色在眦中巡五臟毒凡確瀉肝散服实隆更劑鼻竅太

陽穴兒有拳毛胆氣洪

胎風赤爛　洗心散　槐花散　細辛散　三花五子丸

小兒出世質如花豈知數日眼如麻券至一周三五歲双眦奇

爛悉如霞或痒痛度年中消風散服便為佳碧霞洗了退

時散襁褓中时集論草

風冲泪出　肝虚肺熱　瀉肝散　糖煎散　宗志膏

三十九

眉音忍

痕音恨（熱二篇）

瘪音亮目病　與痕不同

白薑膏

看定泪痕眼肝虚能起飛花冬來極甚轉沉加鎮定心猿意馬若遇風迎則甚不能憩息还加瀉肺散用是生涯宴樂西江月主

風赤瘡疾　脾受熱　二陽丹　糖煎散　清金散

天門冬散　美玉散

兩眼赤似硃砂瘡然風疾為邪久而不治醫來遮五退散將服罷便安碧霞散洗好年妙手堪誇膾敷五倍撥睛邪遣士髙騎俊馬

星日聚散障　腦熱脂結　美玉散

敷點如星和月明，或时聚散有何因，此是脂凝流未散，服藥
頻頻免損睛。如此症早求寧鎮心丸，要首推精退血散和連翹
散，磨睛膏用豈無情。

收

暴風客熱　脾肺風熱　洗心散　化毒丹　青黛散
二和散　瀉金散

暴風客熱報君知，此疾滛时事可悲。白仁赤阜烏珠位疼痛，
時時意慘悽。肺風熱，肝胆疲，臨时切莫在玄机，瀉肺散中端
的好，硼砂腦子點偏宜。

睛珠痛硬　肝虛風邪　洗肝散　猪肝丸　救睛丸
美玉散

慘音參
悽音妻，悲痛也

怕日羞明频泪仍眼浮红腫痛会時睛珠疼痛無时侵肝
膈乃邪热毒生通肝散服須灵三朝翳膜退永星好看些
千金針穴大昇幽各与澜澄
痛如針刺　心火乃热　退血散　萬金散　宣肺湯
聚宝散　牛蒡子散
覌他形症叫声频只缘心热毒乃生澁泪时如針刺痛腫如
桃李痛难禁还睛散洗心灵漸開数貼半交輕太陽穴畔
宜針刺太平景象一春中
痒極难忍　心肝热　四物湯　鬱金散　涼金散
没毒膏

寰音環

輪廓先遭風熱冲致令雙手拭睛瞳眥頭兩畔睛珠痒此症宜針有
始終驅風散妙令方好將寒水共成功飲能神清情意朗幾須眼
淨在寰中

起坐生花 腎客熱 鎮心丸 化毒丹 清神散 清金散

起坐生花似碎星頭旋而悶且虛鳴要知此症因何得腎臟誰知
客熱侵或房色實言星寧心定意度千春補肝補腎須皆服出
入長如日月明

瞳神乾缺 肝腎虛熱 靈寶丹 妙睛丸 羊肝丸

橫膜下生冲上輪渾如脂膜覆瞳疼驟驟似水含伏上脾胃差
因得熱真口味節或能平好將犀角服殷勤盡心更服六神散

四十

万里青天無片雲

赤膜下垂　心肝邪热　退血散　糖煎散　瀉肝散　美玉散　二和散

赤膜下垂人怎知　初时乘得有蹺蹊　澁痛泪涕由红瞳　怕日羞明

障已奇难禁忍　热几欺初膜蒙處点乘时通肝散服祛依次行除

上星信可知　一名垂簾障

小眥赤脉心邪热　明睛花　祛毒散　珍珠散　磨医膏　美玉散

小眥中生赤脉　交加漸漸侵瞳　久停此症教朦朧　昏暗却中毒毒

勸君洗心滌慮　三焦凝滞不通　故生几翠在其中　犀角飲能除

痛

胞肉生瘡　脾積热　芍物湯　退血散　美玉散　座痛散　川芎散

兒瞳遭毒時瘟潮熱臟腑貫冲身班痘疹眼朦朧淚出次銀膜
擁只要睛珠不破兎子米点能通　龍蛤粉散妙难論敗毒柴胡
先用

疳眼　肝經風熱靈寶丹　鎮心丸　青代丸　防己丸　美玉散
澀痛初生瘡因久而疼楚难并致令童子哭悲哀頭熱肝風目
若哉怕日時時淚落皆因泄痢生來小兒疳久久不停栽还時散
服除害

青盲　肝胆熱　光明散
提起因而悲漢懷厚那時歡饋文辛口味不停修產後令兒难盼
鎮心丸瀉肝散聚寶丹莫侵川芎散服冬天散肝胆　叢光燦

四十二

瞼生贅子　肝受風熱　洗肝五退散　消化敗毒散

贅生在眼睛麻子一般形後來黄豆大脾受濕熱後當轉眼皮去膿血須音草可和斷其根

野寺殘僧少山園細路高射香眼石竹鸚鵡啄金桃亂水通人過懸崖置屋牢上方重閣曉百里見纖毫

此詩看後腹中明也

諸方彙集丸散湯丹膏

鎮肝丸

決明子 地膚子 遠志 蔓荊子 茺蔚子 人參 白茯苓
山藥 細辛 青葙子 車前 玄參 地骨皮 柏子仁
甘草 甘菊 柴胡

右為細末，蜜水打糊為丸，如桐子大，每服三十丸，米湯下。

又散方

菊花 旋覆花 蒙花 車前 茺蔚 蔓荊子 枸杞子

為細末，濃茶用及黑豆湯調服。

補肝丸

菟絲子方 菟子肝一具炙干 柏子仁 地黃 川芎

茯苓　細辛各三　生蕤仁三　枸杞子三　防風　山藥　車前

甘草各两　菴子三钱

右爲細末煉蜜丸如桐子大每丸服三十丸淡竹葉湯下

又丸方　當歸　車前　白芍　蕤仁　川芎　熟地

防風　枳實　爲末蜜丸桐子大每服七十丸湯下

補肝散

熟地两　茯苓钱半　菊花一　細辛　柴胡　白芍各钱　山藥

防風各钱　柏子仁钱　甘草五分　當歸　白术　黄芪

薏苡仁以　每服钱　水煎食遠服

又散方　阿膠蛤粉炒　牛蒡子　款冬花一　罂粟壳　蜜炒各两

甘草　紫菀各末　為末水煎食後溫服

順肝散丸

生地分　大黃分　當歸分　瓜蔞三分　皂角半斤熬膏　入皂角膏

為摟丸桐子大每服三十丸新汲水送下

又散方

蒼朮　防風　木賊　甘草　決明子　荊芥　當歸　蟬衣

蒙花　赤芍等分　為末清茶送下

通肝散

犀角　白朮　防風　荊芥　人參　知母　當歸　赤芍

右為末每服本茶調下

煮肝散

木通　綠豆　黃芩　羌活　甘菊　防風　荊芥

薄荷　黄連　蒺藜

為末用猪肝開破入藥內扎住米泔水煎早晚服　每汁下

洗肝散　薄荷一錢　当归　羌活　防風　山梔　川芎各两　甘草五分

大黄一錢　荊芥　蝉退各一錢　人參　桔梗　黄芩各一錢　並服一錢

水鍾半煎食遠服

又散方　薄荷　当归　羌活　防風　山梔　甘草　川芎

連翹　黄連　白芷　菊花　大黄各一錢

右為末並服水半　食遠服熱酒下一日三次

又散方　川芎　归尾　赤芍　防風　生地　白蒺藜　木賊

蝉衣　羌活　薄荷　菊花　葱一　紅花各一錢　甘草三分

每服二钱　水一盃半　松絲少餘條同煎　又通明散　人字散

芦甘石散点

瀉肝散　山梔炙　大黄一钱　郁李仁　荊芥各一钱　赤芍　柴胡

菊花　防風　細辛　蔓荊子　甘草各一钱　羌活　白术

每服二钱　水鍾半食後温服加淡竹葉同煎　又方加羚羊角　遠志　人参

又散方　當歸　大黄　赤芍　黄芩　桔梗　麻黄

桑白皮　地骨皮　葶力子　甘草　每服二钱　白菜煎食後服

又涼肝散

胆汁　蛤粉　山梔　黄連

又通肝散　山梔炙　車前　大力子各一钱　蒺藜　荊芥各一钱

枳殼 當归 赤芍各等分 每服五錢水煎食遠服

又

補肝散 官桂 附子 防风各錢 枳殼 白芷 赤芍 甘草

荆芥 川芎各等分 加烏梅一个水煎服

鎮心丸 即定志丸加枣仁末 官桂各錢 黄芪

茯苓 人參 山藥 天冬 麦冬 石菖蒲 甘草

枸杞子各半錢 遠志 辰砂 益智仁各錢 白扁豆 山栀仁

赤芍各錢

右细末 煉蜜丸如桐子大每服三十丸米飲湯下或灯心湯

洗心散 白术五錢 赤芍 麻黄 當归 荆芥 甘草各五錢

大黄煨 芦根 竹葉

每服三錢 姜二片 薄荷葉數片水煎溫服

又瀉心湯 加黃芩 黃連 知母 玄參 防風

三黃丸

黃芩 大黃 黃連 可加大腹皮巴豆去粗

等分 煉蜜丸桐子大每二丸 新汲水下 取利即止

三花散 大黃 黃芩 薄荷 防風各錢 秦皮去皮三錢 山梔一錢

白朮錢半 麻黃 當歸 甘草 荊芥 赤芍各錢

每服三錢 水煎 姜二片 蜜少許 食遠服

地黃丸 生地 熟地各兩半 人參錢 當歸 川芎 防風 蒺藜

羌活 甘菊 桂心 淡竹 酸仁各三錢 四錢 草決明兩

右細末煉蜜丸桐子大每服二十丸或砂糖竹葉湯下

明目地黄丸 牛膝二两 石斛 杏仁 枳壳 生地 归身

五味子 黄連 黄柏各一两 防风四两 麦冬二两 杜仲 赤芍

胆草各一两 蜜丸服五十丸半饑湯下

又丸方 知母 柏子 白术 木通 黄芩 黄芪 遠志 甘草

益黄散 丁香 木香 陈皮 青皮 甘草 訶子等分 水煎温服

退血散 荆芥 槟榔 麦冬去心 草决明炒 甘草 蔓荆 羌活

蒺藜炒去刺 当归 赤芍 木贼 防风 细辛 胆草等分

细末每服 茶調下 水煎亦可

退赤丸散 大黄 黄芩 黄連 白芷 赤芍 当归

山栀 生地 草決明 白术 木通 連翹 甘草

蜜丸桐子大 每廿丸 煎淡竹湯下

玄精石散 治胞阳痼病

玄精石 蟬衣 連翹 石羔煅 甘草 谷精草

為末 服一錢 或茶或蜜湯下

凉胆丸

連翹 姜蚕 防風 黄柏 地膚子 荊芥 胆草 等分

黄芩 当归 各一錢 淡竹葉 蜜丸 每服廿丸 薄荷湯下

楮实丸 主胆經病

黄芩 白术 木賊 羌活 归身 麦冬 楮实子 為細末

四十七

煉蜜丸桐子大每服三十丸鹽湯下一方加兔絲子酒浸
肉蓯蓉酒浸

猪苓散
草決明 蒼朮 白附子 甘菊花各等分 防風 羌活 蟬退 荊芥各等分
甘草 月 木賊 剪 石決 蛇退一條刮制 爲細末每服平 茶調送下

瀉肺散
細辛 甘草 木賊 草烏 姜蚕 荊芥 旋覆花 當歸
石蓮肉 蘆根 爲細末每服平 鹽湯調下

瀉肺湯
羌活 黃芩 玄参 桔梗 大黃 芒硝 地骨皮 桑白皮 甘草
木賊 入糯米一撮水煎溫服

右存

九

桑白皮散

玄參 枳壳各一錢 桑白皮 蒺藜 柴胡各一錢 杏仁 防風 旋覆花

升麻各一錢 赤芍 甘菊 葶力子 木賊各一錢 當歸 薄荷

荊芥 甘草 黃芩 芦根 為末每服三錢水煎服

白蒺藜散 治肺病

蒺藜炒去刺 歸身 川芎 荊芥 石決明 羌活 海蛤

蜜陀僧 為末每一錢 米泔水送下 加甘菊 蔓京子 升麻 甘草

覆盆子 蒼术

四順散 大黃一錢生 川芎 山梔 赤芍各一錢 朴硝三錢 當歸 枳壳

甘草 生地各一錢 木通三錢 有氣加木香 香附 如痛加乳香沒藥

四十八

右同煎服平 食遠服一日三次

四順清涼散

蔓荊子 牛蒡子 當歸 川芎 防風 荊芥 赤芍 大黃

山梔 薄荷 甘草 石蓮子 胆草 防己 苦竹葉 各等分

右末 每二錢 水煎食遠服

補肺湯

充蔚子 細辛 五味子 防風 藁本 知母 黃芩 川芎 等分

右水煎食遠服

益脾散 即溫脾散

人參 白朮 當歸 干姜 赤芍 大黃 朴硝 大黃 麦冬

甘菊　生地　香附　等分水煎食遠服

和脾散

人參　白朮　茯苓　甘草　木香　陳皮　細辛　五味子

等分姜枣水煎溫服

○薏苡仁散　治脾病

苡仁　黑豆　茯苓　石決　大黄　細末　等分　茶清下

解肌散

赤芍　葛乾　麻黄節　甘草　半夏　升麻　冬桑

入烏梅同水煎食遠熱服

透肌榮氣散

丁香　檀香　藿香五分　甘草八分　白豆蔻

四十九

縮砂肖 鹽點服

順氣湯

人参 白术 茯苓 烏藥 陳皮 青皮 白芷各乃 甘草炙

每服示 水煎服

蒺藜散

蒺藜 茯苓 甘草 防風 川芎 石决 羌活 當歸

芍藥各乃 蟬退 蒼术 青 十三两 蛇退一条製

為末 每服示 食後米泔調下 忌食毒物

洗肝散

旋覆花 荊芥 甘草 大黄 归身 赤芍 連翹

九

甘菊 川芎 麻黄 羌活 大麻子 蒼术 桑螵蛸

爲細末每一錢 酒調下

撥雲散

草決一錢 石決明煆 蟬衣一錢 苦參一錢 石羔一兩 甘草朱 木賊

甘菊各一錢 防風 蒺藜 羌活 蛛蝴

爲細末每一錢 茶調下 若加硃砂爲衣

八正散 大黄 瞿麥 木通 滑石 甘草 山梔 車前子

扁蓄 爲末入燈心一握水煎食後服

當歸散

歸身 川芎 甘菊 大黄 黄芩 蘇子 白芷 紅花 羌活

五十

熟地 為末 血余 水煎 薄荷十片 一方加胆汁泉 山梔 大力子

又當歸散

川芎 當歸 茯苓 赤芍 甘菊 蟬退 防風 蒺藜 草決明

熟地 甘草 細末 血余 日進三服 滾下

當歸活血散

當歸 黃芪 沒藥 川芎 羌活 熟地 蒼术 茯苓 甘菊

麻黃 細末 每服一丸如彈大 清茶送下

當歸丸

川芎兩 當歸兩半 黃連 楮實子各半 蟬退 薄荷各半

甘菊 蒙花 骨皮 荊芥 蒺藜各兩 石斛半

六十

木賊　朱　蔓荊子　方　蟬衣　刀

爲細末，煉蜜丸梧子大，每服　白湯送下。

密蒙花散

蒙花　羌活　甘菊　蒺藜　石决　木賊　枸杞　荊子

青葙子　爲末每服或小食前茶湯下。又方用夏枯艸、川芎、白芍、山梔、防風

蒼朮散

玄參　遠志　茺蔚子　蔓荊　白芷　川芎　細辛　羌活

甘草　爲末每服　清茶調下。湯用蔥三枚，薑三片，水煎服。加桔梗

撥雲散湯

羌活　獨活　防風　荊芥　薄荷　蟬退　甘草　當歸

生地　金銀花　每服　水煎食遠服，忌食毒物

六十一

菊花散　甘菊两　蒺藜半　生地两　防风半　木贼　川芎

香附　夏枯草各半　羌活半　草乌一钱　荆芥钱　白芷半

为细末每服一钱　清茶调下

菊睛丸

肉苁蓉　甘菊　牛膝　杞子各两　巴戟两　青盐半　另研

为细末炼蜜丸如桐子大每服二十丸　盐汤送下

菊花饼子

甘草　柏子各两　黑豆　枸杞子两　苍术四两　先将苍术切片

黑豆大用水一大碗同煮药候干为度焙干为末用大米清

粥搜饼子如棋子每服一饼　清茶送下

還睛丸散

川芎 蒺藜 白术 甘草 木賊 車前子 天麻 生地

熟地 当归 蟬退 菊花 兔絲子 又方加防風 山梔 石決

羌活 夏枯草 細末煉蜜彈子大每服一丸 空心服下

救精丸

蒼术 甘草 楮實子 川芎 荆芥 当归 木賊 各等分

蛇退三条 油炒 羌活 蟬退 各等分 薄荷 五分 決明 谷精草 各等分

為細末 蜜丸如彈子大每服一丸

救睛散

防風 犀角末 蒺藜 知母 人参 玄参 羚羊角 等分

保時丸　黃連　連翹　川烏　草烏去　甘草
旋覆花一錢　牛乳香　大黃一錢　井泉石　朱
蒼朮　綠豆粉糊丸如桐子大　每服三十丸　薄荷葉湯下

荊芥散
荊芥　甘菊　蔓荊子　蒼朮　香附　石決明　赤芍
甘草　牛蒡　川芎　黃連　蒺藜　羌活　木賊
細末　每服一錢　黑豆煎湯服　日進三次

豬苓湯
茯苓　滑石　豬苓　澤瀉　阿膠　木通　車前
山梔　扁蓄　黑狗脊　大黃　每服水八分煎　物時服

冴

七二

連翹散

連翹 柴胡 甘草 当归 山梔 木通 防風 瞿麦

滑石 車前 牛蒡 赤芍 黄芩 生地各錢 荊芥分等 蝉退一錢

黄柏分 加薄荷少許

每服錢 水煎服

又湯方 連翹 甘草 朴硝 山梔 薄荷 大黄 夏枯草

香附 等分為末 每二錢 蜜水煎服 又方加甘菊 当归 胆草 荊芥

附子豬苓湯

白朮 附子 人參 豬苓 茯苓各錢 肉桂錢半 澤瀉分 煎服

羊肝丸 白鷄羊肝一具用竹刀刮去筋膜 候乾 細辛分

七十三

熟地半　羌活两　五味子两　甘菊两　石決明煅　独活各两
防风　菟丝子　茯苓　草決　枸杞子　青葙子
地肤子　杏仁　肉桂　蒺藜　麦冬　茺蔚子
蕤仁　川芎各两
为细末，入羊肝共捣千杵，如干加蜜为丸桐子大，每服三十九
羊肝散　黄連　蒺藜　夏枯草　甘菊　木贼　苍术　楮实子
川芎　防风
为末，每半，同煮熟羊肝切片蘸药，细嚼，茶汤下
阿胶散　茯苓　白术　川芎各半　阿胶半　当归　甘草
陈皮各两半　牛蒡子　紫菀　蒺藜　款冬花各钱　马兜铃两半

每服三錢水煎加糯米一撮

七三

阿膠丸

熟地 茯苓 山藥 五味 貝母 麥冬 百部 柏子仁

茯神 丹參 管仲各兩 人參 防風各錢 阿膠兩

煉蜜丸一兩作十九每服一丸水煎服

羚羊角散

甘菊 防風 細辛 車前 川烏 當歸 川芎

羌活 半夏 薄荷 羚羊角 蒺藜 蟬退 遠志等分

甘草 水煎食後服 又方不多味用皂角朴硝

半夏丸

半夏 白凡 南星 天麻各兩 枳實炙 硃砂少許 杏仁 每十九粒

五十四

為末用薄荷叶為丸如桐子大每服七丸加至十丸姜竹
煎湯下

蟬花散　茯苓　甘草　防风　石決明　赤芍　川芎　羌活　归身各二两
蒺藜末　蛇退一条　蒼术十两　蟬退一两
為细末每服二钱食後茶下

通明蟬花散
蟬退　黄連　白术　青皮　丹皮　蒼术　甘菊各一两
甜瓜子　胆汁各末　蛇退　羌活　旋覆花　夏枯草　独活
木賊　蒺藜　為末茶调下

蟬花無比散　蟬退　蒺藜各一两　黄芩　羌活

又方

防风　白芷　瞿麦　玄参　柴胡　花粉　蔓荆　生地

山栀　牛蒡子各钱　川芎　荆芥　木通　前胡　夏枯草

五灵脂　薄荷　夜明砂　谷精草各朱　木贼草二钱

右為末每服三钱　水煎食後服

夜花椒红丸

川椒去子　醋拌炒　蒙花　枸杞子各钱　旋覆花钱

紫心巴戟去心一钱　苍术　白术　川乌　茯苓　黑丑　防风　羌活

酒為丸桐子大每服二十丸至三十丸　空心鹽湯送下

川芎散

石羔　川芎　川乌　甘草　白芷各十五　羌活　仙灵脾　白附子

腦子 甘菊 荊芥 薄荷 蒼朮 為末 每二錢 茶下

艾煎丸 艾葉炙 當歸 肉蓯蓉 防風 桑白皮

山藥 牛膝 甘草 晚蠶砂 秦艽 糯米

為細末 糯為丸彈子大 每服一丸 桑葉湯下

艾葉散

艾葉 川芎各等分 阿膠 當歸末 黃芩 甘草末 每三錢

乳香丸

乳香 沒藥各等分 當歸 丹 玄胡索 川芎 南星 全蝎三錢

火炙膽 木鱉子一兩 去殼 附子一個 草烏頭去皮尖 京墨各一兩

百草霜　末　夏蚕砂　细末蜜丸弹子大每服一丸作四服
薄荷汤磨下临卧服一丸忌食热物
又半夏丸　半夏　南星各姜製　防风　蜂房　五灵脂　白礬
蝉退各等　姜蚕　雄黄　硃砂各五分
為末水丸如桐子大每服十丸生姜汤下
決明散
川芎　白芷　草決　甘草　甘菊　木贼　蒼术各等
花粉　赤芍　為末每服　蜜水下日服三次
黄連童便浸宿焙干二次　蛤粉　谷精草　夜明沙各等
猪肝丸
海螵蛸去皮末　细末用猪肝夏去膜捣丸桐子大　三十九
五十六

飲下用豬肝一片重方劃開摻藥三分麻線扎定清泔水
煮熟取出待冷臨睡細嚼原汁下忌生冷毒物瘡癰眼疾
明亦効

清神散　川芎　薄荷　香附　川椒各一兩　雀腦　為末服二錢　茶下

紅花散　連翹　當歸　生地　紅花　紫草　膽草　升麻　大黃
赤芍　甘草
為末每三錢　燈心　淡竹葉同煎食後服再服豬肝散

穀精散　防風　紫蘇　羌活　枳殼　香附　木賊　當歸
甘草　谷精草　治兒痘眼痛
右為末每三錢　煎服食前後三日服後服紅花散

又二

犀角散

犀角錢 归尾錢 生地 車前 赤芍 黄連各錢 黄芩 山梔

連翹各錢 淡竹葉 柴胡錢 細末 每三錢 食後茶下

犀角飲

犀角 羌活 蒺藜 木賊 石决明 蒙花 水煎服

犀角象牙羌活湯丸

犀角 象牙 羌活 川芎 天麻 青皮 薄荷 白术 旋覆花

南星 蒼术 姜汁糊丸桐子大 每服三十丸 茶下

三白散

桑白皮 陳皮 乳香 當歸 蒼术 每錢 白湯下

茴香丸

赤小豆 茴香各錢 川烏泡 川楝子去核 萆薢

五十

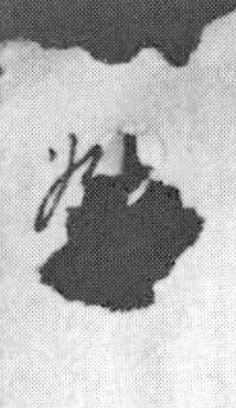

防風錢　川椒錢　威靈仙二錢　陳皮錢　地龍錢去土炒　烏藥半錢

混糊丸桐子大鹽湯下三十丸

補真丸　茯苓錢　生地　旋覆花　川楝　青鹽錢　桃仁錢

混糊丸桐子大三十丸麥冬湯下

桑螵蛸丸　螵蛸　蟬退　半夏　防風　羌活　當歸　各錢

威靈仙錢　南星錢半　姜蠶錢

為末姜水糊丸桐子大每服十丸姜湯下

五肝丸　生地錢　大黃錢　瓜蔞二十個　皂角一斤熬膏　為末皂角

膏丸桐子大每服三十丸　新水吞下

當歸鹿茸丸　當歸錢　鹿茸半　山藥　五味子錢　沉香半

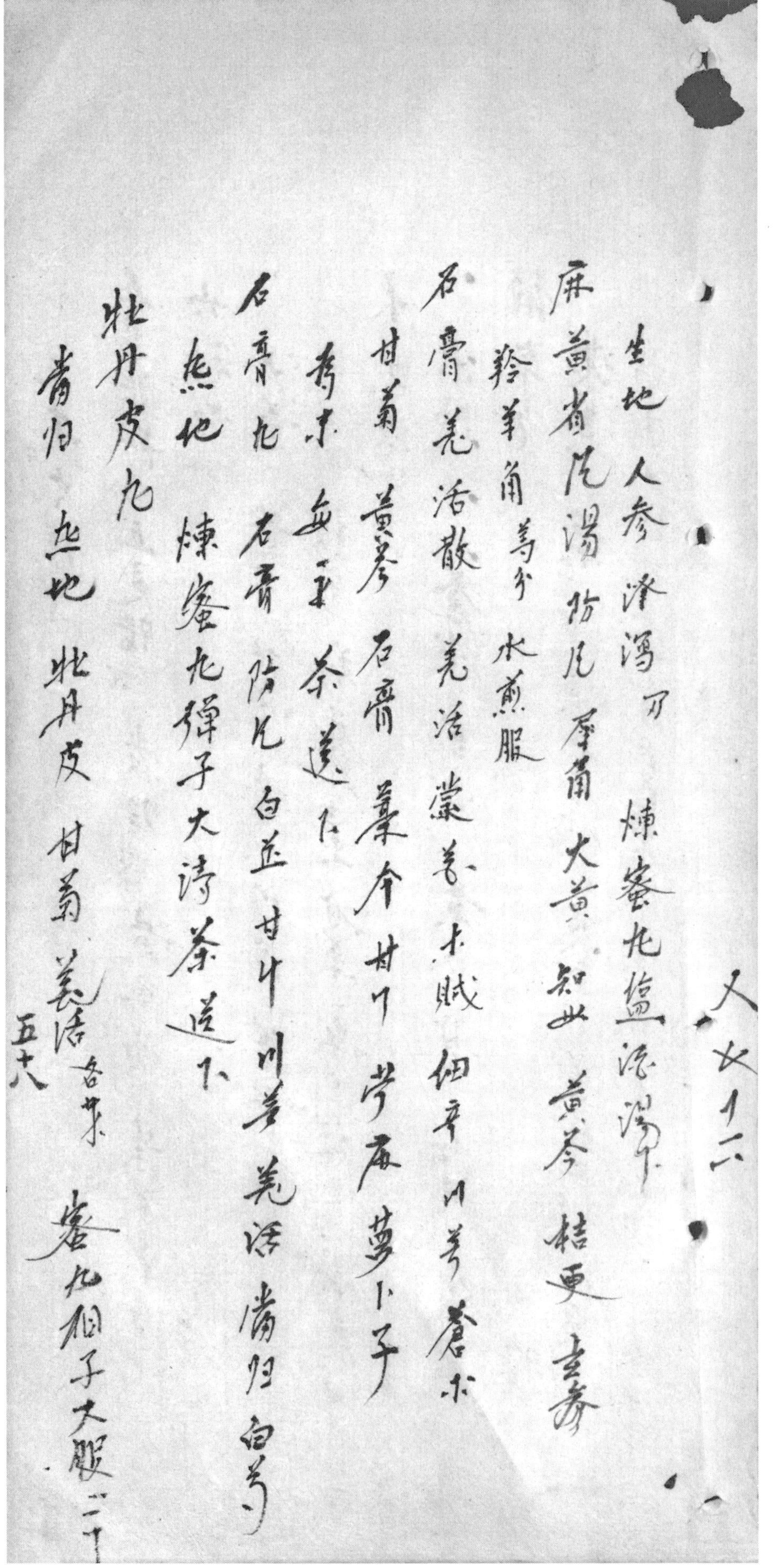

人女十二

生地 人參 滌瀉丸 煉蜜丸塩湯下

麻黄省風湯 防風 犀角 大黄 知母 黄芩 桔梗 玄參

羚羊角 等分 水煎服

石膏羌活散 羌活 蒙花 木賊 細辛 川芎 蒼朮

甘菊 黄芩 石膏 藁本 甘草 芎麻 蘿卜子

為末 每服 茶送下

石膏丸 石膏 防風 白芷 甘草 川芎 羌活 當歸 白芍

熟地 煉蜜丸彈子大 清茶送下

牡丹皮丸

當歸 熟地 牡丹皮 甘菊 羌活 各等分 𥁞丸梧子大服二十

五十八

丸　麦冬湯下

五灵脂散　五灵脂ㄌ　當归　柴　黄芩三ㄍ　為末　米湯下

六神散

大黄　黄芩　防风　赤芍　川归　茯苓　蝉退　柴胡

乾葛　升麻　荆芥　皇　甘草　為末　每三ㄍ　水煎服

木賊湯

木賊　蒼术　当归　黄芩　甘草　防风　水煎服　加茯苓

調氣丸

蒙姜ㄌ　石决ㄌ　盐水煮　千為度　甘草十ㄌ　甘菊ㄌ　青葙子ㄌ　仙灵脾　膠

為末　先将前藥　飯上蒸熟　次後　為細末　蜜丸　桐子大　每三十丸

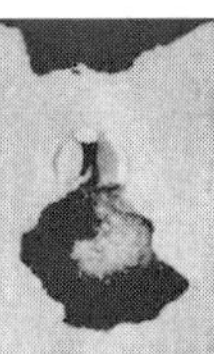

匀氣散　丁香　木香　白豆叩　檀香　藿香　甘草　硇砂　為末服

犀角蒙花散

犀角　羌活　菊花　蒺藜　蒙花　木賊草

右為末　每平　茶湯送下

補腎丸

川椒各五錢　兔絲子　楮實子　覆盆子　石斛　肉蓯蓉　熟地

巴戟　五味子　車前各一兩　沉香　青鹽各五錢　麥冬一兩

巴戟肉取　杜仲薑炒　磁石一兩九次醋煅　菊花　石蓮子　黃芩各一兩

煉蜜丸　每五十丸　如桐子大　好酒下

追風丸　附子　肉蓯蓉一兩酒洗　蟬退一兩　木賊一兩童便浸炒

白朮一兩　熟地二兩　石菖蒲一兩　楮實子一兩　甘菊一兩

五十九

石決明錢　爲細末煉蜜丸桐子大空心鹽湯下

消風散　白茯苓　川芎　羌活　人參　防風　荊芥　藿香各錢

甘草錢　姜蚕　厚朴　陳皮　蒼术　蟬衣　薄荷湯下

加味四物湯　治損傷眼目

當歸　川芎　白芍　熟地　防風　荊芥　山梔　防己

膽草　蒼术　蟬衣　水煎好入生地汁少許溫服再以生地薑

一兩　杏仁二十粒去皮共研細用綿依裹箸敷眼上令乾又

將猪肉切薄片貼眼上

磨翳丸　蒙花錢　蟬退錢　黄芩錢　菊花錢　夜明砂錢　茯苓錢半

白术錢　木賊錢半　中決明錢半　熟地錢　連翹錢　甘草錢半

煉蜜丸桐子大，每三十丸，空心溫酒下

退翳丸　蟬退五錢　蛇退一條　甘菊五錢　夜明砂五錢　連翹五錢

黃連一兩　車前五錢　蛤粉一兩　升麻五錢　谷精草一兩　甘草五錢

爲細末，用米泔煮羊擣爲丸桐子大，每三十丸溫湯下

遠志丸

人參　遠志　茯苓　梔子仁　充蔚子　黃連各五錢　草決明

車前　蒺藜　細辛各二錢　煉蜜爲丸如桐子大，五十丸米湯下

又退翳散

犀角　蟬退各五錢　蛇退一條　石決明一兩　甘菊　草決明

蒺藜　紫草各一兩　大黃一兩　當歸　木賊各五錢　爲末每服二錢　燈心湯下

六十

清華散　細辛　川芎　人参　知母　黄芩　甘草　為末　每米湯下

痊翳散

胆汁　黄連　防己　赤芍　生地　當歸　山梔　熟地

桑白皮　各等　為末　每二錢　加淡竹葉　水煎服

蚕沙湯　晚蚕沙　巴戟　川楝分　紅花一分　凌霄花分　水煎

瞿麦散　黄芩　瞿麦　木通　甘草　猪苓　車前　滑石

大黄　各等分　水煎服

陰陽湯　人参　茯苓　乾姜　甘草　猪苓　澤瀉　各錢　白术分

肉桂　乙分　水煎

防風丸　天麻　川芎　防風　甘草　蚕角　蜜丸　一錢一丸　硃砂為衣　荊芥湯下

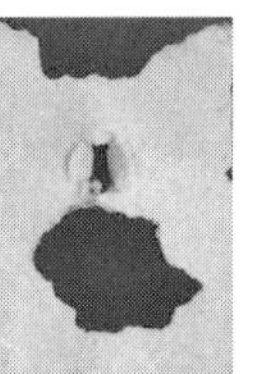

又九

五和湯　人參　茯苓　肉桂　陳皮　半夏　桔梗　甘草各分　並平姜湯下

芍藥湯　赤芍　防風　當歸　川芎　生地　大黃　骨皮　水煎服

除濕丸　南星　赤芍　防風　白芷香附　乳香　沒藥各平分　泛糊丸服三十丸　溫酒下

二礬丸　白礬分　青礬分　為丸如梧桐子大姜湯下

苦參湯　苦參分　地膚子等　丹皮平　水煎

雄黃丸　蒲黃　雄黃　當歸　赤芍　生地　泛糊丸服二十丸　陳皮湯下

二姜丸　干姜　高良姜分　麵糊丸服二十丸　生姜湯下

橘皮湯　人參　白芍　甘草　水煎服

人參　茯苓湯　白附子等　紫團參分　茯苓　續斷平　干姜分等

甘草分　蜜丸彈子大　服一丸　白湯送下

六十二

導赤散　木通　甘草　山梔　加竹葉煎服　又方加生地

千里光丸　菊花　甘草　石決明即千里光　爲末　每三錢　水煎一服

管仲湯　管仲丁　甘草寸　水煎服

黄芪丸　黄芪　防己　烏藥　丹皮　茴香　蒺藜　泛糊丸　鹽湯下　[illegible]丸

鱉甲柴胡散

柴胡　鱉甲醋炙　貝母　知母　秦艽一兩　蒼术　牛蒡

白术各等分　爲末　無灰酒下

伏龍肝散　伏龍肝　生地　川芎　當歸　赤芍　白芷　爲末　溫水服

南星散　南星　防風　赤芍　天麻　當歸各等　末每錢　荊芥湯下

黄連散　黄連　黄柏　細辛　甘草　桑白皮　乳香　荊芥

入枣二枚 灯心数根 煎服 洗眼点炒

黄連丸 雄黄一钱 蔚金廿 黄連各一钱 巴豆七粒去壳 為末 桐子大 服三五丸

人参菊花散

人参 甘菊各等 羌活 蝉退 蒺藜各等 為末 服一钱 茶下

凌錦散 凌錦烧灰存性 乌附 当归 川芎 為末 每一钱 米飲下

换經湯 防己 当归各一钱 仙灵皮 胆汁各一钱 没藥三钱 乳香一钱

每服一钱 酒一盏 砂糖一塊 枣五枚 竹葉七片 水煎服

神明散 白芷 当归 川芎 赤芍 人参 蒼术 桑白皮

天花粉 细末 每一钱 荆芥湯下

柴胡散 黄芩 柴胡 赤芍 黄柏各一钱 甘草 木胆草

六十

六十二

川芎 薄荷 山梔 荊芥各二錢 麻黄少許 共二錢 水煎服

水銀散 當歸 甘菊 蟬退 連翹 黄芩 甘草 共二錢 蜜水調下

珍珠散 防風 羌活 荊芥 紫荊皮 桑葉 泥洗麥冬 水煎日三次

補陽丸 防風七錢 黄芩一錢 甘草五分 白芷一錢 荊子 歸身 刀 升麻一錢

柴胡一錢 蒼朮 共 服二錢 蜜丸如桐子大米湯下

枸杞子丸

枸杞 蟬退 黑附子 楮實子 麵麥糊丸如桐子大塩湯下五十丸

洗輪散 白朮 羌活 當歸 山梔 熟地 牛蒡子 木賊 蜜湯下

白薇丸 白薇 生地 防風 蒺藜 羌活 石榴皮 石蓮子

黄芩 歸尾 川芎 甘草 蒼朮 共 服一錢 白滾湯下

牛黄散　犀角　辰砂　牛黄　甘草各等分　金艮箔為末服本

四灵散　生地　朴硝一钱　大黄　没药　柴胡　青相子　夏枯草

為末每一钱空心升麻湯下

經効散　柴胡　黄芩　川归　芍药各一钱　大黄一钱　甘草　犀角

白芷各一钱　為末服一钱　水煎不拘时服

勝金散　川归　赤芍　防风　荆芥　連翹　蒺藜　細辛　白芷

花粉　生地　蟬退　柴胡　川乌　山栀　甘草　服一钱湯温下

檀香散　川乌　荆芥　香附　白芷　川芎　甘草　檀香一钱　石膏　水煎服一钱

二宜散　茯苓　甘菊　熟地　柴胡　黄柏　甘草　枳壳　黄芩　水煎服

杞苓散　專治目昏　茯苓八分　杞子一钱　归身　熟地各一钱

青鹽兩 知母淨兩 黃芩錢

蜜丸每三四十丸空心酒下日三次散服二錢

立見効專治白翳 防風 石膏各兩 柴胡 羌活 五味子

升麻各兩 黃連 黃芪芪各錢 黃芩 梔黃 當歸 膽草 赤芍各錢

每服錢 水煎服

洗刀散 治一切風熱爛眩 脹膜 翳明倒睫 紅筋淚出癢痛

防風 連翹各兩 歸尾錢 荊芥 滑石 薄荷 赤芍 麻黃

白朮 大黃各錢 甘草 細辛各錢 黃芩 川芎 山梔 桔梗

蟬退 蒺藜 甘菊各錢 羌活 獨活 玄參 草決明 木賊

蔓荊子各兩 蒼朮 每服錢 姜三片水煎服

聚寶散 赤芍 麻黄 薄荷 芒硝 滑石半 連翹半 看冷熱加 末服三錢 姜叁片
石羔 黄芩 桔梗 山梔各半 甘中半 白术二錢 荊芥三錢 桑白皮 煎服
防己散 荊芥 当归 川芎 防風 赤芍 防己 山梔 細末 茶下
糖煎散 治血灌人及暴赤時疼 昏澁翳膜 胆中 細辛 当归
防己 大黄 荊芥 赤芍 川芎 甘中 防風 為末服半 入糖一小塊煎服
瑪珀明珠散 瑪珀錢 防風錢 玄参錢 蔓荊子錢 牛蒡 草決明
蒺藜各錢半 甘中錢 細辛 蒼术 大黄各錢 甘菊錢半 末服 糖水調下
又聚寶散 瞿麦錢 木通 防風 甘中 蒺藜 牛蒡子 柴胡
羌活各錢 生地錢半 入松毛薄荷 水同煎服
人参羌活散 治目痛腫閉熱泪羞明 人参 羌活 独活

六十四

川芎　茯苓　桔更　天麻　枳殼　甘草　骨皮　柴胡　前胡

生姜　薄荷　水煎服

龍樹復明散　白芷　蒺藜分　甘草分　夏枯草分　青葙子分

人參分　石決明分　川芎分　黄芩分　木賊分　充蔚子　草決明三分

荊子分　珍珠分　細末　調下

光明散　当归分　甘菊分　蒺藜分　黄連分　赤芍分　荊芥分

羌活分　木賊分　蟬退分　甘草分　為末服　水煎服

流氣飲　甘菊分　归身分　羌活分　防風分　生地　黄連　枳殼

石決　荊芥各分　柴胡分　黄柏　大黄　石膏　黄芩

赤芍　蒺藜　茯苓　木賊　滑石　甘草各分

為末 每服三錢 水煎 不拘時服

涼膈散 專治時火眼 當歸 芍藥兩 甘菊 山梔
薄荷 黃芩各一兩 羌活 甘草 大黃各一兩 防風 龍胆草各半
朴硝三錢 每服三錢 水煎

石決明散

石決明 草決明 羌活 當歸 木賊 山梔 荊芥
青葙子各一兩 大黃 赤芍各三錢 車前子 羚羊角
黃連 蕤仁 黃柏各五錢 每服三錢 薄荷葉湯下

神麯丸 治昏蒙

神麯四兩 辰砂一兩 磁石二兩 蜜丸桐子大 服二十丸 飲下

六十七

牛膝

磁石丸　治肝腎虛蟹睛痛
黃芪　青鹽　巴戟　茯苓　附子　木香　沉香　防風
牛膝　覆盆子　桂心　干姜　遠志　熟地　茯苓　磁石
蒼朮　陳皮　白朮　川芎　枳殼　大腹皮　白芷　青皮
烏藥　独活　牛乳　煉蜜丸桐子大服三十丸鹽湯下

駐景丸　治肝腎虛見黑花　川椒炒兩　楮實子　五味子　枸杞子各兩
乳香兩　人參兩　菟絲子　肉蓯蓉各兩
細末煉蜜丸桐子大服三十丸空心溫酒下

十字丸　治虛損睛痛目盲　地黃兩　枸杞子兩　車前兩
川椒兩　菊花兩　菟絲子兩　蜜丸桐子大服三十丸鹽湯下

夢灵丸　治内外障膜

黄連　石决　蕤仁　玄精丸各两　蒼术錢　蛤粉錢　草决两

防风两　白芷錢　羊肝一片　细末米糊丸如桐子大米湯下　廿丸

進灵丸　去内外障

防风　石决　威灵仙　蕤仁　蛤粉　谷精草　枸杞子　蒼术

甘菊　等分　為末用猪肝一具竹刀剖開去膜入藥搗極爛

丸如桐子大每三十丸塩湯下

青黛丸　青黛　黄連　参槐　山茱各两　薄荷两　新参　七十

细末研爛猪肝和丸如桐子大蔥茶湯下

消丸散毒丸　大黄　羌活　赤芍　干葛　细辛　薄荷、

六十六

桔梗　荊芥　防风　牛蒡子　白芷　連翹　前胡　川芎
甘草　枳壳　黄芩　黄連　煉蜜丸服三十丸米湯下

又光明散　治昏蒙　蒙花　甘菊　款冬花　旋覆花　红花
牡丹皮　生地　知母　黄芩　山梔　石蓮子　归身　荆芥
赤芍　桔梗　黄柏　蟬退　麦冬　百部　甘草　木贼　服末

通勝散
防风　川芎　当归　赤芍　大黄　薄荷　連翹　麻黄　芒硝
蔓荊　各末　石膏　黄芩　甘草　桔梗　牙硝　黄連
羌活　香附　滑石　青　荊芥　梟　山梔各八分　甘菊
每剂　姜三片　水煎服

清空散 治时行赤眼

防风 荆芥 黄芩 羌活 白蔹 枳壳 赤芍 柴胡 漏芦

甘菊各等 升麻 当归 甘草 麻黄 白芷各等 水煎服

内消散 羌活 独活 红花 苏木 赤芍 勾藤 白芷 甘草

地榆 瓜蒌根 水煎服三 治损伤眼目

金露散 治胎前产后昏花目赤烂 防风 黄连 甘菊

当归 赤芍 川芎 荆芥 黄芩 骨皮 甘草 水煎服三

五花丸子丸 治内外翳障泻上补下 蒙花 甘草 旋覆花

踯躅花 款冬花各等 山栀 五味子 青葙子各两 车前子

枸杞子 覆盆子 荆芥各半 兔丝子 刀豆 茺蔚子

六十七

料決明 石決 山茱各錢半 枳壳 棗仁各錢 石斛錢半 牛膝錢
熟地錢半 羚羊角錢 肉蓯蓉錢 辰砂半 川芎錢 蟬退錢
廣藜錢半 木香錢 青鹽錢半 柴胡 陳皮 黄連 黄芩
當歸 麥冬各錢 蜜丸如桐子大服廿丸湯下

搐鼻散 川芎 甘松 甘草 藿香 丁香 藜蘆 細末 左目吹右鼻 右目吹左鼻

真珠膏 當歸 蘆薈各錢 腦子三分 乳香二分 黄連錢 硼砂半 枯凡
蜜四兩 麝香少許 為末同蜜作處用竹筒入藥在内用油
紙封口扎緊 沸湯内煮半日 忌鐵器 以綿濾過入磁盒内
方入腦麝 放潤地中一宿 取出 如用粟粒大點之

珊瑚琥珀膏 珊瑚 琥珀 珍珠 乳香 腦子 石決明煨

告存

六八六

右為細末煉蜜成膏濾淨点之

二霜膏　姜霜　糖霜

右為细末入腦子少許　研匀磁罐收每用粟米大点之

復明膏　南硼砂　玄胡索　蕤仁各半　海螵蛸二錢

白蜜半兩 煎膏另入　冰片少許　射香少許

右聰蜜水射餘為细末後入蜜水射膏在碗內攪匀用炎

量九火炯薰為度用竹片挑出入砂銚子再熬入水一盞

熬至三分濾淨查点眼

熊膽膏　黃連三錢　白蜜半　硼砂末另研　皂莢子三錢

腦子一匙另研　蕤仁二十粒去油另研　先將黃連同卷入竹筒內用

油紙數層封口用水煮一日取出去壹度却入餘等共研
用少許點之
羊胆點赤目方　羊胆一箇 凡干一日　青魚胆一个　人乳五匙
白蜜五匙　右將羊胆旁開一孔入魚胆乳蜜用線扎好
懸鍋中水中無炊數沸入磁器內陽滓水在性將銀簪
不時點之
芦甘石散　不拘多少用上好芦甘石將火炭空一空穴安石
在內煅先入童便淬七次又入黃連汁淬七次又入好細茶
汁淬七次又併三汁餘者淬三次存一夕研入水片射香
同研細點爛眼

治眼皮赤爛方

地栗一個去皮搗爛用水飛過存查再搗又水飛過存查

澄清水濾去取粉脚晒干仍用輕粉等分　研爲细末

点眼皮即効

黄連膏　專点火眼腫痛昏花

用净芦甘石二兩五錢入傾銀罐内危陀（瓦坨）盖架地炉上大

火煅過傾入童便待化末尽依前再煅過去童便入

甘石黄連汁内研磨澄晒干听用　法製甘石寸

明净硼砂一錢　黄丹水飛一錢　青鹽水煮淨干者卜下　射香卜

右研匀細听用　黄連一兩　水十碗煎至五碗濾淨查

六九

水五碗煎至二碗去渣其汁濾淨入銅杓內熬至三碗

盛碗內蒸隔湯待凝成膏加煉淨蜜一兩調和再蒸

研勻加葥芋末研和收入磁罂(器)內聽點眼神效

年老四(回)明方　歸身一两酒洗　川芎一两　熟地一两　玄参一两

石斛一两酒炙　杞子一两

共為細末蜜丸龍眼大約重乎每服一丸淡湯下食後服

以青盲百丸見效杞子湯下

治泪出不止　用烏雄鸡胆微寒(實)主泪出不止點眼効

又方　用三年公鸡冠血点之点効

点眼內侵時方　用童子大便出食積蛔虫一条寸線扎結兩

頭用細竹片以真者直破些身取汁磨点草蘸点几次去赤筋肉立效

經驗点眼方 此方黄草

蕤仁去壳衣竹紙包好外又用粗帋再包好打去油潔淨為度古用水調麵樣塗帖碗內用艾圓一个在尾上將火焚灸取出用綿紙包在日内晒二三日以遇陰天掛在簷下必候干脆研末 蕤肉末 加硼砂一分 上好硃砂一分 射香半分 研極細用薄荷紙將蘸細為抄

煎藥 青箱子 蒙花 車前 防风 半 荆芥 赤芍 夜明砂 川芎

又点眼藥方 此方黑色

用好銅青去淨雜物研細用瓷調塗碗内將艾圓一個衣毛上薰灸一次取出用綿絕色好掛在簷下候干每[illegible]加氷射共二厘研極細末

煎藥 黄柏 知母 生地 熟地 當帰 枸杞子 山藥

復明方

爐甘石用旧坑内上好極輕白者水浸一宿入銀罐内盛炭火四圍煅有紅色取出又加水浸一茶候听用甘石一錢加氷硃砂各五厘研如塵為度

煎藥 防風 荆芥 黄芩 黄柏 黄連 川芎 木通 門冬 連翹

又神効点方

芦甘石 壹两 用旧坑内輕白成片者用大傾銀罐内入石將炭火四圍燒红取出放在鉄鍋中入童便拌匀又入罐内燒红仍傾磁盆内用清水浸一宿取出研用

海螵蛸 壹两 去壳用刀括去肚下沙泥焦後研細末用水漂三次用火炙乾取用

東丹 十二两 硃砂 二錢 硼砂 三錢 乳香 一錢 没藥 一錢

將乳没二味入新瓦上微火煅用筯一双不時拌匀作一處取瓦放地存性一宿臨用時將灯心二两日干同乳没並入臼搗

末去灯心用已上之药每味分用好射香下　每盃六分要研

四日臨出盃時下射香三分再研勻用细绢篩出收好用杜

蜜入桐杓内燒二三沸用鵝毛刷去面浮者後傾入水三分之一

再燒一沸用细绢濾清後微温傾入前药拌勻　磁瓶收入封好

專點白翳胬肉甚効

小流氣飲　治風毒小眼　蟬退　甘草　羌活　天麻　當歸

赤芍　防風　大黄　胆艸　薄荷　杏仁　每三錢水煎温服

防風湯　治熱毒眼　防風　大黄　山栀　甘草　赤芍　当歸

羌活各錢　每三錢水煎食後服

熟地黄丸　治内障補腎安神　熟地　甘草　当歸　天冬　人参

地骨皮　五味子　生地　蜜丸白湯下

又犀角飲　治眼痛　犀角錢　射干下　胆草　鉤藤分　黄芩三分

人參錢　茯苓　甘草各八　五分　水煎食後服

明目羊肝丸　治内障昏花

歸身錢半　白芍錢　川芎錢半　生地錢半　黄柏錢　黄連錢半　知母錢

山梔八分　甘菊錢　枸杞子錢半　蒙花錢　甘草二分

茯苓錢　人參　柴胡錢半　胆草半　蒺藜錢　羚羊角　女貞子一兩

小落水雄羊肝一具去膜、生用　右各修製煉蜜搗羊肝细

爛無星入藥末拌匀加蜜為丸桐子大每百丸空心湯下

鵝翎管丹　法製芦甘石錢　硼砂半　玄明粉二分　珍珠半分研

七十二

冰片半分　海螵蛸去壳打碎浸三次晒干　各研匀分狗日極细水飛不沉者用黄連膏煉蜜和搓如線者長一寸外用鉛粉细末為衣入鋼管中以紙塞之用時以新汲水磨化蘸點神効

治内外眼障　蒼术一斤米泔浸七日逐日换水後刮皮去细切入青盐兩同炒黄色為度　去盐不用　木贼一两以童便浸一宿水洵焙乾同搗為末每日不計时候但飲食菜蔬内拌下　忌桃李雀蛤松菜三日

点熱眼神方　用女人乳汁浸黄連成膏点熱眼立愈

治赤眼痛　红枣一枚去核入明凡、黄連研用水半匙磁器内在飯鍋上蒸熱以水塗兩眼胞上下

野寺殘僧少山園細路

假詩意中明

退赤　山梔分　大黄三钱　甘草　紅花各钱　當歸钱　蘇木三钱　水煎食後服二钱

除昏　夜明砂　黄連　黄芩各钱　甘菊三钱　黄柏　水煎同上

去熱　黄芩　甘草　山梔　胆汁　當归各钱　末服三钱　薄荷湯下

止泪　香附钱　夏枯草分　木賊　蒼术分　細末三钱　茶下

定痛　防己分　當归钱　黄芩七分　乳香三钱　没藥一钱　服三钱　水煎服

磨翳　黄連　黄芩各钱　生地　蒺藜　熟地各分　蜜丸桐子大　麦冬湯下

去赤　赤芍分　熟地　當归　山梔各分　川芎钱　每三钱　水煎服

除肉　當归　白丁香　杏仁　片腦　硼砂　細末煉蜜膏點服

治血　當归　蘇木各分　荊芥　赤芍各钱　細末　服三钱　茶調下

五十三

高　生血　人參分　茯苓　甘草　白术　藿香各等　服半　棗二枚水煎服

射　瀉心　甘草半　澤瀉　黄連各錢　細末每半　灯心煎湯下

香　瀉腎　大黄錢　黑牽牛錢　細末每半　更和飲下

眼　瀉肝　大黄半　荊芥分　甘草半　細末服半　薄荷湯下

石　瀉肺　桑白皮半　黄芩分　牽牛錢　細末服半　灯心湯下

竹　補腎　夜明砂分　青塩　香附子各錢　蒼术分　蜜丸空心塩下二十九

鸚　補肺　蒼术　熟地　黄連各錢　細末每服半　湯下

鵡　除障　硼砂　片腦　朴硝　極細末煉蜜膏點

咏　悦氣　白术　木香　茯苓　甘草　藿香各錢　人參分　服半　棗二枚水煎

金　消腫　川归　赤芍　防风　荊芥　細末服半　温湯下

桃 玄胡 荆芥刃 地龍半 大黄 甘草各錢 蔓荆半 細末服一錢酒下

乱 散血 生地 山梔各刃 甘草半 每服一錢 水酒送下

水 止痛 防风刃 川归 甘草 乳香各錢 細末服一錢 米泔湯下

通 頭风 川烏半 山梔刃 川归 全蝎各錢 末服一錢 米湯下

人 通血 大黄 川芎各半 蒺藜 紅花 川归各半 每一錢 水酒各半煎服

過 發光 全蝎一 蒺藜 川芎 防风 甘草各半 細末每一錢 鹽湯下

懸 護目 黄連刃 川归半 赤芍刃 甘草一錢 細末服一錢 鹽湯下

崖 宣肺 桑白皮半 麦冬一 甘草一 细末每一錢 熱水下

置 時行 青代 決明子 槐花 黄柏 黄芩各刃 水煎服一錢

屋 班瘡 甘中一錢 菉荳皮 草決明 蟬退 枳殼 胆汁 麦冬湯下 服一錢

七十四

浮

牢洗目 黃連 黃芩 山梔 枯凡 銅青 二味少許 水煎洗患處

上吹鼻 薄荷 皂角 羌活 川芎 細末搐鼻

方去翳 楮實子 皂香 腦子各錢 用豬胰脂研成膏入箄点眼

重滌翳 海螵蛸 五倍子 一兩 為末煎煖洗

閣通明 鵝兒不食草 川芎 末使患者先含水一口後將吹入鼻中

曉去毒 蚌粉 牛蒡子 山梔 槐花 甘草 服 水煎不拘時

百瀉黃 藿香 山梔 石膏 甘草 防風 共同蜜拌

炒細末服 湯下 若目色淺淡者補之

里退白 馬齒莧子 搗細末 五一匙 煮蔥豉椒和攪食之

見積痛 海螺 洗淨 候口開入黃連少許令其飲黃連汁次綿

蘸汁點眥中

纖熱痛　鯉魚胆及腦和勻點　雀目次燥痛即明

毫冷泪　象斗子不廿个　共细末每钱　熱湯調下

瀉肝各味　黄連　大黄　犀角　阿膠　兔肝　玄参　州洪　胆草　竹

甘菊　青葙　沙参　枸杞　凡石　秦椒　車前　荆子　陵冬　夏枯草　竹瀝

宣肺各味　桑白皮　款冬　麦冬　升麻　苡仁　桔梗　百合　杏仁

紫菀　蘓子　伏龍　皂角　沙参　百部　白芍　木通　白石脂

蛤粉　葶藶（葶）　天冬　貝母　車前子　挽令　羌活　牛蒡子　茵　骨皮

涼臟各味　大黄　黄芩　羌活　独活　朴硝　芝　知母　黄柏

白芍　花粉

以上

七三

凉心各味 琥珀 羚羊角 玄明粉 續斷 丹参 地膚子 干地黄 滑石

干葛 生地 独活 羌活 升麻 麦冬 犀角 遠志 黄連 石菖蒲

丹青 鐵精 淡竹葉 水石 石膏 珍珠 黑豆 姜黄

點熱眼方 鵝不食草打汁煎膏 入明凡末 收所用効

通頂石散 治兒疹斑入眼 石南刃 利芦 黄柏 瓜蒂 丈七个 為末 每用半許 一日數次点

点去瘀肉 驢脂与食盐和勻点眼眥 日夜三次 一日後瘀肉尽消

羚羊角散 治小兒痘後毒未散 攻眼生翳障羞明多眵 泪赤 瞳閉者

黄芩 黄芪 牛蒡 車前 羚羊角 升麻 防風 大黄 芒硝 等分

為末水煎服 少劑 後用塞耳丸除根

塞耳方 天粉三钱 硒粉半 二味共入陽成罐内 盖好口以盐泥封固大

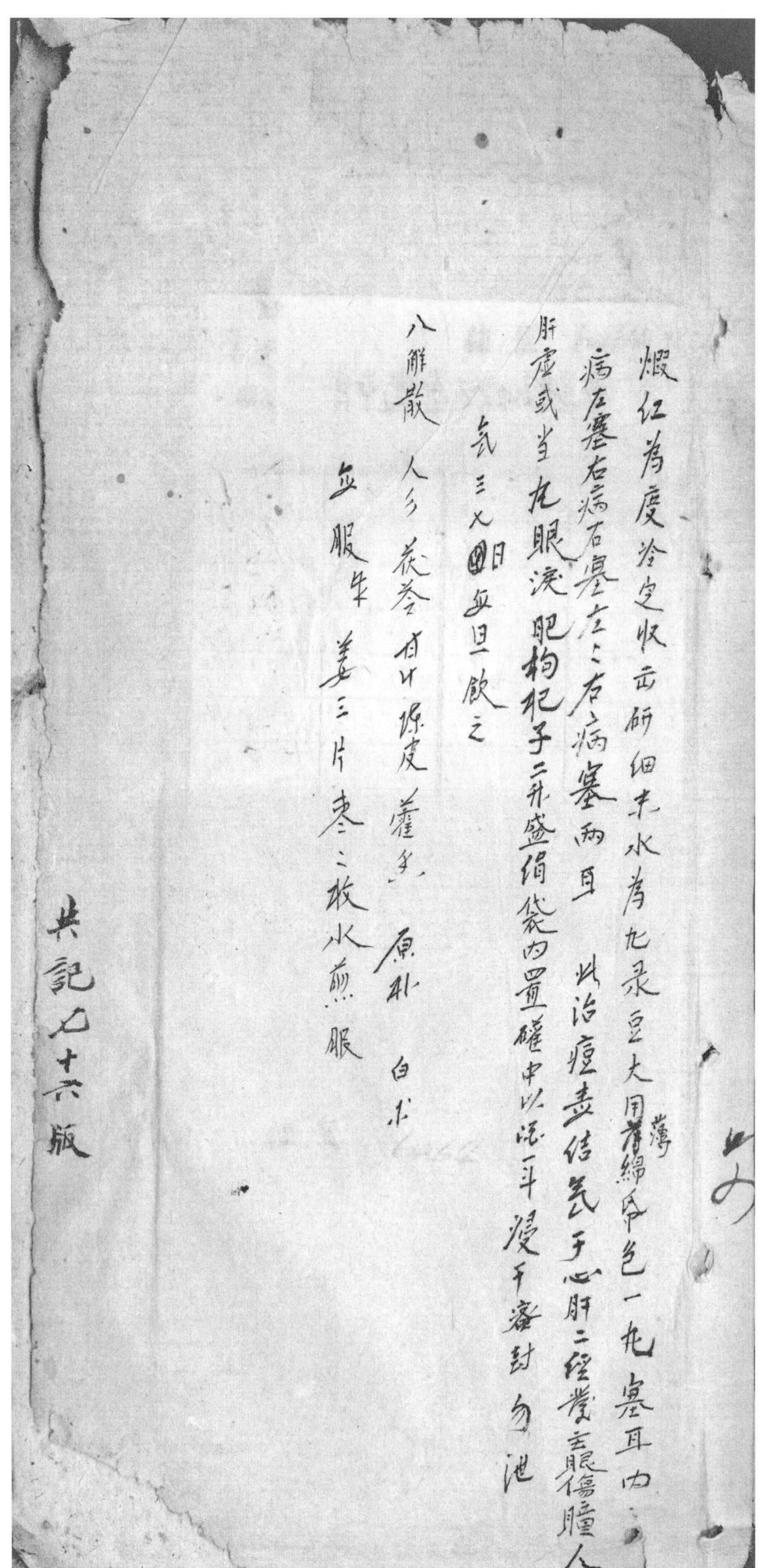
煆紅為度冷定收再研細末水為丸菉豆大用薄綿包一丸塞耳内
病左塞右病右塞左左右病塞兩耳　此治瘟毒結氣于心肝二經攻害眼傷瞳人
肝虛或當風眼淚肥枸杞子二升盛絹袋内置罈中以酒一斗浸干密封勿泄
氣三七日每旦飲之

八解散　人參　茯苓　甘草　陳皮　藿香　厚朴　白朮
每服生姜三片棗二枚水煎服

共記七十六版